医学检验技术专业新型课程体系教材

临床形态学检验案例分析

主　　编　郑铁生　岳保红

副 主 编　袁丽杰　常晓彤　黄慧芳　田　刚

编　　者　（以姓氏笔画排序）

邓红玉	湖南省肿瘤医院	陈小勇	三亚学院健康医学院
左艳君	河南科技大学医学技术与工程学院	邰文琳	昆明医科大学第二附属医院
		武文娟	蚌埠医学院检验医学院
叶辉铭	厦门大学附属妇女儿童医院	岳保红	郑州大学第一附属医院
田　刚	西南医科大学附属医院	周艳丽	黑龙江中医药大学佳木斯学院
伦永志	莆田学院药学与医学技术学院	郑铁生	厦门大学公共卫生学院
刘　奔	莆田学院药学与医学技术学院	施　琼	重庆医科大学检验医学院
江　华	襄阳市中心医院	袁丽杰	厦门医学院基础医学部
江新泉	山东第一医科大学公共卫生与健康管理学院	徐亚茹	齐齐哈尔医学院附属第一医院
		高　菲	厦门大学附属成功医院
孙连桃	包头医学院医学技术与麻醉学院	黄　辉	陆军军医大学药学与检验医学系
		黄慧芳	福建医科大学附属协和医院
孙美艳	吉林医药学院检验学院	常晓彤	河北北方学院医学检验学院
孙续国	天津医科大学医学技术学院	章　迪	中南大学湘雅三医院
李　艳	三亚学院健康医学院	梁文杰	河北中医药大学
李玉云	蚌埠医学院检验医学院	梁松鹤	哈尔滨医科大学
李海燕	西安医学院医学技术学院	曾　涛	广东医科大学附属医院
张春晶	齐齐哈尔医学院医学技术学院	廖生俊	武汉大学中南医院
张海方	苏州大学附属第二医院	谭黎明	湖南省人民医院
张晨光	新乡医学院	潘　卫	贵州医科大学检验学院
陈　茶	广州中医药大学第二附属医院	潘莉莉	厦门大学公共卫生学院

编写秘书　潘莉莉（兼）

人民卫生出版社

·北 京·

图书在版编目（CIP）数据

临床形态学检验案例分析 / 郑铁生，岳保红主编
. —北京：人民卫生出版社，2024.1
ISBN 978-7-117-35460-8

Ⅰ . ①临… Ⅱ . ①郑…②岳… Ⅲ . ①临床医学－医
学检验－案例 Ⅳ . ①R446.1

中国国家版本馆 CIP 数据核字（2023）第 195136 号

人卫智网	www.ipmph.com	医学教育、学术、考试、健康，
		购书智慧智能综合服务平台
人卫官网	www.pmph.com	人卫官方资讯发布平台

临床形态学检验案例分析
Linchuang Xingtaixue Jianyan Anli Fenxi

主　　编：郑铁生　　岳保红
出版发行：人民卫生出版社（中继线 010-59780011）
地　　址：北京市朝阳区潘家园南里 19 号
邮　　编：100021
E - mail：pmph @ pmph.com
购书热线：010-59787592　010-59787584　010-65264830
印　　刷：人卫印务（北京）有限公司
经　　销：新华书店
开　　本：850×1168　1/16　印张：21
字　　数：607 千字
版　　次：2024 年 1 月第 1 版
印　　次：2024 年 2 月第 1 次印刷
标准书号：ISBN 978-7-117-35460-8
定　　价：79.00 元
打击盗版举报电话：010-59787491　E-mail：WQ @ pmph.com
质量问题联系电话：010-59787234　E-mail：zhiliang @ pmph.com
数字融合服务电话：4001118166　E-mail：zengzhi @ pmph.com

出版说明

长期以来，我国医学检验专业课程体系教材大体上包括两部分内容，一部分是临床检验指标的临床应用，另一部分是临床检验指标的测定技术，是一种将两者合为一体的课程体系教材。这种体系的教材在创办医学检验专业初期，对课程建设发挥了重要的促进作用。2012年，教育部制定了新的"普通高等学校本科专业目录"，将医学检验专业（学制五年，授医学学士学位）改为医学检验技术专业（学制四年，授理学学士学位）。医学检验技术专业的学制、学位及归属类别发生了改变，培养目标也变为"培养具有基础医学、临床医学、医学检验等方面的基本理论知识和基本技术能力，能在各级医院、血液中心与防疫、体外诊断试剂研发及生产等部门，从事医学检验及医学类实验室工作的医学技术高级专门人才"。

为深入贯彻落实习近平总书记关于教育的重要论述和全国教育大会精神，以及教育部关于《进一步深化本科教学改革全面提高教学质量的若干意见》、教育部等部门关于《进一步加强高校实践育人工作的若干意见》，厦门大学、武汉大学、郑州大学、重庆医科大学、江苏大学、温州医科大学、广东医科大学、宁夏医科大学等医学院校开展了医学检验技术专业课程体系的改革与实践。

为适应并促进医学检验教育的改革与发展，亟需建设与培养目标相适应且符合医学检验技术专业发展的新型课程体系教材。

我们对全国开设医学检验技术专业的医学院校进行了调研，并邀请了医学检验领域的专家及相关院校一线教师对我国医学检验技术专业的教学现状、教材使用等进行了全面分析，确定编写一套适合我国医学检验技术专业的新型课程体系教材。随后成立的"医学检验技术专业新型课程体系教材评审专家委员会"，由厦门大学郑铁生教授和西安交通大学陈葳教授担任主任委员，广东医科大学刘新光教授、武汉大学涂建成教授、郑州大学岳保红教授、温州医科大学郑晓群教授、厦门医学院袁丽杰教授等专家担任副主任委员，厦门大学潘莉莉担任秘书。专家委员会讨论并确定了本套教材的编写思想和编写原则，教材门类，主编、副主编和编者遴选原则及时间安排等。2023年4月，本套教材主编人会议在西安召开，教材编写正式启动。

本套教材的编写在坚持"三基、五性、三特定"编写原则的同时，还注重整套教材的系统性和科学性，注重学科间的衔接、融合和创新。其特点是：

1. 强调立德树人，课程思政。注重加强医德医风教育，着力培养学生"敬佑生命、救死扶伤、甘于奉献、大爱无疆"的医者精神。注重加强医者仁心教育，在培养精湛医术的同时，教育引导学生始终把人民生命和健康放在首位，尊重患者，善于沟通，提升综合素养和人文修养，提升依法应对重大突发公共卫生事件的能力，做党和人民信赖的好检验师。

2. 以新型课程体系构建课程内容。实现了基础医学与临床医学、检验技术与实验操作的合理整合，具有一定的高阶性、创新性和挑战性，并可持续发展。加强了教材体系的条理性、系统性和临床应用的综合性，克服了脱离临床，分散且反复重述的问题。通过减少重复，突出重点，使得教材更加适合四年制医学检验技术专业。

3. 以培养学生岗位胜任力为目标。 通过临床医学、医学检验技术理论及实操训练、临床医学与医学检验案例学习，提高学生的临床诊断思维，全面提升学生胜任未来工作岗位的能力。本套教材既可作为医学检验技术专业的教材，也可以作为临床医学相关专业的参考书。

4. 注重教材的权威性和代表性。 全国93所院校及单位参与本套教材编写，其中既有综合性大学也有医药院校，中西部20余所院校参与编写。主编、副主编及编者均经过严格遴选，保证了教材的权威性、广泛性和代表性。教材编写积极落实中共中央办公厅、国务院办公厅印发《关于新时代振兴中西部高等教育的意见》精神。

本套教材包括三类共12种，其中新型临床应用课程体系教材及其配套案例教材3种，新型专业技术课程体系教材7种，新型专业实验课程体系教材2种。

新型临床应用课程体系教材编写思路和原则为： 以临床疾病及其临床检验指标合理应用为主线，将原8门专业技术课程中临床检验指标的临床应用内容融为一体，构建一门新型《临床检验医学》课程教材（在2017版基础上修订）。着重阐述疾病病程中临床检验指标与疾病发生、发展、转归和预后之间的关系，为临床应用提供依据；重点讨论各项临床检验指标在疾病诊断、病情观察、疗效监测、预后判断和疾病预防等方面的应用与评价，以拓展和提高临床检验指标在临床的应用价值。为便于学生理解临床疾病以及与临床检验指标的关系，培养临床思维能力，还配套有《临床化学检验案例分析》和《临床形态学检验案例分析》（均在2017版基础上修订）。

新型专业技术课程体系教材编写思路和原则为： 以医学检验技术与医学检验指标检测为主线，汇集国内外医学检验最常用、最核心、最先进的技术，把医学检验的各项指标分门别类地融合到各种医学检验技术之中，并从理论上较系统地总结归纳这些技术在各种物质测定中的应用原理和方法评价。改革、重组并形成了7门专业技术课程教材，包括《临床基础检验》、《临床生物化学检验》、《临床分子生物学检验》、《临床免疫学检验》、《临床病原生物学检验》（含临床寄生虫学检验）、《临床血液学检验》和《临床输血学检验》，按照教学规律设计构建，突出了医学检验技术专业的专业属性，以更好地培养学生胜任未来工作岗位的能力。

新型专业实验课程体系教材编写思路和原则为： 构建了以化学实验技术为主线的《临床化学检验实验》和以形态学鉴别技术为主线的《临床形态学检验实验》2种新型实验课程体系教材。《临床化学检验实验》涵盖了《临床生物化学检验》《临床分子生物学检验》《临床免疫学检验》《临床输血学检验》4门课程的实验内容。《临床形态学检验实验》涵盖了《临床基础检验》、《临床病原生物学检验》（含临床寄生虫学检验）和《临床血液学检验》3门课程的实验内容。这2种实验课程教材均按照"基本技能性实验""综合应用性实验"和"设计创新性实验"三个模块编写，自成体系，可以独立开设实验课程，做到"掌握技术""精准检验"。实验教材配有各专业技术课程的实验项目教学建议表，方便配合各教研室分别开设实验课程。实验教材建设符合教育部关于"实验课程独立开设，自成体系"课程改革要求。

本套教材力图做到人员融合、内容融合、检验指标与临床应用融合、检验技术与检验指标测定融合，促进医学检验与临床医学融合发展。教材每章都配套有网络增值服务，涵盖课程思政案例、教学课件、彩图、技术案例、习题和重点知识的微课讲解等数字资源。

本套教材主要用于医学检验技术、临床检验诊断学等专业教学；也可以作为临床医学相关专业的参考书。

前　言

　　临床形态学检验案例分析主要是采用临床形态学检验的结果,对其应用具有代表性的临床病例,深入地进行周密而仔细的分析讨论,从而获得总体认识疾病的一种科学分析方法。

　　《临床形态学检验案例分析》参考了 2017 年人民卫生出版社出版的《临床检验医学案例分析》教材和国内外近期文献,结合作者的临床实践编写而成。该书系统地向师生和读者提供了较为典型的临床病例,并对每个病例进行了详细的分析讨论,做出诊断和鉴别诊断,同时也对预后做了推测和点评。目的是让广大师生和读者能从中得到一些启示、感悟和收获。

　　本书共 19 章。除第 1 章绪论外,其余各章均以人体各器官系统精选案例共 167 个。内容包括临床检验基础、临床病原生物学检验、临床血液学检验、临床输血检验等的主要检验指标和检测结果。每个案例都在提供一段案例的背景资料之后,提出若干相关问题,在问题中引导学生和读者阅读分析给定的资料,依据一定的临床检验医学的理论知识和检测数据,或做出诊断和鉴别诊断,或做出评价,或提出具体的解决问题的方法和意见等。特点是每个案例都具有真实性、代表性和有效性,有利于提高学生和读者的分析能力、判断能力、解决问题能力以及执行专业实践的能力。

　　本书主要供给医学检验技术专业的本、专科高年级学生作为教材使用,也可作为临床医学生、临床医生在疾病诊断和治疗中的参考书,还可为临床检验医师和检验师提供学习参考。

　　本书在编写过程中得到了人民卫生出版社和各作者所在单位的大力支持,尤其是厦门大学公共卫生学院、四川大学华西医院和湖南中医药大学第一附属医院为本教材的编写给予了鼎力支持,在此一并向他们表示感谢。

　　由于案例复杂、学科精深,限于作者水平和时间仓促,书中肯定会有不足,甚至错误,希望广大师生与读者给予指正,以便再版时修正。

郑铁生

2023 年 1 月

目 录

第十九章　临床形态与病原检验多学科诊断思维案例分析　272

第一章 绪 论

第一节 临床形态学检验案例分析的概念

临床形态学检验案例分析（case analysis of clinical morphology laboratory medicine），主要是采用临床形态学病变的检验结果，对其相应的临床病例进行周密而仔细的分析讨论，从而获得诊断和鉴别诊断疾病的一种科学思维方法。

临床形态学检验追溯自 1590 年荷兰 Leeuwenhoek 发明显微镜，到 1660 年意大利 Malpighi 应用最原始的显微镜观察到红细胞，从此开辟了医学检验领域中细胞形态学检查的先河，至今已有 300 多年的历史。20 世纪 50 年代初，我国各类医院检验科，依靠一台单目显微镜、几支试管、几张载玻片，再加几瓶染色液，一切依赖手工操作，检验人员凭借一双犀利的眼睛和两只灵巧的手，来探察人体的各类病变。如通过一张血液涂片来鉴别巨红细胞、小红细胞、缺铁性还是营养障碍性贫血，或检测疟原虫、血丝虫、利什曼原虫、弓形体等各类血液寄生虫；通过一张尿沉渣涂片和一支尿蛋白试管来鉴别肾炎、肾盂肾炎，或是膀胱炎、尿道炎；通过一张粪便涂片来鉴别消化不良性还是细菌感染性腹泻，或检测蛔虫、钩虫、姜片吸虫、吸血虫（裂体吸虫）、阿米巴原虫、肠内滴虫等各种寄生虫卵或原虫。因此，检验人员被誉为"医生的眼睛"。直到 20 世纪 80 年代之后，随着现代科技的发展和计算机在生物医学领域的应用，新一代检验仪器应运而生，自动血液细胞分类计数仪、尿液分析仪等代替了繁杂的手工操作，既快速、简便，又保证了检验结果的准确、可靠。在微生物学检验方面，已从单纯细菌发展到包括细菌、病毒、衣原体、支原体、螺旋体、真菌、寄生虫等各类病原微生物，检测项目有几百种。检测方法从简单的细菌培养发展到自动细菌鉴定、分子生物学基因分型鉴定，大大地提高了细菌鉴定的准确性。在药物敏感性试验方面，建立了严格的质量控制体系，使药敏试验日趋标准化和规范化，保证检验结果的准确性和可靠性。

目前的临床形态学检验在临床疾病的诊断和鉴别诊断中发挥着重要的作用，一般将其分为血细胞形态学检验，体液、分泌物及排泄物形态学检验，穿刺细胞形态学检验和病原生物形态学检验等四大部分。形态学检验内容繁多，包含了血液、骨髓、尿液、体腔液、排泄物、分泌物及相关组织标本的细胞学、血液学、免疫学、微生物学、寄生虫学的显微形态学检验内容，分布在传统医学检验技术专业中的《临床血液学检验》《临床基础检验》《临床寄生虫学检验》和《临床微生物学检验》4 门专业主干课程中，占这 4 门课程内容的 70% 左右。检验医生、检验技师眼中那个五彩缤纷、变化万千的"显微世界"，为疾病的精确诊断提供重要线索，成为临床医生充分信赖的帮手和诊断依据。

临床形态学检验案例分析的思路：向学生提供一段疾病的背景资料，包括主诉、现病史、既往史、个人史、家族史、体格检查和实验室临床形态学检验的结果等，然后提出若干相关问题，在问题中要求学生阅读分析给定的资料，依据一定的临床形态学检验理论知识，或做出诊断和鉴别诊断，或作出评价，或提出具体解决问题的方法和意见等。案例的特点：属于综合性较强、区分度很高的题目类型，具有代表性、系统性、深刻性和具体性等特点。它不仅能促进学生对临床检验医学和临床医学理论知识的学习，而且还能提高学生理解和运用知识的能力，更重要的是它能培养锻炼学生分析能力、判断能力、解决问题及执行专业的能力。

　　临床形态学检验案例分析可溯源于一类案例分析法，亦称为个案分析方法或典型分析方法。案例分析法（case-study methodology）自古就有，如古希腊时期的哲学家苏格拉底经常使用讲故事或举例子的方法来阐释他的思想，这可以看成案例分析的雏形。现代意义上的"案例分析"则源于哈佛大学，于 1880 年开发完成，起初被哈佛商学院用于培养高级经理和管理精英的教育实践，后来逐渐发展成今天的"案例分析法"。哈佛大学的"案例分析法"被许多公司借鉴，成为用于培养公司得力员工的一种重要方法。通过这种方法对员工进行培训后，能明显地增加员工对公司各项业务的了解，提高员工解决问题的能力，并能培养员工间良好的人际关系和增加公司的凝聚力。自此以后，案例分析法被逐渐延伸到其他各领域的分析和讨论中。

第二节　临床形态学检验案例的选用

　　目前，案例分析法在国内也开始得到了普及。然而，临床形态学检验的案例分析还处在起步阶段。如果只罗列案例而不对其进行深入分析，这绝非真正的案例分析。临床形态学检验的案例分析，其本质是临床形态学检验与临床疾病的一种融合，所以要选择具有代表性的案例，根据其形态特征、疾病时其形态变化规律，深入、仔细、正确、全面地对案例进行研究，这样才是专业化的形态学案例分析流程。一个案例，作为一个真实发生的事件，包含了许多复杂的因素，在任何一个细小的地方，只要细心发掘，都能找到大为受用的闪光点。

一、案例的搜集与精选

　　1. 案例的搜集　反映临床形态学检验的案例可有多种搜集渠道，最常用的渠道是医院的病案室和相关临床医生的工作记录与总结报告。收集这类案例要求编者深入病案室或与临床医生沟通交流并及时摘录。另一种渠道是编者亲自深入临床实践第一线，并收集有关资料。这种案例的收集要求编者有敏锐的观察力和概括力。此外，根据需要也可以编制一些典型案例，这种方法要求编制者对临床检验医学理论有深刻的理解和把握，能够通过合理的想象挖掘具有一定艺术性和真实性的题材。当然，无论是哪种渠道，在搜集案例过程中必须遵循以下三个原则。

　　（1）案例的科学性：是指在案例搜集编写过程中，必须在临床检验医学科学理论的指导下，遵循科学决策的程序，运用科学思维方法来进行搜集编写的行为准则。案例科学性的主要标志是：①案例信息全面、准确；②方向正确、目标明确；③案例齐全、相互独立；④论证充分、分析恰当；⑤实施步骤清晰、有度。这也是本案例分析系统化科学方法的基础。

　　（2）案例的真实性：案例的真实性是指搜集的案例应符合临床疾病的发生、发展与转归的规律。本《临床形态学检验案例分析》中的案例，全部来自我们团队成员的精心采集，并经临床检验师和医生认可，真实可靠。

　　（3）案例的代表性：临床与临床形态学检验相关的各种疾病千千万，作为教材对案例的采集不可能也无必要做到面面俱到。本《临床形态学检验案例分析》中所选择的案例，覆盖了临床与临床形态学检验相关的各种疾病，且力求让每一个案例都具有典型性和代表性。在分类上面，力图做到科学、简明。

　　2. 案例的精选　《临床形态学检验案例分析》对已收集和编制的案例进行认真的分析与比较。在分析与比较过程中应坚持如下基本原则。

　　（1）案例应与相应的理论相贴近：表面现象的牵强附会将会误导学生，结果很可能事与愿违。

　　（2）所选取的案例切忌庸俗：教师有教书育人的责任，不宜讲述社会的阴暗面，也不宜过多地讲述与教学内容无关的背景资料和小道消息。

　　（3）选取的案例不宜太复杂：切忌喧宾夺主，案例要为理解理论和解决临床实际问题服务，要有针对性和普遍性。

《临床形态学检验案例分析》以疾病为主线,针对各系统或器官的临床常见疾病,搜集了167个案例,并对其形态进行整理、分析、归类,形成了18个包含临床形态学检验案例分析的案例库。

二、案例的应用方法与拓展延伸

1. 案例的应用方法 这是采用案例分析法讲授有关理论的关键环节。应用案例的方法有多种,常见的一种方法是教师先讲授与案例相关的基本理论,然后用案例再加以说明,或者教师先讲授案例,然后水到渠成地引出有关的基本理论。但案例的应用千万不能仅局限于这些方法,必须灵活加以应用。教师必须根据授课对象所面临的具体场景,充分调动学生的积极性和主动性。同时,案例分析要求学生,将自己放在决策者的角度来思考这个案例所涉及的问题,这就相当于模拟练习,以增强学生的实际应对能力。这种方法也要求教师在提供案例时,不仅要从方式方法上进行巧妙构思,还要掌握丰富的背景材料;在讨论中,教师要引导控制,注意倾听学生的发言,使所有学生都参加讨论,营造"生问生答、生问师答、师问生答"的热烈氛围;讨论结束时,要做好讨论总结。总结可以由教师进行,也可以完全由学生进行总结,最后教师进行适当点评。

2. 案例的拓展延伸 所谓案例延伸,简单地说,就是让学生在学习临床医学和临床检验医学基本理论知识的基础上,通过仔细观察现实临床病例,努力寻找反映理论原理的案例,并用所学过的理论对所观察到的事实现象进行分析,以进一步加深对所学理论及分析方法的理解。准确地讲,这一步工作已不构成一般意义上的理论讲授,而应划归为理论的应用范畴。但从其目的来看,主要是为了加深对理论的理解并为学习专业理论以及培养专业技能奠定基础,仍可划归为案例分析法的范畴。

第三节 临床形态学检验案例分析的作用

一、培养学生创新精神与综合素质

要把学生培养成具有创新精神的高素质人才,就要在学校开展创新教育。学生创新精神的培养,可通过课堂教学来进行,也可通过课外的社会实践和社团活动等方式来实现。由于学生在校期间大部分时间是在有组织的课堂教学中度过的,所以培养学生的创新精神应主要通过课堂教学来完成。

1. 培养学生的创新精神 必须采用启发式教学模式。启发式教学模式在教学方面是一个意义广泛而深远的概念。具体说来,启发式教学方法包括问答式、讨论式、实验式和问题解决式等。

问答式开导思想,在任何学科的教学情境中皆可适用;讨论式可由问答随时引起;实验式对理论的真实性给予证明,科学上许多发现多从实验而来;问题解决式的教学,也是发展高级思维能力的良好办法,尤其是促进创造性思维的发展。问题解决法是课堂教学中培养学生创新思维的有效方法。这种方法启发学生的求异思维,鼓励学生思维的多样性、新颖性、独创性。采用问题解决法进行教学,要求教师在课前要认真准备,设置一定的情景,提出要达到的目标,教师要引导学生为达到目标认真思考。思维有两种趋势:一是与大家一致,一是与他人不同。前者为求同思维,着重符合一致的标准,人人一样;后者为求异思维,着重独树一帜,求异创新,不与他人相同。求异思维是创新思维发展的基础,所以教师应当鼓励学生不模仿,不抄袭,不与他人雷同,努力做出独创性的成果。根据教师设定的场景,激发学生独立提出有一定数量和质量的问题,启发学生根据不同条件、不同角度和不同方法,引发不同思路,解决同一个问题;鼓励学生根据一定需要,依据必然规律,灵活多变的组合相关因素,独立提出新的设想;问题的答案可能不是单一的,而是多样的,甚至是开放的,然后让学生去讨论和争论。在这一过程中,学生进行了发散、求异、逆向、知识迁移、联想和想象、分析、综合等思维训练。

2. 提高学生的综合素质　理论来源于实践,理论也必须服务于实践。在进行课堂讨论过程中,可以"生问生答、师问生答、生问师答",让学生养成积极思考的习惯。这种积极思考的习惯一方面使所学的理论知识得到及时消化,另一方面也提高了学生运用理论知识分析现实问题的能力。随着我国改革开放事业的迅猛发展,新的医疗改革和分级诊疗政策,为临床形态学检验的发展以及现实医疗问题提供了丰富的素材。通过课堂和课外实践教学,使广大学生逐步养成从我国国情出发分析现实问题的良好习惯,对临床形态学检验的学习采取批判与继承相结合的原则,在积极吸取其合理成分的基础上,大胆提出解决现实问题的种种设想,初步树立起"不唯书、不唯上、要唯实"的良好学风,从而大幅度提高学生的综合素质,其中翻转课堂教学法不失为一种较好的教学模式。

另外,人在轻松、自由的心理状态下才可能有丰富、自由的想象。创新思维的灵感往往是在紧张探索以后的松弛状态下才会出现。相反,人在压抑、紧张、恐惧的心理状态下很难有所创新。总的来看,适宜于创新能力生长的环境应该是宽松、民主、自由的环境。只有这样的环境才会容忍乃至鼓励多样性、与众不同、标新立异、独特性和个性,也只有在这样的环境中,个体才敢于乃至乐于想象、批判和创新。临床形态学检验案例分析正是为临床检验医学或医学检验技术专业核心专业课程的学习营造如此良好的教学环境。

二、提高教师的专业能力与教学实践能力

临床形态学检验是一门以医学检验为基础,与临床学科相互渗透、交叉结合的综合性应用学科。它是一门新学科,对教师来说可能有一定的挑战性,不仅要有医学检验知识,而且还应有临床医学知识,以及临床诊断、治疗监测和判断预后的思维能力。如何通过临床疾病案例分析来了解和找出问题的根源及其解决方法,相信这是一件非常刺激和有趣的事情。在临床检验医学或在医学检验技术专业核心专业课程教学中,配合临床形态学检验案例分析组织教学,可以提高教师的专业能力与教学实践能力。

1. 促进教师教学反思　撰写或应用教学案例,教师要对教学过程进行真切的回顾,类似"照镜子""过电影",把自己的教学一览无余地再现,用新的观点进行严格的审视、客观的评价和反复的分析。教学过程中的是非曲直,都能由模糊变得清晰。

2. 推动教学理论学习　通常情况下,教师撰写或应用教学案例,需要运用临床检验医学的教学理论对其教学案例进行分析,势必就推动了教学理论学习。

3. 总结教改经验　有经验的教师谈起自己的教学经历,都有不少成功的事例和体会,但往往局限于具体的做法,知其然而不知其所以然。结合临床案例组织有血有肉的教学,提高了教改总结的应用价值。

4. 促进教师交流研讨　案例是教学情境中的故事,不同的人对故事会有不同的解读,因此案例十分适于用来进行交流和研讨,可以成为教研活动和教师培训的有效载体。

5. 形成教学研究成果　教师撰写或应用教学案例,是教学实践与教学研究的紧密结合。写成的教学案例和教学论文等,都可以形成教学研究的成果。

（郑铁生）

第二章　红细胞疾病检验案例分析

案例 2-1　缺铁性贫血

【病史摘要】男，73 岁，汉族。

主诉：面色苍白伴乏力 10 天，排黑便 2 天。

现病史：患者 10 天前无明显诱因出现面色苍白、乏力，活动后气促明显，伴腹胀、食欲缺乏。2 天前出现排黑色糊状便，无腹痛、反酸，无晕厥，无畏冷、寒战、发热，无咳嗽、咳痰。发病以来，睡眠欠佳，体重减轻约 5kg。

既往史：有高血压病史 10 余年，规律口服氨氯地平可控制。

个人史：无特殊。

家族史：家族中无遗传倾向性疾病和传染性疾病。

体格检查：血压（blood pressure，BP）130/85mmHg。贫血外观，体形消瘦，睑结膜苍白。全身浅表淋巴结无肿大。胸骨无压痛，双肺呼吸音清，未闻及干湿性啰音。心率（heart rate，HR）90 次/min，律齐，各瓣膜区未闻及杂音。全腹软，无压痛、反跳痛，肝、脾肋下未触及。双下肢无水肿。

实验室检查：血常规：白细胞计数（white blood cell count，WBC）5.2×10^9/L，红细胞计数（red blood cell count，RBC）2.8×10^{12}/L，血红蛋白（hemoglobin，Hb）58g/L，红细胞平均体积（mean corpuscular volume，MCV）78fl，红细胞平均血红蛋白量（mean corpuscular hemoglobin，MCH）26.9pg，红细胞平均血红蛋白浓度（mean corpuscular hemoglobin concentration，MCHC）305g/L，红细胞体积分布宽度变异系数（red cell volume distribution width-coefficient of variability，RDW-CV）19%，血小板（platelet，PLT）327×10^9/L。外周血涂片中可见红细胞大小不等，以小细胞为主，中心淡染区明显扩大（图 2-1）。

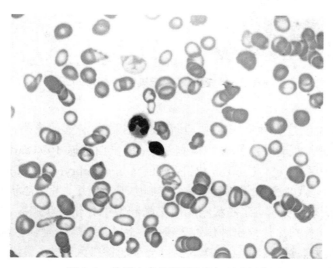

图 2-1　外周血象（瑞氏染色，×1 000）

粪常规：黏液（+），镜检白细胞（++），隐血弱阳性。

【问题1】小细胞低色素性贫血可见于哪些类型贫血？该病例通过问诊与检查，初步考虑什么疾病？

思路1：小细胞低色素性贫血可见于：①缺铁性贫血；②珠蛋白生成障碍性贫血；③慢性病贫血；④铁粒幼细胞贫血。

思路2：病人为小细胞低色素贫血，又系老年男性，合并腹胀、食欲缺乏、排黑便、体重减轻，粪隐血阳性，需高度警惕胃肠道肿瘤引起的缺铁性贫血。

【问题2】为明确缺铁性贫血诊断，应进行哪些检查？

思路1：为明确是否为缺铁性贫血，需完善铁蛋白、血清铁、血清总铁结合力、转铁蛋白饱和度、骨髓涂片细胞形态学与铁染色等检查。

思路2：为明确是否存在胃肠道肿瘤，需要做肿瘤标志物、全腹CT及胃肠镜等检查。

【问题3】根据检查结果，可确诊为缺铁性贫血吗？是什么原因引起的贫血？

诊断：缺铁性贫血。

思路1：诊断依据：检查结果回报提示：①铁蛋白1 404μg/L（参考区间：23.9～336.2μg/L），血清铁2.3μmol/L（参考区间：11～30μmol/L），血清总铁结合力172μmol/L（参考区间：50～77μmol/L），运铁蛋白饱和度13.4%（参考区间：20%～55%）。②骨髓涂片细胞形态学提示：有核细胞增生明显活跃；红系占35.5%，以中、晚幼红细胞增生为主，有核红细胞胞体小，呈典型的"核老浆幼"，胞质量少，色偏蓝，边缘不规则；粒细胞系、淋巴细胞与单核细胞大致正常；巨核细胞29个/片。低倍镜下浏览骨髓全片时检出癌细胞团，癌/瘤细胞特征：成堆或散在分布；胞体大、不规则，核浆比例大；胞核大、多形性，核仁1～2个、大而异形；胞质量丰富，色灰蓝，边缘不规则（图2-2，图2-3）。③骨髓铁染色显示细胞外铁缺如，铁粒幼细胞为0。可确诊为缺铁性贫血。

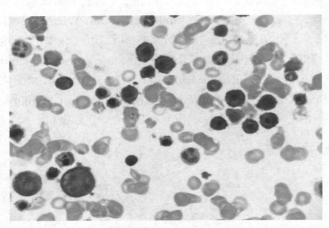

图2-2　骨髓象（瑞氏染色，×1 000）

思路2：缺铁性贫血仅是一种临床表现，其背后往往隐藏着其他疾病，只有明确病因，缺铁性贫血才能根治。根据病人血清肿瘤标志物检测结果：糖蛋白抗原199（carbohydrate antigen 199，CA199）258U/mL（参考区间：<37U/mL），癌胚抗原（carcinoembryonic antigen，CEA）60ng/mL（参考区间：<5ng/mL）。全腹CT平扫加增强显示：左侧中下腹包块，考虑乙状结肠肿瘤，伴周边多发淋巴结肿大。肠镜及病理结果显示：乙状结肠溃疡隆起型中分化管状腺癌，累及浆膜外脂肪组织，大小4cm×5cm×3cm。骨髓涂片检出肿瘤细胞浸润。因此，该病人是伴骨髓浸润的乙状结肠癌引起消化道出血，造成铁丢失过多；而且进食量少也会引起铁摄入减少，最终出现缺铁性贫血；血清铁蛋白明显升高考虑与肿瘤相关。该病人可确定为结肠癌伴骨髓浸润继发的缺铁性贫血。

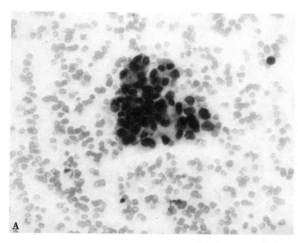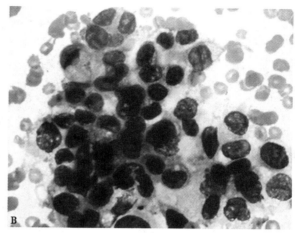

图 2-3　浸润骨髓的转移癌 / 瘤细胞
A. 瑞氏染色，×400；B. 瑞氏染色，×1 000

（江新泉）

案例 2-2　巨幼细胞贫血

【病史摘要】男，79 岁，汉族。

主诉：反复头晕、乏力、面色苍白 3 个月。

现病史：3 个月前无明显诱因出现面色苍白，伴头晕、乏力、嗜睡，双侧手掌对称性麻木，下肢步态不稳、行走困难，食欲缺乏，常感腹胀，无晕厥，无畏冷、寒战、发热，无鼻衄、咯血、血尿、黑便等。自行服用中药调理（具体不详），无明显好转，前来医院就诊。

既往史：9 年前因胃癌行全胃切除术，术后规律化疗，目前恢复尚可。

个人史：平素以稀饭及蔬菜为主。

家族史：无家族遗传病史和传染性疾病。

体格检查：PR 80 次 /min，BP 112/68mmHg。贫血外观，体形消瘦，舌乳头萎缩、舌面光滑，睑结膜苍白，全身浅表淋巴结无肿大。胸骨无压痛，双肺呼吸音清，未闻及干、湿性啰音；心率 80 次 /min，律齐，各瓣膜区未闻及杂音。全腹软，腹正中可见长度为 5cm 的陈旧性手术瘢痕，无压痛、反跳痛，肝、脾肋下未触及。双下肢无水肿。

实验室检查：血常规：WBC 3.07×10^9/L，RBC 2.13×10^{12}/L，Hb 80g/L，MCV 115fl，MCH 37.4pg，MCHC 326g/L，RDW-CV 22.5%，PLT 89×10^9/L。网织红细胞绝对值 222×10^9/L，网织红细胞百分比 10.42%。外周血涂片可见红细胞大小、形态显著不一，以大细胞为主，呈卵圆形；中性粒细胞核分叶过多（图 2-4）。

【问题 1】通过上述问诊与检查，该病人可能的诊断是什么？需与哪些疾病鉴别诊断？

思路 1：病人系老年男性，出现面色苍白伴头晕、乏力，既往 9 年前因胃癌行全胃切除术，平素进食以稀饭和蔬菜为主，血常规显示大细胞性贫血，需考虑系全胃切除术后内因子缺乏、维生素 B_{12} 吸收受限引起 DNA 合成障碍，从而导致巨幼细胞贫血。

思路 2：血常规显示大细胞性贫血，且病人高龄，既往有胃癌史，因此，需与以下疾病鉴别：①造血系统肿瘤性疾病，如骨髓增生异常综合征；②胃癌复发；③合并高黏滞血症的贫血，如多发性骨髓瘤。

【问题 2】为明确诊断，还应进行哪些检查？

思路 1：为明确诊断，还需完善血清叶酸、维生素 B_{12}、铁蛋白、血清铁、血清总铁结合力、转铁蛋白饱和度、血清未饱和铁结合力、血清和尿液单克隆 M 蛋白测定等检查。

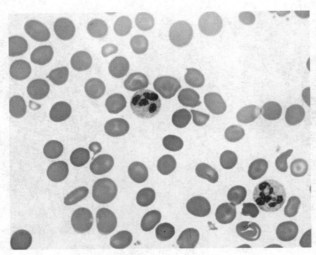

图2-4　外周血象（瑞氏染色，×1 000）

思路2：为鉴别相关疾病，还需完善骨髓常规与铁染色、细胞化学染色过碘酸-雪夫反应，骨髓病理、骨髓细胞常规核型分析、粪常规与隐血检查、肿瘤标志物、胃肠镜、全腹平扫及增强CT等检查，以排除骨髓增生异常综合征、胃癌复发和多发性骨髓瘤。

【问题3】根据检查结果，可确诊为巨幼细胞贫血吗？试阐述诊断思路。

诊断：巨幼细胞贫血。

思路1：诊断依据：①血清叶酸20.5ng/mL（参考区间：＞5.21ng/mL），维生素B_{12} 21pg/mL（参考区间：180～914pg/mL）。②铁蛋白242.89μg/L，血清铁31.1μmol/L，血清总铁结合力31.5μmol/L，血清未饱和铁结合力0.4μmol/L（参考区间：25～52μmol/L），转铁蛋白饱和度98.7%（参考区间：20%～55%），血清和尿液未检出单克隆M蛋白。③骨髓常规显示：有核细胞增生明显活跃；红系占36%，呈典型的"核幼浆老"的巨幼改变；粒细胞、淋巴细胞与单核细胞比例大致正常，中性粒细胞可见巨大杆状核及核分叶过多；巨核细胞32个/片；未见异常细胞与寄生虫等，细胞化学染色过碘酸-雪夫反应阴性（图2-5）。④骨髓细胞常规核型分析为正常男性核型46,XY[20]。⑤粪常规正常，隐血阴性。⑥肿瘤标志物未见异常。⑦胃肠镜、全腹平扫加增强CT提示胃切除术后改变。可确诊为巨幼细胞贫血。

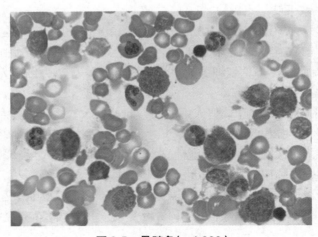

图2-5　骨髓象（×1 000）

思路2：病人有面色苍白伴乏力、活动后气促的贫血症状，外周血象呈典型的大细胞性贫血，而且是老年男性，既往有消化系统恶性肿瘤、行全胃切除手术史，因此考虑因内因子缺乏导致维生素

B_{12}吸收障碍。血液生化检测维生素B_{12}缺乏，结合骨髓象特征及正常骨髓细胞核型，该病人可以确诊为巨幼细胞贫血。同时胃肠镜、全腹CT及粪常规检查，未见特殊异常，可排除胃癌复发可能。血清铁与运铁蛋白饱和度增高，是由于巨幼细胞贫血时血浆铁的转运率比正常人高3～5倍，而幼红细胞对铁的摄取率又不高造成的。病人感双侧手掌麻木是由于维生素B_{12}缺乏引起的神经系统症状。

（江新泉）

案例 2-3 再生障碍性贫血

【病史摘要】男，27岁，汉族。

主诉：皮肤青紫13天，发热3天。

现病史：13天前无明显诱因出现胸前区散在皮肤青紫，当时无表面破溃及红肿，无畏冷、寒战、发热，无头痛、头晕，无光过敏、脱发、关节疼痛，无鼻衄、咯血、血尿、黑便等不适。3天前出现发热，体温最高39.4℃，伴畏冷、咽痛、咳嗽。发病以来，体重无明显变化。

既往史：无特殊。

个人史：无特殊。

家族史：父母体健，无家族遗传病史和传染性疾病。

体格检查：PR 90次/min，BP 110/70mmHg。轻度贫血外貌，体形中等，睑结膜稍苍白，胸前区皮肤散在瘀点和瘀斑，无皮疹、黄染，全身浅表淋巴结无肿大，咽部充血。胸骨无压痛，双肺呼吸音清，未闻及干、湿性啰音；心率90次/min，律齐，各瓣膜区未闻及杂音。全腹软，无压痛、反跳痛，肝、脾肋下未触及。双下肢无水肿。

实验室检查：血常规：WBC 2.2×10^9/L，N 0.34×10^9/L，RBC 3.23×10^{12}/L，Hb 87g/L，MCV 90.2fl，MCH 31pg，MCHC 369g/L，RDW-CV 14.5%，PLT 15×10^9/L，网织红细胞绝对值 13.5×10^9/L，网织红细胞百分比 0.42%，淋巴细胞百分比 55.1%。血涂片镜检未见异常细胞。

【问题1】通过上述问诊与检查，该病人可能的诊断是什么？需与哪些疾病鉴别诊断？

思路1：病人系青年男性，出现皮肤青紫伴发热，根据病人的主诉、年龄、性别，血常规提示全血细胞减少，为正细胞性贫血，未见幼稚细胞（图2-6），网织红细胞比例降低，需考虑是因为白细胞减少所致感染性发热及血小板减少所致皮肤自发性出血倾向；查体肝、脾肋下未触及，胸骨无压痛，再生障碍性贫血可能性大。

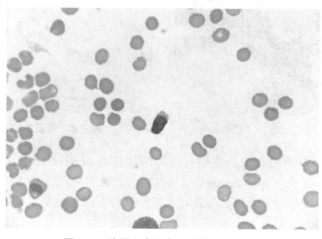

图 2-6 外周血象（瑞氏染色，×1 000）

思路2：需与以下疾病鉴别诊断：①阵发性睡眠性血红蛋白尿症；②骨髓增生异常综合征；③骨髓纤维化；④结缔组织病；⑤脾功能亢进；⑥急性白血病；⑦急性造血功能停滞。

【问题2】为明确诊断，应进行哪些检查？

思路1：为明确诊断，需完善中性粒细胞碱性磷酸酶（neutrophilic alkaline phosphatase，NAP）染色、多部位（至少包括髂骨和胸骨）骨髓涂片细胞形态学检查和骨髓病理、骨髓细胞常规核型分析、骨髓增生异常综合征组套染色体原位杂交技术（fluorescence in situ hybridization，FISH）、T细胞亚群分析、酸溶血试验（Ham试验）、流式细胞术检测CD55和CD59、抗核抗体（anti-nuclear antibody，ANA）＋抗可提取性核抗原（anti-extractable nuclearantigens，anti-ENA）抗体、抗中性粒细胞胞质抗体（anti-neutrophil cytoplasmic antibodies，ANCA）、抗血小板抗体、抗蛋白酶3抗体、抗髓过氧化物酶抗体和呼吸道病毒检测等。

思路2：完善上述检查，可与以下疾病鉴别：①阵发性睡眠性血红蛋白尿症：如酸溶血试验未见异常，骨髓或外周血未发现CD55、CD59缺失的各系血细胞，NAP活性增高，可不考虑。②骨髓增生异常综合征：如骨髓造血细胞未见明显病态造血、骨髓细胞核型分析正常、骨髓增生异常综合征组套FISH未见异常，可不考虑。③结缔组织病：ANA、ENA等自身抗体阴性，可不考虑。④骨髓纤维化：骨髓活检可鉴别。⑤急性白血病：外周血或骨髓涂片镜检未见原始幼稚细胞，可不考虑。⑥急性造血功能停滞：起病多伴高热，贫血重，进展快，病情有自限性，如无，可不考虑。

【问题3】根据实验室检查，可确诊为再生障碍性贫血吗？具体分型如何？

诊断：再生障碍性贫血。

思路1：诊断依据：①外周血NAP染色活性增强。胸骨与髂后上棘骨髓穿刺涂片检查结果显示：有核细胞增生极度减低；粒细胞比例减低，以中性分叶核粒细胞为主；红细胞比例减少；淋巴细胞比例增多；未见巨核细胞。骨髓小粒中细胞成分主要为非造血细胞（图2-7，图2-8）。②骨髓活检结果：造血组织增生极度低下，以脂肪细胞为主，粒系、红系、巨核系三系血细胞缺乏，少量淋巴细胞散在分布。③骨髓细胞常规核型分析为正常男性核型；骨髓增生异常综合征FISH组套、ANA＋ENA等自身抗体、酸溶血试验（Ham试验）、CD55和CD59检测等均未见明显异常。可确诊为再生障碍性贫血。

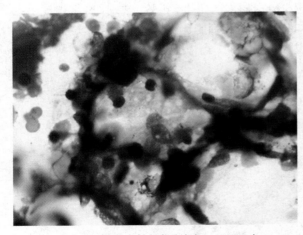

图2-7　骨髓小粒（瑞氏染色，×1 000）

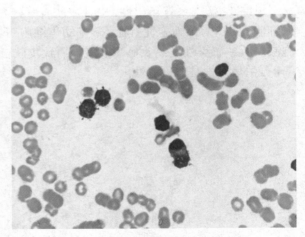

图2-8　骨髓象（瑞氏染色，×1 000）

思路2：再生障碍性贫血可以分为重型再生障碍性贫血（severe aplastic anemia，SAA）和非重型再生障碍性贫血（non-severe aplastic anemia，NSAA）两种类型。该病人造血组织增生极度低下，且外周血N 0.34×10^9/L，PLT 15×10^9/L，网织红细胞绝对值 13.5×10^9/L，符合重型再生障碍性贫血的诊断标准，因此诊断为SAA。

（江新泉）

案例 2-4　遗传性球形红细胞增多症

【病史摘要】男，7岁，汉族。

主诉：面色苍白7年，皮肤黄染1周。

现病史：7年前因"新生儿溶血性黄疸"住院治疗1个月，好转后出院。近几年，感冒时偶发轻微黄疸，家长未予重视。1周前家属发现患儿巩膜黄染，为求系统诊治，来医院就诊，门诊以"黄疸原因待查"收住入院。病人自发病来神志清，精神尚可，无皮肤瘙痒，饮食可，夜间睡眠可，大便正常，小便黄，尿量正常。

既往史：既往无肝病史、无输血史。

个人史：无特殊。

家族史：父母体健，其弟弟出生时患有"新生儿溶血性黄疸"，无其他家族遗传病史。

体格检查：精神差，面色黄，唇、指（趾）甲床苍白。全身皮肤黏膜黄染，口唇发白。呼吸节律整齐，未闻及干、湿啰音。心前区无隆起，心率90次/min，节律整齐，心音可，心前区未闻及病理性杂音。腹平软，无压痛及反跳痛；肝肋下未触及，脾肋下4cm，质软，肠鸣音正常。双肾未触及异常。脊柱与四肢未见畸形。双下肢无水肿。神经系统未查及异常。

实验室检查：血常规：WBC 8.1×10^9/L，RBC 2.46×10^{12}/L，Hb 79g/L，MCV 97.8fl，MCH 32.1pg，PLT 156×10^9/L。

腹部彩超：①脾大；②肝、胆、胰、脾未见异常回声。

【问题1】通过上述问诊与检查，该病人可能的诊断是什么？需与哪些疾病鉴别诊断？

思路1：患儿面色苍白7年，即贫血7年；曾患有新生儿黄疸，近期出现皮肤、巩膜黄染；血常规检查结果显示：RBC 2.46×10^{12}/L，Hb 79g/L（图2-9）；B超提示：脾大。综合上述资料考虑可能为溶血性贫血。

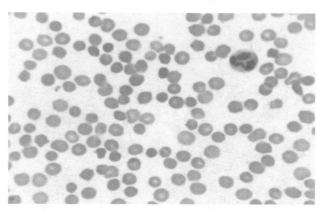

图2-9　外周血象（瑞氏染色，×1 000）

思路2：鉴别诊断：①红细胞膜缺陷溶血性贫血；②红细胞酶缺陷溶血性贫血；③血红蛋白病；④自身免疫性溶血性贫血；⑤急性黄疸性肝炎。

【问题2】为明确诊断，应进行哪些检查？

溶血性贫血包括很多种，仅了解病人有贫血、脾大、黄疸等临床表现，我们只能初步判断其可能为溶血性贫血，要进一步明确病因并排除其他疾病，还需完善各类实验室检验。

入院后实验室检查：①生化检验：乳酸脱氢酶（lactate dehydrogenase，LDH）276U/L（参考区间：100～240U/L），羟丁酸脱氢酶（hydroxybutyrate dehydrogenase，HBDH）235U/L（参考区间：74～199U/L），总胆红素（total bilirubin，TBIL）47.7μmol/L（参考区间：3.4～20.5μmol/L），直接胆红素

（direct bilirubin，DBIL）7.2μmol/L（参考区间：0～6.8μmol/L），间接胆红素（indirect bilirubin，IBIL）40.5μmol/L（参考区间：3.4～17.1μmol/L）。②网织红细胞绝对值：379.9×10⁹/L，网织红细胞比例：17.01%。③尿常规：尿胆原（+）。

　　思路1：溶血性贫血病人由于红细胞寿命缩短、破坏加速，骨髓代偿性增生，红细胞生成加速，外周血网织红细胞增多；血液循环中的红细胞破坏后释放出血红蛋白，分解生成胆红素入血后形成胆红素-清蛋白复合物。进入肝脏后在UDP-葡糖醛酸转化酶的作用下生成葡糖醛酸胆红素，即结合胆红素。结合胆红素随着胆汁进入小肠，脱掉葡糖醛酸再次成为未结合胆红素，经还原作用生成胆素原，胆素原进一步氧化为胆素，这就是粪便的主要颜色。在小肠里的胆素原可以经过肠肝循环到达肝，但这部分的胆素原大部分以原形排到肠道，这部分称为粪胆原。小部分的胆素原进入体循环，并随尿排出。它是尿颜色的来源之一，是尿液中主要的色素，这部分称为尿胆原。病人生化检验中LD升高，IBIL升高，尿胆原升高。

　　思路2：可根据病人典型的实验室检查特点协助诊断。

　　为明确诊断，还应做外周血红细胞形态学检查、骨髓细胞形态学检查、红细胞渗透脆性试验与红细胞膜蛋白基因检测等。为与相关疾病鉴别，还需做下列相关检查：葡糖-6-磷酸脱氢酶（glucose-6-phosphate dehydrogenase deficiency，G-6-PD）活性检测、地中海贫血基因检测、贫血三项（血清铁蛋白、叶酸、维生素B_{12}）、尿含铁血黄素、肝功能以及肝炎病毒系列检测。

　　思路3：结合病人家族中其兄弟幼儿期黄疸及贫血病史，考虑病人存在家族遗传倾向。对于遗传性溶血性疾病，在正文中提及主要是红细胞内部因素所导致：红细胞膜的因素、红细胞酶的因素、血红蛋白的因素。

　　【问题3】根据进一步检查回报结果，考虑病人可能是哪种疾病？诊断依据是什么？

　　诊断：遗传性球形红细胞增多症。

　　诊断依据：外周血红细胞大小不一，以小细胞居多，多为球形，中央淡染区消失，球形红细胞约占19%；骨髓细胞形态学检查：有核细胞增生明显活跃，粒红比值倒置，红系比例明显升高，分裂象多见，成熟红细胞可见嗜碱点彩、球形及嗜多色性红细胞（图2-10）。红细胞渗透脆性试验：开始溶血5.6g/L，完全溶血3.6g/L。抗人球蛋白试验（-）；流式细胞术分析红细胞及中性粒细胞CD55、CD59阴性细胞均<5%。甲、乙、丙、丁、戊型肝炎病毒抗原抗体检测均为阴性。

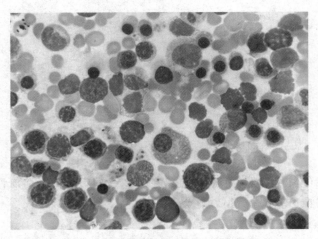

图2-10　骨髓象（瑞氏染色，×1 000）

　　思路1：①患儿新生儿时期发病，黄疸、脾大；②外周血涂片球形红细胞比例达19%、骨髓红系增生明显、红细胞渗透脆性增加、Coombs试验（-），其弟有类似疾病，结合上述几点，可确诊为遗传性球形红细胞增多症（hereditary spherocytosis，HS）。

思路2：遗传性球形红细胞增多症是一种红细胞膜蛋白结构异常所致的遗传性溶血性疾病，由于红细胞膜蛋白的异常，使膜不稳定，膜骨架可以出芽形式形成囊泡而丢失，红细胞需要消耗更多的 ATP 以排出 Na^+，红细胞肿胀发生球形变，表面积减少。渗透脆性试验是检测红细胞对低渗盐溶液抵抗能力，以了解红细胞形态、结构和细胞膜是否有异常的试验。

思路3：遗传性球形红细胞增多症以自幼发生的贫血、间歇性黄疸和脾大三大临床症状最为常见。感染或持久的重体力活动可诱发溶血加重。遗传性球形红细胞增多症外周血涂片出现较多球形红细胞（>10%），红细胞渗透脆性增加和阳性家族史有重要诊断价值。

（江新泉）

案例 2-5 葡糖 -6- 磷酸脱氢酶缺陷症

【病史摘要】男，2 岁，汉族。

主诉：发现酱油色尿 1 天。

现病史：患儿前 1 天食用蚕豆后，次日晨尿呈酱油色，为求系统诊治，来医院就诊，门诊以"溶血性贫血待查"收住入院。发病来无发热、恶心、呕吐、腹痛。

既往史：无手术及输血史，无药物过敏史，无毒物及放射物质接触史。

个人史：无特殊。

家族史：父母体健，无家族遗传病史。

体格检查：意识清、精神差、面色萎黄，唇、指（趾）甲床苍白。巩膜黄染，全身皮肤黏膜轻度黄染。呼吸节律整齐，未闻及干、湿啰音。心前区无隆起，心界不大，心率 100 次 /min，节律整齐，心音可，心前区未闻及病理性杂音。腹平软，未见胃肠型及蠕动波，无压痛及反跳痛，肝、脾肋下未触及，肠鸣音正常。双肾未触及异常。脊柱与四肢未见畸形。双下肢无水肿。神经系统未查及异常。

实验室检查：生化：LD 256.0U/L（参考区间：100～240U/L），TBIL 50.7μmol/L（参考区间：3.4～20.5μmol/L），DBIL 10.6μmol/L（参考区间：0～6.8μmol/L），IBIL 40.1μmol/L（参考区间：3.4～17.1μmol/L）；血常规：WBC 11.3×10^9/L，RBC 2.83×10^{12}/L，Hb 71.0g/L，网织红细胞绝对值为 308×10^9/L、比例为 16.01%；尿常规：外观深咖啡色、茶褐色，隐血（++），尿胆原（+）。

【问题 1】通过上述问诊与检查，该病人可能的诊断是什么？

思路1：患儿食用蚕豆后，发现小便呈现酱油色；精神差，面色黄，唇、指（趾）甲床苍白。全身皮肤黏膜黄染，口唇发白。综合考虑可能是溶血性贫血 G-6-PD 缺乏症（蚕豆病）。

【问题 2】为明确诊断，还需做哪些检查？

思路1：为明确诊断，还应做外周血细胞形态学检查、骨髓细胞形态学检查、血清结合珠蛋白检测、血浆游离血红蛋白、G-6-PD 活性检测、尿含铁血黄素试验、Heinz 小体。

思路2：为与相关疾病鉴别还需做下列相关检查：红细胞渗透脆性试验、红细胞膜蛋白基因检测、血红蛋白电泳、珠蛋白生成障碍性贫血基因检测、抗人球蛋白试验、贫血三项（血清铁蛋白、叶酸、维生素 B_{12}）。

【问题 3】根据实验室及其他检查结果，应做出怎样的诊断？依据是什么？

诊断：G-6-PD 缺乏症蚕豆型。

诊断依据：外周血细胞形态学检查：细胞大小不一，以小细胞居多，少量红细胞中央淡染区扩大，可见少量晚幼红细胞，偶见晚幼粒细胞。骨髓细胞形态学检查：有核细胞增生明显活跃，粒红比值倒置，红系比例明显升高，以早幼及中幼红细胞居多，分裂象多见，成熟红细胞可见嗜碱点彩及嗜多色性红细胞。红细胞渗透脆性试验（－）、抗人球蛋白试验（－）、血红蛋白电泳初筛试验（－）、G-6-PD 活性 210U/L、流式细胞术分析红细胞及中性粒细胞 CD55、CD59 阴性细胞均 <5%；Heinz 小体生成试验阴性。

思路 1：①患儿，幼儿时期发病，黄疸、急性血管内溶血临床表现；②外周血红细胞以小细胞居多，少量红细胞中央淡染区扩大，骨髓红系增生明显升高，红细胞渗透脆性正常，Coombs 试验（-），G-6-PD 活性减低。结合上述几点，确诊为 G-6-PD 缺乏症蚕豆型。

思路 2：*G-6-PD* 基因突变所致的红细胞 G-6-PD 活性降低和（或）酶性质改变是引起 G-6-PD 缺乏症溶血的根本原因。G-6-PD 活性测定是临床作为溶血性贫血的鉴别诊断标准之一。在应用此项目判断溶血性贫血的类型时，应注意 G-6-PD 活性在溶血高峰期或恢复期可以接近正常，应离心去除衰老红细胞后再测定 G-6-PD 活性。

思路 3：根据临床表现，G-6-PD 缺乏而导致的溶血性贫血可分为 5 种类型：蚕豆病、药物性溶血、感染性溶血、先天性非球形红细胞性溶血性贫血与新生儿高胆红素血症。蚕豆病是由于蚕豆中含蚕豆嘧啶核苷和异戊氨基巴比妥酸葡糖苷，在 β- 糖苷酶作用下，分别生成蚕豆嘧啶和异戊巴比妥酸，两者是导致 G-6-PD 缺乏症病人红细胞溶血的主要物质。病人在进食蚕豆后数小时或数天内发生急性溶血，因此考虑诊断为 G-6-PD 缺乏症蚕豆型。

【问题 4】患儿入院治疗恢复后，应注意什么？

G-6-PD 缺乏症预防至关重要。由于病人体内 G-6-PD 活性减低，因此细胞抗氧化能力较差，患儿治疗好转后应尽量避免吃蚕豆及其制品、药物（如磺胺类、解热镇痛类药物），及时控制感染，避免溶血的发生。

（邰文琳）

案例 2-6 珠蛋白生成障碍性贫血

【病史摘要】男，13 个月，傣族。

主诉：面色苍白 2 个月余，加重半个月。

现病史：2 个月前家长发现患儿面色苍白，皮肤轻微黄染，未在意。平时偶有吐奶，量一般。无血丝及咖啡样液体，无发热、咳嗽、闷喘，无抽搐、面青，无呕血、便血、鼻出血，无白陶土样大便，无茶色尿等。半个月前发现患儿面色苍白较前加重，至当地医院血常规提示血红蛋白 68g/L，予以"蛋白琥珀酸铁口服液"治疗，效果欠佳，来院就诊。

既往史：无手术及输血史，无药物过敏史，无毒物及放射物质接触史。

个人史：无特殊。

家族史：否认家族中有遗传倾向性疾病及传染性疾病。

体格检查：T 36.4℃，PR 124 次 /min，BR 28 次 /min，体重 6.4kg。精神稍差，面色苍白，甲床、口唇、睑结膜苍白，皮肤轻微黄染，全身浅表淋巴结无肿大。胸骨无压痛，双肺呼吸音清晰，未闻及干、湿啰音。心率 124 次 /min，律齐，各瓣膜未闻及病理性杂音。腹部平坦柔软，无压痛、反跳痛，脾轻度肿大，肝未触及，双肾未触及异常。脊柱与四肢未见畸形。双下肢无水肿。神经系统未查及异常。

实验室检查：血常规：WBC 6.26×10^9/L，RBC 3.76×10^{12}/L，Hb 69g/L，HCT 0.249L/L，MCV 66.2fl，MCH 18.4pg，MCHC 277g/L，RDW-CV 22.1%，RET 2.48%。生化指标：TBIL 56.2μmol/L（参考区间：3.4～20.5μmol/L），IBIL 52.1μmol/L（参考区间：1.7～13.7μmol/L）。

【问题 1】通过上述问诊与检查，该病人可能的诊断是什么？

思路 1：患儿面色苍白，皮肤轻度黄染，血常规结果显示 Hb 69g/L，MCV 66.2fl，MCH 18.4pg，MCHC 277g/L，提示患儿有小细胞低色素性贫血。

思路 2：小细胞低色素性贫血常见病因有：①缺铁性贫血；②珠蛋白生成障碍性贫血；③慢性病贫血；④铁粒幼细胞贫血。

【问题 2】为明确诊断，应进行哪些检查？

　　思路1：为明确小细胞低色素性贫血病因，应做外周血红细胞形态学检查。外周血红细胞大小不等，以小红细胞为主，中心淡染区扩大，出现泪滴形、靶形和不规则形红细胞，最常见于缺铁性贫血，若出现大量靶形红细胞可见于珠蛋白生成障碍性贫血。

　　思路2：为明确小细胞低色素性贫血病因，应对铁代谢相关指标（血清铁、铁蛋白、血清总铁结合力、转铁蛋白饱和度等）进行检测。①血清铁蛋白减低，提示缺铁性贫血，需根据其他铁代谢检查或骨髓细胞学检查及铁染色证实。②血清铁蛋白正常，常见于珠蛋白合成障碍性贫血，需根据血红蛋白电泳及地中海贫血基因检测证实。③血清铁蛋白增高，提示慢性病贫血或铁粒幼细胞贫血，需通过其他铁代谢检查、慢性病相应疾病的实验室检查及骨髓铁染色鉴别。

　　【问题3】根据实验室及其他检查结果，应做出怎样的诊断？依据是什么？

　　诊断：珠蛋白生成障碍性贫血。

　　诊断依据：外周血细胞形态大小不一，以小细胞居多，红细胞中央淡染区扩大，出现大量靶形红细胞（占38%）。生化结果显示 TBIL 56.2μmol/L，DBIL 4.1μmol/L，IBIL 52.1μmol/L，提示患儿同时伴有轻度溶血。铁代谢相关指标正常：血清铁蛋白 284.70ng/ml、血清铁 11.8μmol/L、血清总铁结合力 54μmol/L、转铁蛋白饱和度 31%。血红蛋白电泳显示 HbA 21.6%（参考区间：95.8%～97.5%），HbA2 6.0%（参考区间：2.2%～3.4%），HbF 24.3%（参考区间：0～2%）；地中海贫血基因结果显示：27/28 位点突变的 β 地中海贫血杂合子。

　　思路1：①患儿面色苍白，轻度黄疸，脾大。②小细胞低色素贫血。③铁代谢相关检查结果正常，可排除缺铁性贫血。④网织红细胞轻度增加，总胆红素轻度增高，间接胆红素增高，提示有黄疸和轻度溶血。⑤HbA 明显降低，HbA2 和 HbF 增高，符合 β 地中海贫血表现。⑥基因检测显示：27/28 位点突变的 β 地中海贫血杂合子。综合上述结果诊断为 β 地中海贫血。

　　思路2：珠蛋白生成障碍性贫血也称为地中海贫血，主要有 α、β 地中海贫血两类，分别累及 α、β 珠蛋白链基因。β 地中海贫血是由于 β 珠蛋白基因缺失或突变导致 β 珠蛋白合成不足，α 链与 δ 链和 γ 链结合导致 HbA 生成减少或缺如、HbA2 和 HbF 生成增加，过剩的 α 链在红细胞内沉积导致慢性溶血、脾大、无效造血，血红蛋白合成不足导致小细胞低色素性贫血。

　　思路3：地中海贫血的诊断主要依据临床特征、血液学异常和地中海贫血基因的分子生物学检查。血红蛋白电泳可用于地中海贫血的筛查，地中海贫血基因检测可以确定血红蛋白珠蛋白肽链基因异常，是地中海贫血的确诊依据。

（邰文琳）

案例2-7 阵发性睡眠性血红蛋白尿症

　　【病史摘要】女，27 岁，汉族。

　　主诉：头晕、乏力 1 个月，加重 3 天伴清晨偶见酱油色尿。

　　现病史：病人于 1 个月前出现头晕、乏力，精神欠佳，偶有牙龈出血。当时未在意。3 天前乏力及头晕加重，伴清晨偶见酱油色尿，为进一步诊疗收住入院。发病来无发热，无咳嗽、咳痰，无恶心、呕吐，无心悸，无腹痛、腹泻，无尿频、尿急、尿痛。

　　既往史：平素身体健康，两年前行"骨折后修复术"，有输血史。

　　个人史：无特殊。

　　家族史：父母健在，否认家族中有遗传倾向性疾病和传染性疾病。

　　体格检查：T 36.6℃，PR 90 次/min，BR 20 次/min，BP 116/76mmHg，血氧饱和度 96%。发育正常，营养良好，自主体位，贫血面貌，神志清楚。双侧睑结膜苍白，皮肤黏膜、巩膜轻度黄染，无皮疹、皮下出血，全身浅表淋巴结无肿大。呼吸节律整齐，叩诊清音，双肺呼吸音清晰，未闻及干、湿啰音。心前区无隆起，心率 90 次/min，律齐，无震颤及心包摩擦音。无腹壁静脉曲张，腹平软，左右对称，无压痛及反跳痛，肝、脾肋下未触及，肠鸣音正常。无双下肢水肿。

血常规：WBC 2.74×10^9/L，RBC 2.37×10^{12}/L，Hb 78g/L，PLT 38×10^9/L，RET 1.81%，MCV 97.9fl，MCH 31.6pg，MCHC 323g/L，RDW-CV 16.30%。外周血涂片可见成熟红细胞形态各异，中心淡染区扩大，血小板减少，白细胞减少，中性粒细胞减少。

尿常规：WBC 25.4 个/μL，RBC 18.0 个/μL，上皮细胞：38.9 个/μL，隐血（+）。

生化：TBIL 23.2μmol/L，DBIL 3.5μmol/L，IBIL 19.7μmol/L。

【问题1】通过上述问诊与检查，该病人可能的诊断是什么？需与哪些疾病鉴别？

思路1：病人系年轻女性，出现乏力、头晕1个月，偶有牙龈出血，清晨偶见酱油色尿。血常规提示全血细胞减少，网织红细胞比例轻度升高，尿常规检测隐血试验阳性，生化检查提示总胆红素及间接胆红素轻度增高。综合病人有贫血、黄疸、全血细胞减少、溶血、清晨血红蛋白尿的临床表现，考虑诊断为阵发性睡眠性血红蛋白尿症（PNH）。

思路2：需要与以下疾病鉴别。

（1）全血细胞减少疾病：①骨髓增生异常综合征；②再生障碍性贫血；③巨幼细胞性贫血。

（2）溶血性贫血疾病：①自身免疫性溶血性贫血；② G-6-PD 缺乏症；③阵发性冷性血红蛋白尿症。

【问题2】为明确诊断，应进行哪些检查？

思路1：为明确诊断，还需要做以下检查。①溶血试验：蔗糖溶血试验、酸溶血试验（Ham 试验）、尿含铁血黄素试验（Rous 试验）、冷热溶血试验、抗人球蛋白试验；②骨髓细胞学及组织病理学检查；③流式细胞术检测骨髓和外周血红细胞、粒细胞 CD55/CD59 和嗜水气单胞菌毒素前体变异体（Flaer）。若上述检查提示阵发性睡眠性血红蛋白尿（paroxysmal nocturnal hemoglobinuria，PNH），应进行 PNH 克隆检测和 *PIG-A* 基因突变检测，以明确病情严重程度和病因。

思路2：完善上述检查，可以与以下疾病进行鉴别诊断。①冷热溶血试验阳性见于阵发性冷性血红蛋白尿症；②直接抗人球蛋白试验阳性见于自身免疫性溶血性贫血；③骨髓细胞学及组织病理学检查有助于 PNH 与骨髓增生异常综合征、再生障碍性贫血鉴别；④ G-6-PD 活性减低可诊断 G-6-PD 缺乏症。

【问题3】根据检查结果，可确诊为阵发性睡眠性血红蛋白尿症吗？试阐述诊断思路。

诊断：阵发性睡眠性血红蛋白尿症。

诊断依据：病人有贫血面貌、活动后乏力、清晨肉眼见酱油色血尿等慢性溶血临床表现。外周血中三系细胞减少，尿隐血试验阳性。骨髓细胞学检查示骨髓增生活跃，红系增生活跃、幼红比例增高，粒系、巨核系增生减低。蔗糖溶血试验阳性，酸溶血试验阳性，尿含铁血黄素定性试验阳性。CD55 阳性红细胞 76.4%、CD59 阳性红细胞 86.6%；CD55 阳性粒细胞 57.0%、CD59 阳性粒细胞 64.9%。

思路1：阵发性睡眠性血红蛋白尿症是一种由于1个或几个造血干细胞经获得性体细胞磷脂酰肌醇聚糖 -A 类（*PIG-A*）基因突变造成的非恶性克隆性疾病。典型的 PNH 以持续性血管内溶血、阵发性加重，血红蛋白尿及含铁血黄素尿为主要表现，但大多数病人常不典型，发病隐匿，病程迁延，病情轻重不一。发病高峰年龄在 20~40 岁之间，个别发生在儿童或老年，男性显著多于女性。

思路2：蔗糖溶血和酸溶血试验联合应用可以提高 PNH 的诊断效率。蔗糖溶血试验为 PNH 筛查试验，酸溶血试验是 PNH 主要确诊试验。流式细胞术检测红细胞、粒细胞 CD55 和 CD59 是诊断 PNH 的首选试验，敏感性和特异性优于传统的蔗糖溶血试验和酸溶血试验。对临床高度怀疑，而 CD55、CD59 检测不能确诊的病例，结合 Flaer 检查可获得明确诊断。

（邰文琳）

案例 2-8　继发性贫血

【病史摘要】女，39岁，汉族。

主诉：间断咳嗽、咳痰1年，加重伴发热1周。

现病史：1年前淋雨后出现高热、咳嗽、咳痰，咳白色黏痰，当地诊所以"肺炎"给予静脉滴注抗生素，症状缓解（具体用药不详）。此后出现间断性咳嗽、咳痰，未给予任何治疗。1周前因着凉后咳嗽、咳痰加重，咳黄色脓性痰，不易咳出，伴臭味；发热，体温最高39.8℃；无恶心、呕吐，无腹痛、腹胀及腹泻。为进一步诊疗收住入院。发病以来，饮食、睡眠欠佳，无盗汗及体重减轻。

既往史：既往体健，无手术及输血史，无药物过敏史，无毒物及放射物质接触史。

个人史：无特殊。

家族史：无特殊家族史。

体格检查：T 39.0℃。神志清，精神差，面色略苍白。呼吸节律整齐，右下肺触觉语颤增强，叩诊呼吸音低，右下肺可闻及湿性啰音。心前区无隆起，心界不大，心率108次/min，节律整齐，心音可，心前区未闻及病理性杂音。腹平软，无压痛及反跳痛，肝、脾肋下未触及。双肾未触及异常。脊柱与四肢未见畸形。双下肢无水肿。神经系统未查及异常。

血常规：WBC 17.87×10^9/L，N 0.89，RBC 3.15×10^{12}/L，Hb 96g/L，PLT 116×10^9/L，MCV 87.0fl，MCH 27.5pg，MCHC 330g/L，Ret 0.61%，CRP 125mg/L（参考区间：<10mg/L）。

胸片及胸部CT：右下肺团片状高密度影，其内可见气液平面。

【问题1】通过上述问诊与检查，该病人可能的诊断是什么？

思路：间断性咳嗽、咳痰1年余，加重伴发热1周；血常规检查 WBC 17.87×10^9/L，N 0.89，RBC 3.15×10^{12}/L，Hb 96g/L；胸片及胸部CT：右下肺团片状高密度影，其内可见气液平面。根据病人的主诉、症状、病史以及血常规，考虑病人为肺脓肿、继发性贫血（慢性感染性贫血）。

【问题2】为明确诊断，应进行哪些检查？

思路1：肺脓肿是肺组织坏死形成的脓腔，以高热、咳嗽、咳大量脓臭痰为特征，胸部X线片显示单个或多发的含气液平面的空洞。肺脓肿应与肺炎、肺结核以及肺部肿瘤鉴别，需做痰细菌培养、结核菌素试验或γ-干扰素释放实验、肺部肿瘤标志物及胸部CT，肺部肿瘤标志物有鳞状细胞癌（squamous cell carcinoma，SCC）抗原、神经元特异性烯醇化酶（neuron-specific enolase，NSE）、细胞角蛋白19片段抗原21-1（cytokeratin 19 fragment antigen 21-1，CYFRA21-1）、胃泌素释放肽前体（pro-gastrin releasing peptide，pro-GRP）。

思路2：慢性感染性贫血是病原微生物侵入机体，在引起感染、炎症的病理过程中，由炎症因子诱导致使红细胞生成减少、破坏增加或丢失过多为特征的继发性贫血。为判断病人是否为慢性感染性贫血，还需做相关的实验室检查：骨髓细胞形态学、血清铁、血清铁蛋白、血清叶酸、血清维生素 B_{12}、促红细胞生成素（erythropoietin，EPO）、肝肾功能、痰细菌培养、降钙素原（procalcitonin，PCT）。慢性感染性贫血应与缺铁性贫血、珠蛋白生成障碍性贫血以及其他继发性贫血等鉴别。

【问题3】根据实验室及其他检查结果，应做出怎样的诊断？依据是什么？

诊断：慢性肺脓肿，继发性贫血（慢性感染性贫血）。

诊断依据：①间断性咳嗽、咳痰1年，加重伴发热1周，咳脓臭痰，右下肺可闻及湿性啰音；②胸片及胸部CT示右下肺团片状高密度影，其内可见气液平面；③ RBC 3.15×10^{12}/L，Hb 96g/L，判断病人为轻度贫血。为明确贫血原因，检验结果 Ret 0.61%、TBIL 6.5μmol/L、IBIL 1.8μmol/L 基本可以排除溶血性疾患；因血清铁 8.2μmol/L、血清铁蛋白 360.1μg/L、血清总铁结合力 32μmol/L（参考区间：50～77μmol/L）、血清叶酸 9.6ng/mL（参考区间：>5.21ng/ml）、血清维生素 B_{12} 556.0pg/ml（参考区间：180～914pg/ml），可以不考虑缺铁性贫血及巨幼细胞贫血；④ AST 22.0U/L（参考区间：

5~45U/L）、ALT 16.0U/L（参考区间：5~45U/L）、Urea 4.6mmol/L（参考区间：2.4~7.1mmol/L）、Cr 78.0μmol/L（参考区间：35~97μmol/L）、抗核抗体阴性、EPO 1.82ng/ml（参考区间：0.97~1.37ng/mL），可排除其他继发性贫血；⑤骨髓细胞形态学检查可见粒系呈感染毒性变。痰细菌培养检出金黄色葡萄球菌，PCT 59.0ng/ml（参考区间：<0.05ng/ml），结合胸部 X 线片或 CT 提示肺部有感染；⑥ PPD 或 γ- 干扰素释放实验阴性，可排除肺结核可能；⑦肺部肿瘤标志物，SCC 0.2ng/mL（参考区间：0~1.5ng/mL），NSE 5.1ng/mL（参考区间：0~16.3ng/mL），CYF21-1 1.2ng/mL（参考区间：0~2.08ng/mL），pro-GRP 21.0ng/mL（参考区间：0~50ng/mL），结合胸部 CT 可排除肺部肿瘤可能。

思路：铁代谢结果可鉴别慢性感染性贫血与缺铁性贫血。慢性感染性贫血病人血清铁和转铁蛋白降低，铁蛋白升高，而缺铁性贫血病人血清铁和铁蛋白降低，转铁蛋白常增高。

（邰文琳）

第三章 髓系肿瘤检验案例分析

案例 3-1 急性髓系白血病伴 NPM1 突变

【病史摘要】男,28 岁,汉族。

主诉:腹痛、腹泻 20 余天,牙龈肿痛 10 余天。

现病史:20 余天前病人无明显诱因出现腹痛,呈隐痛,局限于中上腹部,未向他处放射,伴腹泻,排黄色稀水样便,10 次 /d,感恶心,伴头晕、乏力,无黑矇,无头痛、呕吐,无发热、畏冷,无咳嗽、咳痰,无胸闷、胸痛、心悸。就诊当地诊所,给予输液等处理(具体不详),腹泻症状有所改善。10 余天前病人出现牙龈肿痛,进食困难,感头晕、乏力加重,腹泻仍有 4~5 次 /d,腹部仍有隐痛。当地诊所给予"消炎"及对症等处理,症状无明显改善。1 天前就诊,血常规显示:WBC 65.7×10⁹/L,ANC 16.52×10⁹/L,RBC 2.79×10¹²/L,Hb 100g/L,PLT 151×10⁹/L。自发病以来,病人精神、饮食、睡眠欠佳。

既往史:14 年前于外院行"鼻息肉切除手术"。

个人史:无特殊。

家族史:无遗传病及相关家族病史。

体格检查:T 37.0℃,PR 82 次 /min,BR 20 次 /min,BP 120/80mmHg。神清语利,急性面容,表情痛苦,全身皮肤黏膜无黄染,无皮疹,未见瘀点、瘀斑。全身浅表淋巴结无肿大。口唇无发绀,口腔黏膜未见异常。左下齿龈红肿,咽部黏膜未见异常,扁桃体无肿大。胸骨无明显压痛,双肺呼吸音清,未闻及干、湿性啰音。心律齐,未闻及病理性杂音。腹软,上腹部轻压痛,无反跳痛,肠鸣音 5~6 次 /min,腹部无包块,肝脾肋下未触及。双下肢无水肿。

实验室检查:

(1)血常规:WBC 76.1×10⁹/L(参考区间:4×10⁹/L~10×10⁹/L),RBC 2.86×10¹²/L(参考区间:4.0×10¹²/L~5.5×10¹²/L),Hb 103g/L(参考区间:120~160g/L),PLT 170×10⁹/L(参考区间:100×10⁹/L~300×10⁹/L)。血涂片:幼稚细胞 40%,细胞核明显凹陷,呈杯口样。

(2)凝血检查:凝血酶原时间(prothrombin time,PT)13.3s(参考区间:9.8~12.9s),国际标准化比值(international normalized ratio,INR)1.15(参考区间:0.8~1.2),活化部分凝血活酶时间(activated partial thromboplastin time,APTT)30.8s(参考区间:21.5~37.5s),纤维蛋白原(fibrinogen,Fg)4.07g/L(参考区间:1.70~3.50g/L),凝血酶时间(thrombin time,TT)16.8s(参考区间:14.0~21.0s),抗凝血酶Ⅲ(antithrombin Ⅲ,AT Ⅲ)99.1%(参考区间:79.4%~112%),纤维蛋白原降解产物(fibrinogen degradation products,FDP)3.9μg/mL(参考区间:0.0~5.0μg/mL),D- 二聚体定量 1.04mg/L(参考区间:0~0.55mg/L)。

(3)血生化:谷氨酰转移酶 269U/L(参考区间:≤50U/L),碱性磷酸酶 126.5U/L(参考区间:40~150U/L),葡萄糖 7.05mmol/L(参考区间:3.9~6.1mmol/L),乳酸脱氢酶 2 655U/L(参考区间:200~380U/L),肌酸激酶 31U/L(参考区间:≤169U/L),CO_2 结合力 31mmol/L(参考区间:23~31mmol/L)。

（4）感染指标：降钙素原（procalcitonin，PCT）0.23ng/mL（参考区间：0～0.09ng/mL）。

【问题1】血涂片检出幼稚细胞。为明确诊断，还需进行哪些检查？

思路：骨穿，行细胞形态学（morphology）、免疫学（immunology）、细胞遗传学（cytogenetics）和分子生物学（molecular biology），即MICM检测，根据细胞形态学、细胞化学染色、免疫表型分析、常规染色体核型分析与相关基因检测结果，进行综合判断。

【问题2】根据实验室及其他检查结果，应做出怎样的确定诊断？

思路：①骨髓细胞形态学与细胞化学染色：骨髓增生明显活跃，粒系占22.5%（参考区间：40%～60%），红系占0.5%（参考区间：15%～25%），粒/红（G/E）比值为45（参考区间：2/1～4/1）。原、幼单核细胞占35%（参考区间：<4%），胞体中等大小；部分胞核边缘凹陷呈杯口样外观；胞质量少、含少量嗜天青颗粒；未见Auer小体（图3-1）。髓过氧化物酶（myeloperoxidase，MPO）阳性率31%，积分59（细颗粒弥散状）；α-乙酸萘酚酯酶（α-naphthol acetate esterase，α-NAE）染色阳性率96%，积分287，可被氟化钠（sodium fluoride，NaF）显著抑制。骨髓象提示：急性髓系白血病（acute myeloid leukemia，AML）可能性大，结合形态组化，考虑AML-M5，请结合免疫表型与遗传学检查结果，综合判断。②免疫表型分析：白血病细胞强表达CD33，部分表达CD117、CD123和CD110，弱表达CD13，不表达CD34与HLA-DR。③细胞遗传学检查：46,XY[20]。④分子生物学检查：实时荧光定量PCR（real-time quantitative PCR，RT-qPCR）检测髓系白血病相关的16种融合基因，均阴性或低于检测灵敏度；与AML密切相关的基因突变筛查结果显示，*NPM1*存在突变：NM_002520:g.960dupTCTG；*FLT3-ITD*、*FLT3-TKD*、*CEBPα-（bZIP）*、*CEBPα-TAD*和*C-KIT*基因在测序区域均未检测出突变。综上，该病人确诊为急性髓系白血病（AML）伴*NPM1*突变。该病人白血病细胞呈现典型的"杯口状"，这是AML伴*NPM1*突变的重要形态学特征（图3-1）。

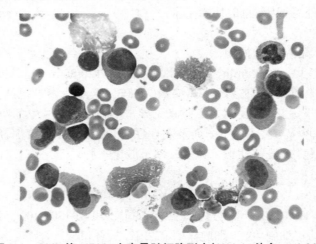

图3-1 AML伴*NPM1*突变骨髓细胞形态（Wright染色，×1 000）

【问题3】AML伴*NPM1*突变预后如何？微小残留病（minimal residual disease，MRD）监测指标是什么？

思路1：*NPM1*突变的AML病人通常对诱导治疗表现出良好的反应。*NPM1*突变可同时伴有其他遗传学异常，尤其是其他基因突变，以*FLT3*和*DNMT3A*基因突变最为多见，*IDH1*、*KRAS*和*NRAS*、黏附素复合体相关基因突变等也较为常见。①*NPM1*突变不伴*FLT3-ITD*突变或伴低负荷*FLT3-ITD*突变时，提示预后良好；核型正常且无*FLT3-ITD*突变的年轻病人的预后与t（8;21）（q22;q22.1）或inv（16）（p13.1q22）或t（16;16）（p13.1;q22）病人相当，在首次完全缓解时可免除异基因造血干细胞移植。②*NPM1*突变伴高负荷*FLT3-ITD*突变以及野生型*NPM1*不伴低负荷*FLT3-ITD*突变或伴低负荷*FLT3-ITD*突变（没有预后不良的遗传学损伤）时，提示预后中等。③野生型*NPM1*合并高负荷*FLT3-ITD*突变时，预后差。④*NPM1*突变伴*FLT3-ITD*和*DNMT3A*突变时，病人预后较差。

⑤ *NPM1* 突变伴 *NRAS* 和 *DNMT3A* 突变时，病人预后较好。⑥ *NPM1* 突变合并 *IDH1* 或 *IDH2* 突变的 AML 病人预后中等。

思路 2：*NPM1* 突变是该病较理想的 MRD 监测标志。大约 80% 伴 *NPM1* 突变的 AML 血液学复发病人可以在平均 97 天前检测到分子水平的复发，即 *NPM1* 突变由阴性转为阳性，或 *NPM1* 突变阳性的拷贝数上升一个数量级。

（黄慧芳　左艳君）

案例 3-2　急性早幼粒细胞白血病伴 *PML-RARα* 融合基因

【病史摘要】男，19 岁，汉族。

主诉：反复头痛伴发热 1 周，晕厥 1 次。

现病史：1 周前病人无明显诱因出现头痛，呈阵发性闷痛，每次持续 5 分钟左右；伴发热，体温最高 39.1℃；无视物模糊，无恶心、呕吐，无咳嗽、咳痰，无腹痛、腹泻，无胸闷、心悸，无四肢关节酸痛等。自行口服退热药（具体不详）后体温可降至正常，间隔 6 小时后体温再次升高达 38.7℃，期间头痛无明显缓解，就诊于当地医院，血常规和胸部 CT 提示异常（未见详细报告），予补液退热等对症治疗（具体不详）后，病人症状缓解。1 天前骑车时突发晕厥摔倒在地，伴一过性意识障碍，无大小便失禁，持续约 40 秒后自行缓解。为进一步明确诊治，遂来我院就诊。

既往史：7 年前曾行阑尾切除术。

个人史：无特殊。

家族史：无遗传病及相关家族史。

体格检查：T 36.7℃，PR 86 次 /min，BR 20 次 /min，BP 100/62mmHg。神清语利，贫血貌，坐轮椅入院。皮肤、黏膜苍白，全身散在瘀点、瘀斑。浅表淋巴结无肿大。胸骨无明显压痛，双肺呼吸音清，未闻及干、湿性啰音。心律齐，未闻及病理性杂音。腹软，无压痛，肝脾肋下未触及。双下肢无水肿。四肢肌力、肌张力正常，双膝腱、跟腱反射正常，Kernig 征阴性，双侧 Babinski 征未引出。

实验室检查：

（1）血常规：WBC $5.26×10^9$/L，中性粒细胞百分比（NE）74.6%（参考区间：50%～70%），淋巴细胞百分比（LY）9.3%（参考区间：20%～40%），RBC $1.59×10^{12}$/L，Hb 43g/L，PLT $10×10^9$/L。外周血细胞涂片：分类不明细胞 88%。

（2）凝血检查：凝血酶原时间（PT）16.5s（参考区间：9.8～12.9s），国际标准化比值（INR）1.45，活化部分凝血活酶时间（APTT）24.8s（参考区间：21.1～36.5s），纤维蛋白原（Fg）0.58g/L（参考区间：1.8～3.5g/L），凝血酶时间（TT）19.0s（参考区间：14.0～21.0s）。DIC 相关指标检查：纤维蛋白原降解产物（FDP）77.41μg/mL（参考区间：＜5μg/mL），抗凝血酶Ⅲ活性 109.1%（参考区间：79.4%～112%），D- 二聚体含量 25.83mg/L（参考区间：0～0.55mg/L），血浆鱼精蛋白副凝试验（3P试验）阳性。

影像学检查：颅脑 + 胸部 + 全腹部 CT：左侧额顶颞部、大脑镰及双侧小脑幕硬膜下出血，伴大脑镰下疝；右侧颞叶血肿；脾大。

【问题 1】外周血见到大量分类不明细胞。为明确诊断，还需进行哪些检查？各项检查在急性白血病诊断分型中的应用价值如何？

思路 1：MICM 检测。

思路 2：①现阶段，细胞形态学特征依旧是急性白血病诊断分型的主要依据之一。由于白血病性原始细胞分化差，形态呈高度异质性，单纯凭借细胞形态学对急性白血病进行分型诊断常带有一定的主观性，可重复性差。②细胞化学染色是在保持细胞形态学的基础上对细胞内的化学成分进行染色，各种类型血细胞中的化学成分、含量与分布不尽相同，在病理情况下，血细胞的化学组成也可发生改变。因此,细胞化学染色有助于鉴别各种类型的急性白血病。③骨髓活检是诊断急性白血病的重要步骤,特别是低增生性急性白血病的必需步骤。④细胞免疫学表型分析:相当一部分急性白血病经细胞形态学检查后,仍无法确定白血病细胞的归属和分化阶段,需进一步结合免疫分型。⑤细胞遗传学与分子生物学检验:60%以上的急性白血病病人存在染色体数量和/或结构异常。最常见的染色体结构异常是染色体易位,造成基因重排及形成各种相应融合基因。融合基因在病程中比较稳定,是急性白血病可靠的分子标志物。WHO诊断分型体系中,将具有重现性遗传学异常的急性白血病单独列出。除染色体异常外,AML病人还具有复杂的基因突变,有的具有特征性预后,有的可作为分子标记物检测微小残留病。

【问题2】根据实验室检查结果,可以确定诊断吗?

思路1:检查结果回报提示:①骨髓细胞形态学检查:骨髓增生明显活跃,粒系比例明显增高,以颗粒异常增多的早幼粒细胞为主(图3-2),占74.5%,胞质中Auer小体多见,MPO染色100%强阳性(图3-3)。骨髓Wright染色后的形态学结合细胞化学染色提示:急性早幼粒细胞白血病(acute promyelocytic leukemia, APL)。②免疫分型:可见异常髓系细胞,占有核细胞87.49%,符合AML表型;白血病细胞表达CD117、CD38、CD33、CD13、CD123、CD9;弱表达MPO、CD64、CD15;不表达CD34、CD7、CD11b、CD22、CD20、CD2、CD5、CD10、CD19、CD4、CD14、CD36、TDT、cCD79a、cCD3、mCD3、CD56、HLA-DR。考虑AML,不除外APL伴 *PML-RARα*。③细胞遗传学:46,XY,t(15;17)(q24;q21)[11]/46,idem,t(4;5)(q35;q32)[4]。④分子生物学:白血病43种融合基因筛查,*PML-RARα*融合基因阳性,其他均阴性或低于检测灵敏度。随后,RT-qPCR检测了长型(L)、短型(S)与变异型(V)等 *PML-RARα* 融合基因三种亚型,*PML-RARα*-L型阳性,与 *ABL* 内参基因相比,表达丰度为39.17%。

思路2:根据检出 *PML-RARα* 融合基因,该病人诊断为:APL伴 *PML-RARα*。检测到 *PML-RARα* 融合基因或涉及 *RARα* 基因的易位是APL的确诊指标。

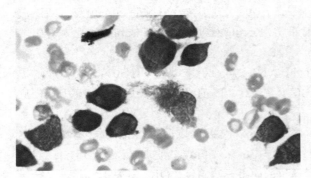

图3-2　APL伴 *PML-RARα* 异常早幼粒细胞(Wright染色,×1 000)

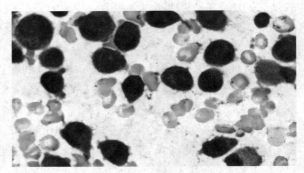

图3-3　APL伴 *PML-RARα* 骨髓涂片(MPO染色,×1 000)

【问题3】该病人的治疗方案如何?

思路1:初诊APL病人应首先进行预后分层:

(1)全反式维A酸(all-trans-retinoicacid, ATRA)联合化疗作为一线治疗模式下的预后分层(表3-1):

表3-1　ATRA联合化疗预后分层

危险度	初诊白细胞计数($\times 10^9$/L)	初诊血小板计数($\times 10^9$/L)
低危	<10	≥40
中危	<10	<40
高危	≥10	

（2）ATRA 联合砷剂作为一线治疗模式下的预后分层：

低危：WBC<10×10⁹/L；高危：WBC≥10×10⁹/L。

思路 2：该病人分类为中危组，依据 APL 中国诊疗指南，结合家属意愿，采用"ATRA 50mg＋亚砷酸 10mg"诱导治疗。同时，注意水化碱化、维持水电解质平衡等。

思路 3：APL 病人发病初期最易合并凝血异常，尤其是并发严重的 DIC。本例病人存在自发性脑出血表现，DIC 相关指标显著异常。在临床上，对于凝血功能障碍和出血症状严重者，首选为原发病的治疗。支持治疗如下：输注单采血小板以维持 PLT≥（30～50）×10⁹/L；输注冷沉淀、纤维蛋白原、凝血酶原复合物和冰冻血浆维持纤维蛋白原>1.5g/L 及 PT 和 APTT 值接近正常。每日监测 DIC 相关指标直至凝血功能正常。如有器官大出血，可应用重组人凝血因子Ⅶa。

【问题 4】AML 的 MRD 监测指标有哪些？APL 的 MRD 监测指标是什么？

思路 1：MRD 是疾病复发的根源，临床通过监测 MRD 水平来观察 AML 病人的肿瘤负荷情况。随着治疗手段的日新月异，AML 疗效不断提升，MRD 的监测也显得更为重要；对于高复发风险的病人可及时调整化疗方案和强度，对低复发风险的病人可避免因过度治疗所造成的毒副作用，从而实现个体化精准治疗。AML 的 MRD 监测技术有流式细胞术（flow cytometry，FCM）、PCR（尤其是 RQ-PCR）与二代测序（next-generation sequencing，NGS）。FCM 对 AML 细胞异常免疫表型进行定量检测，评估 MRD 的敏感度达 10⁻⁴，可覆盖 90% 左右的 AML 病人，10% 的 AML 病人表面标志物会发生漂移，尤其是接受化疗后的 AMLi 发生表面标志漂移的概率更高，影响 MRD 的监测。RQ-PCR 的优点在于可特异性地针对部分分子标志物，同时灵敏性、准确性较高，评估 MRD 水平的灵敏度达到 10⁻⁵～10⁻⁶，但仅适用于有特异性分子标记的 AML，只覆盖 30%～50% 的 AML 病人。NGS 可以在短时间内同时检测成百上千的突变基因，动态监测 AML 发生发展相关的突变基因的变化，随测序深度加深，NGS 在 AML 的 MRD 监测中存在广阔的发展空间。在临床工作中，应将 FCM、RQ-PCR 与 NGS 相结合，以提高 MRD 检测的阳性率；而且，评估时，需结合病人临床表现和其他指标进行综合判断，不能将 MRD 检测结果作为临床评价肿瘤负荷的唯一指标。

思路 2：定量 PCR 检测骨髓 *PML-RARα* 融合基因转录本水平是监测 APL MRD 的重要指标。一般认为，APL 病人在巩固治疗结束、获得分子学完全缓解后 2 年内，每 3 个月检测一次 *PML-RARα* 融合基因；之后的 2～3 年内，每 6 个月检测一次。

【问题 5】检测细胞内 MPO 时，流式细胞术的敏感性要明显强于细胞化学染色，但该病人细胞化学染色显示 MPO 强阳性，而流式细胞术检测 MPO 为弱阳性，为何会出现该现象？

思路 1：MPO 存在于细胞质中，流式细胞术检测时，抗体标记时需要破膜，若破膜失败，或破膜剂破坏了 MPO 蛋白结构，可影响 MPO 检测结果。

思路 2：流式检测时采用的单抗，不同厂家的克隆号不同，选择的抗原位点也不同，荧光素发光效率也可能不一样。另外，抗体和荧光素的搭配组合也很重要，一般情况下，强表达抗体搭配弱荧光，弱表达抗体搭配强荧光，搭配不好也会明显影响检测结果。而且，单抗添加的试剂量（大部分存在不规范减量操作）也会影响 MPO 阳性表达结果。因此，日常工作中，严格规范操作，做好质控极其重要。

（黄慧芳 左艳君）

案例 3-3 急性髓系白血病（非特指型）M2

【病史摘要】男，77 岁，汉族。

主诉：乏力 2 周，伴发热 1 周。

现病史：2 周前病人无明显诱因出现全身乏力，活动后明显，行走不稳，伴双侧小腿肌肉酸痛，无发热，无咳嗽、咳痰，无胸闷、心悸，无抽搐，无皮肤瘀斑等。就诊当地卫生院，C 反应蛋白 11.96mg/L；

血常规：WBC 0.9×10⁹/L，RBC 2.91×10¹²/L，Hb 97g/L，PLT 26×10⁹/L，未予特殊处理。1周前出现发热，体温38℃，无畏冷、寒战，无鼻塞、流涕等，就诊当地诊所，予药物治疗（具体不详）后体温渐降无再发热，但乏力较前加重。为进一步治疗就诊我院。

既往史：高血压、糖尿病史20余年。

个人史：无特殊。

家族史：无遗传病及相关家族史。

体格检查：T 36.8℃，PR 86次/min，BR 20次/min，BP 105/82mmHg。神清语利，贫血貌。皮肤、黏膜苍白，无瘀点、瘀斑，浅表淋巴结无肿大。胸骨无明显压痛，双肺呼吸音清，未闻及干、湿性啰音。心律齐，未闻及杂音。腹软，无压痛，肝脾肋下未触及。双下肢无水肿。

实验室检查：

（1）血常规：WBC 1.07×10⁹/L，RBC 2.64×10¹²/L，Hb 93g/L，PLT 10×10⁹/L。手工分类结果：中性杆状核粒细胞1%，中性分叶核粒细胞9%，嗜酸性粒细胞2%，淋巴细胞83%，分类不明细胞5%。

（2）凝血检查：凝血酶原时间（PT）11.7s（参考区间：9.8～12.9s），国际标准化比值（INR）1.02，活化部分凝血活酶时间（APTT）23.6s（参考区间：21.1～36.5s），纤维蛋白原（Fg）7.97g/L（参考区间：1.8～3.5g/L），凝血酶时间（TT）13.4s（参考区间：14.0～21.0s），D-二聚体定量0.48mg/L（参考区间：0～0.55mg/L）。

（3）感染指标：C反应蛋白65.47mg/L（参考区间：<10.00mg/L），PCT 0.30ng/mL（参考区间：0～0.09ng/mL）。

影像学检查：胸部CT显示右肺上叶结节影、右肺中叶磨玻璃影，建议随访；双侧胸膜肥厚；主动脉及冠状动脉硬化；胆囊腔可疑稍高密度影，建议必要时行上腹部检查。

【问题1】通过上述问诊与辅助检查，高度怀疑的临床初步诊断是什么？

思路1：本病例的特点：①老年男性，急性起病，病情进展迅速；②以乏力（贫血）、发热（感染）为主要表现；③既往无毒物、放射线接触史，无遗传病家族史；④查体：T 36.8℃，贫血貌，全身皮肤黏膜无瘀点、瘀斑，全身浅表淋巴结无明显肿大，颈软，胸骨无明显压痛；⑤外周血象示：红细胞、血红蛋白、白细胞及血小板均明显降低，尤其是分类不明细胞5%。需高度怀疑急性白血病。

思路2：病人三系细胞减少，需要鉴别的疾病包括非血液系统疾病与血液系统疾病：

（1）非血液系统疾病：①自身免疫性疾病，如类风湿关节炎、系统性红斑狼疮等，可有皮疹、关节炎及关节肿胀等表现，类风湿因子、抗核抗体谱阳性。②严重肝病，如乙肝后肝硬化合并脾功能亢进，可有黄疸、腹胀等表现，HBV-DNA显著增高、B超示脾脏明显增大。③病毒、细菌或特殊病原体等感染所致的全血细胞减少。

（2）血液系统疾病：①再生障碍性贫血（aplastic anemia，AA）：以全血细胞减少，网织红细胞绝对值降低为主要特征，其中白细胞总数减少且各类白细胞均减少，尤以中性粒细胞减少明显，淋巴细胞比例相对增多。骨髓形态学显示多部位骨髓增生降低或重度降低。②急性白血病：检查血象及多部位骨髓象可发现原始粒、单或原淋巴细胞明显增多，骨髓中原始细胞比例≥20%。③免疫相关性全血细胞减少症（immuno-related pancytopenia，IRP）：病人骨髓粒系、红系、巨核系细胞膜上可检测到自身抗体，骨髓中B淋巴细胞比例增高。④骨髓增生异常综合征（myelodysplastic syndromes，MDS）：该病多见于老年人，可表现为一系或多系血细胞减少，骨髓象常增生活跃，早期细胞增多，常有病态造血现象，部分病人合并染色体异常。⑤急性造血功能停滞：发病较急，常有明显诱因，如微小病毒B19感染，血象以贫血为主，骨髓涂片尾部可见巨大的原红细胞。

本例病人无皮疹，无关节炎症性改变，抗核抗体及抗中性粒细胞胞质抗体（ANCA）等自身抗体均阴性；无黄疸、腹胀等表现，乙肝病毒阴性；EB病毒感染相关抗体和呼吸道感染病原体抗体均阴性；既往无毒物、放射线接触史。故排除非血液系统疾病，考虑血液系统疾病，尤其是急性白血病。

【问题2】根据实验室及其他检查结果,应做出怎样的确定诊断?

思路1:①骨髓细胞形态学检查:骨髓增生明显活跃,粒细胞系统明显增生,可见原粒细胞占84%,胞体大小不等,胞质中出现少数嗜苯胺蓝颗粒,核染色质细颗粒状,可见核仁(图3-4)。骨髓细胞化学染色检查:MPO 阳性率92%,积分326(图3-5),氯乙酸 AS-D 萘酚酯酶(naphthol AS-D chloroacetate esterase,AS-DCE)阳性率21%,积分46(图3-6),高碘酸希夫反应(periodic acid-Schiff reaction,PAS)阴性,α-乙酸萘酚酯酶(α-naphthol acetate esterase,α-NAE)阴性。骨髓象提示:急性髓系白血病(AML)-M2,请结合临床及免疫表型、遗传学等相关检查。②免疫分型:可见异常髓系原始细胞,占有核细胞50.31%,符合 AML 表型:白血病细胞 CD34、CD117、HLA-DR、CD38、CD64、CD33、CD13、MPO 等阳性表达;CD15、CD36、CD9 等弱表达;CD7、CD11b、CD22、CD5、CD2、CD20、CD19、CD10、CD4、CD14、TDT、cCD79a、cCD3、mCD3、CD56 等不表达。为异常髓系原始细胞表型,除外 AML 伴重现性遗传学异常后,可考虑诊断为 AML-M2/M5,请结合形态学及遗传学检查。③细胞遗传学:47,XY,+8[4]/48,idem,+8[14]/46,XY[2]。④分子生物学:16 种 AML 相关融合基因均阴性或低于检测灵敏度。

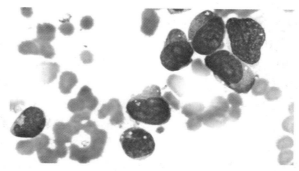

图3-4　AML(NOS)-M2 骨髓细胞形态(Wright 染色,×1 000)

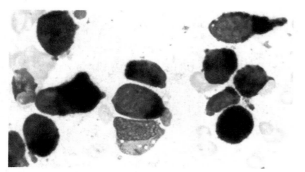

图3-5　AML(NOS)-M2 骨髓涂片(MPO 染色, ×1 000)

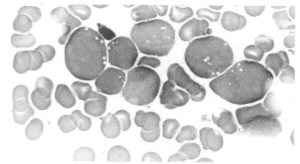

图3-6　AML(NOS)-M2 骨髓涂片(AS-DCE 染色, ×1 000)

思路2:①病人主要表现为乏力、发热,血常规显示全血细胞减少,外周血涂片分类不明细胞占5%,初步考虑为急性白血病。②病人骨髓原粒细胞占84%,MPO 强阳性,AS-DCE 阳性,免疫表型表现为 MPO、CD34、CD117、HLA-DR、CD33、CD13 阳性,CD15 弱阳性,确诊为 AML-M2(FAB 分型)/AML 伴成熟型(WHO 分型)。

【问题3】AML-M2 鉴别诊断与诊断思路?

思路:①与急性粒-单核细胞白血病的鉴别:AML 伴成熟型的骨髓象可伴有单核系细胞增多,也有部分原始、早幼粒细胞可呈单核样形态,易与部分急性粒-单核细胞白血病相混淆。外周血涂片细胞形态常与骨髓细胞有差异,有时外周血中细胞形态清晰典型,尤其是单核系细胞,故仔细观察对鉴别二者有一定帮助。α-NBE 明显阳性者,可以确认有较多单核系白血病细胞。抗溶菌酶检查有助于鉴别诊断，单核细胞抗溶菌酶阳性强于粒细胞。②细胞形态学结合免疫表型特点可以将 AML 伴成熟型与 ALL、MDS、AML 不伴成熟型和急性粒 - 单核细胞白血病相鉴别。

【问题 4】8 号染色体数目异常与 AML 的临床关联？

思路：8 号染色体三体（三体 -8）是髓系肿瘤最常见的染色体三体，见于 8% 的 AML，预后中等。但 8 号染色体四体（四体 -8）却罕见，四体 -8 的 AML 大多数为单核细胞白血病（FAB 分型 M4 与 M5），与侵袭性强和不良预后相关。在大多数四体 -8 病例中，常规染色体核型分析通常未能检出三体 -8，但间期荧光原位杂交技术（fluorescence in situ hybridization，FISH）检测在绝大多数病例中发现三体 -8/ 四体 -8 的嵌合型，提示 8 号四体克隆比 8 号三体克隆或正常核型克隆具有更强的增殖能力，四体 -8 可能通过连续两次不分离事件从三体 -8 演变而来。

（黄慧芳　左艳君）

案例 3-4　急性髓系白血病（非特指型）M5

【病史摘要】男，65 岁，汉族。

主诉：双下肢皮肤青紫 2 个月，反复发热半个月。

现病史：2 个月前病人无明显诱因出现皮肤青紫，起初位于双下肢，后逐渐增多并蔓延至面部、胸背部、双侧上肢及臀部，无压痛、痒感，就诊当地诊所，考虑"荨麻疹"，予抗过敏药物治疗无改善，未再诊治，青紫无消退。半月前无明显诱因出现发热，体温波动于 37.5～38.5℃，伴胸痛，呼吸时明显，偶有咳嗽、咳痰，就诊市医院，胸部 CT 提示"肺部感染、胸膜炎"，予左氧氟沙星抗感染后体温恢复正常。1 周前再次出现发热，体温最高达 38.8℃，就诊我院内分泌科。血常规：WBC 19.47×10⁹/L，Hb 79g/L，PLT 70×10⁹/L，分类不明细胞 32.0%；降钙素原 0.14ng/mL；C 反应蛋白＞90mg/L。考虑"肺部感染"，先后给予"头孢噻肟、美平"抗感染治疗，仍高热不退，体温达 39℃，期间多次出现血压下降，最低至 92/50mmHg，未予升压处理。现为进一步诊治转诊血液科。

既往史：有"糖尿病"史 10 余年，"肺结核"治愈后 5 年。

个人史：否认病毒性肝炎病史，否认地方病史、职业病史。

家族史：无遗传病及相关家族史。

体格检查：T 36.5℃，PR 87 次 /min，BR 20 次 /min，BP 101/54mmHg。神清语利，贫血面容，表情痛苦，平车入院。双下肢皮肤瘀斑，双上肢及面部皮肤可见结节状皮疹，隆起于皮面，触之有凹凸感，压之不褪色。浅表淋巴结无肿大。胸骨无明显压痛，双肺下叶可闻及少许湿性啰音。心律齐，未闻及杂音。腹软，无压痛，肝脾肋下未触及，双下肢无水肿。

实验室检查：

（1）血常规：WBC 17.32×10⁹/L，中性粒细胞百分比 12.8%，单核细胞数 4.51×10⁹/L，单核细胞百分比 26.0%，RBC 2.30×10¹²/L，Hb 69g/L，PLT 45×10⁹/L。手工分类结果：中性分叶核粒细胞 34.0%，淋巴细胞 17.0%，单核细胞 11.0%，分类不明细胞 38.0%。

（2）凝血检查：凝血酶原时间（PT）14.5s，国际标准化比值（INR）1.27，活化部分凝血活酶时间（APTT）34.7s，纤维蛋白原（Fg）4.25g/L，凝血酶时间（TT）14.9s，D- 二聚体定量 0.48mg/L。

（3）血生化：白蛋白 28.0g/L（参考区间：35～52g/L），乳酸脱氢酶（lactate dehydrogenase，LDH）709U/L（参考区间：200～380U/L），尿酸 486.4μmol/L（参考区间：210～420μmol/L）。

（4）感染指标：C 反应蛋白＞90mg/L（参考区间：＜10.00mg/L），PCT 0.12ng/mL（参考区间：0～0.09ng/mL）。

影像学检查：胸部 CT 显示右肺多发结节影，双肺下叶炎症，纵隔、双肺门多发肿大淋巴结，双侧胸膜肥厚，右侧胸腔少量积液。

【问题 1】外周血中见到大量分类不明细胞。为明确诊断，还需进行哪些检查？

思路：骨穿，行 MICM 检测，根据细胞形态学、细胞化学染色、免疫表型、常规染色体核型分析与相关基因检测结果，进行综合判断。

【问题2】根据实验室及其他检查结果，应做出怎样的确定诊断？

思路：

（1）骨髓细胞形态学：骨髓增生极度活跃，粒系占 9.5%，红系占 1%，粒、红比 9.5∶1。粒系和红系增生受抑，各阶段形态无明显异常。单核细胞系统明显增生，可见原始、幼稚单细胞占 87.5%，胞体大小不均，胞质较丰富呈灰蓝色，部分细胞内含较多细小的紫红色嗜天青颗粒，核染色质呈粗网状，核形多不规则，呈扭曲、折叠或花瓣状，核仁明显、较大（图 3-7）。

（2）骨髓细胞化学染色：MPO 阳性率 12%，积分 25（细颗粒弥散状，图 3-8）；α-NAE 染色阳性率 95%，积分 239（图 3-9A），可被 NaF 显著抑制（图 3-9B）；AS-DCE 阳性率 5%，积分 5；PAS 阳性率 78%，积分 225。

骨髓象提示急性髓系白血病（AML）可能性大，结合形态组化，考虑 AML-M5，请结合免疫表型与遗传学检查结果，综合判断。

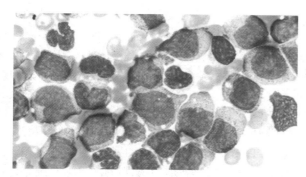

图 3-7　AML(NOS)-M5 骨髓细胞形态（Wright 染色，×1 000）

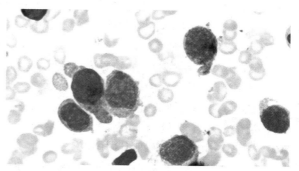

图 3-8　AML(NOS)-M5 骨髓涂片（MPO 染色，×1 000）

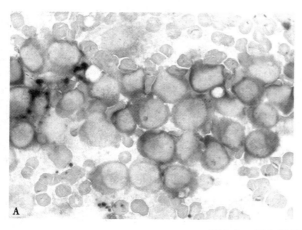

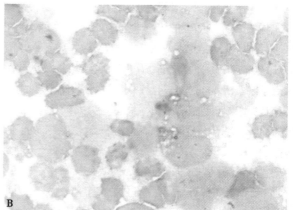

图 3-9　AML(NOS)-M5 骨髓涂片
（A. α-NAE 染色，×1 000；B. α-NAE + NaF 染色，×1 000）

（3）免疫表型分析：①异常髓系原始细胞占有核细胞的 21.6%，抗原表达情况如下：CD117、CD38、CD33、CD123 较强表达；CD34 部分表达；CD13、MPO、CD9、HLA-DR 弱表达；不表达 CD7、CD15、CD64、CD11b、CD22、CD5、CD2、CD20、CD19、CD10、CD4、CD14、CD36、TDT、cCD79a、cCD3、mCD3 和 CD56。②幼稚单核细胞（CD64+、CD14−）占有核细胞 27.23%，抗原表达情况如下：CD38、CD33、CD64、CD123、CD36、HLA-DR 较强表达；少部分表达 CD14；部分表达 CD56；CD15、CD11b、CD13、CD4、MPO、CD9 弱表达；不表达 CD117、CD34、CD7、CD22、CD5、CD2、

CD20、CD19、CD10、TDT、cCD79a、cCD3、mCD3。符合 AML 表型,幼稚单核细胞除表达髓系相关抗原外,还伴 CD56 阳性,这样白血病相关的免疫表型可作为微小残留病监测指标,当然白血病抗原在治疗后可能会发生变化。免疫表型分析结果提示:除外 AML 伴重现性遗传学异常后,该病人可考虑诊断为 AML-M4/M5,请结合形态学及遗传学检查。

(4)细胞遗传学检查:46,XY[20],未见克隆性异常。

(5)分子生物学检查:①白血病 43 种融合基因均阴性或低于检测灵敏度。②与 AML 密切相关的 56 个基因的热点区域或蛋白编码区域突变筛查结果显示,存在 3 个热点突变位点:IDH2:NM_002168: exon4:c.G419A:p.R140Q;SRSF2:NM_003016:exon1:c.C284T:p.P95L;DNMT3A:NM_022552:exon23: c.G2645A:p.R882H。

骨髓中原始与幼稚单核细胞>20%,且原始单核细胞未达到 80%;MPO 阳性颗粒细小且弥散分布,α-NAE 可被 NaF 显著抑制,AS-DCE 阳性率低等细胞化学染色特征符合单核细胞白血病;结合免疫表型特征,提示为急性单核细胞白血病。进一步的遗传学检测结果提示,该病人不存在 WHO 2017 分型体系中单独列出的 AML 相关的重现性遗传学异常。综合分析后,该病人确诊为非特指型 AML(AML-NOS)中的急性单核细胞白血病。

【问题 3】AML-M5 鉴别诊断与诊断思路?

思路:

(1)与 ALL 的鉴别:细胞质嗜碱性并有空泡的原始单核细胞容易与 ALL 相混淆,主要通过 MPO 染色与免疫表型区分。

(2)与细颗粒型 APL 的鉴别:一部分急性单核细胞白血病细胞有较多紫红色细小颗粒,易与 APL 混淆。遗传学显示 t(15;17)(q24;q12)核型异常和 PML-RARα 及其他变异型则可明确诊断为 APL。AML-M5 白血病细胞 MPO 为弱阳性或阴性,而 APL 为强阳性,有一定的鉴别诊断意义。

(3)与 CMML 的鉴别:鉴别的关键是正确分辨出幼稚单核细胞和形态不规则的成熟单核细胞。

【问题 4】基因突变检测在 AML 诊疗中的应用价值。

思路:NGS 作为新的分子生物学技术,具有高通量、高灵敏、低成本等优势,是探索血液肿瘤发病的分子机制、指导临床诊疗的重要手段。国内学者制订了 NGS 检测基因突变在血液肿瘤中应用的共识,明确指出 AML 初诊病人须检测的突变基因包括:①与诊断及鉴别诊断相关的突变基因,包括 NPM1、CEBPA、RUNX1 等。②与预后判断相关的突变基因,包括 KIT、FLT3、NPM1、CEBPA、IDH1/2、TP53、RUNX1、ASXL1、DNMT3A、SF3B1、U2AF1、SRSF2、ZRSR2、EZH2、BCOR、STAG2 等。③与指导治疗相关的突变基因,包括 FLT3、IDH1/2、NPM1、KIT 等。一般情况下,多数 AML 病人基因组存在的基因突变大约会有 3 个(可 0~9 个),>60 岁的老年病人可存在更多的基因突变。基因突变愈多,通常预示着更差的预后。有的突变(比如 TP53)比其他突变对预后影响更大。一方面,基因突变可提供治疗的分子靶点,目前有越来越多的更具选择性和有效性的靶向突变基因的药物(如 IDH1/2、FLT3、JAK-STAT 信号通路相关的激酶抑制剂等)已在临床应用或进入临床试验,显示出显著的临床疗效;另一方面,基因突变可导致对某些药物的敏感或耐受,检测有助于及时调整治疗方案。此外,AML 在发展过程中会伴随克隆演变、基因突变负荷的改变或新突变基因的出现等,利用 NGS 及时监测基因改变有助于了解疾病进展并合理调整治疗方案。

(黄慧芳 左艳君)

案例 3-5 骨髓增生异常综合征伴环形铁粒幼细胞增多

【病历摘要】男,55 岁,汉族。

主诉:头晕、乏力 5 个月,加重 3 天。

现病史:5 个月前病人无明显诱因出现头晕、乏力,无发热、畏冷、寒战,无皮肤瘀斑、血尿、黑便、牙龈出血,无胸闷、胸痛、呼吸困难,无午后低热、夜间盗汗、消瘦,无皮疹、红斑。就诊外院,查血常规:WBC 3.76×10^9/L,中性粒细胞 1.07×10^9/L,RBC 1.05×10^{12}/L,Hb 45g/L,MCV 127.6fl,PLT 336×10^9/L,予输血等对症治疗后头晕、乏力症状稍缓解。3 天前无明显诱因出现头晕、乏力加重,稍活动即感明显气促,现为进一步诊治就诊我院。自发病以来,精神、饮食、睡眠欠佳,大小便如常,体重下降 5kg。

既往史:有"胃炎"病史数年,治疗后无不适。

个人史:吸烟 40 余年,约 30 支 / 日,未戒烟,饮酒 20 余年,未戒酒。

家族史:无遗传病及相关家族史。

体格检查:T 36.8℃,PR 75 次 /min,BR 20 次 /min,BP 102/74mmHg。神清语利,贫血外观,体形消瘦。皮肤、黏膜苍白,无瘀点、瘀斑。全身浅表淋巴结无肿大。胸骨无明显压痛,双肺呼吸音清,未闻及干、湿性啰音。心律齐,未闻及病理性杂音。腹软,无压痛,肝脾肋下未触及,双下肢无水肿。

实验室检查:

(1)血常规:WBC 5.30×10^9/L,中性粒细胞 1.78×10^9/L,RBC 1.26×10^{12}/L,Hb 52g/L,红细胞平均体积(MCV)126.7fl(参考区间:80~100fl),红细胞平均血红蛋白量(MCH)41.1pg(参考区间:26~34pg),红细胞平均血红蛋白浓度(MCHC)324.0g/L(参考区间:320~360g/L),红细胞分布宽度(red cell volume distribution width,RDW)19.3%(参考区间:11%~16%),PLT 132×10^9/L,网织红细胞(reticulocyte,RET)23.4×10^9/L(参考区间:24×10^9/L~84×10^9/L)。手工分类结果:中性杆状核粒细胞 0.5%,中性分叶核粒细胞 30.0%,嗜酸性粒细胞 2.0%,嗜碱性粒细胞 1.5%,淋巴细胞 48.5%,单核细胞 17.5%。

(2)尿常规、凝血、血生化检查:无明显异常。

影像学检查:全腹部 CT 平扫 + 增强,未见明显异常。

【问题 1】通过上述问诊与检查,该病人可能的诊断是什么?

思路:病人系老年男性,主要表现为头晕、乏力,血常规提示中性粒细胞减低,RBC、Hb 重度减少,MCV、MCH、RDW 升高,为大细胞不均一性贫血,RET 绝对值降低;PLT 增多,未见幼稚细胞。需考虑可能是骨髓增生异常综合征、巨幼细胞贫血、阵发性睡眠性血红蛋白尿症(paroxysmal nocturnal hemoglobinuria,PNH)与自身免疫性血细胞减少等。

【问题 2】为明确诊断,还需进行哪些检查?

思路 1:为明确骨髓增生异常综合征,需完善骨髓细胞形态学检查与铁染色、骨髓活检与免疫组化、细胞遗传学与分子生物学等检查。

思路 2:为明确是否为巨幼细胞贫血,需完善血清叶酸、维生素 B_{12} 等检查。

思路 3:为明确是否为 PNH,需完善 Ham 试验、蔗糖溶血试验、蛇毒因子溶血试验、尿潜血(或尿含铁血黄素)以及 CD55、CD59、FLAER 检测等试验。

思路 4:为明确是否为自身免疫性血细胞减少,需完善 Coombs 试验和相关自身抗体等检查。

【问题 3】根据实验室及其他检查结果,确定诊断为什么疾病?

思路 1:实验室检查结果:

(1)骨髓细胞形态学检查:骨髓增生明显活跃,G/E=4.52/1;粒系明显增生,比例增高,占 74.5%,可见双核、内外浆、核浆发育失衡及环形核等发育异常细胞,发育异常细胞约 16%;红系增生,比例大致正常,占 16.5%,可见巨幼样变、花瓣核及豪 - 周小体,发育异常细胞约 28%;成熟红细胞部分大小不等,易见大红细胞,可见巨大红细胞;全片共见到巨核细胞 83 个,血小板易见,可见巨大血小板(图 3-10)。

(2)骨髓铁染色:细胞外铁(++),细胞内铁 69% 阳性(Ⅰ型 11%,Ⅱ型 18%,Ⅲ型 14%,Ⅳ型 8%,环形铁粒幼细胞 18%)(图 3-11)。

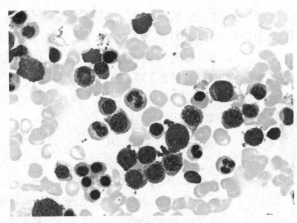

图3-10 MDS-RS 骨髓细胞形态（Wright 染色，×1 000）

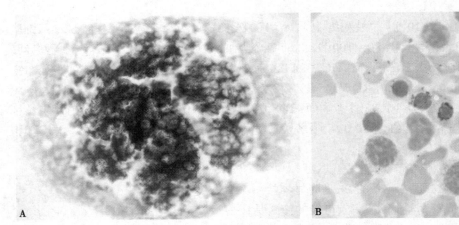

图3-11 MDS-RS 骨髓（铁染色，×1 000）

A. 细胞外铁；B. 环形铁粒幼细胞

（3）骨髓活检与免疫组化：①骨髓活检：骨髓中造血细胞约占50%，粒/红比例约3∶1；粒系以晚幼及成熟阶段为主；红系以中幼及晚幼阶段为主；巨核细胞增多，约12～18个/HPF，大小不一，以小巨核细胞为主。网状纤维染色（−），PAS（＋）。②免疫组化：MPO、CD15粒系（＋），E-cad红系（＋），CD42b巨核系（＋），CD3（T细胞＋），CD20、PAX5（散在B淋巴细胞＋），CD34（散在＋），CD117（散在＋），CD38、CD138（浆细胞＋），Ki-67（＋，70%），AE1/AE3（−），未提示有淋巴瘤或转移癌累及。CD41免疫组化后分析，全片434个巨核细胞，其中双核3个，多核2个。

（4）细胞免疫表型分析：髓系原始细胞比例不高，表型未见明显异常；粒系以中幼粒细胞及之后阶段为主，未见分化抗原表达异常；红系、单核细胞和淋巴细胞未见异常表型。

（5）细胞遗传学检查：46,XY[12]。应用骨髓增生异常综合征（MDS）相关探针进行FISH检测，均未见异常信号。MDS相关探针包括5p15、5q31（*EGR1*）、5q33（*CSF1R*）、CEP7、7q31、CEP8、20q12、CEPY和*P53*等位点探针。

（6）分子生物学检查：血液病基因组全外显子测序（包括325个血液肿瘤相关基因、906个血液系统遗传性疾病相关基因与37个血液肿瘤个体化用药相关基因）结果发现，存在2个血液肿瘤热点基因位点突变：*SF3B1*:NM_012433.3:exon14:c.G1874A:p.R625H，*CDKN1B*:NM_004064.4:exon1:c.319_320insAGGAT:p.V109Rfs*12；存在1个血液系统遗传性疾病相关基因突变，即*EPO*:NM_000799.4:exon5:c.577delA:p.R193Dfs*28。

（7）其他检查：①红细胞寿命呼气试验（参考值为70天）：32天，重度缩短。②血清叶酸、维生素 B$_{12}$、血清铁、可溶性转铁蛋白受体均正常，铁蛋白 1 229ng/mL（参考范围：30～40ng/mL）。③溶血相关试验：尿 Rous 试验、热溶血试验、Ham 试验、Coombs 试验、抗核抗体谱等均正常，红细胞渗透脆性降低。

思路 2：①血细胞减少和发育异常是 MDS 的重要特点。该病人血象表现为粒系与红系两系血细胞减少，成熟红细胞大小不等，可见巨大红细胞，骨髓象三系明显增生，伴粒、红两系发育明显异常（两系发育异常细胞均＞10%），骨髓活检见小巨核细胞增多；②环形铁粒幼细胞占 18%，且伴有 *SF3B1* 基因突变；③外周血未见原始细胞，骨髓原始细胞占 1.5%，无 Auer 小体；④常规核型与 FISH 均未检出 del（5q）。该病人明确诊断为"MDS 伴环形铁粒幼细胞伴多系发育异常（MDS-RS-MLD）"。该病人存在 *SF3B1* 基因突变，在这种情况下只需环形铁粒幼细胞≥5% 即可诊断为 MDS-RS。

【问题 4】骨髓活检在 MDS 诊断中的应用价值有哪些？常规核型分析时，该病人未见 del（5q），为何还要做 FISH 检测来确认是否存在 del（5q）？

思路 1：所有疑似 MDS 的病人均应做骨髓活检，应用价值如下：①当骨穿混入血液时，可借助免疫组化与 AML 相鉴别；②可借助免疫组化与低增生性 AML 鉴别；③通过检测 CD34$^+$ 祖细胞异常分布／定位（ALIP）与 AA 鉴别；④借助 CD42、CD62 等免疫组化观察巨核细胞形态和异常聚集；⑤观察是否存在骨髓纤维化；⑥除外其他髓系肿瘤；⑦低增生性 MDS 的诊断；⑧借助 CD34 免疫组化确认有无血管增生；⑨诊断 MDS-U 或系统性肥大细胞增多症合并 MDS。

思路 2：常规核型分析虽然能对全部染色体异常进行分析，是遗传学分析的首选技术，但它只能辨认出大于 1 条带（＞10^{4}kb）的染色体结构异常，因此，无法识别亚显微水平的染色体相互易位或缺失，即通常所说的隐匿性染色体结构异常，如 del（5q）的隐匿性缺失。FISH 检测可辨认 1～10^{3}kb 的结构异常，显著提高了核型异常的检出率；而且，FISH 既可以分析分裂中期细胞，也可以分析间期细胞，检测结果不受分裂象和染色体质量的影响，可分析 1 000 个细胞的荧光信号，灵敏度较高。因此，FISH 检测可更精确地判断是否存在 del（5q）。

（黄慧芳　左艳君）

案例 3-6　骨髓增生异常综合征伴单纯 del（5q）

【病史摘要】男，70 岁，汉族。

主诉：面色苍白、乏力半年。

现病史：半年前病人无明显诱因出现面色苍白、乏力，无黑便、血尿，无胸闷、胸痛，无畏寒、发热，于外院查"血常规 Hb 65g/L"，考虑"贫血"，予口服铁剂等治疗（具体诊疗不详），症状无改善。现为求进一步治疗，就诊我院。病人自发病来，精神、饮食、睡眠欠佳，大小便如常，体重无明显变化。

既往史：无特殊。

个人史：无特殊。

家族史：无遗传病及相关家族史。

体格检查：T 36.6℃，PR 85 次／min，BR 20 次／min，BP 98/64mmHg。神清语利，贫血貌，坐轮椅入院。皮肤、黏膜苍白，无瘀点、瘀斑。浅表淋巴结无肿大。胸骨无明显压痛，双肺呼吸音清，未闻及干、湿性啰音。心律齐，未闻及病理性杂音。腹软，无压痛，肝脾肋下未触及。双下肢无水肿。

实验室检查：WBC 4.09×10^9/L，RBC 1.56×10^{12}/L，Hb 54g/L，MCV 110.9fl，MCH 34.6pg，MCHC 326g/L，RDW 18.3%，PLT 946×10^9/L。RET 20×10^9/L。人工白细胞分类计数：中性杆状核粒细胞 1%，中性分叶核粒细胞 44%，嗜酸性粒细胞 11%，嗜碱性粒细胞 2%，淋巴细胞 38%，单核细胞 4%，血小板分布多见；在全片浏览时，见到一个原始细胞；在随后 3 天与 1 周复查血涂片时，均是全片浏览时偶见原始细胞，无 Auer 小体。

【问题1】通过上述问诊与检查，该病人可能的诊断是什么？

思路：病人系老年男性，主要表现为面色苍白、乏力，血常规提示 RBC、Hb 重度减少，MCV 提示为大细胞性贫血，RET 降低，未见幼稚细胞，诊断为"贫血原因待查"。PLT 计数与镜下观察均提示增多，排除再生障碍性贫血，考虑可能为骨髓增生异常综合征（MDS）、巨幼细胞贫血、慢性病贫血、非白血性急性白血病等。

【问题2】根据实验室检查结果，该病人可确定诊断为什么疾病？

思路1：

（1）贫血相关检测：血清铁 27.3μmol/L（参考区间：11.0～30.0μmol/L），血清总铁结合力 41.1μmol/L（参考区间：50.0～77.0μmol/L），不饱和铁结合力 13.8μmol/L（参考区间：25.0～52.0μmol/L），转铁蛋白饱和度 66.4%（参考范围：20.0%～55.0%），铁蛋白 692.10μg/L（参考区间：23.9～336.2μg/L）。血清叶酸、维生素 B_{12} 均正常。

（2）骨髓细胞形态学检查与铁染色：骨髓增生活跃，G/E = 0.42/1；粒系比例减低，原粒细胞约 2%，无 Auer 小体，可见巨幼样变、双核、假 P-H 畸形、核染色质异常凝集、环形核、核出芽，发育异常细胞约 12%；红系比例明显增高，以中、晚幼红细胞为主，可见不平衡双核、多核、巨幼样变、核出芽、花瓣核、核碎裂、胞质血红蛋白化不完整，发育异常细胞约 25%，成熟红细胞大小不一；淋巴细胞比例减低，为成熟淋巴细胞；全片共见到巨核细胞 150 个，巨核细胞胞体小，可见显著不分叶和低分叶细胞核（图 3-12）。细胞外铁（++），细胞内铁 57% 阳性（Ⅰ型 14%，Ⅱ型 20%，Ⅲ型 13%，Ⅳ型 6%，环形铁粒幼细胞 4%）。

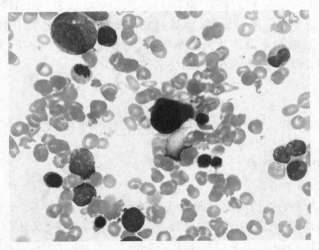

图 3-12　MDS 伴单纯 del(5q)骨髓细胞形态(Wright 染色，×1 000)

（3）骨髓活检与免疫组化：①骨髓活检：骨髓增生较活跃，粒红比例减小，幼稚阶段细胞略增多，粒系各阶段细胞可见，以中幼及以下阶段细胞为主，红系各阶段细胞可见，以中、晚幼红细胞为主，巨核细胞数量大致正常，部分细胞分叶少，少量淋巴细胞散在分布。网状纤维染色（MF-1 级）。刚果红染色阴性。②免疫组化：CD34 少数 +，CD117 少数 +，MPO 粒细胞 +，CD42b 巨核细胞 +，CD20 个别 +，CD3 少数 +，CD56 个别 +。

（4）细胞免疫表型分析：髓系原始细胞比例不高，表型未见明显异常；粒系以中幼粒细胞及之后阶段为主，未见分化抗原表达异常；红系、单核细胞和淋巴细胞未见异常表型。

（5）细胞遗传学检查：46,XY,del（5）(q31)[11]。FISH 检测采用 MDS 相关探针，包括 5p15、5q31（EGR1）、5q33（CSF1R）、CEP7、7q31、CEP8、20q12、CEPY 和 P53 等；检测结果显示 5q31（EGR1）与 20q12（D20S108）的探针信号点均缺失一个，约 82% 间期细胞核存在 del（5）(q31)，约 56% 为 del（20）(q12)。

思路2：① MDS 的症状和体征通常与单系或多系外周血细胞减少有关：贫血（虚弱、面色苍白）、血小板减少（瘀斑、出血）和中性粒细胞减少（反复感染）。本例病人主要表现为面色苍白、乏力，符合 MDS 的常见临床表现。②血细胞减少和发育异常是 MDS 的重要特点。该病人血象表现为粒系与红系两系血细胞减少，PLT 增多，三次外周血白细胞分类中原始细胞均<1%，未见 Auer 小体。骨髓象提示粒、红、巨三系发育异常。原粒细胞约 2%（<5%），未见 Auer 小体，发育异常细胞约12%；红系增生亢进，发育异常细胞约 25%；巨核系可见显著不分叶和低分叶细胞核，发育异常细胞约 47%。③常规核型分析与 FISH 检测均检出 del（5）（q31），均未检出 7 号单体或 del（7q）；FISH 检出 del（20）（q12），但常规核型分析未检出。综上，该病人明确诊断为"MDS 伴单纯 del（5q）"。

【问题 3】常规核型分析时，该病人未见 del（20q），为何在用探针 20q12（D20S108）行 FISH 检测时可发现存在 del（20）（q12）？

思路：常规核型分析只能辨认出大于 1 条带（>10^4Kb）的染色体结构异常，故无法识别亚显微水平的染色体缺失，即微缺失。FISH 检测可辨认 1～10^3Kb 片段的微缺失。

（黄慧芳　左艳君）

案例 3-7　慢性髓细胞白血病伴 *BCR-ABL1* 阳性

【病史摘要】女，46 岁，汉族。

主诉：发现脾大半个月，皮肤瘀斑 3 天。

现病史：半个月前病人体检时发现脾脏增大，未在意。3 天前发现左侧髋部出现瘀斑，自诉压之可触及一包块，约黄豆样大小，活动性可，质硬，无压痛，无牙龈出血、鼻腔出血，无发热，无关节疼痛等症状，至医院就诊。门诊血常规检查发现血象异常，以"慢性粒细胞性白血病？"收住院。发病来，神志清，精神可，饮食差，夜眠可，大、小便正常，体重无明显变化。

既往史：平素身体一般。类风湿关节炎 10 余年，平素服用氨甲蝶呤，已停药 4 年。5 年前曾行人工流产术。有乳腺增生病史 1 年。否认有高血压、糖尿病、心脏病、肾病、脑血管病病史，否认有肝炎、结核病史，否认其他手术史，否认外伤史，有多次输血史，否认药物及食物过敏史，无预防接种史。

个人史：生于原籍，无外地长期居住史，无疫区疫水接触史，无毒物接触史，无烟酒嗜好，无性病史。

家族史：父亲健在，母亲因"类风湿"去世。兄弟姐妹 3 人，均体健。家族中无同类病人，无遗传性倾向病史。

体格检查：T 36.8℃，PR 56 次/min，BR 17 次/min，BP 129/62mmHg。发育正常，营养良好，体型正常，神志清楚，正常步态，自动体位，表情安静，急性病容，语言清晰，回答切题，精神可，检查合作。髋部皮肤可见散在瘀斑。巩膜无黄染，双侧对光反射灵敏。口唇苍白，口腔黏膜无破溃，咽喉部无充血，扁桃体未见肿大，肺呼吸音清，未闻及明显干、湿性啰音。心脏体检未见明显异常，腹部平坦，未见肠型及蠕动波，未见腹壁静脉曲张，腹软，无压痛及反跳痛，肝肋下未触及，脾肋下2cm，质硬，无压痛。肾区无叩击痛，移动性浊音阴性。四肢及脊柱无畸形，活动自如。神经系统检查，生理反射存在，病理反射未引出。

实验室检查：WBC 186.9×10^9/L，ANC 167.2×10^9/L，LYM% 8.4%，Hb 106g/L，PLT 288×10^9/L，嗜酸性粒细胞（eosinophil，EOS）百分数 8.0%（参考区间：0.5%～5%），嗜碱性粒细胞（basophil，BAS）百分数 2.0%（参考区间：0～1%）。

【问题 1】通过上述问诊与检查，高度怀疑的临床初步诊断是什么？

思路：①中年女性，起病较缓慢，初期症状不明显，因血象异常而发现，脾大是其最突出体征；②既往无毒物、放射线接触史，无遗传病家族史；③查体：腹软，肝肋下未及，脾大，肋下 2cm，无明显触痛，腹部无移动性浊音；④血象示：血小板计数正常，血红蛋白呈轻度降低，白细胞显著增高，达 $186.9 \times 10^9/L$。根据病人的主诉、症状和查体特点，疾病区间可缩小到血液系统疾病，高度怀疑慢性髓细胞白血病（chronic myeloid leukemia，CML）。

【问题 2】为明确诊断，应进行哪些检查，这些检查在疾病诊疗中的作用是什么？

思路：可根据病人的实验室检查特点帮助诊断。

（1）血象：白细胞增多，常超过 $20 \times 10^9/L$，甚至可高达 $1000 \times 10^9/L$，中位数约 $100 \times 10^9/L$ 以上。分类可见各阶段粒细胞，以中性中幼、晚幼和杆状核粒细胞居多，原始（Ⅰ+Ⅱ）细胞 <2%；嗜酸、嗜碱性粒细胞增多，后者有助于诊断。初诊病人血小板多增高，加速期和急变期血小板可进行性减少。红细胞和血红蛋白早期正常，随病情发展渐呈轻、中度贫血，急变期重度降低。贫血一般呈正细胞正色素性贫血。

（2）骨髓细胞形态学检查：慢性期和急变期的骨髓象有明显的差别。慢性期：骨髓增生明显或极度活跃，以粒细胞为主，粒红比例明显增高，一般 >10:1，其中中性中幼、晚幼及杆状核粒细胞明显增多，原始细胞 <5%。嗜酸、嗜碱性粒细胞增多。红细胞相对减少。巨核细胞正常或增多，晚期减少。偶见类戈谢细胞和海蓝组织细胞。原始细胞 ≥10% 提示疾病进展，骨髓（或外周血）原始细胞 ≥20% 为急变期。

（3）中性粒细胞碱性磷酸酶：NAP 活性减低或阴性反应。治疗有效时 NAP 活性可以恢复，疾病复发时又下降，合并细菌性感染时可略升高。

（4）细胞遗传学及分子生物学改变：CML 细胞中出现 Ph 染色体，显带分析（G 显带）为 t(9;22)(q34;q11)。9 号染色体长臂上 *C-ABL* 原癌基因易位至 22 号染色体长臂的断裂点簇集区（BCR）形成 *BCR-ABL1* 融合基因。其编码的蛋白主要为 P210，P210 具有酪氨酸激酶活性，导致 CML 发生。Ph 染色体可见于粒、红、单核、巨核及淋巴细胞中。约 5% 的 CML 病人检测不到 Ph 染色体，但在分子水平上可检测到 *BCR-ABL1* 融合基因。

【问题 3】根据实验室及其他检查结果，应做出怎样的确定诊断？确诊的依据是什么？

检查结果：①血常规检查：白细胞数明显增多，达 $186.9 \times 10^9/L$。粒细胞比例增高，可见各阶段粒细胞，嗜酸嗜碱性粒细胞易见。成熟红细胞形态未见明显异常，计数 100 个白细胞见有核红细胞 1 个。淋巴细胞比例降低，为成熟淋巴细胞。血小板散在或小堆分布，易见。②骨髓象：骨髓增生明显活跃，粒系占 95.50%，红系占 2.50%，粒:红 =38.20:1。粒系比例明显增高，中、晚幼及杆状核粒细胞比例增高，嗜酸及嗜碱性粒细胞易见。红系比例减低，成熟红细胞无明显异常。淋巴细胞比例减低，为成熟淋巴细胞。全片共见巨核细胞 95 个，分类 25 个，其中幼稚巨核细胞 2 个，成熟不产板巨核细胞 15 个，成熟产板巨核细胞 6 个，裸巨 2 个。血小板单个、小堆分布，易见（图 3-13）。③NAP：阳性率 54%，积分 92 分。④染色体检测：46,XX,t(9;22)(q34;q11)。⑤融合基因检测：*BCR-ABL1*（拷贝数）/*ABL*（拷贝数）>100%，*JAK2 V617F* 突变阴性。

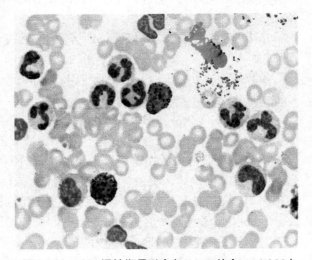

图 3-13　CML 慢性期骨髓象（Wright 染色，×1 000）

思路：结合病人病史、体征及辅助检查，表明病人慢性髓细胞白血病（CML）可能性大。CML 慢性期的诊断标准，具备下列 5 项中的 4 项者诊断成立：①临床特征：无症状或有低热、乏力、多汗、食欲减退等症状，可有贫血或脾大。②血象：白细胞数增高，主要为中性中幼、晚幼和杆状核粒细胞，原始（Ⅰ+Ⅱ）细胞 <2%；嗜酸、嗜碱性粒细胞增多，单核细胞一般小于 <3%，血小板正常或增多，多数病人有轻度贫血。③骨髓象：明显增生，以粒系为主，中性中、晚幼粒和杆状核粒细胞增多，原始细胞 <5%。红系比例常减少，巨核细胞可明显增生、正常或轻度减少。④ NAP 积分极度降低或消失。⑤ Ph 染色体阳性及分子标志 *BCR-ABL1* 融合基因阳性。

　　诊断：慢性髓细胞白血病（CML，*BCR/ABL1*+），慢性期。

　　【问题 4】CML 需与哪些疾病相鉴别？有哪些检查可协助诊断？

　　思路 1：原发性骨髓纤维化：原发性骨髓纤维化外周血白细胞一般比 CML 少，多不超过 30×10⁹/L。NAP 阳性。此外，幼红细胞持续出现在外周血中，红细胞形态异常，特别是泪滴状红细胞易见，Ph 染色体、*BCR-ABL* 融合基因阴性，部分病人存在 *JAK2 V617F* 基因突变。多次骨髓穿刺多点干抽，骨髓活检网状纤维染色阳性。

　　思路 2：类白血病反应：常有严重的感染等诱因，并有原发病的临床表现，原发病得到控制后，白细胞能恢复正常。粒细胞胞质内有中毒颗粒和空泡。嗜酸性粒细胞和嗜碱性粒细胞数量不增多，NAP 反应强阳性。Ph 染色体阴性，*BCR-ABL1* 融合基因阴性。

　　思路 3：其他原因导致的脾大：血吸虫病、慢性疟疾、黑热病、肝硬化、脾功能亢进等疾病均可引起脾大，但是各病均有其原发病的临床特点。血象和骨髓象无 CML 的特点，Ph 染色体与 *BCR-ABL1* 融合基因阴性。

（左艳君　黄慧芳）

案例 3-8　真性红细胞增多症

　　【病史摘要】男，47 岁，汉族。

　　主诉：乏力伴咳嗽、咳痰 1 个月，发现血象异常 1 天。

　　现病史：1 个月前病人无明显诱因出现乏力、咳嗽、咳痰，偶尔头晕，无胸闷、气喘、咯血等不适，遂至当地卫生院检查血常规提示白细胞偏高（病人自述），按"肺炎"诊断并给予对症治疗，症状稍好转出院。1 天前病人复查血常规发现血象异常。为求进一步诊治，门诊以"血象异常：慢性骨髓增殖性疾病？真性红细胞增多症？"收入院。发病来，神志清、精神可，饮食、睡眠可，大、小便正常，体重无明显变化。

　　既往史：无特殊。

　　个人史：生于原籍，无外地长期居住史，无疫区疫水接触史，无毒物接触史，吸烟史 20 年，1 包/天，无酒嗜好。否认性病及冶游史。

　　家族史：父亲健在，母亲已故，兄妹 3 人均体健，家族中无同类病人，无遗传性倾向病患。

　　体格检查：T 36.5℃，PR 80 次/min，BR 20 次/min，BP 125/85mmHg。发育正常，营养中等，神志清、精神一般，检查合作。皮肤、黏膜无异常发现，无出血点及瘀斑，外耳道无分泌物，双侧听力正常，双侧鼻腔无异常分泌物，双侧鼻窦区无压痛。口唇无苍白，双侧扁桃体无肿大。颈软，无抵抗，气管居中，双侧甲状腺未触及肿大。胸廓对称无畸形，双肺呼吸音粗，双肺闻及少量湿性啰音。心律齐，各瓣膜听诊区未闻及杂音。全腹柔软，腹部无压痛、反跳痛；肝肋缘下未触及，肝区无叩痛；胆囊未触及，Murphy 征阴性；脾肋缘下未触及；肠鸣音正常。双下肢无水肿，四肢及脊柱无畸形。

　　实验室检查：WBC 11.2×10⁹/L，ANC 5.5×10⁹/L，LYM 4.4×10⁹/L，RBC 6.16×10¹²/L，Hb 195g/L，血细胞比容（hematocrit，HCT）0.583L/L（参考区间：0.40～0.50），PLT 418×10⁹/L。

　　【问题 1】通过上述问诊与检查，高度怀疑的临床初步诊断是什么？

　　思路：真性红细胞增多症（polycythemia vera，PV）的病例特点：①男性居多，临床病程可分为增殖期、多血期和消耗期，个别病例最后可转化为急性白血病；②临床症状主要因血红蛋白过高造成的高黏综合征，皮肤及黏膜呈红紫色，发生血栓时呈典型的醉酒步态。随着病情进展，因髓外造血而肝、脾大，以脾大为主；③外周血象示：红细胞数量增多伴白细胞和血小板数量增多。根据病人的主诉、症状和查体特点，疾病范围可缩小到血液系统疾病，高度怀疑真性红细胞增多症（PV）。

【问题2】为明确诊断，应进行哪些检查？这些检查在疾病诊疗中的作用是什么？

思路：可根据病人的实验检查特点帮助诊断。

（1）血象：血液呈暗红色并黏稠。Hb增高，男性>165g/L，女性>160g/L；血细胞比容男性>49%，女性>48%。红细胞形态大致正常，但因数量多而在血片上呈堆积状。白细胞增多，为（11～30）×10^9/L，随病情进展白细胞数量明显增高，中性粒细胞比例增高，可有轻微核左移现象。血小板增多，可见巨型或畸形血小板。

（2）骨髓象：骨髓增生明显或极度活跃，粒系、红系及巨核系均增生，各系各阶段有核细胞比例及形态大致正常，但常以红系增生更明显，巨核细胞可成堆出现。偶有"干抽"现象。

（3）细胞化学染色检查：NAP积分常明显增高。骨髓铁染色示细胞外铁减少或消失。

（4）免疫学检查：无独特的细胞免疫表型特征。

（5）细胞遗传学和分子生物学检查：无特征性的细胞遗传学异常，95%以上病人可出现*JAK2 V617F*基因突变，需要注意的是*JAK2*突变对于任何类型MPN均不是特异的。约20%的病人初诊可见+8、+9、del（20q）、del（13q）及del（9p）等染色体改变，有时见+8、+9同时出现。

（6）其他检查：全血容量、红细胞容量均增加，全血黏度增加，可达正常的5～6倍，血沉减慢，维生素B_{12}和叶酸水平增高，血清铁正常或减低，总铁结合力正常或增高。

【问题3】根据实验室及其他检查结果，应做出怎样的确定诊断？确诊证据有哪些？还应进行哪些项目检测？

思路：

（1）检查结果：①血常规分析：RBC 6.16×10^{12}/L，红细胞数量明显增多；Hb 195g/L，明显增高。②外周血象：白细胞数增多，粒细胞比例正常。成熟红细胞堆积分布，计数100个白细胞未见有核红细胞。淋巴细胞比例正常，为成熟淋巴细胞。血小板小堆、大堆分布，多见，形态同骨髓片。③骨髓象：骨髓增生极度活跃。粒系占46.00%，红系占44.50%，粒∶红＝1.03∶1。粒系比例正常，形态未见明显异常。红系比例增高，以中、晚幼红细胞为主，成熟红细胞堆积分布。淋巴细胞比例减低，为成熟淋巴细胞。全片共见巨核细胞57个，分类25个，其中成熟不产板巨核细胞12个，成熟产板巨核细胞11个，裸巨2个，血小板小堆、大堆分布，多见（图3-14）。④免疫组化：CD34小血管（+）；CD117偶见（+）；CD61巨核细胞（+）；未见单圆核。⑤细胞遗传学检查和分子生物学：*BCR-ABL1*融合基因分型（定性）阴性；*JAK2 V617F*基因突变定量检测阳性。

（2）2016年WHO真性红细胞增多症诊断标准需符合所有3条主要标准，或者符合主要标准的前2条和次要标准。

主要标准：①Hb>165g/L（男性）、Hb>160g/L（女性）；或血细胞比容>49%（男性）、>48%（女性）；或红细胞总量增加（>平均正常预测值25%）。②骨髓活检示与病人年龄不符的三系增生（包括红系、粒系和巨核系），伴多形性成熟巨核细胞。③出现*JAK2 V617F*或*JAK2*外显子12突变。

次要标准：血清红细胞生成素水平低于正常。

（3）结合病人病史、体征及辅助检查结果，病人符合WHO真性红细胞增多症（PV）主要诊断标准，表明此病人罹患该疾病的可能性大。

诊断：真性红细胞增多症（PV）。

【问题4】真性红细胞增多症需与哪些疾病相鉴别？有哪些检查可协助诊断？

思路：诊断PV必须排除各种原因引起的继发性红细胞增多症和相对红细胞增多症。诊断时需结合临床、实验室及骨髓组织学特点相鉴别，鉴别要点见表3-2。

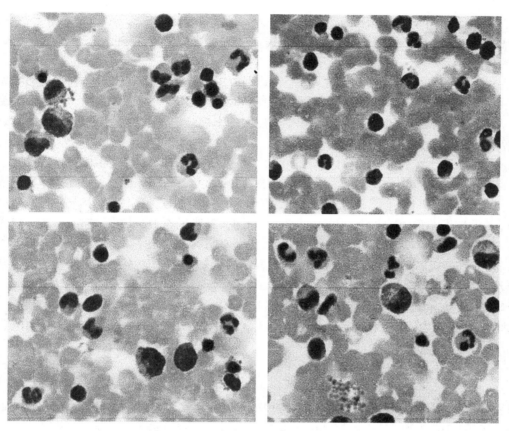

图 3-14　PV 骨髓象（Wright 染色，×1 000）

表 3-2　真性红细胞增多症与继发性红细胞增多症和相对红细胞增多症的鉴别要点

鉴别要点	真性红细胞增多症	继发性红细胞增多症	相对红细胞增多症
血红蛋白与红细胞数	增加	增加	增加
红细胞比容	增加	增加	正常
白细胞数、血小板数	增加	正常	正常
骨髓象	三系增生	红系增生	正常
中性粒细胞碱性磷酸酶	增加	正常	正常
脾大	有	无	无
EPO	减少或正常	增加	正常
血清维生素 B_{12}	增加	正常	正常
内源性 CFU-E 生长	生长	不生长	不生长

（左艳君　黄慧芳）

案例 3-9　原发性血小板增多症

【病史摘要】男，60 岁，汉族。

主诉：发现血小板增多 2 周。

现病史：2 周前病人因面部、手部麻木至当地医院诊治，血常规检查提示血小板增多，头颅 CT 提示脑梗死（具体不详），当地医院予输液、口服药物治疗（药物名称、剂量不详），面部麻木消退（手部麻木症状有无缓解不详），未再复查血常规。为进一步治疗至医院诊治，血常规检查发现血小板显著增高。门诊以"血小板增多查因"收住入院。自发病以来，病人精神、饮食、睡眠可，大小便正常，体重变化不详。

既往史： 既往身体良好，曾患脑血管病，否认高血压、糖尿病、心脏病、肾病病史，否认有肝炎、结核病史，否认手术史；否认外伤史；否认输血史及献血史，否认药物及食物过敏史；无预防接种史。

个人史： 生于原籍，无外地长期居住史，无疫区疫水接触史，无毒物接触史，无烟酒嗜好史，否认性病及冶游史。

家族史： 父母已故；有两个姐姐、两个哥哥、一个妹妹；育有四女；家族中无同类病人。

体格检查： T 36.5℃，PR 85 次/min，BR 21 次/min，BP 126/81mmHg。发育正常，神志清，正常步态，自动体位，无失语，回答切题，精神可，查体合作；皮肤、黏膜未见异常，全身浅表淋巴结未触及肿大，头颅无畸形，眼球活动正常，无震颤、斜视，结膜无充血、水肿、苍白、出血、滤泡，口唇无苍白，咽部无充血，双侧扁桃体无肿大，无脓性分泌物。颈软，双侧甲状腺未触及肿大。胸骨无明显压痛，双肺呼吸音清晰，未闻及干、湿性啰音，心律整齐，各瓣膜听诊区未闻及病理性杂音，腹软，无反跳痛及肌紧张，肝、脾肋下未触及，移动性浊音阴性，肠鸣音正常。双下肢无水肿，四肢及脊柱无畸形，活动自如，生理反射存在，病理反射未引出。

实验室检查： WBC 12.14×10^9/L，中性粒细胞 10.28×10^9/L，Hb 140g/L，PLT 779×10^9/L。腹部超声提示：肝囊肿，左肾囊肿。

【问题1】 通过上述问诊与检查，高度怀疑的临床初步诊断是什么？

思路： 原发性血小板增多症（essential thrombocythemia，ET）的病例特点：①常见于 50～60 岁，起病较缓慢，早期无明显症状，常在体检血常规检查时才偶然发现血小板显著增高；②以血小板持续增多（$\geq 450 \times 10^9$/L）、骨髓中巨核细胞过度增殖、血栓形成和（或）出血为主要特征；③由于血小板极度增生而造成微血管血栓形成，血栓可发生于下肢静脉、脾静脉、肠系膜静脉以及肾、肺、脑等不同部位；④可有骨髓外浸润，主要是肝、脾等组织内出现髓外的增生灶，以巨核细胞系为主，肝、脾多呈轻、中度肿大，约 50% 病人轻度脾大，15%～20% 病人有肝肿大；⑤既往无毒物、放射线接触史，无遗传病家族史；⑥查体：T 36.5℃，腹软，肝、脾肋下未触及；⑦血象示：白细胞计数增高。根据病人的主诉、症状和查体特点，疾病范围可缩小到血液系统疾病，高度怀疑原发性血小板增多症。

【问题2】 为明确诊断，应进行哪些检查？这些检查在疾病诊疗中的作用是什么？

思路： 可根据病人的实验室检查特点帮助诊断。

（1）血象：血小板数量增多，多在（1 000～3 000）$\times 10^9$/L，是 ET 诊断的主要依据。MPV 增大，血小板比容明显增加。血小板大小不等，形态异常，可见巨大或小血小板，偶见不规则、有伪足和胞质无颗粒的血小板，血小板常自发聚集成堆。白细胞计数多在（10～30）$\times 10^9$/L，分类以中性分叶核粒细胞为主，偶见中幼、晚幼粒细胞。血红蛋白一般正常或轻度增多，可因出血导致小细胞低色素性贫血。

（2）骨髓象：多数病例骨髓增生活跃或明显活跃，偶见增生减低。显著特点为巨核细胞明显增生。颗粒及产板型巨核细胞增生更为明显，多为巨大的巨核细胞，可成簇分布，也有巨核细胞体积偏小。巨核细胞形态异常，核多分叶是突出特点。可见骨髓细胞成分"内陷"入巨核细胞现象。血小板生成增多，可见大量血小板成片分布。粒系及红系比例、形态常无特殊改变。

（3）细胞化学染色检查：NAP 积分增高。

（4）骨髓活检：有助于观察巨核细胞的异常。大量巨核细胞遍布于骨髓造血基质中或呈松散的簇状分布，胞体巨大，胞质丰富，核呈异常的分多叶状（鹿角样）。粒系可轻度增生，但无原始细胞增高及发育异常。有出血的病人红系前体细胞可增多。网状纤维正常或轻度增加。骨髓活检有助于 ET 与其他伴有血小板增高的 MPN 类型的鉴别。

（5）免疫学检查：无独特的细胞免疫表型特征。

（6）细胞遗传学检查和分子生物学：未发现其他特征性细胞遗传学改变。约 5%～10% 的 ET 病人可见异常核型，如 +8、+9 异常及 del（20q）、5q 缺失，需与 MDS 的亚型鉴别。约 40%～50% 的病人有 *JAK2 V617F* 或类似的基因突变，但无特异性；若此类突变存在，则可除外反应性血小板增高。

（7）其他检查：60%～80% 病人的血小板对胶原、ADP、花生四烯酸诱导的聚集反应减低，而对肾上腺素诱导的聚集反应消失是本病的特征之一；某些病人血尿酸、乳酸脱氢酶及溶菌酶均可升高。

【问题3】根据实验室及其他检查结果，应做出怎样的确定诊断？确诊的依据是什么？

思路：

（1）检查结果：①血常规分析：WBC 12.14×10^9/L，中性粒细胞 10.28×10^9/L，Hb 140g/L，PLT 779×10^9/L。血小板计数明显升高，远高于正常值（100～300）$\times 10^9$/L。②骨髓象：骨髓增生活跃，粒系占 65.50%，红系占 23.00%，粒：红 = 2.85：1。粒系比例正常，形态未见明显异常。红系比例正常，以中、晚幼红细胞为主，成熟红细胞形态未见明显异常。淋巴细胞比例减低，为成熟淋巴细胞。全片共见巨核细胞 201 个，分类 25 个，其中幼稚巨核细胞 2 个，成熟不产板巨核细胞 11 个，成熟产板巨核细胞 10 个，裸巨 2 个，血小板小堆大堆、片状分布，多见（图 3-15）。③外周血细胞形态分析：白细胞数增多。粒细胞比例增高。成熟红细胞形态未见明显异常，计数 100 个白细胞未见有核红细胞。淋巴细胞比例正常，为成熟淋巴细胞。血小板多见。④细胞遗传学检查和分子生物学：染色体未见克隆性结构和数目异常。*JAK2 V617F* 拷贝数 7754/26052（22.93%），病人骨穿提示 *JAK2* 阳性。

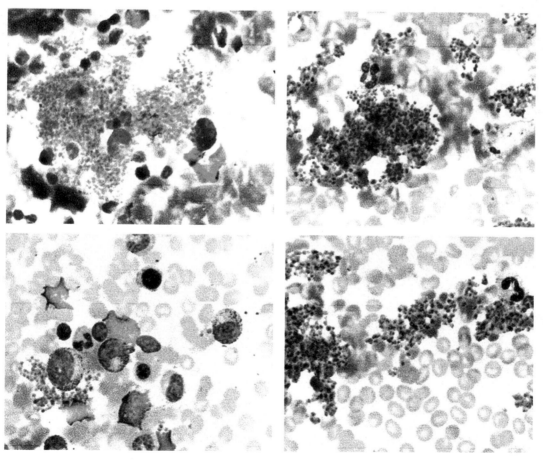

图 3-15　ET 骨髓象（Wright 染色，×1 000）

（2）2016年WHO提出对ET的诊断需满足4条主要标准，或前3条主要标准和次要标准。

主要标准：①血小板持续≥450×10⁹/L。②骨髓活检显示以巨系增殖为主，成熟巨核细胞变大、分叶过多；中性粒细胞或红细胞无明显增生或左移，网状纤维少量增加（1级，即MF-1）。③不符合真性红细胞增多症、原发性骨髓纤维化、慢性粒细胞白血病、骨髓增生异常综合征或其他髓系肿瘤的WHO诊断标准。④存在 *JAK2 V617F，CALR* 或 *MPL* 突变。

次要标准：存在克隆性标志物或无反应性血小板增多的证据。

（3）结合病人病史、体征及辅助检查结果，病人符合WHO原发性血小板增多症诊断标准中的4个标准，表明病人患该疾病的可能性大。

诊断：原发性血小板增多症（ET）。

【问题4】原发性血小板增多症需与哪些疾病相鉴别？有哪些检查可协助诊断？

思路：无原因的血小板显著增多应考虑本病，排除其他骨髓增殖性疾病和继发性血小板增多症后即可诊断。诊断应与继发性血小板增多症（secondary thrombocytosis，ST）相鉴别，ST在临床上较为常见，多见于慢性炎症、感染、肿瘤、大剂量输血、脾切除术等。其临床表现与原发性疾病有关，血小板计数常在（400～800）×10⁹/L，很少超过1 000×10⁹/L，血小板形态、功能和寿命一般正常，巨核细胞轻度增多。急性时相反应物IL-6、C反应蛋白、血浆纤维蛋白原常明显升高。ET与ST的主要鉴别要点见表3-3。

表3-3 原发性与继发性血小板增多症的鉴别要点

鉴别要点	原发性血小板增多症	继发性血小板增多症
病因	不明	继发于某种病理或生理因素
病期	持续性	常为暂时性
出血和血栓形成	常见	少见
脾肿大	常有	常无
血小板计数	可 >1 000×10⁹/L	<1 000×10⁹/L
血小板功能和形态	多不正常	一般正常
白细胞计数	90%增高	一般正常
巨核细胞总数	明显增多	轻度增多
平均巨核细胞体积	增加	减少
急性时相反应物（IL-6、CRP、Fg）	通常正常	常明显增高
骨髓网状纤维	可见	无
细胞遗传学异常	可有	无

（左艳君　黄慧芳）

案例3-10 原发性骨髓纤维化

【病史摘要】男，76岁，汉族。

主诉：血小板升高5年余，发现脾大4个月。

现病史：病人于5年前无明显诱因下出现血小板升高，最高达700×10⁹/L，未进行正规治疗。4个月前无明显诱因发现脾大，未进行治疗。来我院门诊就诊，经血常规、基因检测和骨穿等相应检查，以"骨髓纤维化"收入院。病人自发病以来，精神状态良好，饮食、睡眠可，大小便正常，体重无明显变化。

既往史：平素体健，否认高血压病，否认糖尿病、否认心血管疾病，否认脑血管疾病，否认有肝炎、疟疾病史，诊断"肺结核"1年余，否认手术史；否认外伤史；否认输血史、献血史，否认食物、药物过敏史。

个人史：生于原籍，久居原籍，无疫区、疫情、疫水接触史，无化学物质、放射性物质、有毒物质接触史，无烟酒嗜好史，无性病史。

家族史：父母已故，死因不详；1弟已故，死因不详，余2弟4妹均体健；否认家族遗传及传染病史。家族中无同类病人。

体格检查：T 36.8℃，PR 80次/min，BR 20次/min，BP 124/70mmHg。发育正常，营养中等，神志清楚，表情自如，自主体位，查体合作。皮肤、黏膜未见异常，无皮疹，无皮下出血，无皮下结节，无肝掌、蜘蛛痣。浅表淋巴结未触及肿大。头颅无畸形，眼球活动正常，口唇无发绀，咽部黏膜无充血，无异常分泌物，双侧扁桃体无肿大，无脓性分泌物。颈软，无抵抗，颈动脉搏动正常，甲状腺无肿大。胸骨无压痛及叩痛，无胸膜摩擦音。心前区无隆起，心音正常，各瓣膜听诊区未闻及病理性杂音。腹平坦，无压痛，无反跳痛。肝脏未触及，Murphy氏征阴性，肋下可触及肿大脾脏，巨脾。肾区无压痛及叩痛。移动性浊音阴性，肠鸣音正常。

实验室检查：

（1）血常规：WBC 6.55×10^9/L、Hb 79.0g/L、PLT 408×10^9/L。

（2）血象：白细胞数无明显增减，粒细胞比例增高，占82.0%，可见较多原、幼粒细胞，原粒细胞占5.0%；淋巴细胞比例减低，单核细胞比例、形态未见明显异常。成熟红细胞形态同骨髓。计数100个白细胞可见2个有核红细胞。

（3）骨髓象：骨髓增生低下，骨髓活检见网状纤维组织。骨髓有核细胞增生减低，粒系占52.0%，红系占27.6%，粒:红=1.88:1；粒系增生活跃，其中原粒细胞为3.2%，早幼粒细胞6.0%，中性中幼粒细胞6.0%，中性晚幼粒细胞11.2%，其他阶段粒细胞可见核浆发育不平衡；红系增生活跃，可见轻度巨幼样变，成熟红细胞大小不一，Hb充盈稍欠佳，易见泪滴红细胞；淋巴细胞比例减低，单核细胞比例增高；巨核细胞可见，细胞大小不一，核形紊乱，可见多分叶核巨核、单圆核、多圆核巨核或淋巴样小巨核；血小板散在/成簇易见，可见大血小板。

（4）免疫表型：CD20个别+，PAX-5个别+，CD3少量+，CD5少量+，MPO粒细胞++，E-cad红细胞+，CD61巨核细胞+，CD56−。

（5）基因检测：JAK2 V617F阴性；骨髓增殖性肿瘤（MPN）相关32种基因突变检测：ASXL1阳性；BCR/ABL230、BCR/ABL190阴性。GLPD20S108/GSP8：基因异常细胞占总细胞数63.0%（阈值：$20q^-$为5.0%，+8为3.0%），异常类型：+8；CSPX/CSPY：未见Y染色体缺失。

【问题1】通过上述问诊与检查，高度怀疑的临床初步诊断是什么？

思路：原发性骨髓纤维化（primary myelofibrosis，PMF）的病例特点：①多见于中老年人，起病时无自觉症状，或有乏力、体重减轻、贫血或血小板减少、盗汗及脾肿大引起的腹胀感；②骨髓常干抽，活检纤维组织增生，外周可见有核红细胞及幼稚红细胞，成熟红细胞形态大小不一，多形性，但外周血白细胞一般不大于30×10^9/L。根据病人的主诉、症状和查体特点，高度怀疑原发性骨髓纤维化症。

【问题2】为明确诊断，应进行哪些检查？这些检查在疾病诊疗中的作用是什么？

思路：可根据病人的实验检查特点帮助诊断。

（1）血象：①红细胞：一般为中度贫血，晚期若伴溶血可出现严重贫血，多为正细胞正色素性。血涂片中可见有核红细胞，多为中、晚幼红细胞，大小不均，可见嗜碱性点彩和多染性红细胞及泪滴状红细胞。②白细胞：初诊时多数正常或中度增高，少数可达100×10^9/L，大多为成熟中性粒细胞，也可见中、晚幼粒细胞，偶见原粒细胞，嗜酸和嗜碱性粒细胞也有增多。病人外周血涂片出现幼粒、幼红细胞是PMF的特征之一。③血小板：血小板计数高低不一，早期病例血小板可增高,但随着病情进展逐渐降低。血小板形态可有异常,可见巨大血小板,有时也可见到巨核细胞碎片。

(2)骨髓象:因骨髓纤维化,骨质坚硬,骨髓穿刺常干抽。疾病早期,骨髓造血细胞仍可增生,特别是粒系和巨核细胞,但后期显示增生低下。骨髓活检见到大量网状纤维组织是诊断 PMF 的重要依据。细胞化学染色检查:NAP 积分增高。

(3)免疫学检查:无异常免疫表型。

(4)细胞遗传学检查和分子生物学:无特异性的遗传学改变。约 60% 病人有克隆性染色体异常,常见为 +8、−7,del(7q)、del(11q)、del(20q)和 del(13q),也可见到单倍体、三倍体及非整倍体,无 Ph 染色体。分子遗传学检查约 50% 病人有 *JAK2 V617F* 基因突变,少数病人有 *MPL W515/L* 基因的改变,无 *BCR-ABL* 融合基因。有染色体核型演变者常预示着向白血病转化。

【问题3】根据实验室及其他检查结果,应做出怎样的确定诊断?确诊的依据是什么?

思路:

(1)检查结果:①血象:白细胞数无明显增减,粒细胞比例增高,占 82.0%,可见较多原、幼粒细胞,原始粒细胞占 5.0%;淋巴细胞比例减低,单核细胞比例、形态未见明显异常。成熟红细胞形态同骨髓,计数 100 个白细胞可见 2 个有核红细胞。②骨髓象:骨髓增生低下,骨髓活检见网状纤维组织。骨髓有核细胞增生减低,粒系占 52.0%,红系占 27.6%,粒:红=1.88:1;粒系增生活跃,其中原始粒细胞为 3.2%,早幼粒细胞 6.0%,中性中幼粒细胞 6.0%,中性晚幼粒细胞 11.2%,其他阶段粒细胞可见核浆发育不平衡;红系增生活跃,可见轻度巨幼样变,成熟红细胞大小不一,Hb 充盈稍欠佳,易见泪滴红细胞;淋巴细胞比例减低,单核细胞比例增高;巨核细胞可见,细胞大小不一,核形紊乱,可见多分叶核巨核、单圆核、多圆核巨核或淋巴样小巨核;血小板散在/成簇易见,可见大血小板(图 3-16)。③免疫表型:CD20 个别 +,PAX-5 个别 +,CD3 少量 +,CD5 少量 +,MPO 粒细胞 ++,E-cad 红细胞 +,CD61 巨核细胞 +,CD56−。④基因检测:*JAK2 V617* 阴性;骨髓增殖性肿瘤(MPN)相关 32 种基因突变检测:*ASXL1* 阳性;*BCR/ABL230*、*BCR/ABL190* 阴性。GLPD20S108/GSP8:基因异常细胞占总细胞数 63.0%(阈值:20q⁻ 为 5.0%,+8 为 3.0%),异常核型:+8;CSPX/CSPY:未见 Y 染色体缺失。

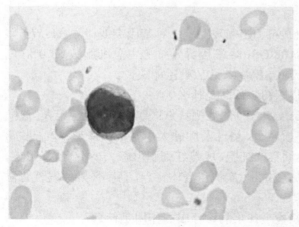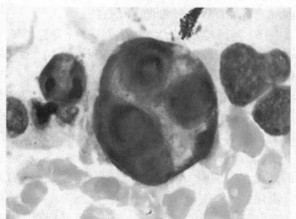

图 3-16　PMF 骨髓象(Wright 染色,×1 000)

(2)结合病人病史、体征及辅助检查,表明病人原发性骨髓纤维化(PMF)可能性大。PMF 的诊断标准为:①脾明显肿大。②外周血象出现幼稚粒细胞和(或)有核红细胞,有数量不一的泪滴状红细胞,病程中可有红细胞、白细胞和血小板的增多或减少。③骨髓穿刺多次"干抽"或呈"增生低下"。④脾、肝、淋巴结病理检查示有造血灶。⑤骨髓活检病理切片显示纤维组织明显增生。上述第⑤项为必备条件，加①~④中任何两项，并能排除急性骨髓纤维化及继发性骨髓纤维化，可诊断为原发性骨髓纤维化。

诊断：原发性骨髓纤维化（PMF）。

【问题4】原发性骨髓纤维化需与哪些疾病相鉴别？有哪些检查可协助诊断？

思路：PMF 通常需要与继发性骨髓纤维化（secondary myelofibrosis）和其他不同原因引起的脾肿大相鉴别。继发性骨髓纤维化，常见于其他骨髓增殖性肿瘤如 CML、PV、ET，以及恶性肿瘤和骨髓转移癌等。PMF 的外周血白细胞一般比 CML 少，多不超过 $30 \times 10^9/L$。NAP 阳性。此外，幼红细胞持续出现在外周血中，红细胞形态异常，特别是泪滴状红细胞易见，Ph 染色体 *BCR-ABL* 融合基因阴性，部分病人存在 *JAK2 V617F* 基因突变。多次骨髓穿刺多点干抽，骨髓活检网状纤维染色阳性。PV 晚期部分病例可伴骨髓纤维化，PV 与 PMF 的鉴别主要在于 PV 在发生骨髓纤维化前有一段很长的红细胞增多和红细胞容量升高的病程，有多血质的临床征象，通常无畸形及泪滴状红细胞，幼红幼粒细胞血象少见。ET 晚期也可伴骨髓纤维化，PMF 病程中也可见血小板增多。两者鉴别的要点是 ET 以血小板升高为主要特征，常见出血及血栓栓塞表现，通常无畸形红细胞和泪滴状红细胞，幼红幼粒细胞血象少见。恶性肿瘤和骨髓转移癌可伴骨髓纤维化，与 PMF 的鉴别在于原发肿瘤的诊断，一般并无困难。

（左艳君　黄慧芳）

案例 3-11　慢性粒 - 单核细胞白血病

【病史摘要】男，67 岁，汉族。

主诉：发现血象异常 1 天。

现病史：病人 1 天前于当地医院检查血常规发现血象异常。无发热，无头晕、头疼，无胸闷、胸痛，无恶心、呕吐等不适，未予治疗。为求进一步诊治，遂至我院求诊，以"慢性淋巴细胞白血病？"收入院。发病来，神志清、精神可，饮食、睡眠可，大小便正常，体重无明显变化。

既往史：7 个月前因外伤于医院行"脾切除术 + 肠粘连松解术"，否认有高血压、糖尿病、心脏病、肾病、脑血管病病史，否认有肝炎、结核病史，否认其他手术史，否认输血史及献血史，否认药物及食物过敏史，无预防接种史。

个人史：生于原籍，无外地长期居住史，无疫区疫水接触史，无毒物接触史，无烟酒嗜好，无性病史。

家族史：父母均已故，1 姐 1 哥 1 妹均体健。家族中无同类病人，无遗传性倾向病患。

体格检查：T 35.8℃，PR 91 次/min，BR 19 次/min，BP 138/82mmHg。神志清、精神尚可，发育正常，营养中等，检查合作。全身皮肤黏膜无黄染，全身浅表淋巴结未触及肿大；毛发分布正常，眼睑无水肿、下垂，眼球活动正常，结膜无充血，巩膜无黄染，双侧瞳孔等大等圆，直径约 3.0mm，对光反射灵敏。口唇无发绀，颈部无抵抗；颈静脉无怒张，肝颈静脉回流征阴性，气管居中，甲状腺无肿大；胸部无畸形，左侧胸部触痛明显，左侧胸背部皮肤擦伤，听诊双肺呼吸音粗，无胸膜摩擦音；心前区无隆起，心律整齐，无额外心音，无杂音，无心包摩擦音；无胃肠蠕动波，腹软，腹部可见"L"型的脾切术后瘢痕。无反跳痛及肌紧张，腹部未触及明显包块，肝肋缘下未触及，肝区无叩击痛；Murphy 征阴性；脾肋缘下未触及；四肢无畸形，四肢肌力正常，双下肢无水肿，生理反射存在，病理反射阴性，脑膜刺激征阴性。

实验室检查：WBC $16.10 \times 10^9/L$、中性粒细胞 $6.00 \times 10^9/L$、淋巴细胞 $2.40 \times 10^9/L$、单核细胞（monocytes，MON）$2.72 \times 10^9/L$（参考区间：$0.12 \times 10^9/L \sim 0.8 \times 10^9/L$）、MON% 16.9%（参考范围：3%~8%）、Hb 131g/L、HCT 0.395L/L、PLT $162 \times 10^9/L$。

【问题1】通过上述问诊与检查，高度怀疑的临床初步诊断是什么？

思路：慢性粒 - 单核细胞白血病（chronic myelomonocytic leukemia，CMML）的病例特点：①大多数 CMML 病人发病年龄多在 60 岁以上，男性多于女性，起病多较隐匿，症状不典型；②常表现为中度贫血和白细胞增高，单核细胞增多是 CMML 的特征性标志；③既往无毒物、放射线接触史，无遗传病家族史；④查体：腹软，肝、脾肋下未触及，全身皮肤黏膜无黄染，腹部无移动性浊音；⑤血象示：血红蛋白和血小板计数正常，白细胞明显增高。根据病人的主诉、症状和查体特点，疾病范围可缩小到血液系统疾病，高度怀疑慢性白血病。

【问题2】为明确诊断，应进行哪些检查？这些检查在疾病诊疗中的作用是什么？

思路：可根据病人的实验室检查特点帮助诊断。

（1）血象：单核细胞 $>1.0 \times 10^9/L$，通常在 $(2 \sim 5) \times 10^9/L$，但也可 $>80 \times 10^9/L$ 以上。单核细胞多为成熟型，形态不典型，可表现为颗粒及分叶异常，核染色质疏松。也可见少量原始或幼稚单核细胞。成熟中性粒细胞可增多，有或无发育异常，可见幼稚粒细胞，通常 $<10\%$，嗜碱性粒细胞可轻度增多，嗜酸性粒细胞正常或轻度增多，多数病人血小板降低。

（2）骨髓细胞形态学检查：增生活跃或明显活跃，粒系及单核细胞增多。粒系发育异常，表现为颗粒减少或过多、核分叶过少、胞质中出现空泡等。单核细胞增多，以成熟型为主，可见原始及幼稚单核细胞，常伴形态异常。原粒细胞、原始及幼稚单核细胞均可增多，但二者之和不超过 20%。红系发育异常，表现为巨幼样变、核碎裂、花瓣样核、多核红细胞、环形铁粒幼细胞等。巨核系发育异常，可见单圆核、多圆核、多分叶巨核和小巨核细胞。部分病例伴骨髓纤维化。

（3）细胞化学染色：酯酶染色有助于单核细胞的识别。

（4）免疫表型分析：通常表达粒 - 单核细胞系抗原，如 CD33、CD13 阳性，不同程度表达 CD14、CD68 和 CD64。$CD34^+$ 细胞比例增多提示向 AML 转化。

（5）细胞遗传学和分子生物学改变：20%~40% 的病人有克隆性的细胞遗传学异常，但均无特异性。最常见的重要性异常为 $+8$、$-7/del(7q)$、$i(17q)$ 及 12p 结构异常。约 40% 的病人可有 *Ras* 基因的点突变。

【问题3】根据实验室及其他检查结果，应做出怎样的确定诊断？确诊的依据是什么？

思路 1：检查结果：①骨髓象：骨髓增生明显活跃，粒系占 52.50%，红系占 10.50%，粒：红 $=5.00:1$。单核细胞比例增高（11.5%），幼稚单核细胞增多。嗜酸性粒细胞比例偏高，部分嗜酸性粒细胞不典型。红系比例减低，成熟红细胞形态未见明显异常。淋巴细胞比例减低，为成熟淋巴细胞。全片共见巨核细胞 124 个，血小板单个、小堆分布，易见（图 3-17）。骨髓中原始细胞 $<1\%$。②外周血细胞形态分析：白细胞数增多，粒细胞比例正常；成熟红细胞未见明显异常；淋巴细胞比例减低，单核细胞比例增高（18.0%），形态偏幼稚单核细胞增多。外周血中未见原始细胞。③免疫组化：CD33（+）。④染色体分析：未见克隆性结构和数目异常。⑤细胞遗传学检查和分子生物学：检测到 *ASXL1*、*SRSF2*、*TET2* 基因突变阳性，FISH 检查 *PDGFRA*、*PDGFRB* 基因未见异常，8 号染色体相关 *FGFR1* 基因未见异常，白血病 43 种融合基因检测均阴性。

思路 2：结合病人病史、体征及辅助检查，表明病人慢性粒 - 单核细胞白血病（CMML）可能性大。CMML 的诊断标准为：

（1）外周血单核细胞绝对值持续性增加 $\geqslant 1.0 \times 10^9/L$，单核细胞在白细胞分类中的比例 $\geqslant 10\%$。

（2）不符合 WHO 规定的 $BCR-ABL1^+$CML、PMF、PV 或 ET 的诊断标准。

（3）无 *PDGFRA*、*PDGFRB* 或 *FGFR1* 重排，或 *PCM1-JAK2*。

（4）外周血和骨髓中原始细胞 $<20\%$。

（5）存在一系或多系髓系病态造血。无或轻微病态造血时，如符合以下标准仍可诊断 CMML。①血细胞存在获得性细胞遗传学或分子生物异常。②外周血单核细胞增多（定义如前）持续 3 个月以上，并除外其他原因导致的单核细胞增多。

诊断：慢性粒 - 单核细胞白血病。

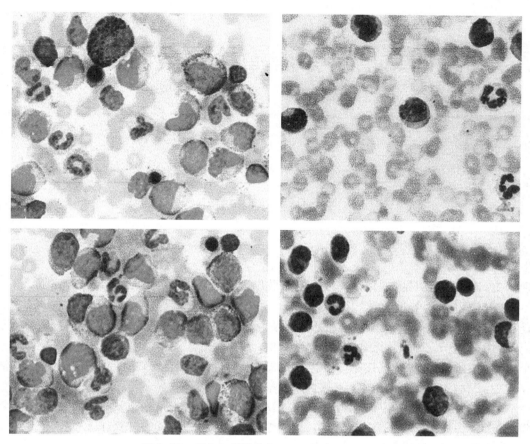

图 3-17 CMML 骨髓象（Wright 染色，×1 000）

【问题 4】慢性粒 - 单核细胞白血病需与哪些疾病相鉴别？有哪些检查可协助诊断？

思路 1：CMML 与 MPN 的区别：MPN 的一些亚型可伴有单核细胞增多，或在疾病进程中出现单核细胞增多，与 CMML 类似，但这种情况不常见。有 MPN 病史、骨髓具有 MPN 特点和 / 或有 MPN 相关基因突变（*JAK2*、*CALR* 或 *MPL*）倾向于诊断 MPN 伴单核细胞增多，而非 CMML。

思路 2：外周血和骨髓中的原始细胞数是区分 CMML 和 AML 的界值，也是 CMML 分型的依据。原始细胞包括原粒细胞、原始单核细胞和幼稚单核细胞。幼稚单核细胞是前体单核细胞，有大量浅灰色或轻微嗜碱性胞质，伴少量分散的、淡紫红色细颗粒，核染色质粗糙，可见核仁。作为单核细胞的前体等同于原始细胞，因此幼稚单核细胞的识别、认定十分重要。

思路 3：当临床不能确定诊断时，出现于 CMML 类型的基因突变（如 *ASXL1*、*SRSF2*、*TET2*、*SETBP1*）有助于诊断。

（左艳君　黄慧芳）

第四章 淋系肿瘤检验案例分析

案例4-1 淋巴母细胞白血病/淋巴瘤

【病史摘要】女,53岁。

主诉:发热、乏力、右下肢疼痛2周。

现病史:2周前无明显诱因出现发热,左下肢出现瘀斑,大小1~2cm,伴乏力、寒战、右下肢疼痛,无咳嗽、咳痰、腹泻等不适。

既往史:平素体健,无高血压、心脏疾病病史,无糖尿病、脑血管疾病病史,无肝炎、结核、疟疾病史,无手术、外伤、输血史,无食物、药物过敏史。

个人史:久居本地,无疫区接触,无化学性物质、放射性物质、有毒物质接触史,无吸烟、饮酒史。

家族史:无与患者类似疾病,无家族性遗传病史。

体格检查:T 39.5℃,PR 94次/min,BR 23次/min,BP 115/85mmHg。神志清、精神差,全身皮肤黏膜无黄染,头皮散在多发皮疹、伴瘙痒,双侧颈部淋巴结肿大。心肺查体无特殊,肝肋下未及,脾大、肋缘下3cm,双下肢无水肿。

实验室检查:WBC $44.85×10^9$/L,RBC $4.10×10^{12}$/L,Hb 125.0g/L,PLT $46×10^9$/L,分类:原始、幼稚细胞50%。

【问题1】通过上述问诊、查体与实验室检查,该患者的初步诊断是什么?

思路:老年女性,发热、乏力、右下肢疼痛、瘀斑2周。头皮散在多发皮疹、伴瘙痒,脾大、双侧颈部淋巴结肿大。血常规检查示:白细胞增多,血小板减少,人类血小板特异性抗原(human platelet alloantigen,HPA)抗体检测结果阴性。根据病人主诉、性别、年龄、症状、体征,初步诊断:①白细胞增多待查。②血小板减少原因待查。③血液肿瘤不能排除。

【问题2】为明确诊断,应进一步进行哪些检查?

思路:出现不明原因发热,白细胞增多并血小板减少,脾脏肿大,外周血原始、幼稚细胞50%,考虑为急性白血病,为进一步明确病因,需进行骨髓穿刺涂片检查及流式细胞术免疫分型、染色体分析,检测结果如下:

(1)骨髓细胞穿刺涂片:骨髓增生明显活跃。粒系、红系增生减低。淋巴细胞比值68%,原始、幼稚淋巴细胞为主,易见涂抹细胞(图4-1);MPO:阴性。浏览两张涂片见颗粒型巨核细胞1个,血小板聚集、散在少见。

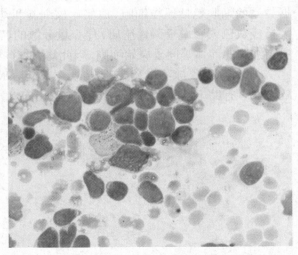

图4-1 淋巴母细胞白血病/淋巴瘤骨髓涂片(瑞氏染色,×1 000)

（2）骨髓流式细胞术检查：CD45 弱阳性细胞群占 82.06%，表达 CD34、CD9、CD10、CD19、CD20dim、cCD22、CD22dim、cCD79a、CD33、HLA-DR、CD97、CD123、CD81、CD58、CD66c、TdT，不表达 CD38、CD56、CD57、CD3、CD4、CD8、CD117、CD15、cIgM、cIgD，该群细胞存在分化、发育停滞及表型异常，为异常早期 B 淋巴细胞，表型符合 B-ALL/LBL，建议加做 *BCR-ABL1* 融合基因检测。

（3）染色体检测结果：46,XX,t(9;22)(q34;q11)[7]/46,XX[3]。

【问题3】根据实验室及其他检查结果，应做出怎样的诊断？依据是什么？

诊断：Ph+ B 淋巴母细胞白血病/淋巴瘤（B lymphoblastic leukemia，B-ALL/LPL）。

思路 1：诊断依据：①外周血象白细胞增多，血小板减少。②骨髓涂片见原始、幼稚淋巴细胞 50%。③免疫表型显示主体细胞为异常发育的早期 B 淋巴细胞。④存在 Ph 染色体。

思路 2：B-ALL 是早期 B 细胞分化的克隆性造血干细胞肿瘤，特征以原始、幼稚淋巴细胞异常增生，取代正常造血组织，导致贫血、感染、出血等症状。几乎所有的 B-ALL 均表达 CD19、cCD79a、TdT 和 HLA-DR，大多数表达 CD10。cCD79a、cCD22 是 B-ALL 敏感的免疫标志，sCD22 常低强度表达。髓系抗原（CD13、CD33 和 CD15）可见于 10%～15% 儿童 B-ALL 和约 25% 成人 B-ALL。成年 Ph+ B-ALL 病人 CD13 和 CD33 的阳性表达率明显高于 Ph-B-ALL，因此 CD13 和 CD33 阳性也提示属于 Ph+ B-ALL 的可能性概率大。染色体核型、分子细胞遗传检查结果可用于判断预后和用于危险度分层、帮助选择治疗方案。

【问题4】该病例染色体核型为 t(9;22)(q34;q11)，其结果有什么意义？

思路：是否存在 Ph 染色体或相关 *BCR::ABL* 融合基因及 Ph 样突变基因检测是 B-ALL 的必检项目，其结果有利于临床选择治疗方案。成人 Ph 染色体阳性 B-ALL 病人化疗效果非常差，长期生存率很低。但近年来，随着酪氨酸激酶抑制剂（tyrosine kinase inhibitor，TKI）的临床应用，Ph 染色体阳性 ALL 的缓解率明显提高。Ph 样阳性的 B-ALL 病人通常存在高频率的激酶基因激活，也可作为 TKI 治疗的靶点。

（岳保红）

案例 4-2 慢性淋巴细胞白血病/小淋巴细胞淋巴瘤

【病史摘要】男，70 岁。

主诉：发现白细胞增高 1 月余。

现病史：1 个月前因"感冒"症状就诊，自觉体质不如从前。血常规示：白细胞数增高，淋巴细胞比值增高。

既往史：既往体健，否认结核病史，否认高血压、心脏病史、糖尿病史，无手术及输血史，无药物过敏史，无毒物及放射物质接触史。

个人史：原籍居住，务农，无烟酒嗜好，近期无服用药物史。

家族史：家庭成员健康，无家族遗传病史。

体格检查：发现颈部、腋窝、腹股沟、腹膜后、左锁骨上窝淋巴结肿大，最大 18mm×9mm，肝、脾肋下未触及。

实验室检查：WBC 20.3×10^9/L，Hb 110g/L，PLT 209×10^9/L，LYM% 83.0%。

【问题1】通过上述问诊与检查，该患者可能的诊断是什么？

思路：本病例根据其临床特点，首先为老年男性，病程呈惰性，1 个月前在进行类似"感冒"检查时偶然发现血象异常（白细胞增高，淋巴细胞比值增高），进一步查体有全身多发淋巴结肿大。根据病人的主诉、年龄、性别、症状、体征和血象，高度怀疑淋巴细胞增殖性肿瘤。白血病症状表现不显著，说明是一种惰性肿瘤的可能性大，重点考虑慢性淋巴细胞白血病（chronic lymphocytic leukemia，CLL）/ 小淋巴细胞淋巴瘤（small lymphocytic leukemia，SLL）。

【问题2】为明确诊断，应进行哪些检查？

思路1：CLL/SLL 从临床症状、体征和细胞形态学均缺乏特异性表现，反映血液细胞、淋巴细胞增殖、细胞类型、阶段性、细胞有无异常及是否克隆性造血的相关检查需进一步进行，同时要排除其他类似的 B 淋巴细胞肿瘤疾病，以达到逐步明确诊断的目的，检查结果如下：

（1）血象：白细胞增高，成熟淋巴细胞占 83.0%；涂片染色片尾可见一定量篮状细胞；成熟红细胞及血小板未见明显异常（图4-2）。

（2）骨髓象：淋巴细胞：以成熟淋巴细胞为主，占 59.6%，胞体较小，核可见深切迹，核染色质不规则聚集，胞质量少，无颗粒；原始和幼稚淋巴细胞占 2.0%。粒细胞：占 28.8%，各阶段比例和形态无明显异常。幼红细胞：占 9.6%，各阶段比例和形态无明显异常。成熟红细胞大小基本一致，血红蛋白充盈可。巨核细胞：全片见 61 个。血小板聚集、散在易见，形态正常。片中可见篮状细胞。

（3）细胞化学染色：PAS 染色淋巴细胞多呈红色粗颗粒状；NAP 阳性率49%，积分104分。

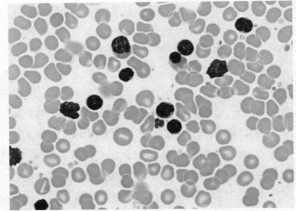

图4-2 外周血涂片：成熟小淋巴细胞（瑞氏染色，×1 000）

（4）细胞免疫学表型分析：异常细胞占有核细胞的 50.6%，表达 CD19、CD20dim、CD45dim、CD5、CD23 及 HLA-DR，不表达 FMC7，单克隆表达表面免疫球蛋白 Kappa 轻链，细胞免疫学表型分析显示流式细胞术（FCM）图形和表型符合 CLL/SLL 特征（图4-3）。

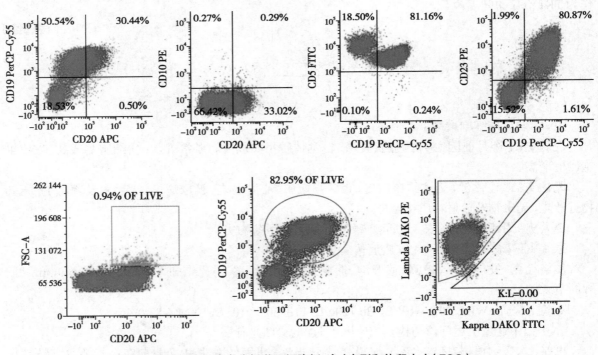

图4-3 流式细胞术分析淋巴细胞（红色）表型和体积大小（FSC）

（5）超声检查：提示全身多发淋巴结肿大，肝脾大。

思路2：CLL/SLL 的确切发病机制不明、病因不详，目前尚无证据说明逆转录病毒、电离辐射、化学致癌物、杀虫剂等可引起该类型白血病。目前研究集中在 CLL/SLL 发病与遗传因素、种族、染色体、癌基因和抗癌基因改变的关系。有 CLL/SLL 或其他淋巴系统恶性疾病家族史者，直系亲属发病率较一般人群高 3 倍。CLL/SLL 发病率在白种人和黑种人高，在亚洲黄种人低，其发病率并不因人种的迁居而变化。病人受累的染色体常涉及免疫球蛋白编码基因（如 14 号染色体的重链基因）或癌基因（如 12 号染色体的 *c-ras-Harvey* 和 11 号染色体的 *c-ras-Kirsten*）。CLL/SLL 起源于 B 细胞克隆性恶性转化，细胞免疫学表型为成熟阶段，细胞形态上为小体积成熟样淋巴细胞，病理性 B 淋巴细胞有明确的表型特征。

思路 3：根据典型病例的细胞形态学、免疫表型特征及细胞遗传学分析帮助明确诊断。

典型病例特征：

（1）外周血及细胞形态：白细胞大于 $10 \times 10^9/L$，一般可达（$30 \sim 100$）$\times 10^9/L$，淋巴细胞≥50%，晚期可达 90% 以上，淋巴细胞绝对值 $>5 \times 10^9/L$，以类似成熟的小淋巴细胞为主，其形态无明显异常，偶见大淋巴细胞型，可见少量幼稚淋巴细胞或不典型淋巴细胞。不典型淋巴细胞包括细胞核有切迹的细胞和细胞体积较大、胞质较丰富的成熟淋巴细胞。淋巴细胞退化形成的涂抹状细胞明显增多。红细胞和血小板在疾病早期多为正常，晚期会减少。伴有自身免疫性溶血时，贫血加重，可有网织红细胞增多。

（2）骨髓穿刺涂片：增生明显活跃或极度活跃。成熟淋巴细胞显著增多，常≥40%，甚至高达90%，细胞大小和形态基本上与外周血一致，幼稚淋巴细胞较少见。在疾病早期，骨髓中各类造血细胞都可见到。CLL 后期，几乎全为淋巴细胞，粒系、红系和巨核细胞都减少。当发生溶血时，幼红细胞明显增加。

（3）细胞免疫表型分析：CLL/SLL 的 sIg 呈弱阳性，κ 或 λ 轻链呈单克隆性；B 淋巴细胞 CD19、CD5 和 CD23 同时阳性，CD20 阳性但表达强度低于 CD19；FCM7、CD11c、CD22、CD79b 弱阳性或阴性，若 CD38 阳性提示预后不良。不表达 CD10 意味着 B 淋巴细胞分化、发育处于较成熟阶段。轻链的克隆性表达提示有可能是肿瘤性淋巴细胞；免疫组织化学染色显示 *Cyclin D1* 阴性。

（4）细胞遗传学和分子生物学检查：由于 CLL/SLL 细胞增殖缓慢，为相对成熟的淋巴细胞，分裂能力差，常规染色体核型分析很难得到中期分裂象，CpG 刺激后的染色体核型分析可提高染色体异常核型的检出率，且可以发现复杂核型。采用间期 FISH 分析比较理想，可以检出约 80% 的病例存在核型异常，约 50% 的病例存在 del（13q14.3）。12 号三体（+12）见于 20% 的病例，单纯 +12 多见于早期，+12 伴额外异常或 14q 多见于晚期，以 t（11;14）（q13;q32）、t（14;18）（q32;q21）和 t（14;19）（q32;q13）三种较多见，14q32 是 IgH 基因位点。13q14 是 *Rb* 抑制基因所在位点，提示 *Rb* 基因可能参与 CLL 的发病机制。核型异常和预后及生存期也有关，单纯 +12 者预后较其他异常者好。

（5）其他检查指标：合并自身免疫性溶血性贫血（autoimmune hemolytic anemia, AIHA）者可有 Coombs 试验阳性。有风湿免疫性疾病症状者可进行 RF、CRP、ANA 等检查，LDH、β_2-MG 等可增高。

【问题 3】根据实验室及其他检查结果，应做出怎样的诊断？依据是什么？

思路：诊断依据：①血象和骨髓象：因为 CLL/SLL 是起源于成熟 B 淋巴细胞的克隆性疾病，细胞形态为成熟小淋巴细胞，外周血和骨髓中该类形态均一（肿瘤）细胞明显增多，若能除外反应性增生，重点考虑克隆性增殖。②国际 CLL 工作组提出的诊断标准如下：外周血单克隆 B 淋巴细胞 $\geq 5 \times 10^9/L$，血涂片显示幼淋巴细胞不大于 55%；细胞表达 a：B 细胞标志（CD19，CD20，CD23）同时 CD5 阳性，而无其他 T 细胞标志。b：Ig 轻链呈单克隆的 κ 或 λ 型。c：sIg、CD79b、CD20 表达强度较低（抗原分子数减少）。

诊断：慢性淋巴细胞白血病 / 小淋巴细胞淋巴瘤（CLL/SLL）。

【问题 4】CLL/SLL 需与哪些疾病相鉴别？有哪些检查可协助诊断？

思路：与 CLL/SLL 细胞形态学及临床症状类似的小 B 淋巴细胞肿瘤还有几种，因此需与以下

疾病进行鉴别:

(1)毛细胞白血病:临床上以中、老年男性多见,中位年龄50岁,男女比例5:1。该病起病隐袭,慢性病程,约3/4病人出现乏力、皮肤黏膜出血、腹胀、食欲缺乏或发热等症状。病人易反复严重感染,病原生物如卡氏肺囊虫、曲霉菌、组织胞质菌、弓形虫、隐球菌等。脾脏肿大,90%为巨大脾脏,少部分病人可有肝大和淋巴结肿大,这是因为肿瘤细胞主要见于骨髓和脾脏,可浸润肝脏和淋巴结。骨髓穿刺取材易出现干抽现象,外周血或骨髓涂片染色后淋巴细胞形态显示胞质外缘有毛发状凸起。细胞免疫学表型特征为:CD19+、CD20、CD103+、CD25+、CD11c+、CD123+、Annexin A1+。通常,基因BRAFV600E基因突变阳性。

(2)套细胞淋巴瘤浸润骨髓:与大多数常见的小B细胞淋巴瘤相似,肿瘤好发于中老年男性,临床明确诊断时病程常已进入Ⅲ期或Ⅳ期,累及淋巴结、骨髓、肝、脾和外周血。发生于结外时,最常位于胃肠道和口咽环,胃肠道肿瘤大多表现为多发性淋巴瘤性息肉病;病人平均存活时间3~5年,预后比其他低度恶性小B细胞淋巴瘤差,属中度恶性。一部分病例进展后期会浸润骨髓和外周血,因此骨髓和外周血涂片有机会见到该类细胞,其免疫球蛋白轻链呈克隆性表达,经典细胞免疫表型为:CD19+、CD20bri、CD5+、FMC7bri、CD23−,常用于鉴别诊断。与CLL/SLL相似的均表达CD5,差异在于CD20表达强度、是否表达CD23和FMC7等。遗传学检测有t(11;14)阳性。

(岳保红)

案例4-3 套细胞淋巴瘤侵犯骨髓/外周血

【病史摘要】男,45岁。

主诉:腹痛伴咳嗽20天,发现白细胞增高1天。

现病史:20天前患者无明显诱因出现左下腹部疼痛,伴轻度咳嗽、咳黄痰,无发热。3天前腹部疼痛再发,呈加重趋势,至当地医院诊疗,发现脾大,于肋下59mm可触及。

既往史:无高血压、心脏疾病病史,无糖尿病、脑血管疾病病史,无肝炎、结核、疟疾病史。有输血史,无输血反应,无食物、药物过敏史。

个人史:久居本地,无疫区、疫情、疫水接触史,无化学性物质、放射性物质、有毒物质接触史。

家族史:无类似疾病,无家族性遗传病史。

体格检查:T 37.0℃,PR 88次/min,BR 22次/min,BP 115/69mmHg。全身皮肤黏膜无黄染,无皮疹、皮下出血、皮下结节。双侧颈部淋巴结异常肿大,肝肋下未触及,脾肋下6cm,双下肢无水肿。

实验室检查:WBC $292.9×10^9/L$,RBC $3.98×10^{12}/L$,Hb 121.9g/L,PLT $106×10^9/L$。

【问题1】通过上述问诊、查体与实验室检查,该患者的初步诊断是什么?

思路:中年男性,左下腹部疼痛,脾大(肋下59mm),双侧颈部淋巴结肿大,WBC明显增高。根据病人的主诉、年龄、性别、症状和体征,初步诊断:白细胞增多原因待查,急性白血病或其他淋巴细胞肿瘤可能。

【问题2】为明确诊断,应进一步进行哪些检查?

思路:根据其病史、体征和实验室检查,考虑为急性白血病或其他淋巴细胞肿瘤,需要进一步完善骨髓穿刺涂片检查与骨髓病理活检,流式细胞术免疫分型及基因检测等相关检查,检查结果如下:

(1)外周血细胞涂片:可见大量原始、幼稚样细胞,胞体中等大小,略大于普通淋巴细胞,染色质细致,核仁可见(图4-4)。

(2)骨髓细胞穿刺涂片:骨髓增生明显活跃。粒系、红系少见或缺如。成熟红细胞大小基本一致,血红蛋白充盈可。淋巴细胞比值98.0%,大多数淋巴细胞核仁明显、单个、大而圆、居中,部分细胞胞体偏大,可见毛刺样突起。全片见巨核细胞1个,血小板散在可见(图4-5)。

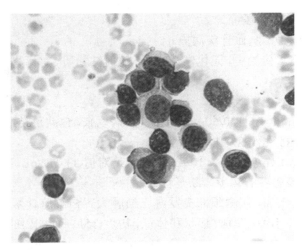

图 4-4　外周血涂片：大量原始、幼稚样细胞（瑞氏染色，×1 000）

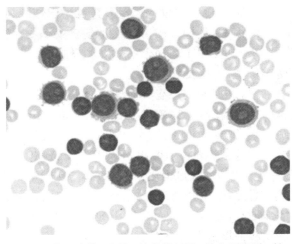

图 4-5　骨髓涂片：原始、幼稚样细胞，染色质细致，核仁可见（瑞氏染色，×1 000）

（3）骨髓病理活检：骨髓组织增生活跃。异常 B 淋巴细胞增多，散在或小灶性分布，胞体圆形，胞质量少，胞核圆形，核染色略紧密，核仁可见。

（4）免疫组化染色：CD34−、MPO−、TdT−、CD20+、PAX5+、CD3−、CD5+、CD10−、CD23−、LEF-1−、CyclinD1 部分 +、BCL-2+、SOX11−。

（5）荧光原位杂交（FISH）检查：*IgH/CCND1* 基因融合细胞占 92.0%（阈值为 5%）。

【问题 3】根据实验室及其他检查结果，应做出怎样的诊断？依据是什么？

诊断：成熟小 B 细胞淋巴瘤，倾向套细胞淋巴瘤（mantle cell lymphoma, MCL），结合 *IgH/CCND1* 基因重排，诊断 MCL 侵犯骨髓、外周血。

思路 1：诊断依据：①外周血和骨髓中可见大量异常淋巴细胞，大多数淋巴细胞核仁明显、单个、大而圆、部分细胞胞体偏大，与骨髓所见形态一致。②FISH 检查示 *IgH/CCND1* 基因重排阳性。

思路 2：MCL 是一种小 B 细胞淋巴瘤，占非霍奇金淋巴瘤（non-Hodgkin's lymphoma, NHL）的 6%～8%。伴 CCND1 易位 /t（11;14）（q13;q34）。典型的 MCL 组织学特点为淋巴结结构破坏，肿瘤细胞自套区向生发中心和滤泡间侵犯。多数病例在疾病初期表现为缓慢无痛性、进行性淋巴结肿大，常伴有结外和骨髓侵犯。通过病理组织学结合 *IgH/CCND1* 的 FISH 检测，绝大多数 MCL 可确诊，< 5% 的病例 CCND1 阴性。通过免疫组化 SOX11 染色或 CCND2、CCND3 有助于确诊。SOX11 在其他类型的惰性 B 细胞淋巴瘤中不表达，故其阳性对 MCL 具有一定特异性，是 CyclinD1/t（11;14）阴性 MCL 病人的重要诊断性标记。

【问题 4】还需要与哪些疾病进行鉴别诊断？

思路：需要进行鉴别诊断的疾病有 CLL/SLL，其以浸润外周血、骨髓、脾脏和淋巴结为特征，多表现为外周血和骨髓侵犯为主的白血病模式。二者鉴别需结合免疫表型及 *IgH/CCND1* 基因重排检查。典型 CLL/SLL 表型为 CD5+/CD23+/FMC7−，MCL 为 CD5+/CD23−/FMC7+。MCL 的发生是 cyclin D1 过表达与其他继发的细胞遗传学改变协同作用的结果，t（11;14）（q13;q34）异常导致细胞周期蛋白 D1（cyclin D1）核内过表达是 MCL 发生的主要启动因素，CLL/SLL 无此现象。

（岳保红）

案例 4-4　滤泡淋巴瘤侵犯骨髓

【病史摘要】男，19 岁。

主诉：颈部淋巴结肿大 2 月余。

现病史：2个月前患者触及颈部淋巴结肿大，质软，无压痛。

既往史：体健，无高血压、心脏疾病病史，无糖尿病、脑血管疾病史。

个人史：生于当地，久居本地，无疫区、疫情、疫水接触史，无化学性物质、放射性物质、有毒物质接触史，无吸烟、饮酒史。

家族史：无与患者类似疾病，无家族性遗传病史。

体格检查：T 36.8℃，PR 80次/min，BR 20次/min，BP 120/60mmHg。自发病以来，食欲正常，睡眠正常，大小便正常，精神正常，体重无减轻。双侧颈部多发淋巴结肿大。

实验室检查：WBC 49.80×10⁹/L，LYM% 73.4%，Lym# 36.55×10⁹/L，B细胞绝对值33 472/μL。

【问题1】通过上述问诊、查体与实验室检查，该患者的初步诊断是什么？

思路：2个月前触及颈部淋巴结肿大，质软，无压痛，双侧颈部多发淋巴结肿大。白细胞计数明显增高，证实主要为B淋巴细胞。根据病人主诉、年龄、性别、症状和体征，初步诊断：①淋巴细胞反应性增多？②淋巴瘤？

【问题2】为明确诊断，应进一步进行哪些检查？

思路：为了确定淋巴结肿大、淋巴细胞增多的原因并判断其性质，需行淋巴结穿刺活检，骨髓穿刺涂片及病理活检、分子病理和流式细胞术检查。

（1）腋窝淋巴结穿刺活检示：符合小B细胞淋巴瘤，倾向于滤泡性淋巴瘤，建议结合IgH/Bcl-2原位杂交。

（2）免疫组化染色：AE1/AE3-，CD3-，CD5-，CD43-，CD20+，CD79a+，CD21示FDC网破坏，CD10+，MUM-1-，Bcl-2+，Bcl-6灶状+，LMO2少数+，HGAL部分+，Cyclin D1-，Ki-6710%+。

（3）FISH基因检测：检测到IgH/BCL2融合基因阳性，未检测到t(11:14)易位形成的IgH/CCND1融合基因，检测到IgH基因数目异常，未检测到RB1（13q14）基因缺失，未检测到p53（17q13.1）基因缺失。

（4）流式细胞术免疫分型：异常淋巴细胞占有核细胞的46.54%，表型为CD5-/CD10dim/CD19dim/CD20-/CD45dim，表达CD22dim、HLA-DR（dim）和CD79b（dim），部分表达CD23，不表达FMC7、CD20、CD38、Ki-67、PD-L1，表面及胞内轻链Kappa呈单克隆表达，FSC提示细胞体积偏小，为异常成熟小B淋巴细胞。

（5）骨髓涂片细胞学：骨髓增生活跃，淋巴细胞比值54.8%，均为成熟小淋巴细胞，结合病理和FCM考虑为FL来源细胞浸润骨髓（图4-6）。

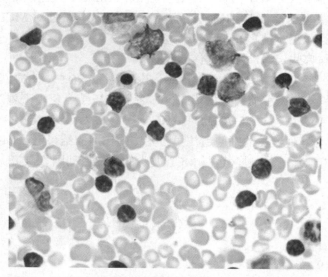

图4-6　骨髓涂片：滤泡淋巴瘤侵犯骨髓（瑞氏染色，×1 000）

【问题3】根据实验室及其他检查结果,应做出怎样的诊断?依据是什么?

诊断:滤泡淋巴瘤(follicular lymphoma,FL)侵犯骨髓。

思路1:诊断依据:①病人双侧颈部多发淋巴结肿大。②淋巴结穿刺病理活检提示小B细胞淋巴瘤,免疫组化为CD20+、CD10+、bcl-2+、bcl-6+,倾向于FL;FISH基因检测结果:检测到 IgH/BCL2 融合基因阳性。③骨髓细胞学检查及流式细胞免疫分型示:FL侵犯骨髓。

思路2:FL是一种源于滤泡中心(生发中心)的成熟B细胞肿瘤。多数病人有多发的浅表、腹膜、胸部淋巴结肿大和脾肿大。FL一般包括来自生发中心的两种类型的B细胞。中央母细胞(centroblast)也称大无裂细胞,胞体较大,一般呈圆形或卵圆形,有时细胞核呈锯齿状或多叶状,可见空泡,核仁1~3个,沿胞核边缘稀少的胞质,其mIg尤其是mIgD的表达降至极低,增殖的中央母细胞多居于淋巴滤泡的内侧,因为细胞密集而称为暗区(darkzone)。随着时间的推移,中央母细胞的分裂速度降低或停止,形成的子细胞胞体较小,核有裂隙,染色质浓集,再度表达高密度的mIg,称为中央细胞(centrocyte),尽管染色极深,但由于分布松散,中央细胞向生发中心外侧区移动形成亮区(lightzone)。FL通常以中央细胞为主,中央母细胞占少数,多数病例的中央细胞具有单一性形态,而区别于反应性滤泡。在FL中,B细胞一般表达CD10。IgH/BCL2 融合基因阳性是FL的重要标志,见于85%~90%病例。

(岳保红)

案例 4-5　淋巴浆细胞淋巴瘤 /Waldenström 巨球蛋白血症

【病史摘要】男,62岁。

主诉:头昏、乏力2月余。

现病史:2个月前,患者无明显诱因出现头昏,无视物旋转、视物模糊、恶心呕吐等不适,伴乏力,平路行走无不适,上2层楼即感喘、累,偶有咳嗽、咳痰。

既往史:否认高血压、心脏病史,否认糖尿病史,7年前结肠癌行左半结肠切除术,无毒物及放射物质接触史。

个人史:原籍居住,务农,无烟酒嗜好。

家族史:家庭成员健康,无家族遗传病史。

体格检查:T 36.8℃,PR 85次/min,BR 22次/min,BP 113/79mmHg。神志清楚,对答切题。贫血貌。双肺呼吸音清,未闻及明显干、湿啰音。心浊音界不大,心律齐,无腹壁浅静脉曲张,左下腹有一4cm长的瘢痕。腹软,无压痛、反跳痛及肌紧张。双下肢轻度水肿。

实验室检查:血象:WBC 107.10×10^9/L,Lym# 99.23×10^9/L,RBC 1.36×10^{12}/L,Hb 40g/L,PLT 92×10^9/L。生化:BUN 26.8mmol/L,Scr 758μmol/L,UA 819μmol/L,TP 110g/L,ALB 41g/L。尿常规:PRO+,BLD+。粪便隐血阳性。

【问题1】通过上述问诊、查体与实验室检查,该患者的初步诊断是什么?

思路:老年男性,无明显诱因感头晕、乏力,病程有2个多月,在基层医院查血常规提示淋巴细胞急剧增高,至某三级医院血液内科就诊,查体发现贫血貌,双下肢轻度水肿。实验室检查显示重度贫血、白细胞和淋巴细胞明显升高、血小板降低,尿素、肌酐和尿酸增高、球蛋白增高明显,出现尿蛋白、尿隐血,粪便隐血阳性。根据病人的主诉、年龄、性别、症状和体征,初步诊断:①慢性淋巴细胞白血病或其他淋巴系统增殖性肿瘤。②考虑肾功能不全。③贫血原因待查,肾性贫血或白血病。

【问题2】为明确诊断,应进一步进行哪些检查?

思路1:根据病史、体征和实验室检查结果,可基本确定慢性肾脏病的诊断,需明确其病因,是否由慢性肾小球肾炎、免疫相关性肾炎、肿瘤相关性或者糖尿病肾病等引起。

思路 2：外周血白细胞和淋巴细胞明显增高，可以考虑慢性淋巴细胞白血病或者其他淋巴系统增殖性肿瘤，需要进一步完善骨髓象检查与活检、骨髓流式分析、血和尿轻链分析等相关检查，检查结果如下：

（1）骨髓穿刺涂片：骨髓增生明显活跃，粒、红和巨核三系增生均受抑，形态大致正常，成熟红细胞呈缗钱状排列；淋巴细胞异常增殖，成熟小淋巴细胞少，多为幼稚样淋巴细胞，占 77%，胞体中等，核圆，核质致密，可见核仁，胞质量较多，可见裙边样，边缘颜色较深（图 4-7）；浆细胞易见。

（2）骨髓活检：骨髓组织增生极度活跃，脂肪组织明显减少，粒系、红系、巨核系细胞增生受抑；弥漫性浸润病区内以淋巴细胞为主，胞体较小，核圆，异染色质呈斑点样，核仁易见；浆细胞易见；纤维组织未见明显增生；Gomori 染色（+）。免疫组化结果：CD20+，CD43+，CD45RO+，PAX-5+，cyclin Dl−，Kappa−，Lambda+。

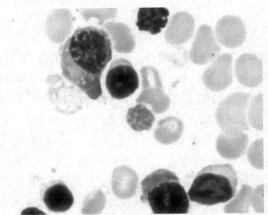

图 4-7　骨髓涂片：淋巴浆细胞淋巴瘤/Waldenström 巨球蛋白血症（瑞氏染色，×1 000）

（3）骨髓流式细胞术：B 淋巴细胞约占全部有核细胞 78.78%，FSC、SSC 小，CD10−、CD5−、CD19+、CD20+、CD22+、sIgM+、CD23−、CD27+、FMC7+、CD138+，少许细胞表达 CD38，不表达 Ki-67，为异常单克隆成熟惰性小 B 细胞。

（4）血清免疫球蛋白轻链测定：κ 轻链 5.07g/L，λ 轻链 65.50g/L，κ/λ 为 0.08。

（5）尿液免疫球蛋白轻链测定：κ 轻链 2.09g/L，λ 轻链 264.00g/L，κ/λ 为 0.01。

（6）MYD88 基因检测：突变型（L265P）。

（7）免疫球蛋白定量：IgA 0.30g/L（参考区间：0.76～3.9g/L），IgG 4.53g/L（参考区间：7.0～16.6g/L），IgM 81.6g/L（参考区间：0.40～3.45g/L）。

【问题 3】根据实验室及其他检查结果，应做出怎样的诊断？依据是什么？

诊断：淋巴浆细胞淋巴瘤/Waldenström 巨球蛋白血症（lymphoplasmacytic lymphoma/Waldenström macroglobulinaemia, LPL/WM）并发肾损害。

思路 1：诊断依据：①骨髓中淋巴细胞异常增殖，多为幼稚样淋巴细胞。②骨髓活检显示小淋巴细胞侵犯骨髓。③骨髓流式检查显示异常单克隆成熟惰性小 B 细胞增生，CD10−、CD5−，不表达 Ki-67，CD138 阳性提示淋巴瘤细胞已侵犯骨髓。④血清中检测到单克隆 IgM 增高。⑤MYD88 基因 L265P 突变。⑥血尿酸和肌酐升高及尿液蛋白阳性提示肾损害。

思路 2：LPL/WM 是一种单克隆浆细胞样或浆细胞分化的小淋巴细胞增生的惰性淋巴瘤，由于淋巴浆细胞增生以引起血清单克隆 IgM 增高为特点，常常侵犯骨髓，也可侵犯淋巴结和脾脏。其诊断标准包括：①血清中检测到单克隆性的 IgM（不论数量）；②骨髓中浆细胞样或浆细胞分化的小淋巴细胞呈小梁间隙侵犯（不论数量）；③免疫表型：CD19+，CD20+，sIgM+，CD22+，CD25+，CD27+，FMC7+，CD5+/−，CD10−，CD23−，CD103−；④除外其他已知类型的淋巴瘤；⑤MYD88 基因 L265P 突变是 LPL/WM 诊断及鉴别诊断的重要标志，但非特异性诊断指标。

【问题 4】还需要与哪些疾病进行鉴别诊断？

思路：需要进行鉴别诊断的疾病有：

（1）IgM 型多发性骨髓瘤（multiple myeloma, MM）：是起源于浆细胞的恶性克隆性疾病，骨髓中可见单纯浆细胞或淋巴样浆细胞浸润，血或尿中出现 M 蛋白，临床表现为 MM 相关的脏器功能损害。其细胞形态学为浆细胞形态，免疫表型为高表达 CD38、CD138，而 CD19、CD20、CD45 阴性,常伴溶骨性损害等,这些特征是 IgM 型 MM 与 LPL/WM 鉴别的主要标志;另外 MM 通常不伴有 *MYD88* 基因突变。

（2）IgM 型意义未明的单克隆免疫球蛋白血症（monoclonal gammopathy of undetermined significance, MGUS）:血清中出现单克隆免疫球蛋白,但无浆细胞病或其他相关恶性疾病,如原发性淀粉样变性、B 细胞淋巴瘤、慢淋白血病等疾病的证据或特征。IgM 型 MGUS 的诊断标准:①有血清单克隆 IgM 蛋白;②骨髓中无淋巴浆/浆细胞浸润;③无其他 B 淋巴细胞增殖性疾病的证据;④无相关器官或组织受损的证据,如淋巴瘤浸润所致的贫血、肝脾肿大、高黏滞血症、系统性症状,或淋巴结肿大,以及浆细胞疾病所致的溶骨性损害、高钙血症、肾功能损害或贫血。

（黄　辉　岳保红）

案例 4-6　毛细胞白血病

【病史摘要】男,67 岁。

主诉:头晕、乏力 2 月余,发现血象两系异常 1 周。

现病史:2 个月前患者出现头晕、乏力,1 周前查血常规显示白细胞数增高,淋巴细胞比值增高。

既往史:否认高血压、心脏病史,否认糖尿病史,无手术及输血史,无毒物及放射物质接触史。

个人史:原籍居住,无烟酒嗜好,育有一子。

家族史:家庭成员健康,无家族遗传病史。

体格检查:触诊提示脾肋下 5cm,超声提示脾脏明显增大（厚）。

实验室检查:WBC 15.6×10^9/L, PLT 43×10^9/L, RBC 4.62×10^{12}/L, Hb 123g/L, LYM% 61%。

【问题 1】通过上述问诊、查体与实验室检查,该患者可能的诊断是什么?

思路:老年男性,腰痛、乏力 2 个月余,1 周前体检发现血象异常（白细胞增高,淋巴细胞比值增高）,查体脾肋下 5cm。根据病人的主诉、年龄、性别、症状、体征和血象,从淋巴细胞百分比和绝对值明显增高考虑,高度怀疑淋巴细胞增殖性肿瘤。

【问题 2】为明确诊断,还应进一步进行哪些检查?

思路 1:初步的问诊、查体和血象检查,血液（淋巴）细胞问题已显现出来,反映血液细胞、淋巴细胞增殖、细胞类型、阶段性、细胞有无异常及是否克隆性造血的相关检查需进一步进行,同时要排除其他类似的 B 淋巴细胞肿瘤疾病,以达到逐步明确诊断的目的,检查结果如下:

（1）外周血涂片细胞形态:白细胞增多,淋巴细胞比值明显增高,可见大量细胞外缘有毛发状凸起的淋巴细胞—毛细胞（hair cell）（图 4-8）。

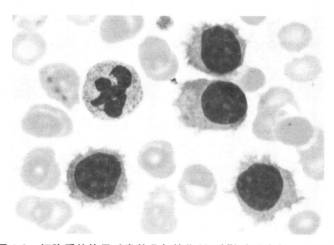

图 4-8　细胞质外缘呈毛发状凸起的"毛细胞"（瑞氏染色,×1 000）

（2）骨髓穿刺涂片：骨髓增生活跃，粒∶红＝3.14∶1。淋巴细胞系：以成熟淋巴细胞为主，占66.4%，胞体大小不等，核染色质聚集，胞质量丰富，无颗粒，边缘有毛发样凸起或伪足。粒系：增生减低，中性分叶核以上阶段细胞比值减低或缺失，形态大致正常。红系：增生减低，各阶段细胞比值减低或缺失，形态大致正常。成熟红细胞大小不等，血红蛋白充盈可。巨核细胞：浏览两张骨髓涂片均未见巨核细胞，血小板散在少见。

（3）细胞化学染色：抗酒石酸酸性磷酸酶染色（TRAP）阳性。

（4）细胞免疫学表型分析：淋巴细胞占全部细胞的50.41%，其中CD19+细胞占全部淋巴细胞的75.34%，高比例表达CD20，不表达CD10，提示为成熟B淋巴细胞，该B淋巴细胞高比例表达CD103、CD25、CD11c、CD22和Annexin A1。B淋巴细胞膜表面Kappa轻链呈克隆性表达（图4-9）。

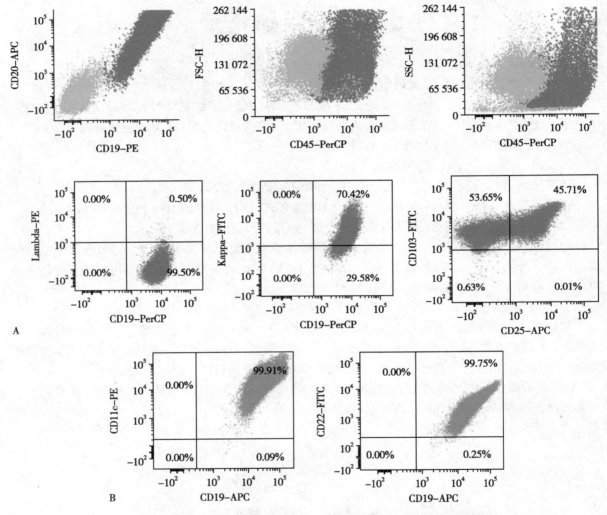

图4-9 流式细胞术分析"毛细胞"（A. 绿色；B. 蓝色）表型和FSC、SSC

（5）超声检查（复查）：腹部彩超示脂肪肝，脾增大（厚）明显。

思路2：本病例中血片和骨髓片中均可见到典型的特征性的毛细胞。临床上有不明原因的脾脏肿大，病理性细胞TRAP阳性，免疫学表型分析结果为独特的毛细胞表型，必要时可再进行骨髓病理活检以了解骨髓纤维化情况，细胞超微结构检查了解病理性细胞内板层小体存在情况等。

思路3：可对照典型病例的形态学、细胞免疫表型特征及其他检查帮助诊断。

典型病例特征：

（1）外周血和骨髓穿刺涂片：均发现大量毛细胞。该细胞胞体大小不一，呈圆形或多角形，胞核居中或稍偏位，呈圆形或卵圆形，可有凹陷或折叠，核染色质较淋巴细胞细致，核膜清楚，核仁不明显；胞质中等量至丰富，无颗粒，可见空泡，其突出特点是细胞膜边缘不整齐，呈锯齿状、伪足状或手撕纸边缘样，有许多不规则绒毛状胞质突起，也称毛发状凸起。细胞 TRAP 染色阳性。

（2）骨髓病理活检：几乎所有病人有骨髓浸润，其典型表现为浸润呈弥散性或灶性。灶性浸润区域可呈小结节或有规则的边缘，毛细胞呈"油煎蛋"样表现，胞质丰富、透明，胞核间距宽，呈"蜂窝"状。毛细胞以疏松海绵样形式互相连接，此特点不同于其他低恶性度淋巴瘤累及骨髓时形成的紧密排列形式。银染色时弥漫的网硬蛋白纤维增多，而无胶原纤维增多。

（3）细胞免疫学表型：呈独特的 B 细胞表型，sIg 大部分阳性并呈单克隆性质，共同强表达 CD20+、CD22+、CD11c+，独特性表达 CD25+、CD103+ 和 CD123+，其中 CD103+ 具有很高的灵敏度和特异性，CD11c 阳性程度明显高于其他慢性淋巴细胞增殖性疾病。另外 FMC7 也可表达，CD10 和 CD5 不表达。免疫组化中的 Annexin A1（ANXA1）阳性是 HCL 最特异的标记，除 HCL 外，目前没有发现其他 B 细胞肿瘤表达。免疫组化中的 Cyclin D1 也可阳性，但常比较弱。

（4）影像学检查：脾脏体积增大明显。

【问题 3】根据实验室及其他检查结果，应做出怎样的诊断？依据是什么？

诊断依据：①在血和（或）骨髓中或被浸润脏器如脾脏中发现特征性形态的毛细胞，其 TRAP 染色阳性；②细胞免疫表型分析为典型的 HCL 细胞表型特征，κ 轻链表达呈单克隆性；③脾脏增大明显。

诊断：毛细胞白血病（hair cell leukemia，HCL）。

【问题 4】HCL 需与哪些疾病相鉴别？有哪些检查可协助诊断？

思路：本病例尚需与其他成熟 B 细胞肿瘤相鉴别。

（1）脾 B 细胞边缘带淋巴瘤（splenic marginal zone B-cell lymphoma，SMZL）：有毛发状、伪足样或绒毛状突起的 B 淋巴细胞肿瘤，该疾病又称脾脏淋巴瘤伴循环的绒毛淋巴细胞。该病脾大多见，全血细胞不减少反而增高，细胞形态特征为细胞膜外缘有短的极性绒毛，一些可呈浆细胞样，TRAP 染色阴性。SMZL 免疫表型与 HCL 的区别是前者不表达 ANXA1，后者则表达。有的病人仅表现为巨脾，此时可能难以做出诊断，需要借助更多的检查，如脾脏病理、透射电镜观察细胞超微结构等。

（2）CLL/SLL：该病主要发生于 60 岁以上的男性，起病缓慢，早期可无症状，以后有乏力、疲倦、消瘦、食欲下降等表现。较为突出的体征是全身淋巴结进行性肿大及不同程度的肝、脾肿大，约半数病人有皮肤病变，晚期有贫血和出血表现。CLL 时 CD5+ B 细胞明显增加，该细胞在自身免疫性疾病中起重要作用，因此 CLL 与自身免疫性疾病关系密切，可合并自身免疫性溶血性贫血（AIHA）、免疫性血小板减少症（immune thrombocytopenia，ITP）等疾病。

（岳保红）

案例 4-7　弥漫大 B 细胞淋巴瘤侵犯骨髓

【病史摘要】女，60 岁。

主诉：发热 24 天。

现病史：24 天前无明显诱因出现发热，持续性，最高温度 38.2℃，午后、夜间加重，伴食欲缺乏、下腹痛，无头痛、头晕、胸痛等。

既往史：2 个月前因"湿疹、带状疱疹"就诊，给予抗病毒、营养神经、止痛等对症治疗好转后出院。

个人史：久居本地，无疫区、疫情、疫水接触史，无化学性物质、放射性物质、有毒物质接触史。

家族史：无家族性遗传病史。

体格检查：T 36.3℃，PR 108 次 /min，BR 23 次 /min，BP 114/81mmHg。患病以来，神志清，精神可，睡眠欠佳，食欲欠佳，大便 3 次 /d，糊状，量少，小便正常，体重无明显变化。

影像学检查：上腹部 CT 示：脾大，脾内异常密度，肝门及腹膜后多发肿块，双肾异常密度，考虑淋巴瘤可能。

实验室检查：WBC 4.52×10^9/L，RBC 3.58×10^{12}/L，Hb 115.0g/L，PLT 112×10^9/L。

【问题 1】通过上述问诊、查体与实验室检查，该患者的初步诊断是什么？

思路：老年女性，无明显诱因出现持续性脾大，肝门及腹膜后多发肿块，双肾异常密度，CT 检查提示考虑淋巴瘤可能。根据病人的主诉、年龄、性别、症状和体征，初步诊断：①感染性疾病？②淋巴瘤？

【问题 2】为明确诊断，应进一步进行哪些检查？

思路：根据病史、体征和实验室检查结果，患者左侧腰部皮下实性占位，考虑淋巴瘤，需组织病理活检，判断其性质，并辅助 CT 检查肝脏、脾脏及淋巴结。病人无明显诱因发热，需行外周血细胞形态学、骨髓穿刺涂片活检，结合其他检查了解血细胞性质。检查结果如下：

（1）外周血细胞形态分类：Mono% 18%，LYM% 12%，不典型淋巴细胞（性质不确定）1%。复查血象，WBC 3.80×10^9/L，RBC 2.80×10^{12}/L，Hb 89.0g/L，PLT 99×10^9/L，三系细胞呈下降趋势。

（2）骨髓穿刺涂片：骨髓增生活跃，异常淋巴细胞占 9.6%，胞体中等偏大，核不规则、染色质细致，胞质量中等、染灰蓝色，形态学不能确定其类型和性质（图 4-10）。

（3）流式细胞术：以骨髓为检测标本，发现了成熟的异常单克隆大体积 B 淋巴细胞，占有核细胞 5.21%，表达 PD-L1，部分表达 CD15，考虑为大 B 细胞肿瘤侵犯骨髓。

（4）骨髓穿刺活检：骨髓组织增生明显活跃，局部见少量淋巴样细胞，免疫组化：CD38+/－，CD20+，CD61+，CD235a 少量 +，Ki-67+ 约 30%，符合 B 细胞淋巴瘤累及骨髓。

（5）组织病理活检：取腹膜后实性占位组织活检，免疫组化：CD20+，CD3 少量细胞 +、CD21 灶 +、CD23－、CD10－、Bcl-2+ > 90%、Bcl-6+ 约 50%、Ki-67+ 约 50%、MUM-1+、CD38－、Kappa－、Lambda－、CD5 少量细胞 +、Cyclin D1－、CD79+、C-myc+ 约 90%；原位杂交：ERBR－，ALK－。

（6）FISH：*C-myc* 基因断裂，*Bcl-2* 基因断裂。

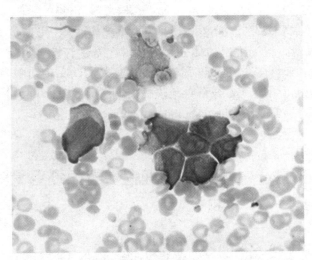

图 4-10　骨髓涂片：弥漫大 B 细胞淋巴瘤侵犯骨髓（瑞氏染色，×1 000）

【问题 3】根据实验室及其他检查结果，应做出怎样的诊断？依据是什么？

诊断：弥漫大 B 细胞淋巴瘤（diffuse large B-cell lymphoma，DLBCL）侵犯骨髓。

思路 1：诊断依据：①（腹膜后实性占位）病理活检及免疫组化显示为 B 细胞非霍奇金淋巴瘤。②骨髓穿刺活检显示符合 B 细胞淋巴瘤累及骨髓。③流式细胞学检查考虑为大 B 细胞肿瘤侵犯骨髓。④骨髓穿刺涂片检查示异常淋巴细胞占 9.6%。⑤ FISH：*C-myc* 基因断裂，*Bcl-2* 基因断裂。

思路 2：DLBCL 是一种异质性疾病，肿瘤细胞表达 B 细胞标记。包括多种染色体易位和基因突变。其中 *BCL-6* 基因的 3q27 染色体易位较为常见，还涉及包括 *BCL-2* 基因的 t（14;18）（q32;q2t）易位，以及 t（8;14）（q24;q32）与 *IgH* 基因融合所发生的病变。50% 以上的病例具有异常体细胞高频率突变，涉及 *IgH*，*PIM1*，*MYC*，*RhoH/TTF*［*ARHH*］，*PAX5*，*P53* 基因突变与其他基因突变；*P16* 基因的沉默表达；原癌基因 *tel*，*myc* 和 *6cZ-2* 扩增等多个方面。通过基因表达确认了 3 个分子学亚型，即生发中心 B 细胞（GCB）型、活化 B 细胞（ABC 型）和原发纵隔大 B 细胞淋巴瘤（起源于胸腺 B 细胞）。

【问题 4】该病人还需要与哪些疾病进行鉴别诊断？

思路：需要进行鉴别诊断的疾病有：

（1）伯基特淋巴瘤（Burkitt lymphoma，BL）：是一种来源于滤泡生发中心细胞的高度侵袭性 B 细胞淋巴瘤。细胞遗传学异常多为 *BCL2* 基因和 *BCL6* 基因重排，而伯基特淋巴瘤中无上述基因重排，因此有助于两者鉴别。

（2）高级别 B 淋巴瘤（high grade B-cell lymphoma，HGBL）：是一组侵袭性的成熟 B 细胞淋巴瘤，临床及生物学行为与弥漫大 B 细胞淋巴瘤，非特指型（DLBCL，NOS）和伯基特淋巴瘤（BL）不同。

注：在 2016 年 WHO 最新分类中，DLBCL 伴 *MYC* 和 *BCL-2* 基因和 / 或 *BCL-6* 基因重排已归入高级别 B 细胞淋巴瘤伴 *MYC* 和 *BCL-2* 基因和 / 或 *BCL-6* 基因重排中，不再称为 DLBCL 伴"双打击"或"三打击"，因为这类淋巴瘤具有更强的侵袭性和更差的预后，治疗方案也和普通 DLBCL 不同。

（岳保红）

案例 4-8　伯基特淋巴瘤侵犯骨髓

【病史摘要】女，75 岁。

主诉：腹痛、恶心、呕吐伴血小板减少 3 月余。

现病史：3 个月前患者因右上腹痛伴恶心、呕吐，于当地医院按"胃炎"治疗，住院期间查血常规发现血小板减少，予升血小板药物治疗，多次随访血小板仍明显降低，期间病人多次出现皮肤瘀斑。

既往史：有高血压史 10 余年，规律服用降压药物，自诉血压控制可。否认糖尿病史，无毒物及放射物质接触史。

个人史：原籍居住，务农，无烟酒嗜好。

家族史：家庭成员健康，无家族遗传病史。

体格检查：T 36.5℃，PR 80 次 /min，BR 20 次 /min，BP 136/84mmHg。生命体征平稳，精神可。贫血貌，全身皮肤黏膜少量瘀斑、瘀点。全身浅表淋巴结未触及明确肿大，胸骨轻压痛，气管居中，双肺呼吸音清，未闻及明显干、湿啰音。心律齐，未闻及明显病理性杂音。腹软，右中上腹轻压痛，无反跳痛。肝、脾肋下未触及，移动性浊音阴性。双下肢无水肿。

实验室检查：WBC 2.17×10^9/L，Neu% 34.6%，LYM% 62.2%，RBC 2.62×10^{12}/L，Hb 94.0g/L，PLT 36×10^9/L。生化指标未见明显异常。尿常规：KET+。

浅表淋巴结彩超：双侧颈部、双侧腹股沟区异常回声（肿大淋巴结）。

CT 检查：双肺散在斑片状磨玻璃密度影及多发小结节影；脾脏增大并多发结节状稍低密度影。

【问题 1】通过上述问诊、查体与实验室检查，该患者的初步诊断是什么？

思路：老年女性，无明显诱因右上腹痛伴恶心、呕吐，在基层医院查血常规发现血小板减少，建议至上级医院进一步明确病因。来某三级医院血液内科就诊，查体发现贫血貌，皮肤黏膜少量瘀斑瘀点，胸骨轻压痛，右中上腹轻压痛。实验室检查显示血象三系减少，淋巴细胞比例增高。彩超显示颈部和腹股沟淋巴结肿大。CT检查显示双肺多发小结节影，脾脏多发结节状稍低密度影。根据病人的主诉、年龄、性别、症状和体征，初步诊断：血小板减少原因待查：①再生障碍性贫血？②原发免疫性血小板减少症？③淋系白血病？

【问题2】为明确诊断，应进一步进行哪些检查？

思路：外周血显示三系减少，淋巴细胞比例增高，可以考虑再生障碍性贫血、免疫性血小板减少症、低增生白血病等，需要进一步完善外周血象检查、骨髓象检查与活检、免疫分型等相关检查，检查结果如下：

（1）外周血涂片：可见异常细胞，不排除为肿瘤细胞，比例为10.5%，胞体大小不一，大部分胞体偏大，胞质中等至丰富，嗜碱性，核圆形或折叠扭曲，染色质疏松，可见明显的核仁，胞质内可见数量不等的空泡。

（2）骨髓穿刺涂片：骨髓增生明显活跃，其中粒系占11%，红系占15%，粒：红＝0.73；异常淋巴显著增生，其胞体较大，核浆不规则，胞质深染、嗜碱性强，多蜂窝状、串珠状空泡，易见伪足或突起，核圆形，可见凹陷与折叠、双核，染色质呈粗颗粒状，核仁清楚，1～3个（图4-11）。粒、红系受抑，巨核增生活跃。

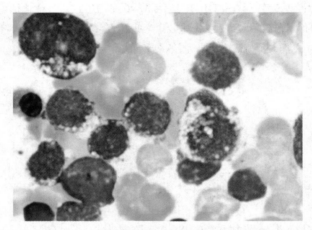

图4-11 骨髓涂片：伯基特淋巴瘤侵犯骨髓（瑞氏染色，×1 000）

（3）骨髓活检：骨髓组织增生明显活跃，脂肪组织减少；淋巴细胞系增生极度活跃，原淋巴细胞呈弥漫-结节性分布，该细胞形态大小不一，核染色质较粗，核仁1～2个，浆量中等，可见空泡，成熟淋巴细胞少见。粒细胞相对受抑；红细胞系增生尚可，幼红细胞可见；巨核细胞可见；Gomori染色（+）。

（4）免疫组化：CD20++、CD79++、CD10++、CD3散在+、CD43+、CD68散在+、CD45+、CD5−、CD23−、Bcl-6+、Bcl-2−、Ki-67+约91.5%、MUM1+。

（5）FISH检测：*c-myc*断裂，*IgH*基因断裂，*c-myc/IgH*基因易位。

【问题3】根据实验室及其他检查结果，应做出怎样的诊断？依据是什么？

诊断：伯基特淋巴瘤（Burkitt lymphoma，BL）侵犯骨髓。

思路1：诊断依据：①骨髓穿刺涂片显示异常淋巴显著增生，其胞质多蜂窝状、串珠状空泡状。②骨髓活检显示原淋巴细胞呈弥漫-结节性分布。③免疫组化显示B淋巴细胞标记。④FISH结果显示*c-myc*和*IgH*基因同时断裂且异位。⑤B超显示颈部和腹股沟的淋巴结肿大，CT结果显示可能存在脾脏和肺的浸润。

思路2：BL是一种起源于B细胞生发中心且具有高度侵袭性的非霍奇金淋巴瘤。WHO将BL

分为地方型、散发型和免疫缺陷相关型三种类型,地方型多见于非洲儿童,散发型在世界各地均有发病,免疫缺陷相关型主要发生在 HIV 感染的病人,亦可发生在异基因移植的受体和先天免疫缺陷的个体。BL 病人临床常表现为实体肿瘤或淋巴结巨块或类似急性白血病症状,超过 25% 病人有骨髓侵犯。目前 BL 的诊断主要依靠病理形态、免疫表型及细胞遗传学检测,BL 瘤细胞中等大小,单一形态,核分裂象多,可见散在有吞噬能力巨噬细胞吞噬较多的细胞碎片构成星空现象是 BL 特点之一。常见的免疫表型为 CD20+、CD79+、CD10+、Bcl-6+、Bcl-2-。细胞遗传学上,特征性改变为 *c-myc* 基因的异位。

【问题 4】该病人还需要与哪些疾病进行鉴别诊断?

思路:需要进行鉴别诊断的疾病有:

(1)DLBCL:是非霍奇金淋巴瘤的一种,也是成人最常见的淋巴系统肿瘤,主要指的是细胞核大于 2 个正常淋巴细胞的大 B 细胞构成的,伴有弥漫生长的肿瘤。其典型的免疫组化表达是:CD20+,CD45+,CD79a+,Ki-67+,CD3-。

(2)FL:是来源于滤泡生发中心细胞的惰性 B 细胞肿瘤。其组织学特征是低倍镜下肿瘤细胞明显的结节状生长,肿瘤性滤泡主要由不同比例的中心细胞和中心母细胞组成。FL 的肿瘤细胞具有正常生发中心细胞的免疫表型,表达 CD19、CD20、CD10、CD22,大部分病例表达 *Bcl-2*,其特征性细胞遗传学改变是 t(14;18)。证实 B 细胞免疫表型,存在 t(14;18) 和 BCL-2 蛋白异常表达可以确诊 FL。

(黄　辉　岳保红)

案例 4-9　多发性骨髓瘤

【病史摘要】女,55 岁。

主诉:腰痛 1 月余。

现病史:1 个月前开始有腰痛,血象显示红细胞减少、血红蛋白减低。

既往史:有高血压病史,否认糖尿病,无手术及输血史,无风湿关节病。

个人史:原籍居住,无烟酒嗜好。

家族史:家庭成员健康,无家族遗传病史。

查体:贫血貌,眼睑水肿,全身皮肤黏膜苍白,无皮疹及出血点,全身浅表淋巴结未触及肿大。双肾区叩击痛,心、肺、腹查体未见异常。双下肢无水肿。

实验室检查:血象:WBC 5.29×10^9/L,RBC 2.05×10^{12}/L,Hb 62g/L,PLT 116×10^9/L;尿常规:PRO+++。

【问题 1】通过上述问诊、查体与实验室检查,该患者可能的诊断是什么?

思路:老年女性,腰痛 1 个月余,来某三级医院肾内科就诊,发现血象异常(全血细胞减少),查体双肾区叩击痛,眼睑水肿,贫血貌,尿常规出现异常结果,根据病人的主诉、年龄、性别、症状和体征,初步诊断:①贫血、尿蛋白原因待查。②考虑肾功能不全,原因待查;浆细胞肿瘤(多发性骨髓瘤)并发肾功能不全可能性不排除。

【问题 2】为明确诊断,应进一步进行哪些检查?

思路 1:实验室检查在肾功能不全诊疗中的作用:需要实验室检查帮助临床判断贫血原因、尿蛋白产生原因;肾功能不全是否存在;肾功能不全的病因;结合老年性病人腰痛、尿蛋白阳性同时存在中度贫血,浆细胞肿瘤特别是多发性骨髓瘤相关检查也需要进行,为解释临床症状、体征和实验室检查异常结果提供依据。检查结果如下:

(1)外周血涂片:白细胞减少,分类未见明显异常;成熟红细胞呈"缗钱状"排列。

(2)骨髓穿刺涂片:骨髓增生活跃,浆细胞异常增生,以成熟浆细胞为主,占 40.4%,可见双核、多核浆细胞,偶见火焰状浆细胞。粒系和红系增生减低,形态未见明显异常。成熟红细胞大小不等,呈"缗钱状"排列(图4-12)。

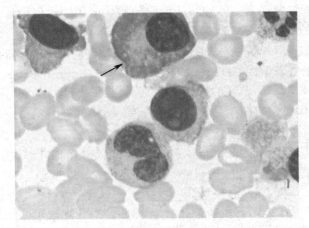

图4-12　骨髓涂片:骨髓瘤浆细胞(瑞氏染色,×1 000)

(3)血液生化:TP 136g/L,GLB 99.0g/L,A/G 0.37;蛋白电泳发现 M 带;β_2-MG 5.87mg/L(参考区间:1.00~2.30mg/L);Ca^{2+} 3.8mmol/L。

(4)血清免疫球蛋白、轻链及补体定量:IgA 0.10g/L,IgM 0.16g/L,IgG 83.70g/L;κ 链 <0.251g/L,λ 链 73.20g/L;C3 0.73g/L,C4 0.02g/L。

(5)ESR:56mm/h。

(6)尿液蛋白电泳:出现 M 蛋白。

(7)血液流变学:血清黏滞性增高。

(8)细胞免疫学表型:骨髓细胞流式细胞术分析发现,异常浆细胞占有核细胞的12.36%,表达 CD38、CD138、CD56 和 CD117,不表达 CD19 和 CD45,胞质内 Lambda 轻链呈单克隆性表达(图4-13)。

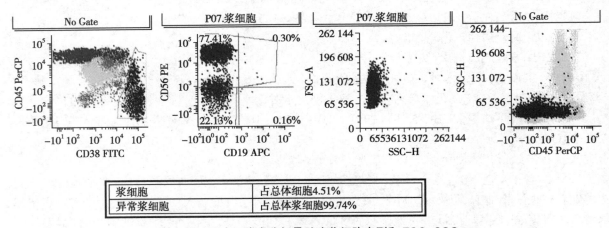

浆细胞	占总体细胞4.51%
异常浆细胞	占总体浆细胞99.74%

图4-13　流式细胞术分析骨髓瘤浆细胞表型和 FSC、SSC

(9)MRI:显示腰椎退行性变,髋关节坏死。

思路2:急性肾功不全是肾脏疾病,多发性骨髓瘤是浆细胞克隆性增殖的疾病,而 MM 的临床表现多种多样,包括肝、脾肿大,骨痛、骨质疏松和病理性骨折,肾功能损害;贫血,白细胞减少和血小板减少;正常免疫球蛋白减少和中性粒细胞减少等常导致的感染;血清中 M 成分浓度明显增高易导致高黏滞综合征,沉积在组织可引起淀粉样变;血小板减少和高黏滞综合征影响止、凝血功能可导致出血。感染和肾功能不全是死亡的主要原因。

思路3:可根据典型病例的血象、骨髓象、细胞形态学、细胞免疫表型特征、血液生化检查指标及细胞遗传学分析等帮助诊断。

（1）外周血涂片：绝大多数患者有不同程度的贫血，多属正细胞正色素性，随病情的进展而加重。血片显示成熟红细胞呈"缗钱状"排列，可伴有少数幼粒 - 幼红细胞。晚期病人常有全血细胞减少。骨髓瘤细胞少量可在外周血出现，当数量 $> 2.0 \times 10^9/L$ 时，可考虑诊断多发性骨髓瘤继发浆细胞白血病。

（2）骨髓穿刺涂片：骨髓瘤细胞占有核细胞总数常在 10% 以上，也可达不到 10%，该细胞在骨髓内可呈弥漫性分布，也可呈灶性、斑片状分布，因而有时需多部位穿刺才能诊断。瘤细胞的大小、形态和成熟程度与正常浆细胞有明显不同，骨髓活检可提高骨髓瘤细胞的阳性检出率。

（3）细胞免疫学表型分析：细胞免疫表型分析对多发性骨髓瘤诊断有价值。正常浆细胞 CD45、CD138、CD19 阳性，高强度表达 CD38。CD20、CD56、CD117、CD33 阴性。骨髓瘤细胞 CD45 呈弱阳性或阴性，基本不表达 CD19 和 CD20，CD56 多为阳性，有时还异常表达 CD117、CD33。胞质内可检测到单克隆性 κ 或 λ 轻链。

（4）ESR：明显加快。

（5）血液生化检查：①血清钙、磷和碱性磷酸酶：高钙血症发生在有广泛骨损害及肾功能不全的患者。血磷一般正常，当肾功能不全时，血磷可增高。本病主要是溶骨性改变而无新骨形成，所以血清碱性磷酸酶一般正常或轻度增加。②血清 β_2-MG 及 LDH：该两项指标均可增高，β_2-MG 增高可作为判断预后与治疗效果的指标，其水平的高低与肿瘤的活动程度成正比；LDH 增高亦与疾病的严重程度相关。③肾功能：由于 B-J 蛋白沉淀于肾小管上皮细胞，蛋白管型阻塞而导致肾功能受累，因此血肌酐、尿素及尿酸测定多有异常。瘤细胞分解或化疗后瘤细胞大量破坏，也导致尿酸升高。晚期可出现尿毒症。

（6）血液流变学检测：少数病例血清黏滞性增高，多为 M 蛋白明显增高者。

（7）染色体及基因检测：通过 FISH 方法检测，绝大多数病人可发现染色体异常，但未发现特异性染色体异常。常见的染色体数目异常有 -8、-13、-14、$-X$、$+3$、$+5$、$+7$、$+9$ 等。常见的结构异常有 1、11 和 14 号染色体的异常以及 13q–、17q– 等。采用 PCR 技术检测免疫球蛋白重链基因重排可作为单克隆浆细胞恶性增殖的标志，用于与反应性免疫球蛋白增多症的鉴别诊断。

【问题3】　根据实验室及其他检查结果，应做出怎样的诊断？依据是什么？

诊断依据：①骨髓中浆细胞异常增生，外周血中未见到浆细胞；②细胞免疫表型分析病理性细胞符合骨髓瘤细胞的特征；③血清免疫球蛋白定量、轻链测定显示浆细胞克隆性增殖；④血清、尿液蛋白电泳显示有 M 蛋白；⑤血液生化检验和尿液蛋白阳性显示肾功能不全；⑥临床表现为溶骨破坏、肾病综合征，影像学显示骨骼有破坏。

诊断：多发性骨髓瘤（multiple myeloma，MM）并发肾功能不全。

【问题4】还需要与哪些疾病进行鉴别诊断？

思路：需要进行鉴别诊断的疾病有：

（1）浆细胞瘤：克隆性浆细胞增生的一种，细胞形态及细胞免疫学表型与多发性骨髓瘤相同，不同的是浆细胞瘤表现为在髓外或骨骼的孤立性生长。2008 年 WHO 颁布的血液肿瘤分类把浆细胞瘤分为髓外浆细胞瘤和骨孤立性浆细胞瘤。浆细胞瘤约占所有浆细胞恶性肿瘤的 5%～10%，多见于中老年人。

（2）浆细胞白血病（plasma cell leukemia，PCL）：是一种少见类型的白血病，外周血和骨髓中出现大量异常浆细胞，并广泛浸润各器官和组织。起病时外周血浆细胞数 >20%，或浆细胞绝对值 $>2.0 \times 10^9/L$，且有形态学异常。本病占急性白血病 1%～2%，病程较短，类似其他急性白血病。临床 PCL 分为原发性浆细胞白血病（primary plasma cell leukemia，PPCL）和继发性浆细胞白血病（secondary plasma cell leukemia，SPCL），其中大约 60%～70% 为 PPCL。

（岳保红）

案例 4-10　浆细胞白血病

【病史摘要】女，54 岁。

主诉：夜尿增多 5 年，头晕伴尿中泡沫增多 1 年。

现病史：5 年前，患者无明显诱因夜间排尿次数增多至 5～6 次，夜间尿量 1 000＋mL。1 年前无明显诱因出现尿中泡沫增多，逐渐出现劳累后恶心、呕吐，伴头晕加重、乏力。

既往史：否认高血压、心脏病史，否认糖尿病史。

个人史：原籍居住，务农，无烟酒嗜好。

家族史：母亲曾患冠心病、肺结核，父亲曾患有冠心病，均去世。有 2 个弟弟，无肾脏相关疾病。

体格检查：T 36.3℃，PR 80 次/min，BR 20 次/min，BP 110/75mmHg。贫血貌，无颜面浮肿，全身浅表淋巴结无肿大。颈软，对称，颈静脉无怒张，肝颈静脉回流征阴性。双肺呼吸音清，未闻及明显干、湿啰音。心尖冲动位于左锁骨中线第五肋间约 0.5cm，心律齐，各瓣膜听诊区未闻及明显的病理性杂音。腹软，中上腹有压痛，无反跳痛，双肾区轻微叩痛。双下肢轻微水肿。

实验室检查：血象：WBC 4.24×10^9/L，RBC 2.75×10^{12}/L，Hb 80.0g/L，PLT 190×10^9/L，涂片可见幼稚浆细胞。生化：BUN 6.6mmol/L，Scr 651μmol/L，UA 458μmol/L，TP 58g/L，ALB 36g/L，LDH 622U/L。尿常规：WBC++，PRO+，BLD+。

【问题 1】通过上述问诊、查体与实验室检查，该患者的初步诊断是什么？

思路：老年女性，夜尿增多 5 年，尿中泡沫增多 1 年，逐渐出现头晕、呕吐、恶心、贫血等症状。查体发现贫血貌，双肾区轻微叩痛，双下肢轻微水肿。实验室检查显示中度贫血，外周血涂片中有幼稚浆细胞。生化检查显示尿素、肌酐、尿酸、乳酸脱氢酶增高，总蛋白降低。尿常规检查显示白细胞、尿蛋白和隐血阳性。根据病人的主诉、年龄、性别、症状和体征，初步诊断：①慢性肾脏病，原因待查。②外周血中出现幼稚浆细胞，浆细胞性白血病不排除。

【问题 2】为明确诊断，应进一步进行哪些检查？

思路 1：根据病史、体征和实验室检查结果，可基本确定慢性肾脏病的诊断，需明确其病因，是否由慢性肾小球肾炎引起还是由免疫相关性或者肿瘤相关性肾病等引起。

思路 2：外周血涂片中有幼稚浆细胞出现，可考虑浆细胞恶性增殖性相关疾病，需要进一步完善外周血涂片检查、骨髓象检查和本周蛋白测定等检查。检查结果如下：

（1）外周血涂片：白细胞分类中，中性分叶核粒细胞占 50.0%，中性杆状核粒细胞占 2.0%，成熟淋巴细胞占 23.0%，成熟单核细胞占 4.0%，原始浆细胞占 5.0%，幼稚浆细胞占 16.0%。

（2）骨髓穿刺涂片：骨髓增生明显活跃，粒系和红系增生受抑。浆细胞异常增生，以原幼浆为主，占 86.0%，胞体中等，大小较一致，胞质量中等，呈深蓝色或火焰色，可见双核，染色质较粗，可见核仁 1～2 个（图 4-14）。

（3）骨髓流式细胞术：浆细胞约占全部有核细胞 0.67%，其中约占全部有核细胞的 0.5% 为异常单克隆浆细胞（约占浆细胞的 75.08%），单克隆 κ，CD38+、CD138+、CD20+、CD33+、CD56−、CD117−、CD3−、CD2−、CD16−、CD19−、HLA-DR−。其余为正常浆细胞，淋巴细胞未见明显克隆。

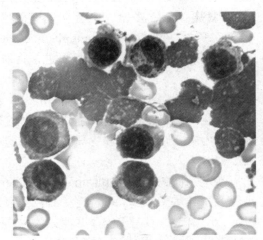

图 4-14　骨髓涂片：浆细胞白血病（瑞氏染色，×1 000）

（4）血清免疫球蛋白定量检查：IgA 0.29g/L，IgM 0.27g/L，IgG 5.69g/L。

（5）尿液本周蛋白测定：κ 轻链 18.20g/L，λ 轻链 0.05g/L，κ/λ 364.0。

（6）尿液免疫固定电泳：轻链 κ 型 M 蛋白阳性。

（7）血液本周蛋白测定：κ 轻链 10.00g/L，λ 轻链 0.06g/L，κ/λ 166.67。

（8）血液游离轻链测定：游离 κ 轻链 256.0mg/L，游离 λ 轻链 72.1mg/L，游离 κ/λ 比值 3.55。

（9）血液 β_2-MG：13.60mg/L。

【问题3】根据实验室及其他检查结果，应做出怎样的诊断？依据是什么？

诊断：浆细胞白血病（PCL）合并慢性肾脏病。

思路1：诊断依据：①外周血白细胞分类中浆细胞大于 20%；②骨髓象浆细胞明显增生，原始与幼稚浆细胞明显增多，骨髓流式细胞检查显示有异常单克隆浆细胞，浆细胞典型标记 CD38 和 CD138 阳性；③尿液免疫固定电泳显示轻链 κ 型 M 蛋白阳性；④血液、尿液本周蛋白测定显示 κ 轻链含量升高，κ 轻链/λ 轻链比值增加；⑤血液游离轻链测定结果异常，游离 κ/λ 比值增加；⑥血 BUN、UA、Scr 升高，尿液 PRO、WBC、BLD 阳性，血液 β_2-MG、LDH 增加；⑦病人夜尿增多 5 年，尿中泡沫增多 1 年；⑧查体双肾区轻微叩痛，双下肢轻微水肿。

思路2：PCL 是一种罕见的侵袭性浆细胞增殖性疾病，外周血浆细胞绝对值超过 2×10^9/L 或相对比例 >20%，可以是初发的，也可能继发于 MM 后。与 MM 相比，PCL 病人更常见髓外受累、贫血、血小板减少、血清 β_2-MG 和 LDH 水平升高以及肾功能受损。

【问题4】还需要与哪些疾病进行鉴别诊断？

思路：需要进行鉴别诊断的疾病有：

（1）MM：是一种浆细胞克隆性恶性增生性疾病，其特征是骨髓被恶性浆细胞取代，常伴有单克隆免疫球蛋白或轻链（M 蛋白）过度生成。起病时往往以骨痛为主要症状，且疼痛明显，存在广泛骨质疏松或溶骨性病变。与 PCL 相比，多数 MM 病人外周血白细胞计数和分类正常，亦可见少量异常浆细胞，其计数一般小于 5%。有数据显示 MM 初诊时如果外周血循环浆细胞比例 ≥5%，具有与 PCL 相似的不良预后。而 PCL 起病时外周血浆细胞数 >20%，或浆细胞绝对值 >2.0×10^9/L。

（2）反应性浆细胞增多症（reactive plasmacytosis，RP）：是一组由多种原因或原发疾病引起的以骨髓成熟浆细胞增多为特征的临床综合征，常见于病毒感染、变态反应性疾病、结缔组织疾病、结核病及其他慢性感染性疾病等。骨髓中浆细胞增多有限，一般 ≥3% 但 <10%，且均为正常成熟浆细胞，分泌的免疫球蛋白属正常多克隆性且水平升高有限。

（黄　辉　岳保红）

案例 4-11　T- 大颗粒淋巴细胞白血病

【病史摘要】女，69 岁。

主诉：乏力、活动后气促 3 月余，指关节疼痛 1 月余。

现病史：3 个月前患者开始出现乏力，活动后气促，爬坡、上坡及快走明显。1 个月前常感觉指关节疼痛，并在晨起时感觉关节僵硬，持续半小时以上方可自如活动。

既往史：有高血压史，否认心脏病史，否认糖尿病史。

个人史：病人自诉 3 年前心率较慢，无黑矇及晕厥发作。病人发现"痔疮"4 个月。3 年前因外伤出现右前臂骨折，已痊愈。40 年余行"卵巢囊肿手术"。

家族史：无特殊。

体格检查：T 36.0℃，PR 61 次/min，BR 20 次/min，BP 108/75mmHg。贫血貌，睑结膜苍白。全身皮肤黏膜无黄染，无全身浅表淋巴结肿大。颈软，无抵抗感，无颈静脉充盈。双肺呼吸音清，未闻及明显干、湿啰音。心尖区闻及 3/6 级收缩期杂音。腹部平坦，无腹部反跳痛，肝、脾均未触及。双下肢无凹陷性浮肿。左手中指和右手中指指关节稍有肿大。

实验室检查：WBC 1.92×10^9/L，Neu% 10.1%，LYM% 82.0%，Mon% 7.0%，ESO% 0.7%，BASO% 0.2%。RBC 1.67×10^{12}/L，Hb 61.0g/L，MCV 106.6fl，MCH 36.5pg，MCHC 337.0g/L，PLT 162×10^9/L。TBIL 31.5μmol/L，DBIL 7.2μmol/L，IBIL 24.3μmol/L。肾功、电解质、凝血功能、心肌损伤标志物、尿常规、大便常规均未见明显异常。

【问题1】通过上述问诊、查体与实验室检查，该患者的初步诊断是什么？

思路：老年女性，3个月前开始出现乏力，活动后气促，爬坡、上坡及快走明显等症状，1个月前出现关节疼痛等症状。查体发现贫血貌，睑结膜苍白。实验室检查显示中度大细胞性贫血，白细胞和红细胞降低，白细胞分类淋巴细胞占82.0%，总胆红素增高。根据病人的主诉、年龄、性别、症状和体征，初步诊断：两系减少原因待查：①巨幼细胞贫血，②骨髓增生异常综合征，③急性白血病，④溶血性贫血，⑤其他原因引起。

【问题2】为明确诊断，应进一步进行哪些检查？

思路1：根据血象检查结果为大细胞性贫血，生化检查胆红素增加，考虑是否为AIHA或MA，需进行以下实验室检查：

（1）Coomb's试验阴性，暂不考虑AIHA。

（2）维生素 B_{12} 308.0pg/mL，叶酸 13.3ng/mL，暂不考虑MA。

思路2：病人血常规提示红系和粒系减少，为进一步明确病因，需要进一步完善外周血涂片、骨髓象、骨髓细胞流式、细胞免疫表型等检查，检查结果如下：

（1）外周血涂片：白细胞明显减少，以淋巴细胞为主，40%淋巴细胞胞质内嗜天青颗粒明显增多（图4-15）。

（2）骨髓穿刺涂片：骨髓增生较活跃，淋巴细胞比例升高占41.0%，其中23.0%淋巴细胞胞体略大，胞质较多并可见嗜天青颗粒，余未见异常。

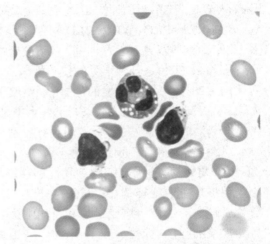

图4-15　外周血涂片：T-大颗粒淋巴细胞白血病（瑞氏染色，×1 000）

（3）骨髓流式细胞术：淋巴细胞约占全部有核细胞的20.92%，T淋巴细胞约占全部有核细胞的20.91%。其中占全部有核细胞的14.36%为成熟大颗粒表型T淋巴细胞。免疫表型：CD3+、CD4−、CD8+、CD57+、CD16+、CD56−、CD2+、CD5+、CD7+、CD38+。

（4）RF142U/mL，抗环瓜氨酸肽抗体阳性，余无特殊异常。

（5）EB病毒核抗原IgG抗体（EBNA-1-IgG）强阳性，TORCH（弓形虫、风疹病毒、巨细胞病毒、单纯疱疹病毒）检查未见明显异常。

（6）外周血细胞免疫表型：CD3+、CD8+、CD16+、CD11c+、TCRαβ+、CD25−、CD56−。

【问题3】根据实验室及其他检查结果，应做出怎样的诊断？依据是什么？

诊断：T-大颗粒淋巴细胞白血病（T-large granular lymphocytic leukemia，T-LGLL）。

思路1：诊断依据：①外周血红细胞、白细胞降低，两系减少。外周血涂片白细胞明显减少，以淋巴细胞为主，部分淋巴细胞胞质内嗜天青颗粒明显增多。②骨髓象显示淋巴细胞比例升高，部分淋巴细胞胞体略大，胞质较多并可见嗜天青颗粒。③骨髓流式细胞检查提示T淋巴细胞比例增高，具有比较典型的T-LGLL免疫表型。④EBNA-1-IgG强阳性表示该病人曾经感染过EB病毒。⑤RF升高，抗CCP抗体阳性，结合关节疼痛症状，表明病人有类风湿关节炎，T-LGLL病人易并发类风湿关节炎。⑥外周血细胞免疫表型CD3+、CD8+、CD16+、CD11c+、TCRαβ+进一步说明大颗粒淋巴细胞是T细胞来源的。

思路2：LGLL是一种伴外周血LGL增多的慢性中性粒细胞减少性临床综合征，LGL占正常外周血单个核细胞的 10%～15%，可分为 T 细胞来源（CD3+）和 NK 细胞来源（CD3−），因此，REAL 分类将 LGLL 分为 T-LGLL 和 NK-LGLL。T-LGLL 多发于 45 岁以上人群，25 岁以下的病人较少见，不同性别发病率没有明显差异。临床症状不典型，多因中性粒细胞严重减少在体检中被发现，可伴有或不伴有贫血，外周血血小板计数大多正常，大颗粒淋巴细胞增多，表现为淋巴细胞胞质内出现细腻或粗壮的嗜苯胺蓝颗粒。T-LGLL 在人群中发病率低，起病潜隐，进展缓慢，一直被认为是临床易忽略的疾病，遇到 T-LGLL 疑似病人，需要进行免疫表型分析，这是 T-LGLL 与其他疾病相区分的重要依据，同时进行 TCR 基因重排检查，以明确诊断。

【问题 4】还需要与哪些疾病进行鉴别诊断？

思路：需要进行鉴别诊断的疾病有：

（1）反应性大颗粒淋巴细胞增多：老年人多见，与某些病毒感染（EB 病毒、巨细胞病毒、HIV 病毒等）或机体衰老有关，为多克隆性、一过性，且在淋巴细胞比例增高前，多数已有相应的感染或免疫性疾病的表现，其 TCR 基因重排阴性。

（2）侵袭性 NK 细胞白血病（aggressive NK cell leukemia，ANKL）：为 LGLL 的一种，主要见于青壮年成人，本病已被证实与 EB 病毒感染有关，肿瘤细胞为单克隆和高度恶性，起病时多有明显的全身症状，包括高热、乏力、盗汗、食欲减低、体重减轻等，病情进展迅速，中位生存期小于 2 个月，预后极差。恶性 NK 细胞脏器浸润症状较明显，最常累及的部位依次为骨髓、外周血、脾脏、肝脏及淋巴结等。骨髓涂片和病理活检均可见到较多的大颗粒细胞浸润，细胞经典免疫表型为 CD13−、CD33−、CD7+、CD5−、CD2+、CD56+、CD16+/−，细胞表面的 CD3 阴性，TCR 基因重排阴性。

（3）AA：是一组由多种病因所致的骨髓造血功能衰竭性综合征，以骨髓造血细胞增生减低和外周血全血细胞减少为特征，临床上常表现为较严重的贫血、出血和感染。AA 外周血全血细胞减少，网织红细胞绝对值减少。多部位骨髓增生减低或重度减低，三系造血细胞明显减少，尤其是巨核细胞和幼红细胞；非造血细胞增多，尤其淋巴细胞增多。目前认为 AA 是 T 淋巴细胞异常活化，功能亢进造成的骨髓损伤，在诊断 AA 时需应用流式细胞术的方法检测 T 大颗粒淋巴细胞表型进行排除和鉴别诊断。

（4）类风湿关节炎（rheumatoid arthritis，RA）：是一种病因未明的慢性、以炎性滑膜炎为主的系统性疾病。其特征是手、足小关节的多关节、对称性、侵袭性关节炎症，经常伴有关节外器官受累及血清类风湿因子阳性，可以导致关节畸形及功能丧失。类风湿因子、抗环状瓜氨酸抗体、抗核抗体和抗 ENA 抗体等自身抗体的检出，是 RA 有别于其他炎性关节炎的标志之一。

（黄　辉　岳保红）

案例 4-12　血管免疫母细胞性 T 细胞淋巴瘤侵犯骨髓

【病史摘要】男，57 岁。

主诉：双下肢水肿 4 天，双侧腋窝包块 2 天。

现病史：4 天前发现其双下肢水肿，压之呈凹陷性，次日出现活动后气紧症状，2 天前发现双侧腋窝包块，约鸽子蛋大小，压之轻度疼痛。

既往史：体健，否认高血压史，否认心脏病史，否认糖尿病史。

个人史：2 年前因机器压伤左手行手术治疗，现创面已愈合，瘢痕形成，伴左手 2～5 指功能障碍。

家族史：无特殊。

体格检查：T 36.7℃，PR 78 次/min，BR 20 次/min，BP 107/65mmHg。神志清楚，对答切题。贫血貌，睑结膜苍白。胸廓正常，挤压征（−）。双肺呼吸音清，未闻及明显干、湿啰音。腹部柔软，无明显压痛和反跳痛，脾大，肋缘下可触及。双下肢轻度凹陷性水肿，双侧腋窝各扪及一大小约

5cm×3cm 包块，质韧，表面光滑，边界清楚，活动度可，压之轻度疼痛，表面皮肤及毛发色泽正常，皮温不高，双肩关节活动无明显障碍。双侧腹股沟可扪及多个包块，大者约 2cm×1cm，表面光滑，边界清楚，轻度压痛，表面皮肤色泽正常，皮温不高。

实验室检查：WBC 10.06×10⁹/L，RBC 1.98×10¹²/L，Hb 68.0g/L，HCT 0.184，MCV 92.9fl，MCH 34.3pg，MCHC 369.6g/L，PLT 25×10⁹/L。ALB 29g/L，ALT 14U/L，AST 12U/L，BUN 25.7mmol/L，Scr 78μmol/L，UA 389μmol/L，Na⁺ 128mmol/L，Cl⁻ 96mmol/L。

腹部＋盆腔CT：腹膜后多发肿大淋巴结。

【问题1】通过上述问诊、查体与实验室检查，该患者的初步诊断是什么？

思路：老年男性，双下肢水肿 4 天，双侧腋窝包块 2 天。查体发现贫血貌，睑结膜苍白，腋窝及腹股沟扪及多个包块，表面光滑，边界清楚，轻度压痛。实验室检查显示中度贫血，血小板明显减少。生化检查显示低白蛋白血症、低钠低氯血症，BUN 增高。CT 检查显示腹膜后多发肿大淋巴结。根据病人的主诉、年龄、性别、症状和体征，初步诊断：①淋巴瘤？②白血病？③淋巴结转移瘤？④慢性淋巴结炎？

【问题2】为明确诊断，应进一步进行哪些检查？

思路：全身多处淋巴结肿大，血常规提示贫血、血小板明显减少，为进一步明确病因，需要进一步完善淋巴结病理活检＋免疫组化分析、骨髓象分析、骨髓活检、骨髓细胞流式等检查，检查结果如下：

（1）淋巴结病理活检（腋窝）：淋巴结结构破坏、丧失，大量淋巴细胞增生，以中等偏大的异型淋巴样细胞为主，多为单核，个别双核，核圆形或轻度不规则，染色质粗，部分可见 1～2 个核仁。

（2）淋巴结免疫组织化学（腋窝）：部分细胞 CD2+，部分细胞 CD3+，大部分细胞 CD5+，部分细胞 CD200+，CD4+ 大于 CD8+，大部分细胞 PD-1+，少部分细胞 CXCL13+，散在细胞 CD10+，CD21 FDC 网+，少部分细胞 CD20+，少部分细胞 PAX5+，部分细胞 Bcl-2+，Ki-67+ 约 60%，考虑为血管免疫母细胞性 T 细胞淋巴瘤。

（3）骨髓象：取材困难，涂片、染色良好。增生减低，未见骨髓小粒，粒系占 69.00%，红系占 2.00%，粒：红 ＝ 34.50。幼粒、幼红细胞很少见，巨核细胞未见。淋巴细胞占 18.00%，偶见异常淋巴细胞，胞体大，胞质嗜碱性强，可见空泡，核质粗，可见核仁（图 4-16）。

（4）骨髓活检：异常间质细胞浸润，淋巴瘤骨髓浸润，伴骨髓纤维化。

（5）骨髓流式细胞术：约占全部有核细胞 4.15% 为异常 CD4+ T 淋巴细胞，胞体小，部分表达 Ki-67（51.51%），不除外 CD4+ T 淋巴细胞瘤，余下淋巴细胞未见明显异常，浆细胞未见明显克隆，

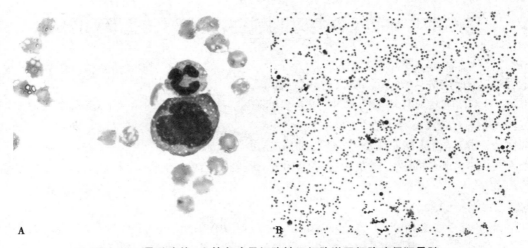

图 4-16　骨髓涂片：血管免疫母细胞性 T 细胞淋巴细胞瘤侵犯骨髓

（瑞氏染色，A. ×1 000，B. ×100）

提示淋巴瘤细胞已侵犯骨髓。免疫表型：cCD3+、CD4+、CD10+、CXCL13+、CD2+、CD45+、CD38+、HLA-DR+、CD7−、CD8−、CD56−、CD57−、CD6−、CD61−。

（6）EBV原位杂交：散在细胞EBER（EBV-encoded RNA）+。

【问题3】根据实验室及其他检查结果，应做出怎样的诊断？依据是什么？

诊断：血管免疫母细胞性T细胞淋巴细胞瘤（angioimmunoblastic T-cell lymphoma，AITL）侵犯骨髓。

思路1：诊断依据：①腋窝及腹股沟扪及多个包块，多处淋巴结肿大；②淋巴结病理检查显示淋巴结结构破坏、丧失，大量淋巴细胞增生；③淋巴结免疫组织化学CD10、CXCL-13、Bcl-2、CD200、PD-1等阳性为AITL的诊断提供了进一步的证据；④骨髓活检显示异常间质细胞浸润，淋巴瘤骨髓浸润；⑤骨髓流式细胞检查显示异常CD4+ T淋巴细胞增加；⑥EBER散在细胞阳性提示曾感染过EB病毒。

思路2：AITL是外周T细胞淋巴瘤的一种亚型，是较罕见的具有独特生物学特征的外周细胞肿瘤，瘤细胞来源于淋巴结生发中心的CD4+滤泡辅助性T细胞，是以T淋巴细胞异常增生伴高内皮血管及滤泡树突状细胞增生为主要特征的外周T细胞淋巴瘤。临床表现为肝、脾、淋巴结肿大，结外器官受累，同时多伴有乏力、发热、盗汗、体重降低等症状以及自身免疫功能异常，进展快，侵袭性高，预后差。AITL的免疫表型研究表明其肿瘤细胞具有成熟的T细胞谱系，表达CD2、CD3、CD4、CD5等多种T细胞抗原。另外由于淋巴瘤细胞来源于滤泡辅助性T细胞，同时表达CD10、CXCL13、Bcl-2、CD200、PD-1等。CD10被认为是诊断AITL的特异性标志物。CD200在其他T细胞淋巴瘤或白血病中基本不表达，可作为辅助诊断AITL的有用免疫标记物。

【问题4】还需要与哪些疾病进行鉴别诊断？

思路：需要进行鉴别诊断的疾病有：

（1）外周T细胞淋巴瘤非特指型（peripheral T cell lymphoma，not otherwise specified，PTCL-NOS）：是一类淋巴结或结外成熟T细胞肿瘤，缺乏足以进一步分类的特征性，且目前不能归类为任一种已知的成熟T细胞肿瘤亚型。肿瘤细胞表达全T细胞抗原（CD3、CD2、CD5、CD7），缺失或者弱表达其中一个或多个抗原常见。多数病例CD4+、CD8−，少数CD4−、CD8+，也有极少数双阳性或者双阴性。

（2）经典型霍奇金淋巴瘤（classic Hodgkin lymphoma，cHL）：霍奇金淋巴瘤是淋巴瘤的一种独特类型，病初发生于一组淋巴结，以颈部淋巴结和锁骨上淋巴结常见，然后扩散到其他淋巴结。cHL可分为淋巴细胞为主型、结节硬化型、混合细胞型和淋巴细胞耗竭型等四种组织学类型。RS细胞及不典型（变异型）RS细胞被认为是霍奇金淋巴瘤真正的肿瘤细胞。cHL的RS细胞CD15及CD30抗原表达阳性，是识别RS细胞的重要免疫标志。

（黄　辉　岳保红）

案例4-13　蕈样肉芽肿/Sézary综合征

【简要病史】男，41岁。

主诉：双下肢丘疱疹、红斑2年，双小臂散在红斑、丘疱疹1周。

现病史：2年前无明显诱因，双下肢出现散在丘疱疹、红斑，无渗液、上附灰白色糠状鳞屑、上覆黄色痂皮，伴瘙痒。至当地医院就诊，考虑"神经性皮炎"，治疗效果不佳。1周前，双小臂散在红斑、丘疱疹1周。

既往史：10年前因车祸外伤行脾脏摘除，无糖尿病、脑血管疾病病史，无肝炎、结核、疟疾病史。

个人史：久居本地，无疫区、无化学性物质、放射性物质、有毒物质接触史。

家族史：无家族性遗传病史。

体格检查：T 36.3℃，PR 87 次 /min，BR 22 次 /min，BP 121/75mmHg。双下肢可见色素沉着，双大腿为著，双小臂散在红斑、丘疱疹。自发病以来，神志清，精神可，食欲正常，睡眠正常，大小便正常，体重无减轻。

实验室检查：WBC $16.10×10^9$/L，Neu% 29.3%，LYM% 18.6%，ESO% 48.4%。

左下肢皮损活检：真皮血管及皮肤附属器周围、皮下组织见淋巴细胞、嗜酸性粒细胞等炎症细胞浸润。

【问题 1】通过上述问诊、查体与实验室检查，该患者的初步诊断是什么？

思路：①中年男性，双小臂散在红斑、丘疱疹 1 周；② 2 年前无明显诱因，双下肢出现散在丘疱疹、红斑，无渗液、上附灰白色糠状鳞屑、上覆黄色痂皮，伴瘙痒。初步诊断：蕈样肉芽肿（mycosis fungoides，MF）。

【问题 2】为明确诊断，应进一步进行哪些检查？

思路：病人双下肢皮肤病变，需行病理活检确定其性质。外周血嗜酸性粒细胞增多，需行骨髓穿刺涂片、病理活检及免疫分型查明病因，行骨髓细胞学检查及 PET-CT 检查，检查结果如下：

（1）骨髓细胞形态学：骨髓增生活跃。粒系增生活跃，嗜酸性粒细胞占 25.4%，明显增高，形态大致正常。淋巴细胞比值 19.4%，异常淋巴细胞占 1.8%：其胞体中等，染色质细致，浆染蓝（图4-17）。

（2）骨髓流式细胞学：发现 1.24% 的异常 T 细胞，表达 CD2、CD4、CD5str，不表达 CD3、CD7、CD8、CD16、CD56、CD57。

（3）病理活检：左下肢皮肤取材活检，符合 T 细胞性非霍奇金淋巴瘤，考虑嗜毛囊蕈样肉芽肿。

（4）免疫组化结果：AE1/AE3（CK）：上皮 +、CD2+、CD3+、CD7+、CD4+、CD8+/−、CD20−/+、CD79a CD56（56C04）−/+、CD56（56C04）* 个别 +、CD30 个别 +、Ki-67 约 20%～30%+、CD5+。原位杂交：EBER−。

（5）分子病理：TCRB VJI−、TCRB VJII++++、TCRB DJ++++、TCRG VIJ++++、TCRG VIIJ−、TCRD VD/DD/DJ−，存在单克隆增殖 T 细胞群。

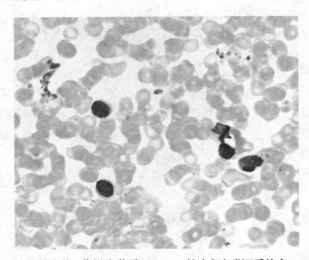

图 4-17　骨髓涂片：蕈样肉芽肿 /Sézary 综合征（瑞姬氏染色，×1 000）

（5）PET-CT：双侧脚踝处皮下稍高密度影代谢稍活跃，结合临床考虑淋巴瘤浸润。

【问题 3】根据实验室及其他检查结果，应做出怎样的诊断？依据是什么？

诊断：蕈样肉芽肿。

思路 1：诊断依据：①组织病理活检：符合 T 细胞性非霍奇金淋巴瘤，考虑嗜毛囊蕈样霉菌病。②分子病理：存在单克隆增生性 T 细胞群。③骨髓细胞形态学检查示淋巴细胞比值 19.4%，异常淋巴细胞占 1.8%。④骨髓流式细胞术检测发现 1.24% 的异常 T 细胞，表达 CD2、CD4、CD5str，不表达 CD3、CD7、CD8、CD16、CD56、CD57。

思路 2：MF 和 Sézary 综合征（Sézary syndrome，SS）密切相关，临床症状包括全身性的淋巴结肿大，皮肤、淋巴结核外周血可见克隆性肿瘤性脑回样细胞核 T 细胞（Sézary 细胞）及红皮病。诊断标准：①外周血 Sézary 细胞 >1 000 个 /μL；②外周血 T 细胞呈单克隆性；③ CD4/CD8 比值升高（>10）或 40% 以上的肿瘤细胞 CD7 缺失或 30% 以上的肿瘤细胞 CD26 缺失。

【问题 4】该病人还需要与哪些疾病进行鉴别诊断？

思路：需要进行鉴别诊断的疾病有：

其他累及皮肤的 CD4+ T 细胞淋巴瘤：成人 T 细胞白血病 / 淋巴瘤（ATLL）和 T 幼淋巴细胞白血病（T-PLL）可出现皮肤累及。红皮病较少见于 ATLL，ATLL 的 HTLV-1 阳性，而 SS 多为阴性，免疫表型 CD25 强阳性。T-PLL 病程为侵袭性，多有白细胞升高，可有 14 号染色体的异常。

（岳保红）

案例 4-14　侵袭性自然杀伤细胞白血病

【病史摘要】女，28 岁。

主诉：反复发热 2 月余。

现病史：2 个月前无明显诱因出现发热，最高体温 40℃，伴畏寒、寒战，有咽痛，咳少量白色泡沫痰，至当地诊所予以对症处理后体温逐渐恢复正常。1 个多月前病人再次出现发热，每 3～4 天 /次，最高 40℃，于当地诊所对症处理后未见明显好转，至某三甲医院门诊就诊，门诊以"发热待查"收入血液科。

既往史：体健，否认高血压史，否认心脏病史，否认糖尿病史。

个人史：病人自诉常感冒，均予以对症治疗后好转。

家族史：无特殊。

体格检查：T 37.1℃，PR 89 次 /min，BR 20 次 /min，BP 119/82mmHg。神志清楚，对答切题。贫血貌，睑结膜苍白。浅表淋巴结未扪及，口腔左侧颊黏膜少许溃烂、红肿，咽无充血，扁桃体无肿大。双肺呼吸音清，未闻及明显干、湿啰音。腹部柔软，无明显压痛和反跳痛，脾大，肋缘下可触及。双下肢无水肿。

实验室检查：WBC 3.42×10^9/L，LYM% 70.5%，RBC 2.66×10^{12}/L，Hb 86.0g/L，HCT 0.261，MCV 98.1fl，MCH 32.3pg，MCHC 329.5g/L，PLT 85×10^9/L。TP 56.1g/L，ALB 28.0g/L，ALT 125U/L，AST 158U/L，LDH 851U/L，CRP 13.2mg/L。

浅表淋巴结彩超：双侧颈部、双侧腋窝、双侧腹股沟区淋巴结可见。

【问题 1】通过上述问诊、查体与实验室检查，该患者的初步诊断是什么？

思路：成年女性，反复发热 2 月余，后期对症治疗无效。查体发现贫血貌，睑结膜苍白，口腔左侧颊黏膜少许溃烂、红肿。实验室检查显示中度贫血，血小板减少，白细胞轻度降低，淋巴细胞比例升高。生化检查显示 TP 和 ALB 降低，AST、ALT、LDH、CRP 升高。根据病人的主诉、年龄、性别、症状和体征，初步诊断：①感染？②再生障碍性贫血？③淋巴造血系统疾病？④自身免疫性疾病？

【问题 2】为明确诊断，应进一步进行哪些检查？

思路：病人反复发热，积极抗感染后未见明显好转，发热原因待查。血象提示三系减少，淋巴细胞比例增加。为进一步明确病因，需要进一步完善骨髓象分析、骨髓活检、骨髓流式细胞术等检查，结果如下：

（1）骨髓象：有核细胞增生活跃，其中粒系占 32.5%，红系占 10%，粒：红 =3.25，粒系增生较活跃伴核左移且颗粒增多。异常淋巴显著增生，多为幼稚淋巴细胞，胞体略大，细胞质蓝，有的可见少量粗大颗粒。核染色质粗,核仁1～2个(图4-18)。易见单核细胞及浆细胞,偶见组织细胞及吞噬现象,未见噬血细胞。

(2)骨髓活检:骨髓增生活跃,粒系成熟障碍。

(3)骨髓流式细胞术:淋巴细胞比例增高,约占全部有核细胞的36.5%,主要为自然杀伤(NK)细胞,占全部有核细胞的28.5%,免疫表型:CD2+,CD7+,CD56+,CD16+,CD45+,CD3-,cCD3+,CD8-,CD5-,CD20-。

(4)抗核抗体:阴性。

(5)免疫球蛋白定量:IgA、IgG、IgM均正常。

(6)EBV原位杂交:EBER散在细胞(+)。

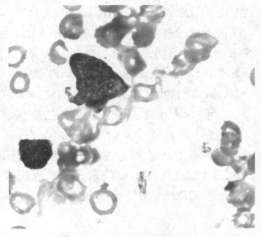

图4-18 骨髓涂片:侵袭性NK细胞白血病(瑞氏染色,×1 000)

【问题3】根据实验室及其他检查结果,应做出怎样的诊断?依据是什么?

诊断:侵袭性NK细胞白血病(aggressive NK cell leukemia,ANKL)。

思路1:诊断依据:①临床表现反复发热,对症处理后未见明显好转。②血象提示三系减少,淋巴细胞比例增加。③骨髓象显示异常淋巴显著增生,偶见大颗粒淋巴细胞。④骨髓流式检查提示淋巴细胞比例增高,主要为NK淋巴细胞,免疫表型:CD2+,CD7+,CD56+,CD16+,CD45+,cCD3+,CD5、CD3和CD8表达缺失。⑤EBER散在细胞阳性提示曾感染过EB病毒。

思路2:ANKL是一种罕见类型的恶性淋巴组织增生性疾病,通常以系统性NK细胞浸润和侵袭性临床过程为特征。ANKL发病原因尚不明确,已有研究显示ANKL可能与逆转录病毒感染等相关,与EB病毒感染高度相关。起病初期,约半数病人可出现白细胞异常增高,以淋巴细胞为主。但在疾病发展过程中逐渐出现中性粒细胞减少、血小板减少和贫血。骨髓涂片中可见白血病细胞广泛或局灶性浸润,表现为大颗粒性淋巴细胞,但大颗粒淋巴细胞不是诊断的必要条件。细胞免疫表型是诊断ANKL的重要依据,常见的免疫表型为CD2+、表面CD3-、胞质CD3+、CD16+、CD56+和CD57-,无TCR重排。

【问题4】还需要与哪些疾病进行鉴别诊断?

思路:需要进行鉴别诊断的疾病有:

(1)结外NK/T细胞淋巴瘤鼻型(extranodal natural NK/T cell lymphoma,nasal type,ENKTL):是起源于成熟NK细胞和NK样T细胞的非霍奇金淋巴瘤,其发病与EB病毒感染相关。我国ENKTL的发病率占所有淋巴瘤的15%～30%,好发于年轻病人,具有很强的异质性。ANKL和ENKTL两者有着相同的免疫表型,都与EBV感染相关等。但ENKTL发病年龄较大,多累及鼻咽部,还可侵犯上呼吸道和上消化道,皮肤和睾丸亦可累及,但外周血和骨髓受累罕见,预后相对较好。

(2)慢性NK细胞淋巴增殖性疾病(chronic lymphoproliferative disorder of NK cells,CLPD-NK):临床罕见,其特征为外周血中成熟NK细胞不明原因持续增多以及进展缓慢的临床过程,临床表现惰性,多无自觉症状或表现为感染(粒细胞减少)和贫血。外周血涂片中见增生的大颗粒细胞,骨髓浸润累及间质,可呈局灶性或窦内浸润。常见的免疫表型为CD2+、表面CD3-、胞质CD3+、CD16+、CD56+、CD5-和CD57-/+,无TCR基因克隆性重组。

(3)儿童系统性EBV阳性T细胞淋巴瘤(systemic EBV-positive T-cell lymphoma of childhood):是发生于儿童和年轻成人的一种致命性疾病,特征是EBV感染的T细胞克隆性增生伴活化的细胞毒性表型。可发生于短期内初次急性EBV感染或在具有慢性活动性EBV感染,临床进展迅速,可有多器官衰竭、脓毒血症,通常在诊断后的几天到几周死亡。实验室检查显示全血细胞减少、肝功能异常、EBV血清学异常。瘤细胞最典型的免疫表型是CD2+、CD3+、TIA1+、CD56-和EBER+。

（4）噬血细胞综合征（hemophagocytic syndrome，HPS）：又叫噬血细胞性淋巴组织细胞增生症（hemophagocytic lymphohistiocytosis，HLH），是一种免疫异常激活综合征，其特征是巨噬细胞和淋巴细胞过度活跃，吞噬细胞增多，多器官功能损害。噬血细胞综合征主要表现为发热、脾大、全血细胞减少、高甘油三酯、低纤维蛋白原、高血清铁蛋白，并可在骨髓、脾脏或淋巴结活检中发现噬血现象。

（黄　辉　岳保红）

第五章　白细胞反应性相关改变检验案例分析

案例 5-1　中性粒细胞缺乏症

【病史摘要】女，27 岁。

主诉：咳嗽、发热 10 余天，口腔溃疡、尿频、尿急、尿痛阴道瘙痒。

现病史：10 天前出现咳嗽症状，体温在 37.5～38.2℃之间，自服红霉素和三黄片 5 天，未见明显好转。后又出现口腔溃疡、尿频、阴道瘙痒且阴道分泌物增多，呈现黄色豆腐渣样，使用西瓜霜喷雾剂和洁尔阴洗液局部治疗，仍未见明显好转。后又出现咽喉肿痛、吞咽困难、咳痰、高热（39.3℃左右）、尿急和尿痛症状，为进一步诊治入院治疗。

既往史：体健，否认乙型肝炎、结核病病史，无手术史，无食物及药物过敏史；3 个月前确诊为甲状腺功能亢进，一直口服甲巯咪唑治疗。

个人史：生长于原籍，无放射性物质及毒物接触史，否认不洁性生活史；孕 1 产 1，女儿体健，妊娠过程中无高血压、严重水肿、妊娠心脏病、糖尿病等情况。

家族史：父母和哥哥身体健康，否认家族遗传病史。

体格检查：T 39.3℃，PR 108 次 /min，BR 30 次 /min，BP 120/75mmHg。呼吸急促、口腔内多处类似黄豆大小溃疡且覆有黄色分泌物，咽部充血红肿，双侧扁桃体Ⅱ°肿大，双肺呼吸音稍粗，未闻及明显干、湿性啰音，双侧颌下及颈部淋巴结轻度肿大，触痛感明显、肝、脾肋下未触及，胸骨无压痛，心律齐，未闻及杂音，下腹部有压痛感，无反跳痛，肾区无叩击痛。

实验室检查：血常规：RBC 4.0×10^{12}/L，Hb 120g/L，HCT 0.36，MCV 90fl，MCH 30pg，MCHC 333g/L，RDW 14%，WBC 1.1×10^9/L，Neu 40%，LYM 60%，PLT 135×10^9/L。血涂片：WBC 和中性粒细胞数量减少，形态大致正常，RBC 和 PLT 形态正常。

【问题1】通过以上问诊和查体，该病人可能的诊断是什么？

思路 1：现病史和体格检查可知，病人主要表现为上呼吸道、泌尿系统和生殖系统的系列感染症状，且症状逐渐加重，服用抗生素、局部用药缓解不明显。

思路 2：分析实验室检查结果，血常规 RBC、Hb、HCT、MCV、MCH、MCHC、PLT 反映 RBC 和 PLT 的参数均正常，主要异常表现在 WBC 参数，WBC 1.1×10^9/L 严重降低，中性粒细胞的比例和绝对值明显降低，淋巴细胞的比例增加。

根据上述病人的临床症状、体征、3 个月以来的用药情况及实验室检查结果综合分析，病人可能为服用抗甲亢药物甲巯咪唑引发的中性粒细胞减少至缺乏，继而引发系列感染。

【问题2】中性粒细胞减少或中性粒细胞缺乏的原因有哪些？推测该病例中性粒细胞数量减少属于哪种情况？

思路：中性粒细胞具有趋化、吞噬和杀菌作用，是机体抵御病原体入侵的重要防线，也是保护机体的重要物质，是临床与感染相关的常用且重要的指标。中性粒细胞数量减少或缺乏时，机体抵抗病原微生物的能力下降，容易引发感染。造成中性粒细胞减少或缺乏的因素很多，如：①遗传性或先天性中性粒细胞减少；②某些感染：细菌性、病毒性、寄生虫感染，如伤寒、副伤寒、严重的化脓性感染、肝炎、艾滋病等；③血液病：再生障碍性贫血、白血病、多发性骨髓瘤、淋巴瘤、骨髓纤维化等；④自身免疫性疾病：系统性红斑狼疮、类风湿性关节炎等；⑤理化因素：长期接触放射线或苯、砷酸、一氧化氮等化学物质；⑥脾功能亢进；⑦长期服用某些药物：如抗肿瘤药物、抗甲状腺药物、抗生素等。

正常成人外周血 WBC 低于 $3.5 \times 10^9/L$ 时称为 WBC 减少症，中性粒细胞绝对值低于 $2 \times 10^9/L$ 时称为中性粒细胞减少症，低于 $0.5 \times 10^9/L$ 时称为中性粒细胞缺乏症。中性粒细胞减少或缺乏，极易引发感染，好发于口鼻黏膜、呼吸道、胃肠道、皮肤、泌尿生殖系统。如果不及时治疗，病情发展迅速，严重者危及生命。

根据该病例的特点分析，可能是长期服用抗甲状腺药物甲巯咪唑引发的中性粒细胞缺乏，出现发热及咽喉肿痛、咳痰等上呼吸道感染症状，尿频、尿急、尿痛等泌尿系统感染症状，且中性粒细胞减少或缺乏后容易合并真菌感染，病人口腔溃疡且有黄色分泌物和"豆腐渣"样的阴道分泌物均符合白假丝酵母菌感染的表现。

【问题3】中性粒细胞缺乏症的实验室检查有哪些？需要与哪些疾病进行鉴别？

思路：实验室检查：①血常规：WBC 总数显著减少，以中性粒细胞百分比和绝对值显著下降为主，绝对值常 $<0.5 \times 10^9/L$，淋巴细胞比例可增加，RBC、Hb 和 PLT 的相关参数一般均正常；②血涂片进行 WBC 分类计数：观察各类血细胞数量是否与血常规检测结果一致，同时观察中性粒细胞形态是否出现中毒颗粒、空泡变性等毒性变化；③骨髓细胞学检测：粒系增生降低、粒红比值下降，各发育阶段的粒细胞数量减少，红系和巨核系细胞正常。

针对该病例感染症状的其他实验室检查项目及意义：①尿常规检查（化学检测＋显微镜检查）、尿液细菌培养、痰培养＋药敏试验及阴道分泌物检测，判断上呼吸道、泌尿和生殖系统感染的存在及发展的程度，结合细菌培养和药敏试验结果选择合适的药物进行抗感染治疗；②甲状腺功能检测如甲状腺功能五项和甲状腺彩超，确定甲亢的发展程度和控制情况，为后续选择治疗方案奠定基础。

鉴别诊断：再生障碍性贫血、急性非白血性白血病。主要通过血常规和骨髓细胞学检测进行鉴别。该两种疾病除有粒细胞的减少或缺乏，还有 RBC 和 PLT 的减少以及相应的临床表现。而中性粒细胞缺乏症主要表现在中性粒细胞的减少和缺乏，并无 RBC 和 PLT 的减少。

【问题4】该病例的后期治疗有哪些注意事项？

思路：中性粒细胞缺乏症的病死率较高，治疗的关键是控制感染。该病人需要立即停止使用造成中性粒细胞缺乏的药物——甲巯咪唑，根据甲状腺功能检测及彩超结果等选择合适的治疗；做好该病人的隔离治疗；在细菌培养和药敏试验结果未确定之前可以使用广谱抗生素治疗，结果确定之后选择敏感的抗生素；使用升 WBC 的药物，这些治疗方法目前临床较为常用。输注中性粒细胞血液制品不建议作为首选，因为中性粒细胞制品目前很少制备，且可能引发同种免疫不良反应。

（常晓彤）

案例 5-2　类白血病反应（粒细胞型）

【病史摘要】男，10 岁。

主诉：淋雨后出现感冒症状、间歇性发热 8 天。

现病史：病人因淋雨受凉，出现咳嗽、咳痰、鼻塞和流涕等症状，5 天前发热，在当地诊所输液（具体药物不详）后退热停药，3 天后再次发热，最高体温 39.8℃，咳嗽、咳痰症状加重，且出现咽痛、声音嘶哑。痰呈黄色黏液状。发病以来，精神、食欲稍差，大、小便正常。以"上呼吸道感染"收入院治疗。

既往史：体健，否认乙型肝炎、结核病病史，无手术史，无食物及药物过敏史。

个人史：无特殊。

体格检查：T 39.5℃，心率稍快。咽部充血红肿明显，有散在脓点，双侧扁桃体Ⅱ°肿大，双肺呼吸音稍粗，未闻及明显干、湿性啰音，双侧颌下及颈部淋巴结轻度肿大，质地较软，肝、脾肋下未触及，胸骨无压痛，心律齐，未闻及杂音，腹部平软，全腹无压痛和反跳痛。

实验室检查：RBC 4.8×10^{12}/L，Hb 128g/L，HCT 40%。WBC 80×10^9/L，Neu 88.5%，LYM 7%，Mon 3%，Eos 1%，Bas 0.5%；其中原粒细胞 1%，早幼粒细胞 2%，中性中幼粒细胞 13%，中性晚幼粒细胞 18%，Nst 17%。PLT 236×10^9/L。

【问题1】通过以上问诊和查体，该病人可能的诊断是什么？

思路1：通过现病史和体格检查可知，患儿 10 岁，主要表现为反复发热，咳嗽、咳痰、鼻塞、咽部充血红肿明显，有散在脓点，双侧扁桃体Ⅱ°肿大，双肺呼吸音稍粗，双侧颌下及颈部淋巴结轻度肿大。

思路2：分析实验室检查结果，血常规 RBC、Hb、HCT、PLT 正常，WBC 80×10^9/L 显著升高，中性粒细胞的比例和绝对值明显增加，而且血液中出现一定比例原始和幼稚的不成熟的粒细胞。

根据上述病人的年龄、临床症状、体征及实验室检查结果综合分析，首先怀疑类白血病反应（粒细胞型），其次怀疑慢性粒细胞白血病。

【问题2】类白血病反应和慢性粒细胞白血病的特点有哪些？

思路1：类白血病反应（leukemoid reaction），是由于感染（细菌性感染、病毒性感染、寄生虫感染、真菌感染等）、肿瘤、免疫性疾病、血液病、中毒等因素刺激机体后，正常机体应对刺激因素产生的类似白血病的血象反应。

类白血病反应（粒细胞型）的特点：①儿童较为多见，有明确的病因及相对应的临床症状和体征；②血液中出现类似白血病的血象反应，WBC 异常增高（$> 50 \times 10^9$/L），以中性粒细胞增高为主并伴有核左移，且出现原始及（或）幼稚的粒细胞，中性粒细胞可出现中毒颗粒、空泡变性、核固缩等毒性变化；RBC、Hb 和 PLT 一般均正常；③中性粒细胞碱性磷酸酶染色积分增高；④骨髓象除粒系增生伴核左移及中毒改变外，其他各系一般无明显改变；⑤原发疾病好转后类似白血病的血象反应随之消失。

思路2：慢性粒细胞白血病（chronic myelocytic leukemia，CML）：是骨髓造血干细胞克隆增殖性疾病，主要表现为粒系增生明显，以中性中幼粒细胞、中性晚幼粒细胞和杆状核细胞增生为主，一般预后较差。

慢性粒细胞白血病的特点：①好发于 20～50 岁年龄段人群；②发病较隐匿，临床症状不明显，可有乏力、发热、食欲不振等，肝、脾明显增大，部分病人有胸骨压痛，随病情发展可出现贫血、出血等症状；③血液中 WBC 可显著增高，多数在 100×10^9/L 以上，以粒细胞增加为主，其中主要为中性中、晚幼粒和杆状核细胞，有少量原粒细胞，嗜酸性和嗜碱性粒细胞增高，后者增高更明显；RBC、Hb 和 PLT 早期基本正常，随病情不断发展逐渐减少；④骨髓增生明显活跃或极度活跃，粒红比值增加可高达（10～50）：1，粒系显著增生，以中性中、晚幼粒核杆状为主，可见少量原粒细胞，粒细胞形态异常主要表现为大小不一、核浆发育不平衡。红系比例下降，巨核细胞早期增加，晚期减少，主要为颗粒型巨核细胞；⑤血液中性粒细胞碱性磷酸酶积分降低或明显减低；⑥免疫标志的异常表达，如 CD13、CD14、CD15、CD33 等高表达，疾病的不同时期可出现复杂的异常表达；Ph 染色体和（或）*bcr/abl* 基因阳性。

【问题3】如何进一步选择检测项目？根据结果，进一步的诊断？

思路1：根据已经进行的实验室检查和疾病特点对病例中的主要信息进一步分析，可知①病人有明显的呼吸道感染的临床表现，且血液中 WBC 总数和中性粒细胞均增高，怀疑存在感染因素，可以进一步进行 C 反应蛋白和降钙素原检测，判断是否支持呼吸道感染；②由于病人咳痰，可以做痰涂片、痰培养＋药敏、血培养等实验，根据结果判断是否有感染，可以先经验用药，根据药敏试验结果及时调整用药，观察用药后类似白血病的血象反应是否消失；③类白血病反应和慢性粒细胞白血病的鉴别指标之一是中性粒细胞碱性磷酸酶染色，前者染色积分增高（图5-1），后者染色积分降低，可以抽取血液进行该项细胞化学染色，同时制备血涂片并染色观察中性粒细胞形态是否出现毒性变化（图5-2）。

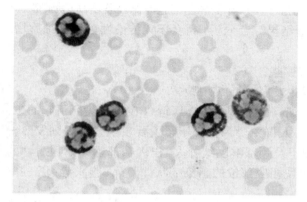

图5-1　中性粒细胞（碱性磷酸酶染色，×1 000）

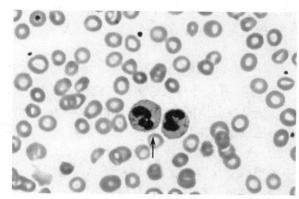

图5-2　中性粒细胞发生毒性变化（颗粒增粗）（瑞-吉氏染色，×1 000）

思路2：若以上检测结果支持类白血病反应，可按照该病进一步治疗，观察原发疾病好转和治愈后，类白血病反应是否消失。

若以上检测结果不支持类白血病反应或证据不足，需①行骨髓穿刺术，进行骨髓细胞学检查，观察骨髓增生程度、各系细胞比例和形态特点；②流式细胞术进行免疫标志物的检测；③分子生物学检查 Ph 染色体和 bcr/abl 基因等。

（常晓彤）

案例 5-3　传染性单核细胞增多症

【病史摘要】女，18 岁。

主诉：咽痛、腹胀伴间歇性发热 7 天。

现病史：病人 7 天前淋雨后陆续出现咽痛、咽干、发热，体温波动在 38.3～39.4℃，多数在下午发热，给予"布洛芬"退热药后体温下降，但维持时间较短，而后体温继续上升；同时伴有腹胀、腹部隐痛。因发热时间较长且反复，为进一步诊治入院治疗。

既往史：平素体健，否认乙型肝炎、结核病病史，无手术史，无食物及药物过敏史。

个人史：无特殊。

体格检查：T 38.6℃，PR 93 次 /min，BR 20 次 /min，BP 110/70mmHg。咽部充血红肿，双侧颌下及颈部淋巴结肿大，质地较软，边缘清楚、活动，有轻微触痛。双肺未闻及干、湿啰音，胸骨无压痛，心脏检查未见异常，腹部触诊有按压痛，肝、脾未触及。

实验室检查：RBC 3.9×10^{12}/L，Hb 120g/L，WBC 15.3×10^9/L，中性分叶核粒细胞 17%，单核细胞 4%，嗜酸性粒细胞 1%，淋巴细胞 78%，其中含异型淋巴Ⅱ型 20%、Ⅰ型 10%。外周血象见图5-3。

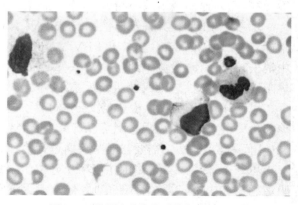

图5-3　外周血象（瑞氏染色，×1 000）

【问题1】通过以上问诊、查体和实验室检查，该病人可能的诊断是什么？

思路1：通过现病史和体格检查可知，病人主要表现为发热，体温在39℃左右，咽痛、咽干，咽部充血红肿，颌下及颈部淋巴结肿大，质地较软且可移动；腹胀、腹部隐痛，腹部触诊有按压痛。

思路2：分析实验室检查结果，血常规 RBC 和 Hb 正常，WBC $15.3×10^9$/L 升高（但低于 $20×10^9$/L），淋巴细胞（78%）比例增加，且绝对值（$11.934×10^9$/L）明显增加，异型淋巴细胞比例显著增高达到30%。

根据上述病人的临床症状、体征及实验室检查结果综合分析，高度怀疑传染性单个核细胞增多症。

【问题2】为明确诊断，下一步的实验室检查有哪些？

思路：什么是传染性单核细胞增多症？疾病发生发展的特点有哪些？

传染性单核细胞增多症（infectious mononucleosis，IM），是由 EB 病毒（EBV）感染所引起的急性淋巴细胞增生为主的感染性和自限性疾病，发病人群主要为青少年。主要表现为不规则发热、乏力、畏寒；淋巴结肿大，质软，可移动，多见于颌下及颈部淋巴结肿大，出现咽部感染如咽痛、咽干及咽部充血等症状，若侵犯肠系膜淋巴结，可出现相应部位的感染症状如腹痛、腹胀等；肝、脾肿大；皮肤出现皮疹、斑丘疹等。

该病发生发展的特点：①血液：WBC 总数正常或减低，大约3～5天后逐渐增高，主要以淋巴细胞比例增高为主，并出现大量异型淋巴细胞，其比例可达10%以上；②骨髓：淋巴细胞增多或正常，可见异型淋巴细胞，红系、髓系、巨核细胞系三系均增生；③血清嗜异性抗体：可于感染 EB 病毒1～2周后出现，3～4周达到高峰，抗体效价一般可达 1:256 以上，恢复期下降随后消失；④ EBV 特异性抗体：首先出现抗 EB 病毒壳体抗原（EB virus capsid antigen，EBVCA）的 IgM 抗体，第2周达高峰，随后快速下降，然后出现 VCA-IgG 抗体，可维持数年或终生；急性感染后期可出现抗 EB 病毒早期抗原（EB virus early antigen，EBVEA）的 IgG 抗体，2～3周达到高峰，下降速度较快；恢复期可出现抗 EB 病毒核抗原（EB virus nuclear antigen，EBVNA）的 IgG 抗体，可持续终身存在。

根据实验室检查结果和疾病发展特点可知下一步的检查主要包括：骨髓细胞学检查、血清嗜异性抗体检测及效价测定、EBV 特异性抗体检测。

【问题3】上述实验室检查是否均有必要？为什么？

思路1：骨髓细胞学检查：通过骨髓穿刺进行，属于侵入性操作，有一定的危险性，对病人可造成一定的痛苦。且该病人的血象表现比较符合传染性单核细胞增多症的特点，若其他免疫学和血液学检测结合临床症状和体征能够诊断 IM，骨髓细胞学检测可不做，若其他检测结果不足以证明时再进行该项检测。

思路2：血清嗜异性抗体和滴度的测定：血清中出现时间早，易检测，若抗体滴度持续增加，诊断价值更大。抗体效价在 1:256 以上，结合血象特点和临床表现可以确诊；若抗体效价在 1:256 以下，需要做嗜异性抗体的鉴别吸收试验，IM 病人血清中抗体不被豚鼠肾吸附，可被牛 RBC 吸附，这与正常血清吸附效果相反，与其他疾病血清吸附效果不一致。

思路3：EBV 特异性抗体检测：抗 EBVCA-IgM 抗体最早出现，易于捕获，是 EBV 感染的主要指标之一；EBVCA-IgG 抗体和 EBVEA-IgG 抗体随后出现，对于 IM 有诊断价值，但是后者在血清中消失较快，有时检测不到；EBVNA-IgG 抗体出现较晚，早期检测一般为阴性，恢复期血清中该抗体阳性，对于急性感染或早期诊断意义不大。

思路4：分子生物学检查：对于年幼或不典型的 IM 病人，可以采用实时定量 PCR 检测 EBV，诊断价值最大，若血清学检测可以支持诊断 IM，为减轻病人的经济负担，该项检测可不做。

【问题4】该病例需要与哪些疾病进行鉴别诊断？

思路1：传染性淋巴细胞增多症：好发于学龄前儿童，发病后感染症状较轻，乏力、低热，上呼吸道感染如咳嗽、咽痛、咽部充血，但一般无淋巴结肿大和肝、脾肿大等表现；血液中 WBC 总数、淋巴细胞比例和绝对值均增高，淋巴细胞形态正常且多为成熟的小淋巴细胞，RBC、Hb 和 PLT 数量和形态均正常；血清嗜异性抗体检测和 EBV 特异性抗体检测均为阴性。

思路 2：获得性巨细胞病毒感染：由巨细胞病毒（cytomegalovirus，CMV）引起，临床症状一般较轻，表现为发热，肝、脾和淋巴结肿大；血液中淋巴细胞数量增加、形态异常，CMV 抗原及抗体阳性，血清嗜异性抗体检测和 EBV 特异性抗体检测均为阴性。

（常晓彤）

案例 5-4　戈　谢　病

【病史摘要】男，5 岁。

主诉：发热、下肢肿胀伴活动不自如 10 天。

现病史：10 余天前病人出现不明原因的发热，伴下肢肿胀，活动受限，门诊诊断为"软组织炎"，给予激素及消炎抗感染治疗 1 周，效果不佳，为求进一步诊治入院。

既往史：4 年前发现脾大，贫血，在当地医院对症治疗一段时间（具体不详），1 年前无明显诱因出现大量呕血入院对症治疗。既往有贫血和呕血史，否认糖尿病、血液病、免疫缺陷病和精神疾病、遗传性家族疾病史，否认其他急、慢性传染病史及重要皮肤病史，否认药物食物过敏史，否认手术外伤史，否认输血史。

个人史：第 2 胎第 2 产，足月顺产，否认宫内窘迫和窒息史，出生体重 3.5kg，出生后母乳喂养，6 月添加辅食，食欲一般，体重偏轻，预防接种按当地计划进行。

家族史：父母和哥哥身体健康，否认家族遗传病史。

体格检查：T 39.9℃，PR 132 次 /min，BR 42 次 /min，BP 100/58mmHg，发育不良，营养欠佳，神志清楚。全身皮肤无黄染，弹性正常，浅表淋巴结未扪及，头颅大小正常，全身浅表淋巴结无肿大。头颅及五官大小形态正常，无眼睑水肿，结膜正常，巩膜无黄染，瞳孔等大同圆，对光反射正常，外耳道无异常分泌物。口唇无发绀，口腔黏膜正常，咽部黏膜无充血。颈软，气管居中。胸廓正常，胸骨无叩痛。呼吸运动正常。叩诊清音，双肺呼吸音清晰，无干、湿啰音，无胸膜摩擦音。心前区无隆起，心尖冲动正常，心律齐、心音有力。腹部隆起，腹柔软，无压痛、反跳痛。肝脏肋下 2.5cm 可触及，质中偏硬，脾脏超前正中线 2cm，质中偏硬，无移动性浊音。肠鸣音 5 次 /min。肛门无异常。脊柱无畸形，左下肢浮肿，活动受限，伴压痛。

实验室检查：①血常规：WBC 4.2×10^9/L、RBC 3.48×10^{12}/L、Neu% 45.7%、Hb 86g/L、PLT 91×10^9/L；②酶活性分析：β- 葡糖脑苷脂酶 0.5nmol/（g•min）[参考区间：6.56～55.1nmol/（g•min）]，壳三糖酶 89 803.1nmol/（L•min）[参考区间：3 000～47 000nmol/（L•min）]；③血脂测定：高密度脂蛋白胆固醇 0.28mmol/L、低密度脂蛋白胆固醇 0.81mmol/L、载脂蛋白 A1 0.54g/L、载脂蛋白 B 0.43g/L；④凝血功能：凝血酶原时间（PT）13.7s，纤维蛋白原（FIB）1.43g/L；⑤骨髓涂片：红系、粒系及巨核系细胞量增多，见大量戈谢细胞（图 5-4）；⑥肝、脾、肾 B 超声检查：肝、脾肿大；CT 提示：肝体积增大，右叶可见片状低密度影，肝顶可见小片状稍低密度影，边界不清。脾脏体积明显增大，下缘达盆腔，内部密度较均匀，胰腺受压移位，内部未见异常密度阴影。

【问题 1】通过以上问诊和查体，根据实验室及其他检查结果，该病人最可能的诊断是什么？依据是什么？

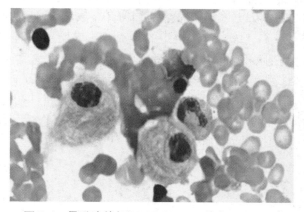

图 5-4　骨髓涂片（Wright-Giemsa 染色，×1 000）

诊断：该病人最可能的诊断为戈谢病。

思路：诊断依据：①通过病史和体格检查：病人为儿童，有贫血和呕血病史；出现不明原因的发热、肝和脾肿大、腹胀、左下肢水肿；②影像学结果提示肝、脾肿大；③血常规提示：RBC 正常、Hb 轻度减低，WBC 数目和分类大致正常，PLT 轻度减低（WBC 4.2×10^9/L、RBC 3.48×10^{12}/L、中性粒细胞百分数 45.7%、Hb 86g/L、PLT 91×10^9/L）；④骨髓的改变可包括：骨髓内红系、粒系及巨核系细胞量增多，戈谢细胞的浸润（图 5-5）。戈谢细胞，实际上就是含有葡萄糖脑苷脂的吞噬细胞，其在骨髓中出现的数量多少不一，如果数量较少，易被忽视，低倍镜浏览时常分布于涂片边缘及片头、片尾处；⑤酶活性分析：β- 葡糖脑苷脂酶缺乏（β- 葡糖脑苷脂酶 0.5nmol/g•min）。

根据上述病人的临床症状、体征及实验室检查结果综合分析，最可能的诊断为戈谢病。

【问题2】戈谢病的定义是什么？描述该病典型细胞的形态，以及该病主要的分类和临床特征。

思路1：戈谢病（Gaucher disease）亦称葡萄糖脑苷脂病，为常染色体隐性遗传，是一种由于β- 葡萄糖脑苷脂酶缺乏导致葡萄糖脑苷脂在骨髓、肝、脾等处沉积的疾病。因此，骨髓、肝和脾等组织中可见到戈谢细胞，即吞噬贮积大量β- 葡萄糖脑苷脂的巨噬细胞。临床上以肝和脾肿大、全血细胞减少、智力低下、反复癫痫发作和共济失调、骨骼受累为主要表现。

戈谢细胞，体积大，直径为 20～60μm，呈圆形或椭圆形；胞质丰富，灰蓝色，内含交织成网状的大波纹纤维样物质，排列呈洋葱皮样，胞核小、偏位，有时有 2 个核。骨髓涂片见到戈谢细胞为本病的典型特征。

思路2：本病有三种临床类型，其分类及特征分别如下：①急性型，病人多为婴儿，视神经系统病状很突出，发病越早，病情进展越快，除肝和脾肿大及贫血外，主要为快速进展的神经系统症状，故亦称婴儿型或神经病型；②亚急性型，病人多为较大儿童神经系统病变缓慢进展，故又称幼年型，介于急性型与慢性型之间，有脏器肿大，神经系统症状等，与急性型相似，但发病晚、病情较轻。根据肝和脾肿大、神经系统症状、骨髓涂片找到典型的戈谢细胞及血清酸性磷酸酶增高可初步诊断该病；③慢性型，儿童与成人均可发病，多为成人，神经系统症状不明显，起病缓慢，病程长，故亦称为成人型或非神经病型。

【问题3】简述戈谢病的诊断思路。

思路：根据肝和脾肿大、神经系统症状、骨髓涂片找到典型的戈谢细胞及血清酸性磷酸酶增高可初步诊断该病。进一步确诊应做 WBC 或皮肤或纤维细胞的 β- 葡萄糖脑苷脂酶活性测定、基因突变分析等。排除其他能见到戈谢细胞的疾病，如 CML、MM 及地中海贫血等病人在骨髓中可找到类戈谢细胞，应与该病相鉴别。

【问题4】戈谢病目前有哪些治疗方法？

思路：戈谢病目前有以下治疗方法：①脾切除：适用于巨脾，伴脾功能亢进者，年龄在 4～5 岁或 5 岁以上，可以改善临床症状。对于慢性型和亚急性型，部分病人建议脾切除术。②酶替代治疗：Ceredase 基因重组的 β- 葡糖脑苷脂酶制剂，对于延长病人寿命、提高生存质量有显著效果。该制剂可使绝大多数患者临床症状改善，且脏器不再继续受累。主要用于戈谢病慢性型治疗。亚急性型或急性型病人不是酶替代疗法的适应证。③基因治疗：应用造血祖细胞和成肌细胞移植，将 GBA 基因导入病人体内，并通过其增生特性在体内获得大量含有 GBA 基因的细胞，产生具有生物活性的 β- 葡糖脑苷脂酶，起到持久治疗作用。④对症治疗，包括支持、营养、输血等，对急性型病人还需止痛、解痉等。

（邓红玉）

案例 5-5　尼曼 - 皮克病

【病史摘要】男，1 岁 7 个月。

主诉：腹部膨隆 1 个月余。

现病史：家长述患儿 1 个月前无明显诱因出现腹部膨隆，无发热、呕吐，无腹痛、腹泻、抽搐等，大便黄，精神一般，食欲欠佳，未重视及处理。家长因患儿目前翻身、抬头及独坐欠佳至当地省儿童医院就诊入院。

既往史：一般体健，否认糖尿病、血液病、免疫缺陷病和精神疾病、遗传性家族疾病史，否认其他急、慢性传染病史及重要皮肤病史，否认药物食物过敏史，否认手术外伤史，否认输血史。

个人史：第 2 胎第 2 产，足月剖宫产，否认宫内窘迫和窒息史，出生体重 3.15kg，出生后母乳喂养，6 月添加辅食，未断奶，俯卧位抬头欠佳，独坐不稳。11 月龄前均按国家计划进行预防接种。

家族史：父母和姐姐身体健康，否认家族遗传病史。

体格检查：T 36.9℃，PR 130 次 /min，BR 30 次 /min，BP 101/59mmHg，发育不良，营养欠佳，神志清楚。全身皮肤无黄染，弹性正常，浅表淋巴结未扪及，头颅大小正常，全身浅表淋巴结无肿大。头颅及五官大小形态正常，无眼睑水肿，结膜正常，巩膜无黄染，瞳孔等大同圆，对光反射正常，外耳道无异常分泌物。口唇无发绀，口腔黏膜正常。咽部黏膜无充血。颈软，气管居中。胸廓正常，胸骨无叩痛。呼吸运动正常。叩诊清音，双肺呼吸音清晰，无干、湿啰音，无胸膜摩擦音。心前区无隆起，心尖冲动正常，心律齐、心音有力。腹部隆起，腹柔软，无压痛、反跳痛。肝脏肋下 4.5cm 可触及，质中偏硬。脾脏肿大，超过前正中线 2cm，质中偏硬，无移动性浊音。肠鸣音 5 次 /min。右侧腹股沟、阴囊可见 3×3cm 大小包块，压之可回纳，肛门无异常。脊柱无畸形，下肢浮肿，四肢肌力正常，肌张力正常，双侧膝反射正常，跟腱反射正常，巴氏（Babinski）征、克氏（Kernig）征、布氏（Brudzinski1）征均为阴性。

B 超检查：肝大，实质光点密集，脾大，腹腔及腹膜后淋巴结大，腹腔胀气。

实验室检查：①血常规：WBC $6.29 \times 10^9/L$、中性粒细胞百分数 32.2%、RBC $3.65 \times 10^{12}/L$、Hb 89g/L、PLT $114 \times 10^9/L$；血涂片：WBC 无明显增减，粒细胞无明显增减，比例和形态大致正常，单核细胞和淋巴细胞可见空泡，成熟 RBC 形态无明显异常，PLT 可见聚集；②肝功能：总蛋白（TP）51.5g/L，白蛋白（ALB）17.8g/L，谷丙转氨酶（ALT）218.4U/L，谷草转氨酶（AST）379.9U/L，总胆红素（TBIL）21.7μmol/L，直接胆红素（DBIL）6.6μmol/L，酸性磷酸酶（ACP）37U/L；③血脂：总胆固醇（TC）29.4μmol/L，血清甘油三酯（TG）1.71mmol/L；④酶活性：β- 葡糖脑苷脂酶 0.3nmol/（g•min）；⑤骨髓穿刺：粒系、红系增生活跃，各阶段比例、形态无明显异常；淋巴细胞无明显增减；全片共见巨核细胞 88 个，PLT 呈堆分布；全片可见一类泡沫样巨噬细胞，此类细胞胞体较大，胞质极丰富，粉红色，其中充满了大小均匀脂滴，呈泡沫或蜂窝状，核 1～2 个，偏中心，染色质稍粗（图 5-5）。

【问题 1】通过以上问诊和查体，根据实验室及其他检查结果，该病人最可能的诊断是什么？依据是什么？

诊断：该病人最可能的诊断为尼曼 - 皮克病。

思路：诊断依据：①通过病史和体格检查可知：病人为 2 岁以下婴幼儿，食欲欠佳，运动减退；出现不明原因的肝和脾肿大、腹胀；贫血；②B 超结果提示肝、脾肿大，腹腔胀气；③血常规结果提示 RBC 正常、Hb 轻度减低，WBC 数目和分类大致正常，PLT 正常；④血涂片结果：WBC 无明显增减，粒细胞无明显增减，比例和

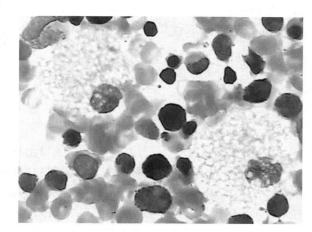

图 5-5　骨髓涂片（Wright-Giemsa 染色，×1 000）

形态大致正常，单核细胞和淋巴细胞可见空泡，成熟 RBC 形态无明显异常，PLT 可见聚集；⑤肝功能异常：总蛋白降低，谷丙转氨酶和谷草转氨酶升高，酸性磷酸酶升高；⑥血脂总胆固醇和甘油三

酯升高；⑦酶活性分析提示 β- 葡糖脑苷脂酶缺乏（β- 葡糖脑苷脂酶 0.3nmol/g•min）；⑧骨髓中尼曼 - 皮克细胞的浸润（图 5-5），全片可见这一类泡沫样巨噬细胞，胞体较大，胞质极丰富，粉红色，其中充满了大小均匀脂滴，呈泡沫或蜂窝状，核 1～2 个，偏中心，染色质稍粗。

根据上述病人的临床症状、体征及实验室检查结果综合分析，最可能的诊断为尼曼 - 皮克病。

【问题 2】尼曼 - 皮克病的定义是什么？描述该病典型细胞的形态，以及该病主要的分类和临床特征。

尼曼 - 皮克病（Niemann-Pick disease，NPD）又称鞘磷脂沉积病，属先天性糖脂代谢性疾病，为常染色体隐性遗传，是因神经鞘磷脂酶缺乏及胆固醇沉积于身体各器官，引起脂质代谢紊乱的一种家族性疾病。其特点是全单核巨噬细胞和神经系统有大量的含有神经鞘磷脂的泡沫细胞。

该病典型细胞为尼曼 - 皮克细胞，常称为泡沫细胞，细胞直径 20～100μm；核较小，圆形或卵圆形，一般为单个，也可有双核；胞质丰富，充满圆滴状透明小泡，类似桑葚状或泡沫状。尼曼 - 皮克细胞应与组织细胞相鉴别：组织细胞胞质中可有空泡、但空泡大小不等，而尼曼 - 皮克细胞胞质中空泡大小基本一致。

根据临床表现主要分为 3 型：① A 型（急性神经病变型），最常见，进展快，主要在婴幼儿中发病，多在 3 岁内死亡；② B 型（慢性内脏病变型），有 A 型内脏症状而无神经系统表现；③ C 型（慢性成年神经病变型），主要在青少年起病，病状较 A 型轻。

【问题 3】尼曼 - 皮克病的诊断思路。

尼曼 - 皮克病的诊断思路：①有无肝、脾肿大；②有或无神经系统损害或眼底樱桃红斑；③外周血淋巴细胞和单核细胞的胞质是否有空泡；④骨髓中是否可找到泡沫样尼曼 - 皮克细胞；⑤ X 线检查肺部是否呈粟粒样或网状浸润；⑥肝、脾或淋巴结活检检测神经鞘磷脂酶活性，WBC 或皮肤或纤维细胞是否存在 β- 葡糖脑苷脂酶缺乏。

【问题 4】尼曼 - 皮克病有哪些鉴别诊断？

尼曼 - 皮克病鉴别诊断思路：①戈谢病婴儿型：以肝大为主。肌张力亢进时，痉挛。无眼底樱桃红斑，淋巴细胞胞质无空泡，血清酸性磷酸酶升高，骨髓中找到戈谢细胞。② Wolman 病：无眼底樱桃红斑，腹部 X 线片可见双肾上腺肿大，外形不变，有弥漫性点状钙化阴影。淋巴细胞胞质有空泡。③单唾液酸四己糖神经节苷脂病 I 型（GM-1）：出生即有容貌特征，前额高、鼻梁低、皮肤粗，50% 病例有眼底樱桃红斑和淋巴细胞胞质有空泡。X 线可见多发性骨发育不全，特别是椎骨。④ Hurler 病（黏多糖 I 型）：肝、脾大，智力差，淋巴细胞胞质有空泡，骨髓有泡沫细胞等似 NPD。心脏缺损，多发性骨发育不全，无肺浸润。尿黏多糖排出增多，中性粒细胞有特殊颗粒。出生 6 个月后婴儿的身体外形、骨骼变化明显，视力减退，角膜浑浊。

（邓红玉）

案例 5-6　海蓝组织细胞增多症

【病史摘要】女，30 岁。

主诉：发热、头晕、乏力 10 个月余，呼吸困难 1 天。

现病史：自述 10 个月前无明显诱因反复发热、乏力，有时一个月内发热 2～3 次，发热前无寒战、无明显盗汗，有时伴有咳嗽、咳痰、头晕和呕吐，呕吐物为胃液。在当地医院治疗（具体药物不详）稍有好转。患病以来，活动后胸闷、气短、心慌，精神体力欠佳，食欲睡眠差，体重减轻。1 天前因再次发热，出现气促，吸气困难，转到省级某三甲医院入院。

既往史：体健，否认"高血压、糖尿病、心脏病、肾病"病史，否认其他急、慢性传染病史及重要皮肤病史，否认药物食物过敏史，否认手术外伤史，否认输血史。预防接种史不详。

个人史：已婚，孕 1 产 0。丈夫体健。否认丈夫有性病史及冶游史。

家族史：否认家族性遗传病、高血压、传染病史，无冠心病早发家族史，无糖尿病家族史。

体格检查：T 38.9℃，PR 81 次 /min，BR 20 次 /min，111/59mmHg，神志清楚，双颊红润，双下肢皮肤可见点片状紫癜、瘀斑，浅表淋巴结未触及，咽部充血，扁桃体无肿大，气管居中，甲状腺无肿大，心肺体征阴性，腹软，肝大，右肋下约7cm，质稍硬，未触及结节，无压痛，脾左肋下平脐，质韧，双肾区无叩击痛，脊柱四肢无异常，病理征阴性。

实验室检查：①血常规：WBC 2.8×10^9/L，Neu 19.0%，LYM 65.0%，Mon 10.0%，RBC 4.3×10^{12}/L，Hb 119g/L，PLT 85×10^9/L；②肝、肾功能及血脂：TP 58.9g/L，ALB 29.8g/L，ALT 24U/L，AST 39U/L，TBIL 25.4μmol/L，DBIL 13.8μmol/L，空腹血糖（Glu）5.86mmol/L，铁蛋白 108μg/L，高密度脂蛋白（HDL）0.33mmol/L，TG 5.52mmol/L，血清肌酐（Cr）37μmol/L；③炎症指标：降钙素原（PCT）33.42ng/mL；C 反应蛋白（CRP）7.89mg/L；④ PPD 实验阴性，排除结核；⑤血沉：58mm/h；⑥免疫全套：肝炎抗体均为阴性；风湿全套阴性，EB 病毒抗体三项阴性；IgA 3.65g/L（参考区间：0.71～3.85g/L），IgG 19.60g/L（参考区间：7.6～16.6g/L），IgM 5.65g/L（参考区间：0.48～2.12g/L），C4 0.12g/L（参考区间：0.4～0.6g/L），C3 0.532g/L（参考区间：0.8～1.2g/L）；⑦骨髓穿刺：有核细胞增生明显活跃，粒系增生活跃，丝状分裂象可见，各期细胞形态正常。红系增生活跃，丝状分裂象易见，各期细胞均增生。部分中晚幼 RBC 体积偏小，胞质少而不规则。成熟 RBC 明显大小不均，嗜碱性点彩 RBC 易见。巨核细胞形态大致正常，计数 206 个 / 片。PLT 成堆易见。淋巴细胞相对减少。易见海蓝组织细胞（图 5-6），占分类的 2.5%。血涂片中较多嗜碱性点彩 RBC。铁染色：细胞内铁（78%），细胞外铁（++）；⑧腹部彩超示肝脏切面形态正常，肝右下界锁骨中线肋缘下 7.3cm，门静脉主干内径 1.4cm。胆囊切面内径 5.4cm×2.2cm，未见异常回声，肝内、外胆管不扩张，脾厚 7.1cm，内未见异常回声。胰腺切面形态正常。双肾切面形态正常，左、右肾大小正常。腹膜后未见明显肿块影像。彩色多普勒血流显像（color Doppler flow imaging，CDFI）：门静脉血流充盈，主干峰值流速 30cm/s，上述部位未见异常血流信号。胸部正位片：双肺叶可见细点状条影，双肺门不大，纵隔不宽，心脏未见明显异常。意见：双肺间质性肺炎，建议做 PPD 实验，排除结核可能。CT：双肺纹网格状，呈弥漫性改变，所及叶段支气管开口未见明显阻塞征，肺门及纵隔未见明显肿块，双侧胸腔未见胸腔积液征。双肺弥漫性病变，考虑间质性肺炎改变可能，建议治疗复查。纤维支气管镜：双侧支气管可见范围未见明显异常，肺通气功能正常范围（肺活量临界值）。

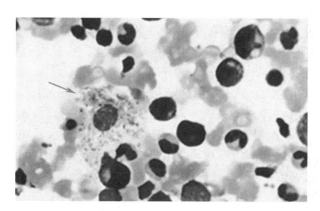

图 5-6　骨髓涂片（Wright-Giemsa 染色，×1 000）

【问题 1】通过以上问诊和查体，根据实验室及其他检查结果，该病人最可能的诊断是什么？依据是什么？

思路：该病人最可能的诊断为海蓝组织细胞增多症。

诊断依据：①发热：体温 >38.5℃；②体格检查和影像学检查提示肝、脾肿大；③血细胞减少，累及外周血白细胞减少（WBC 2.8×10^9/L），淋巴细胞相对增多（LYM 0.65%），血红蛋白正常（Hb

119g/L)，血小板稍减少（PLT 85×10⁹/L）；④高三酰甘油血症：甘油三酯 >3.0mmol/L（TG 5.52mmol/L）；⑤在骨髓涂片中易见海蓝细胞；⑥血沉升高（58mm/h）。

【问题2】海蓝组织细胞增多症的定义？如何分类？主要有哪些临床特征？

海蓝组织细胞增多症是一种常染色隐性遗传、脂质障碍性疾病，主要以骨髓、肝、脾等脏器的海蓝组织细胞浸润为主要特征。

本病分为原发性和继发性两类。原发性海蓝组织细胞增多症十分罕见；常继发于某些疾病，如缺铁性贫血、白血病、肝硬化、脾功能亢进等，称为继发性海蓝组织细胞增多症。

本病主要临床特点包括肝、脾肿大，浅表淋巴结肿大者少见。PLT 减少，骨髓中出现大量海蓝组织细胞。

【问题3】肝、脾肿大常见于哪些疾病？请举例说明 4 种以上。

很多疾病累及肝、脾，肝、脾肿大常见于：①高脂蛋白血症Ⅰ型，是较罕见的遗传性疾患，表现为肝和脾大、紧张，上腹部疼痛等。②肝性脊髓病，又称门 - 腔分流性脊髓病，是肝病并发的一种特殊类型的神经系统并发症，表现为乏力、腹水、肝和脾大、踝阵挛、黄疸、食欲缺乏等。③海蓝组织细胞增多症，系常染色体隐性遗传性疾病。表现为肝功能衰竭、肝和脾大、黄疸、皮肤色素加深等。④红皮病，又称剥脱性皮炎，是一种严重的全身性疾病，表现为低热、低血压、肝和脾大、高热等。⑤骨髓增生异常综合征，表现为 WBC 计数增多、鼻出血、鼻衄、乏力、肝脾大等。

（邓红玉）

案例 5-7　噬血细胞综合征

【病史摘要】男，35 岁。

主诉：20 多天前感冒发热。

现病史：反复发热 20 余天，最高温达 39.8℃，多为午后及夜间发热，清晨体温可降至正常，当地三甲医院输液治疗（具体药物不详）仍无好转。患病以来，精神体力欠佳，食欲睡眠差，体重减轻，小便黄，大便无异常。一天前因出现气促，吸气困难，转到省级某三甲医院。

既往史：体健，否认"高血压、糖尿病、心脏病、肾病"病史，否认其他急、慢性传染病史及重要皮肤病史，否认药物食物过敏史，否认手术外伤史，否认输血史。预防接种史不详。

个人史：已婚，育 1 儿 1 女。妻子和孩子体健。否认本人及妻子有性病史及冶游史。

家族史：父亲患有高血压，无其他家族性遗传病、传染病史，无冠心病早发家族史，无糖尿病家族史。

体格检查：T 39.9℃，PR 81 次 /min，BR 20 次 /min，BP 103/58mmHg，急性病容，神志清楚。巩膜黄染，浅表淋巴结未扪及，头颅大小正常，双肺呼吸音粗，双下肺可闻及少量湿性啰音，偶可闻及干啰音，无胸膜摩擦音，心脏无特殊。腹部平坦，腹软，全腹无压痛及反跳痛，Murphy 征阴性，未触及包块，肝、脾肋下可触及，肝区有叩痛，双肾区无叩痛，移动性浊音阴性，肠鸣音正常，约 4 次 /min。双下肢无水肿。生理反射灵敏，未引出克氏征、布氏征和巴氏征。

实验室检查：①血常规提示 WBC 2.21×10⁹/L，中性粒细胞 0.61×10⁹/L，RBC 2.83×10¹²/L，Hb 83g/L，PLT 15×10⁹/L；②肝、肾功能及血糖、血脂：TP 51.5g/L，ALB 17.8g/L，ALT 244U/L，AST 639U/L，TBIL 55.4μmol/L，DBIL 40.8μmol/L，TBA 91μmol/L，Glu 8.86mmol/L，铁蛋白 603μg/L，HDL 0.33mmol/L，TG 3.44mmol/L，Cr 122μmol/L；③心肌酶学：乳酸脱氢酶（LDH）285U/L，肌酸激酶（CK）614U/L，肌红蛋白 153.2ng/mL；④凝血功能：APTT 42.6S，PT 14.5S，D 二聚体（D-D）1.63mg/L；凝血酶原活动度 61.6%；⑤炎症指标：PCT 3.342ng/mL；CRP 71.89mg/L；⑥电解质：钠 136.7mmol/L，钙 1.8mmol/L，钾 3.26mmol/L；⑦免疫全套：肝炎抗体均为阴性；EB 病毒核抗原 IgG 抗体检测弱阳性；C4 0.12g/L，C3 0.532g/L；⑧骨髓穿刺结果回报：可见嗜血网状细胞分布，亦可见

吞噬荚膜组织胞质菌样细胞（图 5-7）；巨核细胞 55 个 /2.5cm×2.0cm，分类 25 个，幼稚巨核细胞 2
个，颗粒巨核细胞 18 个，产板巨核细胞 5 个，PLT 少见。其他各系大致正常；⑨影像学检查：肝、脾
和肾 B 超声检查显示肝、脾肿大。胸片可见肺浸润。CT 及 MRI 结果显示脑白质异常、脱髓鞘改
变、出血、萎缩或水肿等；盆、腹腔散在渗出、积液，腹膜炎可能。肝脏稍增大，脾脏内异常密度灶，
性质待定，双肾囊肿。

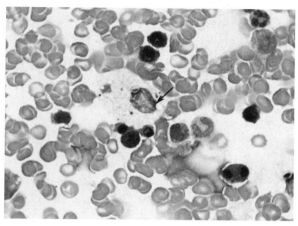

图 5-7　骨髓涂片（Wright-Giemsa 染色，×1 000）

【问题 1】通过以上问诊和查体，根据实验室及其他检查结果，该病人最可能的诊断是什么？
依据是什么？

诊断：该病人最可能的诊断为噬血细胞综合征。

诊断依据：①发热：体温 >38.5℃，持续 >7 天；②体格检查和影像学检查提示肝、脾肿大；③血
细胞减少，累及外周血 WBC 减少（WBC 2.21×10⁹/L），中性粒细胞绝对值 <1.0×10⁹/L（中性粒细
胞 0.61×10⁹/L），Hb<90g/L（Hb 83g/L），PLT<100×10⁹/L（PLT 15×10⁹/L），且非骨髓造血功能减
低所致；④高甘油血症：甘油三酯 >3.0mmol/L（TG 3.44mmol/L）；⑤在骨髓涂片中找到噬血细胞；
⑥血清铁蛋白升高：>500μg/L（603μg/L）。

【问题 2】噬血细胞综合征的定义是什么？如何分类？主要有哪些临床特征？

思路 1：噬血细胞综合征（Hemophagocyticsyndrome，HPS）：又称噬血细胞性淋巴组织细胞增
生症（Hemophagocytic Lymphohistiocytosis，HLH），是一组由活化的淋巴细胞和组织细胞过度增生
但免疫无效、引起多器官、多系统受累，表现为高炎性反应的临床综合征。噬血细胞综合征实际上
是由几种病因引起的淋巴细胞和组织细胞增生（此增生为非恶性增生），增生后将分泌大量细胞因
子，从而引起全身过度炎症反应的综合征。

思路 2：噬血细胞综合征分为原发性和继发性两类。原发性是家族性噬血细胞综合征；继发性
主要的病因有：①感染，如病毒、细菌、真菌、原虫等感染，尤其是 EB 病毒感染是主要诱因，约占半
数以上；②恶性肿瘤，主要是血液系统肿瘤，可见于淋巴瘤、急性白血病、多发性骨髓瘤等；③巨噬
细胞活化；④自身免疫疾病等。

思路 3：噬血细胞综合征临床特征以持续性发热、肝和脾肿大、全血细胞减少及骨髓、肝、脾、
淋巴结组织发现噬血现象为主要特征。

【问题 3】噬血细胞综合征的实验室常规检测项目有哪些？还有其他哪些诊断方法？

思路 1：噬血细胞综合征诊断依据包括常规的实验室检查：①血常规：血细胞减少（外周血二
系或三系细胞减少），其中 Hb<90g/L，PLT<100×10⁹/L，中性粒绝对值 <1.0×10⁹/L，Hb<90g/L
（Hb 83g/L），PLT<100×10⁹/L，且非骨髓造血功能减低所致；②肝功能：常伴有肝功能异常，以转氨
酶升高、乳酸脱氢酶升高、胆红素升高为主；③血清铁蛋白：高血清铁蛋白（>500μg/L）是 HLH 的

诊断标准之一；④凝血功能：低纤维蛋白原血症是 HLH 的诊断标准之一（<1.5g/L 或低于同年龄的 3 个标准差）；⑤血脂检测：高甘油三酯血症是 HLH 的诊断标准之一（TG>3.0mmol/L）。

　　思路 2：其还依据其他检查：①骨髓检查：早期可表现为正常骨髓象，后期可表现单核、巨噬细胞增多，骨髓发现嗜血现象而无恶变证据。骨髓涂片发现噬血细胞是 HLH 的关键标志，但不是唯一的诊断标准；②病理检查：在骨髓、肝脏、脾脏、淋巴结等组织中发现噬血现象有助于诊断；脑脊液中单核细胞或蛋白质的升高也支持 HLH 的诊断；③NK 细胞活性检测：NK 细胞活性降低或缺如是原发性噬血细胞综合征的免疫特征，获得性 HLH 也可见；④可溶性白介素 -2 受体水平（sCD25）检测：sCD25 水平升高；⑤ EB 病毒及其他病原学的检查：病毒、细菌、分枝杆菌、真菌等感染是 HLH 可能诱因，其中 EBV-HLH 在临床中最为常见；⑥基因检测：HLH 相关缺陷基因是诊断原发性 HLH 的金标准。

（邓红玉）

第六章　出凝血性疾病检验案例分析

案例 6-1　血管性血友病

【病史摘要】女，13 岁，汉族。

主诉：阴道流血 16 天，头晕，心悸 6 天。

现病史：病人于 5 个月前初次来潮，首次经期持续 10 天，月经量不多，不伴痛经，无明确精神紧张、过度劳累等诱因。随后月经周期不规则，月经量较初潮明显增多，经期延长，曾就诊当地医院，超声检查无异常发现，予炔诺酮止血，效果欠佳。病人末次月经于入院前 16 天来潮，月经量多，经血中有大量血块，色暗红，无腹痛、黑便、鼻出血、牙龈出血、咯血等，无四肢关节肿痛、皮疹或发热，近 1 周来仍阴道流血不止，且伴有活动后头晕、心悸，疑“血友病甲”予新鲜全血输注及冷沉淀处理，改善不明显而收入院。

既往史：病人自 1 周岁后就易发生皮肤瘀斑，多为摔倒或自行发生。

家族史：母亲诉月经量多，父亲没有明显出血倾向，非近亲结婚；家族其他人无类似病史。

体格检查：T 36.5℃，PR 76 次/min，BR 18 次/min，BP 110/70mmHg。神清，自主体位，重度贫血貌。全身皮肤黏膜苍白，四肢皮肤散见出血点、瘀斑，巩膜无黄染。胸廓无畸形，胸骨无压痛，双肺呼吸音清，未闻及干、湿性啰音，心律齐，各瓣膜区未及病理性杂音。肝、脾肋下未触及，移动性浊音阴性，肠鸣音正常。四肢关节无畸形。生理反射存在，未引出病理反射，脑膜刺激征阴性。

实验室检查：①血常规：红细胞 RBC 2.31×10^{12}/L，Hb 50g/L，WBC 4.22×10^9/L，分类正常，PLT 284×10^9/L。②大、小便常规正常。③出凝血功能：APTT 58s（参考区间：28～40s），PT 12s（参考区间：13s），TT 13s（参考区间：12s），FIB 3.15g/L（参考区间：2.0～4.0g/L），BT 11.5min（参考区间：6.9±2.1min）。

【问题 1】通过上述问诊与检查，该病人可能的诊断是什么？需与哪些疾病鉴别诊断？

思路 1：病人系女性，少年起病，以皮肤黏膜出血为主要表现，无明显家族史。血小板计数正常，出血时间延长，APTT 延长而 PT 正常。根据病人的主诉、年龄、性别、症状和病史特点，提示 vWF 和（或）内源性凝血途径相关凝血因子异常（如 FⅧ，FⅨ，FⅪ，FⅫ）。若要确诊，尚需进一步实验室检查。

思路 2：考虑常见的出血性疾病有：①血管性血友病；②血友病；③血小板无力症；④肝脏疾病引起的出血性疾病；⑤维生素 K 缺乏导致的凝血障碍。

【问题 2】为明确诊断，应进行哪些检查？

实验室检查：FⅧ活性（FⅧ:C）为 23%（参考区间：50%～150%）；FⅨ活性（FⅨ:C）为 93%（参考区间：40%～160%）；vWF 抗原浓度（vWF:Ag）为 1.91%（参考范围 50%～150%）；瑞斯托霉素辅因子活性（vWF:Rco）2%（参考区间：50%～150%）；血小板对腺苷酸（ADP）诱导的聚集率为 64%（参考区间：50%～79%），对瑞斯托霉素诱导的聚集率为 2.83%（参考区间：58%～76%）；vWF 多聚体分析示：vWF 各条带缺失；血液电解质、肝和肾功能均正常。

思路 1：FⅧ:C、FⅨ:C 测定是诊断血友病 A 和 B 的重要指标，在本例中 FⅨ活性正常而 FⅧ活性缺乏提示血友病甲、血管性血友病、获得性FⅧ抑制物。

思路2：血常规检查结果排除了血小板数量减少所致的出血性疾病，ADP诱导的血小板聚集功能正常排除了血小板功能障碍性出血，瑞斯托霉素诱导的血小板聚集率降低提示vWF异常，或血小板GPⅠb-Ⅸ复合物缺乏；瑞斯托霉素辅因子活性（vWF:Rco）是一种传统的检测vWF功能的方法，其检测原理与瑞斯托霉素诱导的血小板聚集试验相似，反映了受检者血浆中vWF的数量和质量。

思路3：vWF抗原浓度（vWF:Ag）是vWF检测中最常用的实验室检测方法，本例的检测结果为1.91%，可视为缺如。vWF多聚体分析是诊断vWF分型的特异试验，本例检查结果示vWF各条带缺失，提示3型vWD。

【问题3】根据实验室及其他检查结果，应做出怎样的诊断？

由于FⅧ:C、vWF抗原浓度（vWF:Ag）、瑞斯托霉素辅因子活性（vWF:Rco）显著减低，因此可确诊本例为血管性血友病（von Willebrand disease，vWD）。又由于vWD的分型诊断试验，瑞斯托霉素诱导的血小板聚集实验结果小于3%，vWF多聚体分析示vWF各条带缺失，因此确诊本例为3型血管性血友病。

【问题4】vWD需与哪些疾病相鉴别？

思路1：本例年少起病，以大出血为突出表现，首先考虑到血友病。血友病A、B有家族史，男性发病，女性传递，主要表现为关节、肌肉、内脏出血，检查APTT显著延长，FⅧ活性（FⅧ:C）下降等；而本例为女性，以黏膜出血为主，无家族史，与血友病遗传方式不同；检查虽有APTT延长和FⅧ活性下降，但输注新鲜全血改善不明显，故血友病可能性不大。

思路2：本例实验室检查血小板功能异常，应注意血小板无力症，此病为血小板膜糖蛋白Ⅱb/Ⅲa缺乏，表现为血小板对多种物质如腺苷酸（ADP）等诱导的聚集率降低。而本例仅对瑞斯托霉素诱导的聚集率降低明显，故可能性亦不大。

思路3：另外，病人无肝脏疾病史，检查肝功能正常，PT、TT、FIB、血浆白蛋白亦正常，故严重肝病所致出血可排除；病人无胆、胃肠道疾病史，无长期口服抗生素或抗凝剂，PT正常，所以维生素K缺乏所致凝血障碍的可能性极小。

思路4：排除上述疾病后，考虑血管性血友病（vWD）。vWD由于血浆内的vWF缺乏或结构异常，导致出血时间延长，血小板黏附功能降低，对瑞斯托霉素聚集功能减弱或不聚集，临床表现为皮肤黏膜出血，男女均可患病。本例符合上述特点，且实验室检查支持，故可确诊vWD。目前普遍认为本病发病率高于血友病，是最常见的先天性出血性疾病。

（李海燕　廖生俊）

案例6-2　凝血因子缺陷相关出血

【病史摘要】女，46岁，汉族。

主诉：长期月经量大、经期长，加重2个月。

现病史：病人长期月经经期较长，2月前进一步延长，由平素7天延长至10天干净，经量较前增多，一天用8片卫生巾，伴凝血块，色鲜红，不伴腹痛、腹胀，无尿频、尿急，为求进一步诊治住院治疗。

既往史：既往月经量大，中度贫血。

家族史：父、母亲无明显出血倾向，为表兄妹近亲结婚。

体格检查：T 36.5℃，PR 85次/min，BR 20次/min，BP 115/70mmHg，神清，皮肤黏膜无黄染，心肺无异常，腹部平软，无肠型及蠕动波，无压痛、反跳痛。肝脾肋下未及，肠鸣音正常，双下肢无水肿。

专科检查：外阴发育正常，已婚型，阴道畅，少量红色分泌物，宫颈光滑，正常大小，子宫大小正常，无压痛，双侧附件未及明显异常。

实验室检查：①血常规：RBC $3.2×10^{12}/L$（参考区间：$3.8～5.1×10^{12}/L$），Hb 75g/L（参考区间：115～150g/L），MCV 75fl（参考区间：82～100fl），MCH 25pg（参考区间：27～34pg），MCHC 301g/L（参考区间：316～354g/L），WBC $4.1×10^9/L$（参考区间：$3.5×10^9/L～9.5×10^9/L$），白细胞五分类正常，PLT $186×10^9/L$（参考区间：$125×10^9/L～350×10^9/L$）。②大小便常规正常。③出凝血实验室检查：PT 18.7s（参考区间：9.4～12.5s），APTT 40.4s（参考区间：25.1～36.5s），TT 16.8s（参考区间：10.3～16.6s），Fib 2.45g/L（参考区间：2.38～4.98g/L）。凝血因子检查：FⅡ活性（FⅡ:C）65%（参考区间：70%～120%），FⅤ:C 84%（参考区间：70%～120%），FⅦ:C 16%（参考区间：70%～120%），FⅩ:C 75%（参考区间：70%～120%），FⅧ:C 76%（参考区间：50%～150%），FⅨ:C 60%（参考区间：40%～160%），FⅪ:C 63%（参考区间：60%～140%），FⅫ:C 75%（参考区间：50%～140%）。④肝肾功能未见明显异常。

B超检查：子宫及双侧附件未见明显异常。

【问题1】通过上述问诊与检查，该病人月经过多可能的病因是什么？需与哪些疾病鉴别诊断？

思路1：病人46岁，女性，长期月经量大，中度贫血，而子宫检查未见明显异常，实验室检查凝血功能异常，FⅡ活性轻微降低，FⅦ活性显著降低，可以考虑为出凝血因子缺陷方面的疾病。凝血因子缺陷分为获得性凝血因子降低和先天性凝血因子活性降低。常见获得性凝血因子降低的疾病为维生素K缺乏症，一般同时有凝血因子Ⅱ、Ⅶ、Ⅸ、Ⅹ同时缺乏；其次是肝功能不全造成凝血因子合成不足，一般会导致除Ca^{2+}和组织因子外的其他凝血因子全部减少，同时肝功能异常。因此，本例考虑是否为先天性凝血因子FⅦ降低。

思路2：鉴别诊断：月经过多可能的疾病：①功能失调性子宫出血：多有月经不规则，经量增多伴经期延长，需排除器质性病变。②子宫黏膜下肌瘤多有月经改变，经量增多伴经期延长，可伴或不伴腹痛，但病人的B超检查未提示。③子宫内膜癌，一般多见于老年女性，病情发展迅速，伴阴道排液或绝经后阴道出血，需进一步明确诊断。

【问题2】为明确诊断，应进行哪些检查？

考虑到病人父母是近亲结婚，其后代可能遗传了相同缺陷的隐性基因，造成先天遗传性疾病。遗传性凝血因子缺乏性疾病，其特点是常自幼发生出血症状，有遗传家族史，除血友病甲和血友病乙为性染色体隐性遗传外，一般均为常染色体隐性遗传，男、女均可患病，常有近亲结婚史，该组疾病均为单个凝血因子缺乏，其中以Ⅷ因子缺乏（血友病甲）最常见，其他所有因子除Ⅲ和Ⅳ外均可缺乏。为明确遗传病可能，检测其儿子的凝血功能，PT 15.1s，APTT 34.2s，TT 11.3s，Fib 2.85g/L，DD 60ng/ml（参考区间：0～500ng/ml）。FⅡ:C 76%，FⅤ:C 79%，FⅦ:C 46%，FⅩ:C 83%。检查结果表明，其儿子亦表现为凝血因子Ⅶ缺乏，考虑为遗传性，需要基因测序确诊。

【问题3】根据实验室及其他检查结果，应做出怎样的诊断？

结合实验室检查结果，该病人临床初步诊断凝血因子Ⅶ缺乏症。为进一步证实诊断，对病人血样进行DNA测序，Sanger测序检测 *F7* 基因外显子，检测到纯合 F7 c.808G>A（p.Glu270Lys）错义突变。图6-1中箭头所指为病人本人，她的凝血因子Ⅶ基因纯合突变分别来自其父母的杂合突变，并遗传给她的下一代子女。

【问题4】先天性凝血因子缺乏症需要与哪些疾病进行鉴别？

思路：需要进行鉴别诊断的疾病为获得性凝血因子缺乏性疾病，均为多因子缺乏且有原发疾病，常见的如维生素K缺乏症，表现为因子Ⅱ、Ⅶ、Ⅸ、Ⅹ缺乏，还有严重肝病等。诊断靠凝血检测初筛、纠正试验和凝血因子检查，用新鲜血或新鲜血浆治疗有效，对获得性者应以治疗原发病为主。

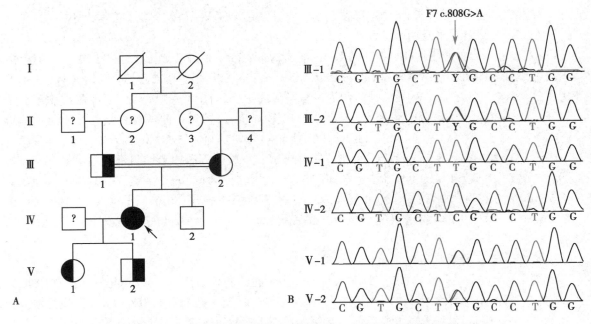

图6-1 病人凝血因子Ⅶ基因突变遗传学示意图（A）及测序结果（B）

（廖生俊 李海燕）

案例6-3 原发免疫性血小板减少症

【病史摘要】女，48岁，汉族。

主诉：月经量增多、经期延长8个月，发现血小板减少5个月。

现病史：病人于8个月前发现月经量增多，经期延长，当时未注意。5个月前全身多发皮下瘀点、紫癜，至当地医院就诊，查血常规：RBC 3.5×10^{12}/L，PLT 10×10^9/L，WBC 4.7×10^9/L，予泼尼松口服治疗。4个月前复查血常规：RBC 4.04×10^{12}/L，PLT 57×10^9/L，WBC 8.0×10^9/L。之后服药不规则，病情反复，1天前血小板仅为 2×10^9/L，外院曾输注血小板10U。

既往史：已婚已育，家人体健。既往HBsAg阳性。

体格检查：T 36.8℃，PR 84次/min，BR 18次/min，BP 120/70mmHg。神志清，浅表淋巴结未触及肿大，上下肢、前胸、腹部、背部可见散在瘀点、紫癜和瘀斑，压之不褪色。皮肤、巩膜未见黄染，未见皮疹和蜘蛛痣。肝、脾肋下未触及，无肝掌。胸骨无压痛。下肢关节无肿胀、压痛，无肌肉血肿。

【问题1】通过上述问诊与检查，该病人可能的诊断是什么？需与哪些疾病鉴别诊断？

思路1：病人48岁，女性，月经量增多、经期延长8个月，发现血小板减少5个月，有瘀点和紫癜，但无其他部位出血，伴血小板减少，曾激素治疗有效。根据病人的主诉、年龄、性别、症状和病史特点，原发免疫性血小板减少症（primary immune thrombocytopenia，ITP）可能性大，但尚需进一步的实验室检查，除外继发性的血小板减少。

思路2：鉴别诊断：①假性血小板减少症；②其他巨核细胞再生障碍所致的血小板生成不足；③脾功能亢进；④血栓性血小板减少性紫癜；⑤继发性血小板减少。

【问题2】为明确诊断，应进行哪些检查？

为明确诊断，需进行各项常规检查。为了解巨核细胞生成血小板情况，需做骨髓检查；为了解血小板是否被破坏，需做血小板抗体检测；为明确有无风湿性疾病的基础，需做各种自身抗体检查；B超检查有无脾肿大。

实验室检查：血常规：RBC $3.66 \times 10^{12}/L$，Hb 112g/L，WBC $8.6 \times 10^9/L$，PLT $6 \times 10^9/L$，网织红细胞 2.8%；尿常规：正常；粪常规：正常，粪隐血（−）；骨髓涂片检查：骨髓增生活跃，粒红比增高，粒系核右移，AKP 积分偏高，红、巨二系尚增生，全片可见巨核细胞 45 个，以颗粒巨为主，血小板散在，少见；抗核抗体（ANA）、抗可提取性核抗原抗体（ENA）、抗双链 DNA 抗体（抗 ds-DNA）、类风湿因子（RF）、抗中性粒细胞抗体（ANCA）、抗心磷脂抗体（ACA）均（−）。Coombs 试验（−），HIV 抗体（−），^{13}C 尿素呼气试验（−）；血小板相关抗体（PAIg）：IgG（+），IgA（−），IgM（−）；血小板相关补体：PAC3（−）；血糖 8.8mmol/L，肝和肾功能、血电解质均正常，HBsAg 阳性，甲状腺功能正常。

B 超检查提示：肝、胆、胰、脾、双肾无异常。

思路 1：血小板计数明显降低，提示病人患有导致血小板降低的疾病。

思路 2：为进一步明确血小板减少的原因，做骨髓细胞学检查，结果提示巨核细胞系列增生，有成熟障碍，并以颗粒巨为主。急性 ITP 时，以幼稚型巨核细胞增多明显，而慢性型 ITP 时以颗粒型增多为主；血小板相关抗体 IgG（+）。

思路 3：排除继发性血小板减少疾病。为排除自身免疫性疾病或风湿性疾病，检测自身抗体，结果均为阴性；B 超检查表明肝、胆、胰、脾、双肾无异常，不存在脾肿大引起的脾功能亢进的可能。

【问题3】根据实验室及其他检查结果，应做出怎样的诊断？依据是什么？

病人可以诊断为：慢性原发免疫性血小板减少症。

诊断依据：①中年女性，月经量增多 8 个月，全身多发皮下瘀点、紫癜，累及上下肢和胸、腹部皮肤已 5 个月；②多次检查显示血小板计数减少，排除了假性血小板减少症；③脾不大；④骨髓有核细胞增生，巨核细胞增多，有成熟障碍；⑤泼尼松治疗有效，血小板相关抗体 IgG（+）；⑥自身抗体检查不支持继发性免疫性血小板减少症，可诊断为慢性原发免疫性血小板减少症。

【问题4】慢性 ITP 需与哪些疾病相鉴别？有哪些检查可协助诊断？

本例慢性 ITP 尚需与以下疾病相鉴别：

思路 1：假性血小板减少症。由于血小板计数不准确，或在使用 EDTA 作抗凝剂时，计数时出现"人为"的血小板数目减少。病人多次血常规检查，均显示血小板减少，可以排除假性血小板减少症。

思路 2：其他巨核细胞再生障碍所致的血小板生成不足。再生障碍性贫血的骨髓增生极度低下，巨核细胞计数减少或缺如。MDS 的骨髓可见明显的病态造血。白血病的骨髓中原始细胞比例高。虽然这些疾病临床上都可有紫癜和血小板减少，但是骨髓形态学表现与病人的骨髓检查结果明显不同，均可排除。

思路 3：脾功能亢进。病人 B 超检查无脾肿大，可排除脾功能亢进。

思路 4：血小板消耗破坏过多。病人无血栓性血小板减少性紫癜（TTP）相关的血管病性贫血和神经系统的症状等，可排除 TPP。无感染症状如发热、寒战、休克等，不支持 DIC 的诊断。

思路 5：其他继发性血小板减少症。找不到病因的免疫性血小板减少性紫癜称为原发性。病人无自身免疫性疾病的临床表现，ANA、ENA、ds-DNA、RF、ANCA、ACA 均（−），不支持风湿性疾病所致的继发性血小板减少。Coombs 试验（−），不支持 Evan 综合征。病人全身未扪及明显肿大浅表淋巴结，无胸骨压痛，肝、脾肋下未触及，骨髓涂片检查也不支持淋巴增殖性疾病合并免疫性血小板减少。病人发病前无药物服用史，HIV 抗体（−），甲状腺功能正常，^{13}C 尿素呼气试验（−），可除外药物、HIV 感染、甲状腺疾病和幽门螺杆菌所致的免疫性血小板减少。因不能找到血小板减少的原因，故病人可以诊断为原发免疫性血小板减少症（ITP）。

（李海燕　廖生俊）

案例 6-4　纤维蛋白溶解系统缺陷疾病

【病史摘要】男，48 岁，汉族。

主诉：右下肢疼痛 5 天。

现病史：右下肢疼痛伴活动受限。

既往史：先天性高血压，卡托普利口服治疗，血压维持尚可，病人有左下肢静脉血栓形成病史，痛风。否认糖尿病史，否认乙肝、结核传染病史，否认食物药物过敏，吸烟史 10 年，每天 10 支，未戒烟，否认饮酒史。

家族史：自述家族其他人无类似病史，非近亲结婚。

体格检查：T 36.5℃，PR 85 次 /min，BR 20 次 /min，BP 109/67mmHg，神清，皮肤黏膜无黄染，心肺无异常，腹部平软，无肠型及蠕动波，无压痛、反跳痛。肝、脾肋下未及，肠鸣音正常。专科情况：右下肢小腿皮温升高，疼痛伴肿胀，伴色素沉着，无湿疹、溃疡形成，双下肢股动脉、腘动脉、足背动脉搏动正常，双下肢感觉及运动正常。

实验室检查：RBC $4.19×10^{12}$/L，Hb 131g/L，WBC $10.4×10^9$/L，NEUT% 80%（参考区间：40%～75%），LYM% 15%（参考区间：20%～50%），MONO% 4.1%（参考区间：3%～10%），EO% 0.8%（参考区间：0.4%～8%），BASO% 0.1%（参考区间：0%～1%）；PT 11.4s，APTT 20.5s，TT 14.4s，Fib 295mg/dL，纤维蛋白原降解产物（fibrinogen degradation products，FDP）4.3μg/mL（参考区间：0～5μg/mL），DD 450ng/mL，抗凝血酶（antithrombin，AT）110%（参考区间：80%～120%）。肝、肾糖电解质检查：尿酸（uric acid，UA）627.1μmol/L（参考区间：208～428μmol/L），其余未见明显异常。

其他检查：彩超提示病人下肢深静脉血栓形成。

【问题 1】通过上述问诊与检查，该病人静脉血栓形成可能的病因是什么？需与哪些疾病鉴别诊断？

思路 1：病人临床症状和彩超提示下肢深静脉血栓形成，但病人 D- 二聚体正常。D- 二聚体对深静脉血栓（deep venous thrombosis，DVT）和肺栓塞（pulmonary embolism，PE）的诊断具有较好的阴性预测值。正常情况下，当 D- 二聚体检测 cutoff 值为阴性（<500ng/mL FEU），即可排除 DVT 和 PE。该病人血栓形成，但 D- 二聚体正常，考虑是否为纤维蛋白溶解能力缺陷性疾病，机体的纤溶系统不能溶解血栓中交联的纤维蛋白。

思路 2：深静脉血栓形成的危险因素包括静脉血流滞缓、静脉壁损伤（血管内膜损伤）和血液高凝状态。该病人没有明显导致血流滞缓（如制动）和静脉损伤（如手术）的因素，需考虑血液易栓因素，主要包括抗凝蛋白、凝血因子和纤溶蛋白等遗传性或获得性缺陷，造成机体易血栓形成状态倾向。

【问题 2】为明确诊断，应进行哪些检查？

为明确病人易栓因素，应进行抗凝系统和纤溶系统相关项目检测。检测结果：抗凝血酶（antithrombin，AT）、蛋白 C（protein C，PC）、蛋白 S（protein S，PS）、抗磷脂抗体（antiphospholipid antibody，APL）均正常；纤溶酶原活性（plasminogen activity，PLG:A）45%（参考区间：80%～120%），纤溶酶原抗原（plasminogen antigen，PLG:Ag）95%（参考区间：80%～120%），纤溶酶抑制物活性（plasminogen inhibitor activity，PI:A）101%（参考区间：98.0%～122.0%）。实验室检查结果显示 PLG:A 显著降低，进一步进行基因测序表明，病人 *PLG* 基因第 15 号外显子存在 c.1858G＞A（p.Ala601Thr）杂合错义突变，突变与 PLG 活性降低有关。

【问题 3】根据实验室及其他检查结果，应做出怎样的诊断？

综合实验室检查结果：病人抗凝系统正常，纤溶酶原活性因杂合突变而降低，可诊断为纤溶酶活性缺陷的易栓因素导致血栓形成。

【问题4】纤溶系统缺陷症需与哪些疾病进行鉴别？

纤溶系统缺陷症是造成血栓形成的高危因素，主要包括：异常纤溶酶原血症、组织型纤溶酶原激活物（t-PA）缺陷症、纤溶酶原活化抑制物 -1（PAI-1）增多等。为明确具体的病因，可以分别通过检测纤溶酶原活性（PLG:A），纤溶酶原抗原（PLG:Ag），组织型纤溶酶原激活物（t-PA）的活性，纤溶酶原激活抑制物 -1（PAI-1）的水平，纤溶酶抑制物活性（PI:A）等进行鉴别。

（廖生俊　李海燕）

案例 6-5　过敏性紫癜

【病史摘要】男，77 岁，汉族。

主诉：全身皮肤出现瘀点、瘀斑 5 天。

现病史：患者于 5 天前出现双下肢轻度浮肿，腹部、腰背部皮肤可见散在瘀点，近日来瘀点面积增大，双下肢可见多发瘀点、瘀斑，压之不褪色，无脱屑、无压痛。

体格检查：T 37.1℃，BP 160/90mmHg，神志清楚，言语含糊，一般情况欠佳，浅表淋巴结未触及，双肺呼吸音粗，未闻及明显干、湿性啰音，心率 160 次 /min，律齐，无杂音，腹软，无压痛、反跳痛及肌紧张。双下肢可见多发瘀点、瘀斑，对称分布，高出皮面，压之不褪色，无脱屑、无压痛。

实验室检查：血常规：WBC 5.89×10^9/L，NEUT 4.27×10^9/L，RBC 4.75×10^{12}/L，Hb 141.00g/L，PLT 124.00×10^9/L，血小板平均体积（mean platelet volume，MPV）6.70fl，RET 0.018；随机血糖 6.5mmol/L，氧饱和度 92%。尿常规：白细胞 22 个 /μL。大便常规、凝血、电解质未见明显异常。

【问题1】根据病人情况，高度怀疑的临床诊断是什么？

思路：病人以双下肢瘀点、瘀斑并面积增多为临床表现入院，一般情况尚可，浅表淋巴结未触及，腹部、腰背部皮肤可见散在瘀点，压之不褪色，无脱屑、压痛、瘙痒等症状，且病人血小板正常，故排除血小板减少性紫癜；病人入院后凝血功能也正常，故暂排除 TTP 的可能。应高度怀疑过敏性紫癜。

【问题2】实验室检测在过敏性紫癜诊疗中的作用？为确定诊断，应进一步做哪些实验室检查？

过敏性紫癜虽有明显的症状和体征，但也需要相关实验室检查。

思路 1：血沉在有炎症、感染时期都会增快，血沉增高可提示尚在过敏性紫癜疾病活动期。各种原因引起的过敏性紫癜性肾炎是一个包括免疫复合物的形成、循环和沉积于血管的过程。病人血清中可测得循环免疫复合物，主要为 IgA，在感染后 IgA 升高更明显。病人白细胞计数正常或轻度升高，合并胃肠道出血者可有便血；血小板计数多数正常。尿常规结果取决于肾脏受累程度，若伴发肾炎时，血尿和蛋白尿常见，偶尔可见管型尿。血常规检查结果提示血小板在正常范围，排除了血小板减少症的可能。

思路 2：可根据典型的实验室检查帮助诊断。

（1）APTT、TT 是内源性凝血系统的筛选试验。ATPP 延长常因先天性凝血因子异常、后天性多种凝血因子缺乏和循环抗凝血素增高引起，过敏性紫癜所致血液高凝状态时，早期由于血管内皮损伤使内源性凝血系统活性增强，APTT、TT 可缩短。

（2）抗凝血酶Ⅲ在过敏性紫癜病人血中活性低下，提示过敏性紫癜病人存在抗凝作用减弱；在过敏性紫癜病人中凝血因子 FⅧ水平是下降的，其水平随病情变化而变化。在发病后期，未并发肾炎者，受损的血管内皮细胞逐渐修复，FⅧ水平逐渐恢复正常，而并发肾炎者，其水平仍有异常改变，提示肾内仍有凝血情况存在。过敏性紫癜胃肠型 FⅧ的减少是后天性的，是由于身体各部位的小血管壁有免疫复合物沉着，并在补体的介导作用下，消耗了 FⅧ，给予补充后，出血面积不再加大。

思路 3：病人可做相应过敏原筛查，有助于疾病的诊断。

实验室检查：血沉增快 40mm/h（参考区间：0～30mm/h），血清免疫球蛋白 IgA 可增高，尿中出现管型和红细胞，大便潜血阳性，活化部分凝血活酶时间 APTT 35.7s（参考区间：25～37s），凝血酶时间 TT 14.0s（参考区间：12～16s），纤维蛋白原（FIB）3.57g/L（参考区间：2～4g/L），国际标准化比率 1.25 INR（参考区间：0.8～1.5），凝血因子 FⅧ、FⅩⅢ等缺乏。抗凝血酶Ⅲ（AT-Ⅲ）120mg/L（参考区间：230～350mg/L），过敏原筛查，阴性。

【问题 3】如何解读上述实验室检查结果？可确诊为过敏性紫癜吗？确证依据有哪些？

思路 1：过敏性紫癜诊断标准：①四肢紫癜常对称分布，尤以下肢为主，可伴荨麻疹或水肿、多形性红斑；②咽痛、上呼吸道感染及全身不适等症状。在紫癜出现前后，可伴有腹部绞痛、关节肿痛、血尿、便血及水肿等症状；③束臂试验可能阳性，血小板计数、凝血象及骨髓检查等均正常。病变部位血管周围显示有 IgA 或 C3 沉着；④实验室检查显示血小板计数正常，血小板功能和凝血时间正常。组织学检查显示受累部分皮肤真皮层的小血管周围中性粒细胞聚集，血管壁有灶性纤维样坏死，上皮细胞增生以及红细胞渗出管外。

思路 2：病人入院后血沉增快，血清免疫球蛋白 IgA 可增高，结合 APTT、TT、Fg、INR 结果正常，提示病人凝血功能正常。

思路 3：诊断依据：①过敏性紫癜是一种侵犯皮肤和其他器官细小动脉和毛细血管的过敏性血管炎，常伴有腹痛、关节痛和肾损害，但血小板不减少。②根据病人症状和体征可诊断，多见于四肢及臀部，对称分布，伸侧较多，初起呈紫色斑丘疹，高出皮面，压之不褪色，数日后转为暗紫色。③病人皮损表现为针头至黄豆大小瘀点、瘀斑或荨麻疹，双下肢紫癜、伴肾脏损害。④过敏性紫癜是一种侵犯血管的变态反应性疾病，APTT、TT 等相关凝血指标的变化可提示病人由于血管内皮损伤使内源性凝血系统活性增强，提示血液呈高凝状态。⑤过敏性紫癜常侵犯肾脏，形成的免疫复合物可沉积于血管，可导致 IgA 增高，结合临床表现可有利于疾病的诊断。

诊断：过敏性紫癜。

【问题 4】过敏性紫癜需要与哪些疾病相鉴别？

思路：需要进行鉴别诊断的疾病有：

（1）老年性紫癜：发生于高龄者的慢性紫癜及小血肿，年龄越大发病的机会也越大，可能是小血管中胶原减少，伴皮下脂肪和弹性纤维减少，使血管在压力增大时，脆性增加，多见于颜面、颈部、上肢伸侧、手背及小腿，常持续数周。该病人因双下肢出现瘀点、瘀斑，逐渐增多并面积增大为临床表现入院，故应高度怀疑过敏性紫癜。

（2）原发免疫性血小板减少症：该病皮肤紫癜分布不对称，全身皮肤均可出现，不高出皮面，可有其他部位出血现象，血液检查有血小板减少，与该病人的紫癜性质不符，且血常规血小板未见异常，故不考虑此病。

（3）败血症：一般败血症引起的皮疹与紫癜相似，但败血症中毒症状重，刺破皮疹处涂片细菌可为阳性。

（4）风湿性关节炎：两者均有关节肿痛与低热，随着病情发展，皮肤出现紫癜，则有助于鉴别。

（潘　卫　李海燕　廖生俊）

案例 6-6　维生素 K 缺乏症

【病史摘要】女，53 岁，苗族。

主诉：右侧腰痛、血尿 9 天余，加重伴牙龈出血 3 天。

现病史：9 天前病人无明显诱因出现右侧腰痛，全程肉眼血尿，呈浓茶样，伴血凝块，伴尿频、尿急、尿痛，无排尿困难症状，于私人诊所输注止血药、抗炎药物，血尿、腰痛无缓解。3 天前在上述基础上出现牙龈出血、皮肤瘀斑，就诊于泌尿外科。给予维生素 K_1 静滴，新鲜血浆补充凝血因子等治疗后，病情明显好转。

既往史：否认"肝炎、结核、伤寒"等传染性疾病史，否认"肾炎、高血压、糖尿病"等慢性疾病史，否认手术、输血史和药物过敏史。否认毒物及放射物质接触史。

体格检查：T 36.6℃，PR 100 次 /min，BR 20 次 /min，BP 170/80mmHg，慢性病容，皮肤、黏膜苍白、无黄染，肝、脾未扪及，Murphy 征阴性。双肾无叩痛，双侧各输尿管行走点无压痛，左侧臀部、右侧上臂内侧可见大小约 10cm×16cm、8cm×12cm 的皮下出血斑。

实验室检查：尿常规：RBC 52 245 个 /μL（参考区间：0～30 个 /μL）。血常规：WBC 8.10×10⁹/L，NEUT% 70.00%，RBC 2.57×10¹²/L，Hb 62.20g/L，PLT 183.00×10⁹/L。凝血检查：APTT>180s，3P 试验：阳性，PT>120s。肝功能各项指标正常。

B 超检查：泌尿系统未见明显异常。

【问题 1】根据病人情况，高度怀疑的临床诊断是什么？

思路：病人右侧腰痛，血尿 9 天余，加重伴牙龈出血 3 天。查体：左侧臀部、右侧上臂内侧可见大小约 10cm×16cm、8cm×12cm 的皮下出血斑。凝血检查：APTT 和 PT 明显延长，3P 试验阳性，入院后进行维生素 K_1 静滴，新鲜血浆补充凝血因子等治疗，血尿缓解。否认鼠药、抗凝药物等接触史，相关检查不支持肝病、肾病、弥散性血管内凝血等。首先应高度怀疑维生素 K 缺乏症。

【问题 2】实验室检查在维生素 K 缺乏诊疗中的作用是什么？为确定诊断，应进一步做哪些实验室检查？

维生素 K 缺乏症在临床上表现出不同的出血症状和体征，其实验室检查可以有不同程度的筛选和确诊试验，阳性即可诊断。为确定诊断，进一步进行下列实验室检查：凝血因子检查：FⅡ:C 30%，FⅦ:C 25%，FⅨ:C 27%，FⅩ:C 32%；血浆中维生素 K 浓度 20ng/L（参考区间：成人 <100ng/L，脐血 <50ng/L）；尿 γ 羧基谷氨酸（γ-carboxyglutamic acid，Gla）水平为 12μmol/24h（参考区间：成人 <25μmol/24h 尿）。

思路 1：FⅡ、FⅦ、FⅨ、FⅩ 活性的测定是确诊维生素 K 缺乏症的指标，本例中病人 FⅡ、FⅦ、FⅨ、FⅩ 因子活性均降低。

思路 2：血常规的检查结果明显排除了血小板数量减少所致的出血性疾病，PLT 的数量为正常范围，排除弥散性血管内凝血（DIC）的可能。血浆中维生素 K 的浓度测定低于参考区间下限，提示存在维生素 K 缺乏的情况。且该病人进行维生素 K 补充治疗后，病情明显好转。

思路 3：尿 Gla 水平降低。APTT 和 PT 明显延长，且伴有明显的体征，如肉眼血尿、牙龈出血、皮肤瘀斑等，明显提示凝血功能障碍。

【问题 3】如何解读上述实验室检查结果？可确诊为维生素 K 缺乏症吗？确诊依据有哪些？

思路 1：维生素 K 缺乏症的诊断标准：①有鼠药接触史或有基础疾病；②临床有皮肤、黏膜及内脏出血表现；③ APTT 和 PT 明显延长；④除外严重肝病、口服香豆素类药物过量、弥散性血管内凝血和遗传性凝血功能异常病史；⑤补充维生素 K_1 或血浆治疗有效。

思路 2：尿 Gla 水平降低，结合 APTT、PT 延长，且伴有明显体征，提示该病人存在凝血功能障碍，维生素 K 依赖的凝血因子（Ⅱ、Ⅶ、Ⅸ、Ⅹ）活性均小于 50%，结合血浆中维生素 K 浓度结果：20ng/L。提示该病人维生素 K 缺乏。

思路 3：诊断依据：①病人有明显的出血症状和体征，即肉眼血尿、牙龈出血和皮肤瘀斑；② APTT 和 PT 明显延长；③血浆凝血因子Ⅱ、Ⅶ、Ⅸ、Ⅹ活性降低，血浆中维生素 K 含量低于参考区间下限，尿 Gla 水平降低，且进行维生素 K 补充治疗后，血尿缓解；④病人进行泌尿系统 B 超检查未见异常，故排除泌尿系统疾病。

诊断：维生素 K 缺乏症。

【问题4】维生素 K 缺乏症应与哪些疾病相鉴别？

思路：需要进行鉴别诊断的疾病有：

（1）血小板减少所致的出血性疾病：血小板减少所致的出血性疾病是由于不同原因造成的血小板破坏过多或生成减少所导致的一系列疾病。该病人的血小板数量为 183.00×10^9/L，为正常范围内，虽然有凝血功能障碍但并不是由于血小板减少所造成的，故排除血小板减少性疾病的可能。

（2）肝病所引起的出血疾病：肝病所引起的出血疾病会导致除 Ca^{2+} 和组织因子外的其他凝血因子全部减少，肝功能异常。该病人检查结果中仅凝血因子 Ⅱ、Ⅶ、Ⅸ、Ⅹ 的活性低于正常范围，肝功能正常，故排除该疾病。

（3）泌尿系统疾病：病人表现为右侧腰痛，伴肉眼血尿，提示泌尿系统疾病。但病人 B 超未见异常，且体格检查未发现异常，故不考虑泌尿系统疾病。

（4）血友病：血友病是由于一组遗传性凝血因子 Ⅷ、Ⅸ 基因缺陷所导致的凝血酶原功能障碍所引起的出血性疾病。该病人 APTT 和 PT 均延长，不符合血友病的筛检实验，且该病人为凝血因子 Ⅱ、Ⅶ、Ⅸ、Ⅹ 的活性减低，未发现凝血因子 Ⅷ、Ⅸ 活性下降，故排除血友病可能。

（廖生俊　李海燕　潘　卫）

案例 6-7　抗磷脂抗体综合征

【病史摘要】女，28 岁，汉族。

主诉：孕 20 周 +6 天，B 超提示胎儿宫内发育迟缓。

现病史：因"停经 20 周 +6 天、发现胎儿宫内发育迟缓"为进一步诊治入院；2020.10.03（校正后），停经 30 余天自测尿 HCG 阳性，后 B 超提示宫内妊娠，单活胎。孕早期有恶心、呕吐，孕 4 月余自觉胎动至今。孕期定期产检，胎儿无创 DNA 正常，B 超提示胎儿体重偏低，胎头双径每 2 周增长 ≤2 毫米，未提示畸形。孕妇孕期以来，精神、睡眠、饮食可，大小便正常，体力无明显改变，体重呈生理性增加。现孕妇无腹痛，无阴道流血流液，无头晕，无乏力，无心慌胸闷。

既往史：平素月经欠规律，13 岁初潮，周期 30 天，经期 3 天，色量正常，无痛经。结婚后有不明原因流产史。

体格检查：生命体征平稳，T 36.5℃，HR 75 次 /min，BR 20 次 /min，BP 128/83mmHg，双肺呼吸音清，未闻及明显干、湿啰音，心律齐，未闻及病理性杂音，腹部呈妊娠性微隆起，无压痛及反跳痛，肝、脾肋下未及，双下肢无水肿。

实验室检查：①血常规：RBC 3.35×10^{12}/L，Hb 100g/L，WBC 4.25×10^9/L，WBC 五分类正常，PLT 186×10^9/L。②尿液分析检测：尿蛋白 +。③出、凝血实验室检查：PT 12s，APTT 45s，TT 11s，FIB 3.15g/L。肝、肾功能未见明显异常，甲状腺功能五项未见异常。

【问题1】通过上述查体与检查，造成该病人胎儿宫内发育不良的可能原因是什么？

思路 1：病人女，有不明原因流产史，现怀孕后又出现胎儿宫内发育迟缓，结合实验室检查，胎儿无创 DNA 检查正常，孕妇身体除轻度贫血，其他无特殊异常体征，凝血检查 APTT 延长，提示可能存在内源性凝血因子缺乏或抗凝物质存在，结合不明原因流产和胎儿发育迟缓，临床符合易栓症筛查建议，先考虑病人是否患有抗磷脂抗体综合征。但由于引起流产或胎儿发育不良的因素复杂多样，既可能是单一因素，也可能是混杂的多因素，主要原因包括遗传因素（夫妻染色体异常 2%~5%）、生殖道解剖结构异常（7%）、内分泌紊乱（8%~12%）、生殖道感染（4%）、免疫及血栓性疾病等因素（50%~60%），其他还有男性因素、环境因素、精神因素、药物因素、不良生活习惯、营养状况及不明原因反复流产。需要进一步完善检查逐步排除病因。

思路 2：引起孕妇不明原因胎儿宫内发育迟缓的原因包括孕妇因素、胎儿因素和胎盘因素。母亲患有严重的内科疾病或者是有其他的肝、肾功能异常，可能导致胎儿宫内发育迟缓。另外，母亲在孕期营养不良也会导致胎儿宫内发育迟缓，羊水的问题或者是胎盘过小、脐带出现了扭转，脐带供血不足，也可导致胎儿发育不良。胎儿方面的因素可能是先天发育不正常，就会导致发育迟缓。胎盘因素主要是子宫胎盘血流量减少，胎盘微绒毛交换面积减小、子宫胎盘床血管异常。本例中，根据孕妇和胎儿检查结果，按最常见的原因推断是否可能为胎盘血供不足导致的胎儿发育迟缓。血栓前状态，比如抗磷脂综合征，容易导致妊娠期高凝状态使子宫胎盘部位血流状态改变，易形成局部微血栓甚至胎盘梗死，使胎盘组织的血液供应下降，胚胎或胎儿缺血、缺氧，最终导致胚胎或胎儿的发育不良而流产。

【问题2】为明确病因，应进行哪些实验室检查？

狼疮抗凝物（lupus anticoagulant，LA）：稀释蝰蛇毒时间 - 筛选（dilute Russell viper venom time-screen，dRVVT-S）比值2.06，稀释蝰蛇毒时间 - 确认（dilute Russell viper venom time-confirm，dRVVT-C）比值1.08，dRVVT 标准化比值1.9（<1.2）；硅土凝固时间 - 筛选（silica clotting time-screen，SCT-S）比值2.71，硅土凝固时间 - 确认（silica clotting time-confirm，SCT-C）比值1.09，SCT 标准化比值2.49（<1.2）。抗心磷脂抗体（ACA）：IgM 19.324PL/mL、IgG 30.32PL/mL、IgA 10.21PL/mL（参考区间：<12PL/mL 阴性；12～18PL/mL 可疑；>18PL/mL 阳性）；抗 β2 糖蛋白 I 抗体（β2-GPI）IgM 21.5U/mL、IgG 17.3U/mL、IgA 13.3U/mL（参考区间：<16U/mL 阴性；16～24U/mL 可疑；>24U/mL 阳性）。

思路：狼疮抗凝物检查有两种方法：一是基于稀释蝰蛇毒时间 dRVVT：若存在狼疮抗凝物，可使 dRVVT 筛选凝固时间延长，而确证凝固时间不延长，两者比值升高。二是基于 APTT 检测的硅土凝固时间（SCT）。检查时建议同时应用两种检测方法，其中一种检测阳性即提示存在 LA。该病人两种方法检查均提示强阳性，另外病人抗心磷脂抗体阳性。结合临床表现，提示该病人为抗磷脂抗体综合征。临床上约半数抗磷脂抗体综合征的孕妇出现流产，主要原因是胎盘血管血栓，这可导致胎盘组织的血液供应下降，胎盘功能不全，从而引起习惯性流产、胎儿宫内窘迫、宫内发育迟缓、死胎。

【问题3】根据实验室及其他检查结果，应做出怎样的诊断？

诊断：抗磷脂抗体综合征（antiphospholipid antibody syndrome，APS）。

诊断依据：按照抗磷脂综合征的诊断标准：临床表现：①血栓形成：任何器官或组织发生一次以上动、静或小血管血栓。②妊娠并发症：至少一次10周以上的不明原因、形态正常的胎儿死亡，或三次以上不明原因的早期自发性流产（<10周），或<34周，子痫、先兆子痫或胎盘功能不全致胎儿早产一次。实验室指标：①抗磷脂抗体检测包括狼疮抗凝物（LA）阳性；②中、高滴度抗心磷脂（aCL）IgM 或 IgG 抗体（>40 单位）；③抗 β2 糖蛋白 1（β2-GP1）IgM 或 IgG 抗体阳性。抗磷脂抗体作为抗磷脂综合征的诊断条件之一，应至少一项抗磷脂抗体两次检测阳性，且两次检测至少间隔12周。加上至少一个临床表现即可诊断抗磷脂综合征。

【问题4】需与哪些疾病相鉴别？有哪些检查可协助诊断？

抗磷脂综合征引起的微循环血栓形成与其他自身免疫性疾病或其他血栓性微血管病有相似之处。

（1）抗中性粒细胞胞质相关小血管炎：该病属于自身免疫性疾病，同时有多系统受累，一般无血小板减少，也无血管栓塞表现，且抗中性粒细胞胞质抗体阳性，肾活体组织检查多为新月体性肾炎。

（2）血栓性血小板减少性紫癜：该病属于血栓性微血管病，同时伴有血小板减少，抗磷脂抗体综合征亦可见血小板减少，但血栓性血小板减少性紫癜患者血清中缺乏抗磷脂抗体，因此可以将两者鉴别。

（3）其他易栓症：微循环血栓形成需与蛋白 C（PC）、蛋白 S（PS）和抗凝血酶Ⅲ（ATⅢ）缺陷症、纤溶异常、肾病综合征、白塞病、高同型半胱氨酸血症、低蛋白血症及与口服避孕药相关的血栓等疾病相鉴别。可以通过相应的进一步检查进行排除和诊断。

（4）其他原因的反复流产：APS 引起的流产胎儿的结构和形态正常。反复流产多因胎盘绒毛微血栓形成导致供血供氧不足所致，故流产好发于妊娠 10 周后，其不同于胎儿染色体异常、母亲生殖器官解剖结构异常或母体本身疾病如内分泌异常、感染、自身免疫失调或者药物等引起的反复流产。

（廖生俊　李海燕）

第七章　输血与输血治疗相关检验案例分析

案例 7-1　成 分 输 血

【病史摘要】男，25 岁。

主诉：被汽车撞伤后左季肋部疼痛，后扩散全腹部，伴口渴、头晕 1 小时。

现病史：病人于 1 小时前骑自行车时被汽车撞伤，伤后感左季肋部疼痛并逐渐扩散全腹，伴有口渴，头晕，不能行走。站立时头晕加剧，并有心悸气短，遂被汽车司机送到医院。受伤后，无呕血及血便，无明显呼吸困难，未排尿。

既往史：体健，否认肝炎、结核病史，否认手术、外伤史，否认药物及食物过敏史。

体格检查：T 35.8℃，PR 120 次/min，BR 23 次/min，BP 80/53mmHg，中心静脉压（central venous pressure，CVP）1cm H_2O，SPO_2 92%。痛苦面容，表情淡漠，回答问题尚准确，面色苍白、贫血貌。气管居中，胸廓无畸形，双侧呼吸运动对称，左季肋皮肤有肿胀，胸廓无挤压痛，双肺呼吸音清，未闻及干、湿啰音。各瓣膜听诊区未闻及病理性杂音。腹略肿胀，腹式呼吸减弱，全腹压痛阳性，轻度肌紧张及反跳痛，肝、脾肋下未及，肝上界在右锁骨中线第五肋间，移动浊音阳性，腹部听诊肠鸣音减弱，腹腔穿刺抽出不凝固血液 3mL。

急诊诊断为低血容量性休克，腹腔实质脏器官破裂出血。抗休克治疗同时入手术室。手术前后共输乳酸林格液 2 000mL，琥珀酰明胶液 800mL，红细胞 1 400mL，输新鲜冰冻血浆 800mL。术前备血检查血型时，盐水介质中 ABO 血型正反定型结果见表 7-1。

表 7-1　盐水介质中 ABO 血型正反定型结果

正定型（细胞定型）			反定型（血清型）		
抗 A	抗 B	抗 AB	A1	B	O
++++	−	++++	+	++++	−

【问题 1】为何该病人急性失血后不急于输全血而是先输注晶体盐溶液和代血浆后输红细胞制品？红细胞制品有哪几种？各适用于哪些疾病的治疗？

思路 1：急性失血引起血容量不足时，机体启动自体输液机制代偿补充血容量，将组织液动员到循环血液中，血流动力学随之发生改变，为保证重要器官血液灌注，部分组织灌注不足。如果在没有晶体盐溶液充分扩容、恢复组织灌注或纠正组织细胞脱水的情况下，先输注白蛋白、代血浆或血浆提高血浆胶体渗透压，会加重部分组织灌注不足和组织脱水，甚至导致组织器官功能衰竭。

在补充血容量、止血和输血这三项主要抢救措施中，首先是输液恢复血容量，其次是用药物或手术止血，最后才考虑输血。通常的输血方法是：先输入晶体盐溶液以充分扩容恢复病人的循环血容量，再输入代血浆提高血浆胶体渗透压，后输入血液（主要是红细胞制品）恢复病人的血液携氧能力。若失血量过大或已输入一定量的红细胞制品，则需根据病情选用浓缩血小板、白蛋白、新鲜冰冻血浆及冷沉淀。急性大量失血病人也有输注部分全血的指征，最好选用保存期短的全血。

思路 2：急性失血病人失掉的是全血，但补充的全血并不全且有很多弊端。传统的输血方法是不管病人需要什么血液成分都输注全血。随着血液免疫学的深入研究和输血学临床实践，对于输注全血产生的弊端，已越来越深刻地被人们所认识。因而近年来临床输血基本上不再使用全血，成分输血已是临床输血的主要形式。

输注全血的缺点：①全血并不全：血液离开血循环，会发生"保存损害"。保存液是针对红细胞设计的，只对红细胞有保存作用。血小板需要在 (22 ± 2)℃振荡条件下保存，(4 ± 2)℃保存对血小板有害；白细胞中的粒细胞是短命细胞，很难保存；凝血因子Ⅷ和Ⅴ不稳定，保存 1～3d 活性丧失。②大量输全血可使循环超负荷：因为全血中的血浆可扩充血容量，所以血容量正常的病人输血量过大或速度过快可发生急性肺水肿。③输入全血越多代谢负担越重：由于全血中细胞碎片多，全血的血浆内乳酸、钠、钾、氨等成分含量高，故全血输入越多，病人的代谢负担越重。④输全血比任何血液成分更容易产生同种免疫和输血不良反应：因为人的血型十分复杂，同种异体输血，尤其是输全血，将有大量的抗原进入受血者体内产生相应抗体，导致输血不良反应或输血无效。

成分输血的优点：①血液成分制剂的容量小、浓度和纯度高，能够有效提供相关血液成分的生物功能，改善病情，病人需要什么成分，就补充什么成分。②成分输血为对各种血液成分制剂进行病毒灭活和白细胞去除创造了条件，可以有效降低经血液传播病毒的概率和发热等同种免疫性输血不良反应的发生率。③避免需要改善缺氧时大量全血输注带来的循环血量过多、心脏负荷过重的系列并发症。④成分输血的治疗效果普遍好于全血的治疗效果，使用血液成分制剂治疗可以减低对血液输注数量的需求，实现最大限度地节约血液资源。

思路 3：红细胞输血是现代成分输血的最主要标志之一。红细胞制品主要应用于各种急、慢性贫血导致的各器官、组织缺氧，以保证组织供氧，红细胞制品有以下几种：

（1）悬浮红细胞：把采集到多联袋内的全血离心，将绝大部分血浆在全封闭的条件下分离出，然后向剩余的部分中加入红细胞添加剂，制成红细胞制品。添加剂的配方有多种，都是特别设计的红细胞保存液。它不仅能使红细胞很好地保存，而且红细胞被添加剂稀释了，输注时更流畅。这是目前国内外临床应用最广泛的一种红细胞制品。此制品主要适用：各种急性失血、各种慢性贫血、高钾血症及肝、肾、心功能障碍者的输血和儿童、老年人的输血。

（2）浓缩红细胞：将采集到多联袋内的全血经离心沉淀后，将上层血浆移出，剩下的红细胞和少量血浆即为浓缩红细胞。适应证与悬浮红细胞相同。

（3）少白细胞红细胞：血液或血液成分中的白细胞可引起许多输血不良反应，包括非溶血性发热性输血反应、HLA 同种免疫、输血相关移植物抗宿主病、成人呼吸窘迫综合征、亲白细胞性病毒传播、输血相关免疫抑制等。减除白细胞的方法有离心去白膜法、洗涤法、过滤法，后者为迄今最有效、最常用的清除白细胞的方法。

（4）洗涤红细胞：在无菌条件下，将保存期内的悬浮红细胞、浓缩红细胞或全血用生理盐水洗涤，以去除绝大部分的非红细胞成分，并将红细胞悬浮于生理盐水中制成的红细胞制品。洗涤方法有手工法和机器洗涤法，我国大多数单位采用前者。洗涤红细胞主要用于：输入全血或血浆后发生过敏反应（荨麻疹、血管神经性水肿、过敏性休克等）的病人；自身免疫性溶血性贫血的病人；高钾血症及肝、肾功能障碍需要输血的病人；由于反复输血或妊娠已产生白细胞或血小板抗体引起输血发热反应的病人也可使用本制品。

（5）冰冻红细胞：红细胞借助冷冻保护剂（甘油）于低温保存即为冰冻红细胞。本制品主要用于稀有血型病人输血，用其自体血或稀有血型供血者长期保存，以备今后使用。对输用少白细胞的红细胞仍有发热者亦可选用冰冻红细胞。

（6）辐照红细胞：对于有免疫缺陷或有免疫抑制病人输血，无论输用上述任何一种红细胞均需用 25～30Gy γ 射线照射以杀灭有免疫活性的淋巴细胞，从而防止输血相关移植物抗宿主病的发生。

（7）年轻红细胞：年轻红细胞大多为网织红细胞。由于其体积较大而比重较低，故可用某种型号的血细胞分离机加以分离收集。该制品主要用于需长期输血的病人，如重型地中海贫血、再生障碍性贫血等，以便延长输血的间隔时间，减少输血次数，从而延迟因输血过多所致继发性血色病的发生。我国少数血站能够制备本制品。

【问题 2】在 ABO 血型系统中，该病人最可能的血型是什么？ABO 血型正反定型不一致的原因有哪些？

思路 1：ABO 血型鉴定的原理：根据红细胞膜表面有无 A 抗原和（或）B 抗原，将血型分为 A 型、B 型、AB 型及 O 型 4 种。试验原理：根据 IgM 类特异性血型抗体与红细胞膜上特异性抗原结合，能够出现肉眼可见凝集反应。用已知 IgM 类特异性标准抗 A 和抗 B 血清试剂来测定红细胞上有无相应的 A 抗原或（和）B 抗原，为正定型；用已知标准 A 型红细胞和 B 型红细胞来测定血清中有无相应的天然 IgM 类抗 A 或（和）抗 B，为反定型。

思路 2：亚型是指属于同一血型抗原，但抗原结构和性能或抗原位点数有一定差异。ABO 血型系统中以 A 亚型最多见，A 亚型主要有 A1 和 A2，占全部 A 型血的 99.9%，中国人群 A2 亚型频率约 0.5%（包括 A2B），其他 A 亚型（A3、Ax、Am）为数较少。A1 亚型的红细胞上具有 A1 和 A 抗原且数量多，其血清中含有抗 B 抗体；A2 亚型和其他 A 亚型的红细胞上只有 A 抗原且数量少（其他 A 亚型更少），其血清中除含抗 B 抗体外，1%～2% 的 A2 型人血清中还有少量抗 A1 抗体。在直接凝集反应中，A1、A2 亚型两种红细胞均能与抗 A 和抗 AB 试剂发生凝集反应。A1、A2 亚型血清都能与 B 型红细胞试剂发生凝集反应，血清中存在抗 A1 抗体的 A2 亚型人的血清能与 A1 型红细胞试剂发生凝集反应，而不能与 O 型红细胞试剂发生凝集反应。如果血清中存在不规则抗体时可与 O 型红细胞试剂发生凝集反应。根据盐水介质中 ABO 血型正反定型结果提示：该病人最可能的 ABO 血型是 A2 亚型，且此病人血浆中还存在抗 A1 抗体。

思路 3：ABO 血型鉴定的正反定型结果可互相验证，使血型鉴定结果更为准确。在血型鉴定过程中，有许多因素可导致错误结果，有些错误结果采用正定型不易发现，用反定型复查可弥补正定型的不足，在正反定型出现不一致时，易于发现和纠正血型错误，也可以发现亚型或疾病因素导致血型抗原或抗体的改变。

思路 4：ABO 血型正反定型不一致的原因包括两方面：技术性问题、被检红细胞和（或）血清问题。ABO 血型正反定型不一致技术性问题方面的原因：①器材：应干燥清洁，避免交叉污染。②试剂：应符合合格试剂的要求。③标本：应新鲜，无污染，无溶血，无凝块；微柱凝胶卡封口应完整，凝胶卡液面应无干涸，凝胶中应无气泡。④标记：应严格。⑤加标准抗血清：防漏加，用毕应尽快放回冰箱保存。⑥抗原抗体比例要适当。⑦离心时间和速度应准确。⑧观察凝集：防止冷凝集现象的干扰，试验温度一般为 20～24℃，防止假凝集的影响。⑨报告结果：应严格核对、记录，避免笔误。

ABO 血型正反定型不一致标本红细胞或血清问题方面的原因：①弱凝集：亚型的红细胞抗原性较弱；疾病因素导致抗原减弱；新生儿、老年人、丙种球蛋白缺乏症的血清中抗 A 和（或）抗 B 抗体水平较低；血浆中可溶性血型物质过多（如腹腔癌、胰腺癌、卵巢囊肿）。②假凝集：受检者血清中蛋白紊乱（巨球蛋白血症、纤维蛋白原增多等），常引起红细胞呈缗钱状排列。某些药物如右旋糖酐、静脉注射某些造影剂等，引起红细胞聚集而类似凝集。由细菌污染或遗传因素引起多凝聚或全凝聚；某些被肠道革兰氏阴性菌感染红细胞可获得"类 B"的活性。③血清中存在不规则抗体，如自身抗 I、抗 M，常引起干扰。④其他：嵌合体血型、RBC 致敏、近期内进行大量血浆置换等。

【问题 3】输血前还需要做什么实验室检查？鉴定方法有哪些？

思路 1：输血前还需要做 Rh 血型鉴定、交叉配血实验和不规则抗体的筛选与鉴定。红细胞血型是输血医学最重要的内容之一，目前已发现 30 个红细胞血型，300 多个血型抗原。其中 ABO 血型和 Rh 血型的血型抗原是免疫原性最强的，是临床上最重要的血型。因此，对大多数病人来说，在输血前不仅要做 ABO 血型鉴定,也应做 Rh(D)血型鉴定。Rh(D)检测初筛一般采用盐水法,多使用 IgM + IgG 混合抗 -D 单克隆抗体试剂,对初筛阴性样本还需采用间接抗球蛋白法进一步确认。

思路 2:受血者血清加供血者红细胞悬液,供血者血清加受血者红细胞悬液,同时进行凝集试验,称为交叉配血,前者称主侧管,后者称次侧管。其目的是验证供者与受者 ABO 血型鉴定是否正确,防范引起溶血性输血反应。此外,也可检出不规则抗体。交叉配血试验不能只做盐水凝集试验,必须加做能检测出 IgG 血型抗体的方法,如凝聚胺法、抗人球蛋白法等。

思路 3:红细胞血型不规则抗体筛选试验主要目的是检出受血者体内是否存在可导致溶血的其他血型系统不规则抗体。不规则抗体是指血清中抗 A、抗 B 以外的其他血型抗体。在 37℃下有活性的不规则抗体会导致输血反应,轻者引起寒战、发热,影响治疗效果;重者破坏输入的不匹配的红细胞或缩短其寿命,产生溶血性输血反应,危及病人生命。有输血史、妊娠史、Rh(D)阴性、短期内需要接受多次输血者,必须做不规则抗体筛选试验。试验方法应包括完全抗体和不完全抗体的检测:盐水介质法和凝聚胺法、抗人球蛋白法或微柱凝胶法。不规则抗体筛选阳性标本,继续用相同的试验方法做不规则抗体鉴定。确定不规则抗体特异性后,应该确定病人的相应抗原为阴性,以便选择经过检测的相应抗原阴性的血液,确保输血安全有效。

(武文娟　李玉云)

案例 7-2　成分输血(血浆输注)

【病史摘要】女,52 岁。

主诉:牙龈出血 3 天。

现病史:病人 3 天前无明显诱因出现牙龈出血,无头晕、乏力,无低热、盗汗。1 月前病人出现腰痛,检查为腰椎骨质增生,口服金乌骨痛胶囊、仙灵骨葆胶囊 1 周左右。

既往史:否认冠心病、糖尿病、高血压病史,否认肝炎、结核等传染病病史,否认手术外伤史,否认输血史,否认食物药物过敏史。

体格检查:T 36.5℃,PR 78 次 /min,BR 16 次 /min,BP 125/78mmHg;发育正常,营养良好;自主体位,神志清醒;皮肤黏膜弹性正常,无黄疸,无水肿、肝掌、蜘蛛痣;全身浅表淋巴结肿大未触及。头颅大小正常,眼正常,瞳孔等大、等圆,对光反射灵敏。鼻腔无异常分泌物,咽部无充血;颈静脉无怒张,气管居中,双侧甲状腺无肿大;胸廓正常、胸骨局部无隆起或凹陷,正常呼吸音,无啰音;心率 78 次 /min,律齐,无额外心音,无奔马律,无开瓣音,无心包摩擦音;腹平软、无压痛,肝、脾肋下未及。脊柱四肢未见异常,下肢静脉无曲张、无水肿、无溃疡。

实验室检查:结果见表 7-2。

表 7-2　实验室检查结果

项目名称	结果	参考区间
白细胞	$2.5 \times 10^9/L$	$3.5 \times 10^9/L \sim 9.5 \times 10^9/L$
中性粒细胞计数	$0.85 \times 10^9/L$	$1.8 \times 10^9/L \sim 6.3 \times 10^9/L$
单核细胞计数	$0.15 \times 10^9/L$	$0.1 \times 10^9/L \sim 0.6 \times 10^9/L$
中性粒细胞	33.9%	40%~75%
单核细胞	6%	3%~10%
红细胞	$4.44 \times 10^{12}/L$	$3.8 \times 10^{12}/L \sim 5.1 \times 10^{12}/L$
网织红细胞	$0.042 \times 10^{12}/L$	$0.024 \times 10^{12}/L \sim 0.084 \times 10^{12}/L$
血红蛋白	127g/L	115g/L~150g/L

项目名称	结果	参考区间
血小板	30×10^9/L	125×10^9/L～350×10^9/L
凝血酶原时间（PT）	无凝固点	9.8s～12.1s
国际标准化比值（INR）	无凝固点	0.9～1.3，1.8～2.5（服抗凝剂）
凝血酶原活动度	无凝固点	70%～130%
凝血酶时间（TT）	23.4s	14s～21s
活化部分凝血活酶时间（APTT）	25.5s	25.0s～31.3s
血浆 D- 二聚体	15.08mg/LFEU	0～0.55mg/LFEU
纤维蛋白原	0.41g/L	1.8g/L～3.5g/L

初步诊断：血小板减少原因待查，急性白血病可能。

诊疗计划：完善入院常规检查及输血相关检查，给予预约新鲜冰冻血浆输注支持；进一步完善骨髓细胞学检查以明确诊治。

【问题1】为什么要进行住院常规项目的检查？有哪些检查项目？

思路1：住院常规项目检查是通过对住院病人进行入院常规检查，可以了解病人身体的基本健康状况以及有无潜在疾病，有利于正确评估病人病情，明确治疗方案和药物选择，有效地规避医疗安全隐患。根据国家卫生健康委《医疗机构临床实验室管理办法》《临床路径管理指导原则》《医院管理评价指南》以及《医院评审标准实施细则（2018 年通用版）》等法律法规、规章和技术操作规范的要求，结合各医院的实际情况，制定各医院的入院常规检查项目。

思路2：住院病人入院检查项目一般包括：血常规、尿常规、粪常规、心电图、肝功能、肾功能、血糖、免疫学检查（包括乙肝五项、丙肝、梅毒、艾滋病等）；外科病人根据病情需要选择 CT、B 超、X 线摄片检查等。

【问题2】此病人为什么要输注新鲜冰冻血浆？

思路1：输注血浆的目的是补充凝血因子，预防或治疗凝血因子缺乏引起的出血或出血倾向。根据中华人民共和国卫生行业标准 WS/T 623—2018《全血和成分血使用》，血浆制剂常见种类的特点及适应证，见表7-3。

表 7-3　血浆制剂常见种类的特点及适应证

品名	特点	适应证
新鲜冰冻血浆	含有全部的凝血因子	适用于补充凝血因子缺乏引起的出血或出血倾向
单采新鲜冰冻血浆	同新鲜冰冻血浆	同上
病毒灭活新鲜冰冻血浆	降低经输血传播疾病的风险，但会损失部分凝血因子，尤其是不稳定凝血因子（V和Ⅷ）	同上，宜增加使用剂量
普通冰冻血浆	与新鲜冰冻血浆相比，缺少不稳定凝血因子（V和Ⅷ）	适用于补充稳定的凝血因子
病毒灭活冰冻血浆	降低经输血传播疾病的风险，但会损失部分凝血因子	同上，宜增加使用剂量
去冷沉淀血浆	与新鲜冰冻血浆相比，缺少Ⅷ因子、ⅩⅢ因子、vWF、纤维蛋白原及纤维结合蛋白等；但白蛋白和其他凝血因子与新鲜冰冻血浆含量相当	适用于 TTP 病人的输注或血浆置换

思路2：血浆输注指征：①血浆输注宜参考凝血功能检测结果及临床出血情况。PT 大于参考区间均值的 1.5 倍和（或）APTT 大于参考区间上限的 1.5 倍，或 INR 大于 1.7 时可考虑输注血浆。

凝血试验结果不易获取时，由临床医生根据病人出血情况决定是否输注血浆。②华法林治疗病人发生颅内出血时，建议给予血浆输注。

该病人 PT、INR 实验室检查结果均显示无凝固点、APTT 正常，符合血浆输注指征。

思路 3：血浆输注的原则是按交叉配血次侧相容性原则输注，献血者不规则抗体筛查阴性的血浆可直接进行 ABO 相容性输注。优先选择 ABO 同型血浆。

思路 4：血浆输注剂量由临床状况和病人体重决定，通常成人为 $10\sim20$mL/kg，婴幼儿 $10\sim15$mL/kg。用于治疗多种凝血因子缺乏疾病时，参考实验室凝血功能检测结果。

【问题 3】该病人入院第二天进行骨髓细胞学检查，检查结果显示骨髓片有核细胞增生活跃；粒系增生明显活跃，占 89%，比例显著升高，分类见早幼粒细胞占 86%（ANC）；红系增生减低，仅占 6%，以中、晚幼红细胞为主，个别细胞呈巨幼样变，占 1%；全片见颗粒巨 3 个，血小板散在少见。细胞化学染色：POX 染色 100% 阳性；AS-DNCE 染色 100% 阳性。血液细胞原位荧光杂交（FISH）检测出 *PML-RARa* 融合基因；染色体核型分析结果 46,XX,t(15;17)(q22;q12)。请给出该病人的诊断意见。

思路 1：根据该病人的临床表现及血象、骨髓象、细胞化学染色以及染色体核型分析、*PML-RAR* 融合基因的检出，诊断为急性早幼粒细胞白血病（acute promyelocytic leukemia，APL）。急性早幼粒细胞白血病是一种异常早幼粒细胞恶性增生，并具有重现性细胞遗传学异常 t(15;17)(q22;q12) 和 PML-RARα 的急性髓系白血病。其形态学特征相当于 FAB 分型方案中的急性早幼粒细胞白血病 M3 型。APL 除具有一般 AML 的共同临床特征外，尚具有以下特点：①异常早幼粒细胞的颗粒含有大量促凝活性的酶类物质，常致 DIC 的发生，出血以皮肤黏膜最为明显，其次为胃肠道、泌尿道、呼吸道和阴道，颅内出血最为严重，是死亡的原因之一；②对常规化疗敏感，但死亡率高，$10\%\sim20\%$ 的病例死于严重出血；③全反式维 A 酸（all-trans-retinoicacid，ATRA）能诱导 APL 细胞分化成熟，亚砷酸能诱导其凋亡，临床治愈率高。

约 $90\%\sim95\%$ 的急性早幼粒细胞白血病病例具有 t(15;17)(q22;q12)。17q11-12 上存在维 A 酸受体（retinoic acid alpha receptor，RARa）；而 15q22 上存在早幼粒细胞白血病（promyelocytic leukemia，PML）基因。t(15;17)(q22;q12) 使 15 号和 17 号染色体形成一个 *PML-RARa* 融合基因和一个较短的 *RARa-PAML* 融合基因，上述融合基因产生的异常融合蛋白 PML-RARa 与野生型 PML 和 RARa 的诸多配体在 DNA 上竞争性结合在转录因子位点，抑制野生型 PML 和 RAR 的正常生物学功能，导致早幼粒细胞分化阻滞、凋亡减少，进而形成急性早幼粒细胞白血病。全反式维 A 酸和亚砷酸能降解 PML-RARa 融合蛋白，促使早幼粒细胞分化成熟。

思路 2：急性早幼粒细胞白血病实验室检查：

（1）血象：红细胞和血红蛋白常明显减低。白细胞常减少，部分病例可升高。分类可见异常早幼粒细胞，胞质易见 Auer 小体。血小板计数中度至重度减低，多数为 $(10\sim30)\times10^9$/L。

（2）骨髓象：绝大部分病例有细胞增生明显活跃或极度活跃、红系增生常受抑制，巨核细胞和血小板显著减少。异常早幼粒细胞易见，其胞质内可见长而粗大的 Auer 小体，有时呈多根堆积的柴捆样，故称之为"柴捆细胞"。典型的异常早幼粒细大小不一，核形多不规则，常常呈肾形或双叶形；核染色质致密，有的可见模糊核仁；细胞质丰富，有些病例的异常早幼粒细胞胞质中充满密集的紫红色嗜天青颗粒（粗颗粒型），有些病例的异常早幼粒细胞则为细颗粒型或微颗粒型。以 FAB 分型方案为基础的急性髓系白血病（acute myeloid leukemia，AML）把急性早幼粒白血病 M3 型分为 3 种类型：M3a（胞质粗颗粒型）、M3b（胞质细颗粒型）、M3v（胞质微颗粒型，核形扭曲、分叶）。有的异常早幼粒细胞可见内外胞质现象，表现为细胞边缘部位的外胞质层颗粒稀少或无，并常见伪足样突起，而内胞质层（近核周）则颗粒密集。

（3）细胞化学染色：APL 白血病细胞 MPO 染色呈强阳性，但也有极个别过氧化物酶缺乏的 APL 白血病细胞可呈弱阳性或阴性，也有极个别急性单核细胞白血病的 MPO 染色呈强阳性者。因此，形态疑似 APL 或 AML 者，应作 α-NAE 染色和氟化钠抑制实验。

（4）免疫表型分析：APL 中异常早幼粒细胞表达 CD13、CD33、CD117，低比例表达或不表达 CD4、HLA-DR、CD5、CD11b、CD11c 和 CD16。少数病例如 M3v 型可中等程度表达 CD34。

（5）细胞遗传学和分子生物学检验：常规染色体检查、FISH 和 Q-PCR 技术对于该亚型中的异常染色体和融合基因检出率高。APL 遗传学异常以 t（15;17）（q22;q12）；PML-RARa 为主，占 90% 之多，尚有少数病例为变异型遗传学异常。此外，部分病例尚有 +8 染色体异常和 *Flt-3* 突变，具有此遗传学异常者预后欠佳。

（武文娟　李玉云）

案例 7-3　成分输血（血小板输注）

【病史摘要】女，53 岁。

主诉：腰部疼痛半月余，发现血小板减少 1 周余。

现病史：病人于半月前无明显诱因出现腰背部酸痛不适，伴左腿麻木无力，运动耐量明显下降，伴餐后胃部胀痛不适，遂至当地医院就诊。腰椎 CT 平扫：腰椎退行性病变，L3-4、L4-5、L5-S1 椎间盘突出；胃镜：多发性胃溃疡、慢性非萎缩性胃炎；血常规：WBC $5.64×10^9$/L，N $1.94×10^9$/L，M $1.78×10^9$/L，M% 31.56%，RBC $2.66×10^{12}$/L，Hb 52g/L，PLT $13×10^9$/L，Ret $0.02×10^{12}$/L，当地医院建议病人至上级医院（三甲医院）就诊。某三甲医院门诊拟"血小板减少"收住血液科。病程中病人无发热、畏寒，无咳嗽、咳痰，偶有头晕、头痛，无皮肤瘀斑，饮食、睡眠欠佳，近期体重未见明显变化。

既往史：否认"高血压、冠心病、糖尿病"等慢性疾病史，否认"肝炎、结核"等传染性疾病史，否认外伤史，否认药物过敏史，否认输血史。

体格检查：T 36.8℃，PR 74 次 /min，BR 17 次 /min，BP 139/80mmHg；发育正常，营养良好；自主体位，神志清醒。皮肤黏膜弹性正常，无黄疸，无水肿、肝掌、蜘蛛痣。全身浅表淋巴结肿大未触及。头颈正常，眼正常，瞳孔等大、等圆，对光反射灵敏。耳正常；鼻腔无异常分泌物、鼻翼扇动，鼻窦区无压痛。口腔正常，双侧扁桃体无肿大，咽部无充血。颈静脉无怒张，气管居中，双侧甲状腺无肿大。胸廓正常，胸部局部无隆起或凹陷，呼吸运动对称，正常呼吸音，无啰音；心率 74 次 /min，律齐；无额外心音，无奔马律，无开瓣音，无杂音，无心包摩擦音。腹平软、无压痛，肝脏可触及，脾脏肋下未及。叩诊显示肝浊音界存在，肝上界位于右锁骨中线第 V 肋间，肝区、脾区、肾区未及叩击痛。脊柱四肢未见异常，下肢静脉无曲张、无水肿、无溃疡。

实验室检查：复查血常规示 WBC $5.51×10^9$/L，N $1.44×10^9$/L，M $1.56×10^9$/L，M% 28.3%，RBC $2.36×10^{12}$/L，Hb 70g/L，PLT $11×10^9$/L，Ret $0.025×10^{12}$/L。

临床初步诊断为血小板减少，输注单采血小板 1 个治疗剂量，后续查找病因。

【问题 1】该病人输注血小板的依据是什么？

思路：输注血小板的目的是预防或治疗因血小板数量减少或功能异常而引起的出血或出血倾向。根据中华人民共和国卫生行业标准 WS/T623-2018《全血和成分血使用》，血小板输注常规指征见表 7-4。

表 7-4　血小板输注指征

血小板计数	临床表现
≤$100×10^9$/L	神经外科或眼科手术；心胸外科手术病人凝血指标异常，并伴大量微血管出血。
≤$80×10^9$/L	椎管内麻醉。
≤$50×10^9$/L	急性失血或有创操作（择期诊断性腰椎穿刺和非神经轴索手术等）。
≤$20×10^9$/L	中心静脉导管置入；病情不稳定（如伴有发热或感染等）的非出血病人。
≤$10×10^9$/L	病情稳定的非出血病人，预防自发性出血。

　　该病人血小板计数为 $11\times10^9/L$，且为查找血小板减少的原因需要择期诊断性腰椎穿刺作骨髓涂片检查及相关其他检查，符合血小板输注指征。

【问题2】血小板输注的原则是什么？输注剂量是怎么确定的？

　　思路1：血小板按以下原则输注：①按照 ABO 同型原则输注，出血危及生命且无同型血小板时，可考虑输注次侧相容性血小板。②血小板输注无效时，可开展血小板配型选择相容性血小板。③血小板应一次足量输注。

　　思路2：输注剂量：①病人无活动性出血时，输注剂量取决于病人输注前血小板数及预期达到的血小板数。通常成人每次输注一个治疗剂量。②病人处于活动性出血时，血小板的输注剂量取决于病人的出血情况及止血效果。③输注一个治疗剂量血小板，成人（70kg）可升高 $4\times10^9/L\sim$ $8\times10^9/L$ 血小板，儿童（18kg）大约可升高 $17\times10^9/L$；婴幼儿输注血小板 5~10mL/kg，血小板可升高 $40\times10^9/L\sim80\times10^9/L$。该病人为成人，无活动性出血，因此输注一个治疗剂量。

【问题3】血小板制剂分为哪些种类？

　　思路：血小板制剂常见种类及特点见表7-5。

表 7-5　血小板制剂常见种类及特点

品名	特点
浓缩血小板	从全血中分离制备的血小板，浓度及纯度高，来源于 200mL 全血中分离制备的血小板含量 $\geq2.0\times10^{10}$ 个；一般需多袋联合使用。
混合浓缩血小板	两袋及两袋以上的浓缩血小板汇集在同一血袋内的血小板制剂，血小板含量 $\geq2.0\times10^{10}\times$ 混合单位数。
单采血小板	采用血细胞分离机从单个献血者循环血液中采集，纯度高，血小板含量 $\geq2.5\times10^{11}$ 个 / 治疗剂量；与混合浓缩血小板相比，可降低同种免疫反应的发生率。

【问题4】为明确诊断，应进行哪些检查？

　　思路1：该病人血常规显示红细胞减少，血红蛋白降低，白细胞计数数量正常，但单核细胞数量增加，血小板减少，考虑为血液系统疾病，应该进行骨髓穿刺，做骨髓涂片及其他相关检查。

　　思路2：该病人进一步检查结果如下：①骨髓象：有核细胞增生活跃；原粒细胞（Ⅰ型 +Ⅱ型）占 47%，该类细胞形态部分规则圆形或类圆形，部分畸形示凸起，核部分规则圆形，部分显示扭曲、凹陷、折叠、染色质细颗粒状，大部分可见 1~3 个明显核仁，细胞质量较少~中等，部分浆内可见颗粒，Auer 小体易见；粒系早幼及以下阶段均可见，分叶核比例小，显示成熟障碍；红系增生极度减低，仅占 1.5%；全片共见颗粒巨 1 个，血小板散在极少见。②细胞化学染色：POX 染色 100% 阳性，AS-DCE 染色 9% 阳性，91% 阴性。③染色体核型分析：45,X,−X,t(8;21)(q22;q22)。④组织化学染色：网织纤维染色（−），铁染色（+）。⑤免疫组织化学染色：CD34、CD117 阳性指数均约 40%；MPO 大部分细胞阳性。根据病人病史、体格检查及实验室检查，该病人诊断为 AML 伴 t(8;21)(q22;q22)。

（武文娟　李玉云）

案例 7-4　发热性非溶血性输血反应

【病史摘要】男，52 岁。

　　主诉：确诊再生障碍性贫血 1 年，输血 25 分钟后寒战伴发热。

　　现病史：病人 1 年前因头晕、乏力，确诊为慢性再生障碍性贫血，间断进行输血治疗，近 1 月来上述症状加重，自觉无法坚持正常生活，来院就诊。给予输注 2 个单位红细胞，在输注 25 分钟后，病人突然出现寒战，随后出现头痛、发热、体温 39.5℃，无腰背酸痛，无酱油色尿。病人平素无鼻衄、无牙龈出血，下肢偶有出血点。无咯血、无呕血、无黑便，无血尿或酱油色尿，饮食、睡眠尚可。

既往史：否认高血压、糖尿病史，有输血史，否认肝炎及结核病史，否认手术、外伤史。

体格检查：T 39.5℃，PR 110 次/min，BR 20 次/min，BP 110/82mmHg；神志清楚、对答切题；贫血貌，自主体位，查体合作。全身皮肤无黄染、双下肢散在出血点，浅表淋巴结未触及。头颅无畸形，巩膜无黄染，双侧瞳孔等大、等圆，直径 3mm，对光反射灵敏。鼻腔无异常分泌物，口部无充血，扁桃体无肿大。颈软，气管居中，胸廓无畸形、胸骨无压痛，双肺呼吸音轻，无闻及干、湿啰音。心率 110 次/min，律齐，各瓣膜区未闻及病理性杂音，腹平软、无压痛，肝、脾肋下未及。脊柱四肢无畸形，双下肢无水肿、活动自如，生理反射存在，病理反射未引出。

实验室检查：Hb 40g/L，RBC 1.38×10^{12}/L，Ret% 0.1%，WBC 2.1×10^9/L；N% 30%，L% 65%，M% 5%；PLT 45×10^9/L；红细胞形态无明显异常。尿常规(-)，尿 Rous 试验阴性。

停止输血 1 小时后，症状逐渐减轻，6 小时后基本缓解。

【问题 1】通过上述病例描述，该病人可能的初步诊断是什么？

思路：病人本身患有再生障碍性贫血，有输血史；本次输血后突然出现寒战、发热、头痛等症状，体温明显升高；病人咽部无红肿，心肺功能正常，血压正常，且无腰背酸痛，尿液常规检查结果正常；停止输血后症状缓解。据病人的临床症状和初步检查，高度怀疑发热性非溶血性输血反应（febrile non-hemolytic transfusion reaction，FNHTR）。

【问题 2】为明确诊断，需进一步做哪些检查？

思路 1：发热性非溶血性输血反应是发生频率较高的一种输血不良反应，其发生与很多因素有关，如输注的血液制品的种类、血液制品的保持时间、采血器材的质量、病人自身的身体情况等，其中血液制品的种类至关重要。有报道称，输注白细胞和血小板所引起的发热性非溶血性输血不良反应可达 20%～30%，而输注红细胞制品所引起的约为 0.5%～1.0%，血浆中的某些因素如白介素、补体和肿瘤坏死因子等也可导致发热性非溶血性输血反应的发生。该病人病情较重，有既往输血史，更增加了患发热性非溶血性输血反应的风险。

思路 2：可根据病人典型的实验检查特点帮助诊断。

（1）细菌培养及细菌毒素（尤其是内毒素）试验：发热性非溶血性输血反应分为非免疫性发热性非溶血性输血反应和免疫性发热性非溶血性输血反应。非免疫性发热性非溶血性输血反应主要是热原反应，一般都有致热原的存在。常见的致热原可分为细菌、蛋白质和非蛋白质（如药物中的杂质、有机或无机的杂质等），尤以细菌最多见。细菌的致热原有其分泌释放的有活性的蛋白质，即外毒素和细菌死亡崩解而释放的内毒素，尤以内毒素的致热作用最强，而杆菌又比球菌的热原性强。因此，对输注的血液要进行细菌培养及检测细菌毒素，尤其是内毒素。如果细菌培养阳性，并伴有细菌毒素检查阳性，可能为热原性发热反应。

（2）免疫性发热性非溶血性输血反应实验室检查：在免疫性发热性非溶血性输血反应中，最常见和最重要的因素是多次接触或输入 HLA 不相合的白细胞，其次是接触或输入 HLA 不相合的血小板。这些病人常常是因为多次接受血液或血液制品输注，或有妊娠史以及接受过器官移植等。异体白细胞进入病人体内所产生的免疫性抗体，再次输血时会发生抗原抗体反应，刺激白细胞释放内源性热原物质，导致免疫性发热性非溶血性输血反应的发生。①受血者和供血者的 HLA 分型检测及组织配型试验：如受血者或供血者 HLA 配型不合，此溶血可能是由于 HLA 不合的多次输血所导致。②内源性热原物质（细胞因子）检查，如白介素 1β（IL-1β）、白介素 6（IL-6）和肿瘤坏死因子（TNF）：如果其中某个或某些因子阳性，说明可能此为发热因素。③粒细胞抗体检查：如果受血者粒细胞抗体阳性，输注含有粒细胞的血液后会发生抗原抗体反应并激活补体所致。④血小板抗体检查：输注含有血小板的血液后会发生抗原抗体反应并激活补体所致。⑤ IL-8、C3a、C4a 检查：血液保存过程中，这些物质会随着保存时间的延长而增加，也可导致发热性非溶血性输血反应。

【问题 3】发热性非溶血性输血反应需与哪些疾病相鉴别？

思路：FNHTR 与溶血性发热反应相鉴别，二者虽然都有发热，但后者与输注的血型及输血量有关，输血后也出现发冷、寒战、头痛、高热等症状，但该病还有血红蛋白尿、黄疸、腰背疼痛和呼吸困难等症状，严重者可发生急性肾功能衰竭、休克、DIC。溶血性发热反应通常需重新鉴定献血者及受血者的红细胞 ABO 血型，并重做交叉配血试验；对输血前、后标本重复进行意外抗体筛查，抗体鉴定谱细胞分别与输血前、后标本进行反应；直接抗人球蛋白试验检测红细胞表面的抗体，而间接抗人球蛋白试验检测血清中的抗体；输血后 6h 左右检查病人血清胆红素、血浆游离血红蛋白含量均有增加，血浆结合珠蛋白水平下降；病人尿液颜色呈酱油色或葡萄酒色，尿胆原定性实验呈阳性。

FNHTR 与细菌污染性输血反应也都有发热，但前者停止输血，经对症处理病情很快缓解，血压多无变化；后者多有高热、休克、皮肤充血三大特征，停止输血并经对症处理无效。当高度怀疑受血者有脓毒血症时，血袋及受血者输血后的血样需进行血培养。同时必须联合应用大剂量抗生素，积极抗休克治疗，才有望抢救成功。

另外，尚需排除药物反应、输液反应或与输血无关的其他因素所致的炎症反应。

（武文娟　李玉云）

案例 7-5　急性丙型病毒性肝炎

【病史摘要】女，49 岁。

主诉：食欲缺乏、厌油、乏力 1 周。

现病史：病人 1 周前无明显诱因出现食欲减退、厌油，进食后感恶心，伴全身乏力和右季肋部隐痛，大小便正常。

既往史：身体健康，无肝炎病史，无肝炎密切接触史和家族史，16 周前因车祸输入 1 600mL 全血。否认其他手术、外伤史，否认药物及食物过敏史。

体格检查：T 36.5℃，PR 82 次 /min，BR 16 次 /min，BP 120/80mmHg。神志清、语言流畅，巩膜无黄染，双手无"扑翼样"震颤。全身浅表淋巴结无肿大。心、肺检查未见异常，腹部平坦、软，肝区叩击痛，脾肋下未触及，移动性浊音(-)，肠鸣音正常，双下肢无浮肿，双肾区无叩击痛。

实验室检查：实验室生化检查和肝炎病毒标志物的检查结果见表 7-6 和表 7-7。

表 7-6　生化检查结果

项目名称	结果	参考区间
总蛋白（TP）	71g/L	60～80g/L
清蛋白（ALB）	40g/L	35～50g/L
球蛋白（G）	31g/L	15～35g/L
谷丙转氨酶（ALT）	122U/L	5～35U/L
天冬氨酸氨基转移酶（AST）	98U/L	8～40U/L
γ- 谷氨酰转移酶（GGT）	33U/L	7～32U/L
碱性磷酸酶（ALP）	82U/L	40～150U/L

表 7-7　肝炎病毒标志物的检查结果

项目名称	结果	参考区间
甲型肝炎抗体（定性）（anti-HAV IgM）	阴性(-)	阴性
丙型肝炎抗体（定性）（anti-HCV）	初筛(+)	阴性

续表

项目名称	结果	参考区间
戊型肝炎抗体（定性）（anti-HEV IgM）	阴性（-）	阴性
乙型肝炎表面抗原（HBsAg）	阴性（-）	阴性
乙型肝炎表面抗体（HBsAb）	阴性（-）	阴性或阳性
乙型肝炎 e 抗原（HBeAg）	阴性（-）	阴性
乙型肝炎 e 抗体（HBeAb）	阴性（-）	阴性
乙型肝炎 c 抗体（HBcAb）	阴性（-）	阴性

【问题1】根据检验报告结果和病人的临床表现，该病人初步考虑最可能的诊断是什么？其诊断依据是什么？

思路：最可能的诊断是急性丙型病毒性肝炎。诊断依据：①丙型肝炎病毒是 RNA 病毒，对外界环境的抵抗力低，其传播途径局限，常通过输血及血液制品、注射、针刺、器官移植、血液透析、生活密切接触、性传播和母婴传播等途径，该病人有输血史；②乏力、厌油、恶心、食欲减退、全身不适、右季肋部叩击痛等临床表现；③肝功能检查结果显示 ALT、AST 均轻度升高；④抗 HCV 抗体阳性，是 HCV 感染的标志。

【问题2】丙型病毒性肝炎常用的实验室检查指标有哪些？

思路：丙型病毒性肝炎常用的实验室检查指标主要有血清生物化学检测、抗 -HCV 检测、HCV RNA 检测、HCV 基因分型。

（1）血清生化学检测：ALT、AST 水平变化可反映肝细胞损害程度，但 ALT、AST 水平与 HCV 感染引起的肝组织炎症程度和病情的严重程度不一定平行；急性丙型肝炎病人的 ALT 和 AST 水平一般较低，但也有较高者。急性丙型肝炎病人的人血白蛋白、凝血酶原活动度和胆碱酯酶活性降低较少，但在病程较长的慢性肝炎、肝硬化或重型肝炎时可明显降低，其降低程度与疾病的严重程度成正比。

慢性丙型肝炎病人中，约 30% ALT 水平正常，约 40% ALT 水平低于 2 倍参考区间上限。虽然大多数此类病人只有轻度肝损伤，但有部分病人可发展为肝硬化。ALT 水平下降是抗病毒治疗中出现应答的重要指标之一。凝血酶原时间可作为慢性丙型肝炎病人病情进展的监测指标，但迄今尚无一个或一组血清学标志可对肝纤维化进行准确分期。

（2）抗 -HCV 检测：抗 -HCV 酶免疫法（enzyme immunoassay，EIA）适用于高危人群筛查，也可用于 HCV 感染者的初筛。但抗 -HCV 阴转与否不能作为抗病毒疗效的指标。用新一代 EIA 法检测丙型肝炎病人，其敏感度和特异度可达 99%，但一些透析、免疫功能缺陷和自身免疫性疾病病人可出现抗 -HCV 假阳性。因此，HCV RNA 检测有助于确诊这些病人是否合并感染 HCV。

（3）HCV RNA 检测：在 HCV 急性感染期，在血浆或血清中的病毒基因组水平可达到 $10^5 \sim 10^7$ 拷贝 /mL。在 HCV 慢性感染者中，HCV RNA 水平在不同个体之间存在很大差异，变化范围在 $5 \times 10^4 \sim 5 \times 10^6$ 拷贝 /mL 之间，但同一名病人的血液中 HCV RNA 水平相对稳定。实时荧光定量 PCR 法、分枝 DNA（bDNA）等均可检测 HCV 病毒载量。HCV 病毒载量的高低与疾病的严重程度和疾病的进展并无绝对相关性，但可作为抗病毒疗效评估的观察指标。

（4）HCV 基因分型：HCV RNA 基因分型方法较多，国内外在抗病毒疗效考核研究中，应用 Simmonds 等 1~6 型分型法最为广泛。HCV RNA 基因分型结果有助于判定治疗的难易程度及制定抗病毒治疗的个体化方案。

【问题3】为明确诊断，还应进行哪些检查？

思路：为明确诊断，还可进行① B 超、CT 或 MRI 检查：部分病人可显示肝、脾轻度肿大；②实时荧光定量 PCR 法检测 HCV 病毒载量，观察 HCV 在病人体内的复制繁殖情况。

【问题 4】HCV 导致肝细胞损伤的机制是什么？丙型肝炎病人肝细胞可能会发生哪些病理性损伤？丙型肝炎预后怎样？

思路 1：HCV 对肝细胞的损伤主要表现在以下几个方面：① HCV 对肝细胞的杀伤作用：HCV 在肝细胞内复制，可以干扰肝细胞的大分子合成功能，增加溶酶体膜的通透性，从而引起细胞病变。HCV 分泌产物对肝细胞的毒性作用；②病人肝组织中特异性细胞毒性 T 淋巴细胞对 HCV 感染肝细胞的攻击；③ HCV 感染者常伴有自身免疫性改变，可产生多种自身抗体，损伤自体细胞；④ HCV 感染细胞的 Fas 表达增加，HCV 可激活细胞毒性 T 淋巴细胞表达 FasL，Fas 和 FasL 结合诱导肝细胞凋亡。

思路 2：丙型肝炎病人一般临床表现较轻，很少出现重型肝炎，而且随着 ALT 的下降，病情更隐匿，易发展成为慢性肝炎（约 55%～85%），自发痊愈病例很少，发展为肝硬化的比例较高。感染 HCV 30 年后发展为 HCV 相关肝细胞癌的比例约为 1%～3%。

【问题 5】丙型肝炎为什么容易慢性化？

思路：① HCV 病毒免疫原性弱，机体对其免疫应答水平低，甚至出现免疫耐受，导致肝细胞的持续感染；② HCV 易变异，其高度的变异性逃避了人体的免疫监视，导致慢性化；③ HCV 对肝外细胞具有泛嗜性，所以存留在外周血尤其是单核细胞内的病毒会反复感染肝细胞，致其慢性化。

（武文娟　李玉云）

第八章　遗传性疾病染色体核型检验案例分析

案例 8-1　Down(21 三体)综合征染色体核型

【病史摘要】女,35 岁。

主诉:孕 17 周,B 超结果显示宫内膜增厚回声不均。

现病史:病人怀孕 17^{+2} 周,平素月经规律,停经 1+ 月自测尿 HCG 阳性,于某医院行 B 超显示"宫内早孕"确诊妊娠。因系高龄产妇及孕期超声异常入院。

既往史:体健。否认"高血压、糖尿病、心脏病、肾病"病史,否认其他急、慢性传染病史及重要皮肤病史,否认药物食物过敏史,否认手术外伤史,否认输血史。预防接种史不详。

个人史:无宫缩,胎心 145 次 /min,阴道无流血、流水。初潮 15 岁,周期规则,28～30 天来一次月经,经期 5～6 天,量中,无痛经。平日白带量不多,无异味。已婚,孕 7 产 2,顺产 1 次,剖宫产 1 次。丈夫和孩子体健。否认丈夫有性病史及冶游史。

家族史:父亲患有高血压,无其他家族性遗传病、传染病史,无冠心病早发家族史,无糖尿病家族史。

体格检查:T 36.7℃,PR 132 次 /min,BR 30 次 /min,BP 120/80mmHg。一般查体无特殊异常。

超声检查:宫体长 92mm、厚 66mm、宽 102mm,宫颈长 43mm,宫颈前后径 46mm。子宫前位,子宫增大,浆膜层光滑完整,肌层回声均质,宫内膜厚 12～17mm,回声不均。彩色多普勒血流显像(Color Doppler Flow Imaging, CDFI):未见明显异常彩色血流信号。左卵巢 24mm×23mm,右卵巢 32mm×25mm。检查结论:①子宫增大,②宫内膜增厚回声不均(组织物残留?)。

实验室检查:羊水染色体芯片分析提示 21 号染色体三体(表 8-1)。细胞遗传学染色体核型分析:47XY,+21(图 8-1)。

表 8-1　染色体芯片分析

arr[hg19]21q11.2q22.3(14,359,894-48,099,610)×3

染色体	坐标(hg19)	变异大小(Mb)	细胞遗传学条带	变异类型(缺失,重复)	蛋白编码基因	变异分类
Chr21	14,359,894-48,099,610	33.740	21q11.2q22.3	重复(1 个拷贝)	224 个	致病性

结果解释:检测结果为 21 号染色体三体,致病性拷贝数变异。21 号染色体三体即唐氏综合征(OMIM:190685),出生前的唐氏综合征胎胚/胎儿可能在妊娠早期发生胚胎停育或宫内发育异常,出生后的唐氏综合征患者临床表型主要为生长发育迟缓,智力低下,特殊面容,多发畸形等。由于遗传外显率和表现度等复杂原因,临床疾病表现程度差异很大,可能与以上所述不完全一致,具体需结合临床实际情况。

【问题1】根据实验室及其他检查结果,应做出怎样的产前诊断?依据是什么?

诊断:胎儿患 21 三体综合征(唐氏综合征)。

诊断依据:①胎儿染色体芯片分析(表 8-1)发现 21 号染色体有致病性拷贝;②染色体核型分析(图 8-1)发现 21 号染色体有 3 条,正常男性 21 号染色体仅有 2 条(图 8-2)。

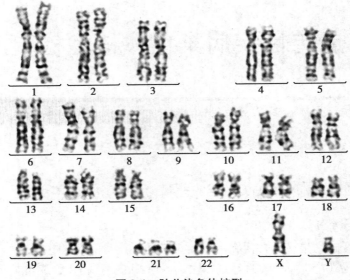

图 8-1　胎儿染色体核型

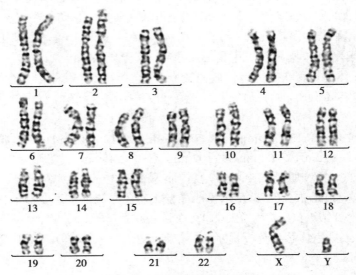

图 8-2　正常男性染色体核型

思路 1：母亲高龄、遗传、致畸物质是 21 三体综合征的主要诱因，母亲年龄 ＞35 岁，发病率明显上升，40 岁以上的妊娠妇女做羊水穿刺筛查，该病的发现率约为 5% 以上。

思路 2：由于唐氏综合征尚无有效的治疗方法，且唐氏患儿具有严重的智力障碍，生活不能自理，并伴有复杂的心血管疾病，需要家人的长期照顾，会给家庭造成极大的精神及经济负担。建议产妇通过产前筛查进行有效预防。

【问题 2】21 三体综合征的临床症状有哪些？

21 三体综合征主要表现为智力落后、特殊面容和生长发育迟缓。智力落后是该病最突出和严重的表现。

思路 1：患儿有明显的特殊面容伴表情呆滞，表现为眼裂小、眼距宽、眼睛上斜，面部扁平、鼻梁低平、外耳小，常张口伸舌、流涎多，头小而圆、颈部短而宽。可伴有先天性心脏病、胃肠道和眼部等多种畸形。约 50% 左右的患儿有先天性心脏病，其中常见室间隔缺损、房间隔缺损、动脉导管未闭等；部分患儿有消化道畸形，表现为肠闭锁、膈疝、脐疝等；眼部异常，包括斜视、眼震、白内障等；约 90% 的患儿会出现听力障碍；容易患先天性甲状腺功能减退、急性淋巴细胞白血病、传染性疾病等；如存活至成人期，则常在 30 岁以后即出现老年痴呆症状。

思路 2：60% 患儿在胎内早期即流产，存活者有明显的智能落后、特殊面容和生长发育迟缓。

【问题 3】除羊水穿刺可以对唐氏综合征进行筛查外，还有哪些产前诊断方法？

羊水细胞染色体检查是唐氏综合征产前诊断的一种有效方法，但存在一定的风险。采取其他筛查方法可以减少流产风险，扩大受检范围，最大限度地防止唐氏综合征患儿的出生。

思路 1：外周血游离 DNA 检查，应用高通量基因测序等分子遗传技术检测孕期母体外周血中胎儿游离 DNA 片段，以评估胎儿常见染色体非整倍体异常风险。如 21- 三体、18- 三体、12- 三体等染色体非整倍体病。

思路 2：通过测定孕妇血清中 AFP 和 HCG 的含量，结合孕妇的年龄，体重，孕周计算的风险值。临界值为 1/275。大于为高危，小于则为低危。根据风险率的高低再进一步进行确诊检查。

（施　琼）

案例 8-2　克氏综合征染色体核型

【病史摘要】男，32 岁。

主诉：婚后未采取避孕措施 3 年，原发性未育。

现病史：婚后 3 年未采取任何避孕措施，至今未育。同房时可勃起，性生活正常。妻子生殖功能检查正常。

既往史：体健，否认睾丸炎，否认性病史，否认外伤及手术史，无有害物质、放射性物质接触史。

家族史：父母体健，否认近亲结婚，无遗传性疾病史。

体格检查：一般情况良好，智力正常。身高 173cm，胡须少，喉结不明显，乳房未见明显发育，腋毛与阴毛较少。阴茎大小正常，两侧睾丸小且硬，输精管、附睾均存在且无压痛，精索静脉未见曲张。

实验室检查：精液常规：离心沉淀未见精子，其余指标未见异常。精浆生化：各指标未见异常。性激素检查：见表 8-2。

表 8-2　性激素检查结果

检查项目（英文缩写）	测定结果	参考区间
卵泡刺激素（FSH）	44.42mIU/mL	1.50～12.40mIU/mL
促黄体生成素（LH）	24.94mIU/mL	1.7～8.6mIU/mL
睾酮（T）	96.36ng/dL	249.00～836.00ng/dL
催乳素（PRL）	16.36μg/L	4.04～15.20μg/L
雌二醇（E2）	22.24pg/mL	25.80～60.70pg/mL

【问题 1】根据病人情况，高度怀疑的临床诊断是什么？

思路：病人精液常规未见精子，为无精症。查体提示两侧睾丸小且硬，胡须少，喉结不明显，腋毛与阴毛较少。性激素检查提示"两高一低"（FSH 和 LH 升高，T 降低），符合克氏综合征的临床特征。根据病人的主诉、症状和病史特点，高度怀疑克氏综合征。

【问题 2】为明确诊断，应进行哪些检查？

Y 染色体微缺失检查：未检测到 Y 染色体微缺失。

细胞遗传学染色体核型分析：47,XXY（图 8-3）。

思路 1：Y 染色体微缺失也是无精症的主要遗传学因素，目前临床行常规检查。Y 染色体微缺失是指 Yq1.1 的无精子症因子（azoospermic factor，AZF）在亚染色体层面的片段缺失，可分为 AZFc 区缺失（约占全部 AZF 缺失的 80%），其次是 AZFa 区缺失和 AZFb 区缺失等。AZFa 缺失可导致唯支持细胞综合征，病理检查表现为间质细胞及支持细胞减少，精曲小管发育不良；AZFb 缺失则会导致精原细胞和初级精母细胞成熟发育障碍，表现为无精；AZFc 缺失则比较复杂，可以出现有正常精子到无精症的表型。

思路 2：细胞遗传学染色体核型分析异常，提示为克氏综合征。其主要是由于生殖细胞在减数分裂过程中，性染色体不分离所致。其中 40% 的 47,XXY 是由于精原细胞在减数分裂过程中性染色体未分离，即含有 XY 的精子与一个 X 卵子结合，形成 XXY 受精卵，其余 60% 是由于卵原细胞在减数分裂过程中发生性染色体不分离所致，即含有 XX 的卵子和一个 Y 精子结合。若是在有丝分裂和减数分裂过程中均发生性染色体不分离，则可能形成嵌合体，嵌合体可能保有部分生精能力，在嵌合体中正常核型所占比例越多，其症状越轻。也有部分病例核型为 48,XXXY 或含有更多 X 染色体，目前认为染色体核型组成中 X 染色体的数目越多，智力低下发生率越高，障碍程度越严重，男性化障碍程度也越明显，并发畸形率也就越高。

【问题 3】根据实验室及其他检查结果，应做出怎样的诊断？依据是什么？

诊断：克氏综合征。

诊断依据：①病人胡须少，喉结不明显，腋毛与阴毛较少，两侧睾丸小且硬，精液常规未见精子；②病人性激素检查提示"两高一低"（FSH 和 LH 升高，T 降低）；③病人 Y 染色体微缺失检查未见异常，染色体核型分析为 47,XXY（图 8-3），而正常男性染色体核型为 46,XY（图 8-4），故可以确诊为克氏综合征。

思路 1：克氏综合征病人的主要表现为：不育，无精子症，睾丸体积减小，胡须减少，阴毛减少，性功能障碍等。伴随症状有：男性乳房发育，隐睾，身材高大等。该病人符合以上临床特征，初步诊断为克氏综合征。

思路 2：目前多项研究表明克氏综合征病人血清性激素存在明显的"两高一低"现象，即 FSH 和 LH 水平升高，T 水平降低。绝大多数克氏综合征病人血清 FSH 和 LH 的水平是正常人的数倍，表明克氏综合征病人睾丸功能受损。睾酮是最重要的雄性激素，主要由间质细胞产生，而克氏征病人的间质细胞的功能明显受损，从而导致血清睾酮水平下降。该病人激素水平与该特征吻合，故可进一步确认。

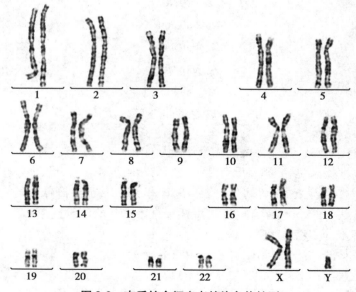

图 8-3　克氏综合征患者的染色体核型

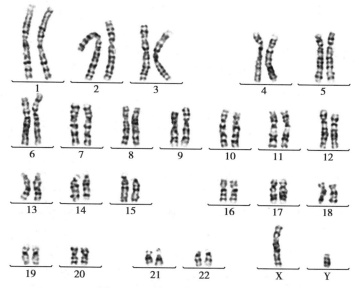

图 8-4　正常男性的染色体核型

思路 3：细胞遗传学检查即染色体核型分析是最终的确诊指标，病人核型为 47,XXY，符合克氏综合征核型，但还需考虑到 Y 染色体微缺失的影响，因为 Y 染微缺失也可以造成无精症。核型分析是细胞层面的，无法判断 Y 染色体上有无微缺失，因此还应进行 Y 染色体微缺失的基因检测。经检测，病人 Y 染色体无微缺失，故可确诊为克氏综合征。

（施　琼）

案例 8-3　苯丙酮尿症

【病史摘要】女，2 岁 3 个月。

主诉：皮肤毛发色淡、间断抽搐 17 个月。

现病史：17 个月前家长发现患儿皮肤毛发逐渐变淡，汗液、尿液有鼠尿味。同时患儿无明显诱因出现抽搐，每天至少 1 次，多则 5 次，抽搐时表现为意识丧失，四肢抖动，持续约 1 分钟，不伴发热。发病以来，患儿易呕吐、腹泻，有湿疹史。5 个月能抬头，现在不会站立，不会叫爸妈。自述听力、视力正常。外院做脑电图提示有癫痫波，未予明确诊治。

既往史：否认结核病史，否认高血压、心脏病史，否认糖尿病史，无手术及输血史，无药物过敏史，无毒物及放射物质接触史。

个人史：第 1 胎第 1 产，足月剖宫产，生后无窒息史。出生体重 3.75kg，身长 51cm。父母体健，否认近亲结婚。

家族史：母亲既往无流产史，孕期未定期做产前检查。母孕期否认患病、服药、接触放射线、化学药物或毒物史，否认家族癫痫等遗传病史。

体格检查：T 36.9℃，PR 130 次 /min，BR 24 次 /min，BP 91/59mmHg，身长 85cm，体重 12.5kg，头围 46cm。精神烦躁，智力发育落后，营养中等，查体有特殊体味（鼠尿味）。皮肤稍干燥苍白，弹性正常。头发稀疏偏黄，眼球无震颤。双肺呼吸音清，心音有力，律齐，腹软，肝、脾不大。四肢肌张力高，双膝反射亢进。颈抵抗阴性，凯尔尼格征、布鲁津斯基征阴性，双巴宾斯基征阴性。

实验室检查：白细胞、红细胞、血红蛋白、血小板正常；心肌酶谱、血气均正常。

【问题 1】根据上述临床表现，该病人可能的诊断是什么？诊断中需与哪些疾病鉴别诊断？

思路 1：患儿，女，2 岁 3 个月，毛发色淡，汗液、尿液有鼠尿味，伴有抽搐发作，易呕吐、腹泻，有湿疹史，精神烦躁，智力发育落后，四肢肌张力高，双膝反射亢进等，根据这些情况可初步诊断为苯丙酮尿症。

思路2：需与其他病因（如脂类沉积病、围生期疾病）导致的精神发育迟缓，癫痫发作、震颤、肌张力增高、共济失调、腱反射亢进及脑性瘫痪相鉴别。

【问题2】为明确诊断，应进行哪些检查？

思路1：虽然苯丙酮尿症病人有特殊的体味"鼠尿味"或"霉臭味"，有毛发色淡的体征，但是该患儿抽搐症状明显，为排除其他病因导致的抽搐，应该继续进行实验室检查、影像学检查等辅助检查。

思路2：为了明确诊断，需要进行：①心脏彩超；②脑电图；③头颅CT；④尿代谢筛查；⑤血浆苯丙氨酸测定。

思路3：根据此病典型的实验室检查结果明确诊断：尿中苯丙酮酸测定（三氯化铁试验）和血浆苯丙氨酸测定（Guthrie抑制试验）。若三氯化铁试验呈阳性，且血浆苯丙氨酸在200mg/L以上者方可确诊。但尿液三氯化铁试验可能出现假阳性的结果，因为酪氨酸病、枫糖浆尿病和吩噻嗪药物类的尿液均可出现三氯化铁的绿色反应，其特异性较差，此时可做2,4-二硝基苯肼试验鉴定，产生黄色沉淀为阳性。

正常人血中苯丙氨酸为60～180μmol/L（10～30mg/L），PKU病人可高达600～3 600μmol/L（100～600mg/L）。如果以258μmol/L（43mg/L）为正常人与PKU病人的分界点，则有高达4%的假阳性。用色层析法则在生后几天的新生儿中可出现假阴性。MS/MS法（串联质谱法）可减少假阳性率，此方法可同时测定血苯丙氨酸和酪氨酸，并可计算苯丙氨酸/酪氨酸比值。如果以比值2.5为正常儿童与患PKU者的分界点，则可将假阳性减少到1%。故目前多用此方法来筛选新生儿苯丙酮尿症。此方法还可用来筛选半乳糖血症、枫糖尿病、同型胱氨酸尿症和先天性甲状腺功能减低症，一次检查可以筛选多种先天性疾病。

思路4：根据神经系统方面的检查辅助诊断：

（1）典型PKU病例出生时多表现正常，在1～6个月后婴儿逐步出现智商（IQ）降低，并出现易激惹，呕吐，过度活动或焦躁不安，有些婴儿出现湿疹。身体或衣服可闻到特殊的气味，如霉味或"鼠"味，是该病患儿的特征性表现。智力低下是本病最常见的症状，约90%以上的患儿可有中至重度智力低下，6个月以后IQ迅速下降，至1岁时降至50；3岁时降到40左右；5～6岁时测定IQ评分通常<20，偶尔为20～50，很少>50。

（2）患儿1岁后运动发育也明显落后，语言障碍突出，可有步态笨拙、双手细震颤、协调障碍、姿势怪异及重复性手指作态等。行为异常表现为多动、易激惹、激越行为和情绪不稳等，见于约60%以上的患儿。

（3）癫痫发作是本病的又一特征，常在1岁左右发病，约25%的严重智力迟钝患儿可有癫痫发作。临床表现最常见为屈肌痉挛（flexor spasm），其次为失神性发作和全面性强直-阵挛性发作，也可见婴儿痉挛症。随年龄长大，婴儿痉挛发作减少，转变为小发作或大发作。

（4）神经系统体格检查异常发现不多，1/3患儿正常；1/3有轻微多动、震颤、腱反射亢进、踝阵挛等；锥体束征较常见；不自主运动如扭转痉挛、手足徐动、肌张力障碍等以及明显小脑性共济失调也有过报道，但很少见。严重者可出现脑性瘫痪。

（5）脑电图（EEG）：主要是棘慢波，偶见高波幅节律紊乱。EEG随访研究显示，随年龄增长，EEG异常表现逐渐增多，至12岁后EEG异常才逐渐减少。

（6）X线检查：可见小头畸形。

（7）CT和MRI可发现弥漫性脑皮质萎缩等非特异性改变。

【问题3】根据实验室及其他检查结果，应做出怎样的诊断？

思路：此时需要根据实验室检查结果来排除四氢生物蝶呤（Tetrahydrobiopterin，BH4）缺乏导致的苯丙酮尿症。患儿 BH4 负荷试验血苯丙氨酸浓度无明显降低。尿蝶呤谱分析苯丙氨酸和生物蝶呤增高。红细胞二氢蝶呤还原酶活性测定正常。所以可确定 BH4 含量正常，非 BH4 缺乏导致的苯丙酮尿症。

（1）BH4 负荷试验：BH4 负荷试验是一种快速而可靠的辅助的诊断方法。在血苯丙氨酸（Phenyl-lalanine, Phe）浓度较高（>600μmol/L）的情况下，直接给予口服 BH4 片 20mg/kg，分别于服 BH4 前、服后 2、4、6、8、24 小时取血进行 Phe 测定，此外，分别于服前、服后 4~8 小时留尿进行蝶呤分析。对于血 Phe 浓度 <600μmol/L 者，可做 Phe＋BH4 联合负荷试验，即给患儿先口服 Phe（100mg/kg），服后 3 小时再口服 BH4，分别于服 Phe 前、后 1、2、3 小时，服 BH4 后 2、4、6、8、24 小时采血测 Phe 浓度，并于 BH4 负荷前及服后 4~8 小时分别留尿进行尿蝶呤分析。BH4 缺乏者，当给予 BH4 后，因其苯丙氨酸羟化酶（Phenylalanine Hydroxylase, PAH）活性恢复，血 Phe 明显下降；6- 丙酮酰四氢生物蝶呤合成酶（6-Pyruvoyl Tetrohydropterin Synthase, PTPS）缺乏者，血 Phe 浓度在服用 BH4 后 4~6 小时下降至正常；二氢生物蝶呤合成酶（Dihydrobiopterin synthase, DHPR）缺乏者，血 Phe 浓度一般在服 BH4 后 8 小时或以后下降至正常，但尚有一部分病人下降不明显；经典型 PKU 病人因 PAH 缺乏，血 Phe 浓度无明显变化。近年来研究发现，约 30% 的 PAH 缺乏的患儿对口服 20mg/kg BH4 的负荷试验也有反应，称为"BH4 反应性高苯丙氨酸血症"。

（2）尿液蝶呤分析：目前多以高效液相色谱仪进行尿液蝶呤分析，这是筛查 BH4 缺乏症（Tetrahy-drobiopterindeficiency, BH4D）的有效方法，该方法分为直接法和间接法两种。直接法是直接测定尿液中的 BH4 含量，并根据 BH4 的有无与新蝶呤、生物蝶呤和二氢生物蝶呤的含量来鉴别 PKU 和各种类型的 BH4D。间接法为尿液经前处理后，将二氢生物蝶呤和四氢生物蝶呤氧化成生物蝶呤，通过测定尿液中新蝶呤（nepterin, N）和生物蝶呤（biopterin, B）的含量及比值[B/（B＋N）%]来鉴别 PKU 和 BH4D。结果判断：① PTPS 缺乏时，尿新蝶呤（N）明显增加，生物蝶呤（B）明显降低，B/（B＋N）% 降低，B% 往往 <10%。② DHPR 缺乏时，尿新蝶呤可正常或稍高，生物蝶呤明显增加，N/B 降低，B% 增高或正常，有些病人尿蝶呤谱也可正常，可进行 DHPR 活性测定确诊。③鸟苷三磷酸环化水解酶（Guanosine Triphosphate Cyclic Hydrolase, GTPCH）缺乏时，新蝶呤、生物蝶呤均降低，N/B 正常。④蝶呤 -4α- 甲醇氨脱水酶（Pterin-4α-carbinolamine Dehydratase, PCD）缺乏时，其最大的特点是尿中出现 7- 蝶呤。

诊断：典型 PKU（典型苯丙酮尿症，由先天性 PAH 即苯丙氨酸羟化酶缺陷导致）。

【问题4】根据病人病情，病人可能会发生哪些并发症？还需要做什么辅助检查确证？

思路：除智能低下外，苯丙酮尿症的症状和体征大部分是可逆的。当血苯丙氨酸浓度得到控制后症状可以消失，癫痫可以控制，脑电图异常可以恢复，毛发色素可以加深，身体气味可以消失。苯丙酮尿症的主要并发症：约 2/3 的患儿有轻度小颅畸形，患儿智力低下，眼底正常。

【问题5】苯丙酮尿症需与哪些疾病相鉴别？

思路：需要进行鉴别诊断的疾病有：

（1）尼曼 - 皮克病：通常伴有神经系统症状，也发生在幼儿，病人常肝、脾大，有或无神经损害及眼底樱桃红斑，外周血淋巴细胞及单核细胞质中有空泡，骨髓涂片见泡沫细胞，X 线胸片示粟粒或网状改变以及骨的 X 线改变，尿中鞘磷脂排泄增加，故可排除尼曼 - 皮克病。

（2）戈谢病：通常伴有神经系统症状，也好发病于少儿，常见以下情况①血常规：可正常，脾功能亢进者可见三系减少，或仅血小板减少。②骨髓涂片：在片尾可找到戈谢细胞，这种细胞体积大、直径约 20~80μm，有丰富胞质，内充满交织成网状或洋葱皮样条纹结构，有一个或数个偏心核；糖原和酸性磷酸酶染色呈强阳性的苷脂包涵体。此外，在肝、脾、淋巴结中也可见到戈谢细胞。

（3）围生期疾病：如胎儿营养不良、早产、低氧血症、创伤、缺氧缺血性脑病等，具体辅助检查应根据具体情况而选择。

（4）脑性瘫痪：患儿特殊的病理改变通常有出血性损害和缺血性损害，所以通过脑 CT 或 MRI

可鉴别；如若无法鉴别，也可进行基因诊断，因为苯丙酮尿症为常染色体隐性遗传病，苯丙氨酸羟化酶可发生基因突变，因此可通过基因检测排除脑性瘫痪。

（邓红玉）

案例 8-4　地中海贫血

【病史摘要】女，28 岁。

主诉：发现"贫血"22 年，轻微活动后气促、面色苍白、尿黄 3 个月。

现病史：病人 22 年前无明显诱因出现头晕，久坐后站立明显，多次医院就诊提示"贫血"，一直未正规诊治；2 个月前产检时血常规检查提示 Hb 94g/L，轻微活动即感头晕、气促，严重时黑矇，休息后缓解，伴面色苍白，尿色深黄，前来就诊。无发热，无恶心呕吐，无呕血、黑便，无胸闷、胸痛，无心悸等不适。

既往史：否认高血压、糖尿病、冠心病病史，否认结核病史，无手术及输血史，无药物过敏史，无毒物及反射物质接触史。

个人史：既往月经正常，孕 1 产 0，现妊娠 18 周。

家族史：病人哥哥有 β- 地中海贫血史，具体位点不详。

体格检查：T 37.4℃，PR 89 次 /min，BR 20 次 /min，BP 101/70mmHg，神志清楚，精神尚可。贫血貌，巩膜轻度黄染，全身浅表淋巴结和肝、脾未及肿大。双肺呼吸音清，未及干、湿啰音。腹部膨隆如孕月，无压痛及反跳痛。

实验室检查：①血常规：WBC 8.51×10^9/L，N 0.726，Hb 82g/L，RBC 3.58×10^{12}/L，HCT 0.236，MCV 67.8fl，MCH 21.8pg，MCHC 318g/L，RDW-CV 16.8%，PLT 274×10^9/L。红细胞大小不一、可见少量靶形红细胞。②肝功能：ALT 34U/L，AST 40U/L，白蛋白 36g/L，总胆红素 48.5μmol/L，直接胆红素 12.5μmol/L，间接胆红素 38.1μmol/L。③其他：血清铁 17.9μmol/L，铁蛋白 35.9ng/mL，尿胆原(+)，大便隐血阴性。

【问题 1】通过上述问诊与检查，该病人可能的诊断是什么？需与哪些疾病鉴别诊断？

思路：病人 22 年前无明显诱因出现头晕，多于久坐后站立明显，多次当地医院就诊提示"贫血"。2 个月前产检时血常规检查提示 Hb 94g/L，此次复查 Hb 降至 82g/L，MCV 67.8fl，MCH 21.8pg，MCHC 318g/L，RDW-CV 16.8%，可见少量靶形红细胞。根据病人主诉、年龄、症状、实验室检查特点，高度怀疑 β- 地中海贫血。

【问题 2】为明确诊断，应进行哪些检查？

β- 地中海贫血根据临床表现及实验室检查特点，结合家族史，一般不难做出诊断，不典型者需要同其他引起贫血或肝脾肿大的疾病鉴别，如慢性缺铁性贫血、遗传性球形红细胞增多症、遗传性铁粒幼细胞贫血、黄疸性肝炎或肝硬化等。

实验室检查：血红蛋白 A2（Hemoglobin A_2，HbA_2）4.1%，血红蛋白 F（Hemoglobin F，HbF）1.9%；Hb 基因分析结果：CD41-42（-TCTT）检出；乙型肝炎病毒表面抗原、丙肝抗体等均阴性。

思路 1：β- 地中海贫血是指 β 链的合成部分或完全被抑制的一组血红蛋白病。患儿出生时无症状，多于婴儿期发病，重型 β- 地中海贫血患儿生后 3～6 个月内发病者占 50%。

思路 2：可根据病人典型的实验检查特点帮助诊断。

（1）血常规：国际地中海贫血协会推荐将红细胞参数：MCV < 78fl、MCH < 27pg 作为筛查地中海贫血的 cut-off 值；红细胞呈典型小细胞、低色素性，红细胞大小不等，中央淡染区扩大，并出现靶形红细胞；重型 β- 地中海贫血病人靶形红细胞常 >10%。

（2）红细胞渗透脆性试验：β- 地中海贫血病人红细胞渗透脆性减低，0.2%～0.3% 或更低才完全溶血。将 MCV、RDW 以及红细胞渗透脆性实验联合起来用于地中海贫血的检测，可大大提高筛查的灵敏度和特异度。

（3）血红蛋白组分分析：一般 1 岁以后，胎儿血红蛋白 HbF 进行性下降。当 $HbA_2 > 3.5\%$，HbF 正常或轻度增高（HbF≥5%，基本可诊断轻型 β- 地中海贫血；HbF > 10%，基本可诊断中、重型 β- 地中海贫血；HbF 明显增高（20%～99.6%）是诊断重型 β- 地中海贫血的重要依据。

（4）基因诊断：基因诊断可以进一步证实和明确基因突变类型，尤其是对无贫血或轻微贫血症状的、血红蛋白电泳无异常的轻型 β- 地中海贫血，可通过基因诊断与轻型 α- 地中海贫血相鉴别。

【问题 3】根据实验室及其他检查结果，应做出怎样的诊断？依据是什么？

诊断：β- 地中海贫血（轻型）。

诊断依据：病人 22 年前无明显诱因出现头晕，多于久坐后站立明显，面色偏白，无明显黄染，多次当地医院就诊提示"贫血"，结合血常规检查红细胞呈小细胞低色素性贫血，伴少量靶形红细胞，HbA_2 为 4.5%，HbF 正常，故考虑该诊断。病人近期无发热，无恶心、呕吐，无呕血、黑便，无胸闷、胸痛，无心悸等不适，ALT 34U/L，AST 40U/L，白蛋白 36g/L；血清铁 17.9μmol/L；铁蛋白 35.9ng/mL；大便隐血阴性；自身抗体、乙型肝炎病毒表面抗原及丙肝抗体等均阴性，可排除其他因素所致的小细胞低色素性贫血。基因诊断提示 CD41-42（-TCTT）检出，为 β- 地中海贫血常见基因突变类型，排除了其他地中海贫血，进一步明确了诊断。

思路 1：病人血常规和红细胞形态检查对本病诊断十分必要。红细胞参数结果：MCV 67.8fl，MCH 21.87pg，MCHC 318g/L，呈小细胞低色素性贫血，对本病诊断意义很大，外周血涂片出现少量靶形红细胞有助于轻型 β- 地中海贫血的诊断。

思路 2：对临床表现不典型、血常规检查呈小细胞低色素性贫血者，需结合病史并根据网织红细胞（Ret）、血清生化及骨髓铁染色等检查与相关疾病鉴别。

（1）与缺铁性贫血的鉴别：①常有缺铁诱因（地中海贫血无）；②无溶血的证据（地中海贫血有间接胆红素增加）；③ Ret 降低（地中海贫血 Ret 增加）；④血清铁蛋白和转铁蛋白饱和度减低（地中海贫血时增高）；⑤骨髓内、外铁减少（地中海贫血时可正常）。

（2）与慢性病贫血的鉴别：①有感染、炎症史及相应的临床表现；②贫血大多为小细胞正色素性；③无溶血，Ret 降低。

（3）与铁粒幼红细胞性贫血的鉴别：①顽固性贫血，铁剂治疗无效；②无溶血、Ret 降低；③铁利用障碍；铁染色：骨髓外铁增加，铁粒幼红细胞增加，可见环形铁粒幼红细胞。

思路 3：血红蛋白电泳是诊断地中海贫血的主要依据，根据 HbA_2 为 4.1%，HbF 为 1.9%，基本确定该病人为 β- 地中海贫血（轻型）。

思路 4：基因诊断是一种确诊试验。点突变、碱基的插入和缺失是 β- 地中海贫血基因缺陷的主要原因，我国以 CD41-42（-TCTT）、IVS-II-654（C > T）、CD17（A > T）、CD71-72（+A）、-28（A > G）和 CD26（C > A）（HbE）突变为主，占 β- 地中海贫血基因突变总数的 80% 以上。应用 PCR 反向点杂交技术可快速、准确地对 β 珠蛋白基因常见点突变进行检测，已成为目前实验室最常用的 β- 地中海贫血点突变检测方法。DNA 测序作为判断基因点突变类型及位置的金标准，常用于当其他基因检测方法与临床表型不符合时的进一步验证，或是分析未知基因突变时首选的检测方法。本例病人基因分析结果：检出 CD41-42（-TCTT），可明确诊断。

【问题 4】轻型 β- 地中海贫血病人若不及时明确诊断，可能会造成怎样的严重后果？该如何预防？

思路 1：轻型 β- 地中海贫血因临床症状轻微或无症状可不需治疗，但若轻型 β- 地中海贫血病人联婚就有可能生出重型或中间型地中海贫血后代，其中可能有 25% 的重型病人。中间型 β- 地中海贫血一般不输血，但遇感染、应激、手术等情况下，可适当给予浓缩红细胞输注；而重型 β- 地中海贫血病人，无特别有效的治疗措施，病人常并发支气管炎或肺炎，或并发含铁血黄素沉着症时，因过多的铁沉着于心肌和其他脏器如肝、胰腺等而引起该脏器损害的相应症状，其中最严重的并发症是心力衰竭和肝纤维化及肝功能衰竭，是导致病人死亡的重要原因之一。

思路2：婚前进行地中海贫血筛查，避免轻型地中海贫血病人联婚，可明显降低重型或中间型地中海贫血病人出生的概率。

思路3：产前诊断包括胎儿基因诊断和超声检查。胎儿基因诊断分为有创和无创胎儿基因检测。前者通过穿刺手段采集绒毛、羊水等进行地中海贫血基因检测，能有效避免重型地中海贫血患儿出生。近年来发展起来的高通量基因测序技术使无创胎儿基因检测成为可能，利用该技术可对母血中的微量胎儿 DNA 片段进行测序，采用生物信息学分析，可以准确检测出胎儿是否患有地中海贫血。

（邓红玉）

案例 8-5　血友病

【病史摘要】男，1 岁。

主诉：右面颊血肿伴面色苍白 1 周余。

现病史：患儿 1 周前在家中因外伤碰撞后突然致右面颊部血肿，伴有面色苍白，呈进行性加重，无发热，无咳嗽，无呕吐、腹泻，无呕血、黑便。

既往史：体健，无特殊病史。

个人史：第 1 胎第 1 产，足月儿，出生时正常。

家族史：病人外公为血友病甲病人，母亲为携带者。

体格检查：T 36.9℃，PR 80 次 /min，BR 20 次 /min，BP 101/69mmHg，神志清楚，精神尚可。中度贫血貌，面色、甲床苍白；右面颊部可见一个约 4cm×5cm 血肿；右上臂可见一个约 4cm×3cm 血肿，高出皮面，压之不褪色；右下腹股沟处可见约 4cm×5cm 瘀斑，不高出皮面，压之不褪色；浅表淋巴结未及肿大，咽无充血，口腔黏膜光滑，未见出血，肝、脾肋下未及。

实验室检查：①血常规：WBC 15.9×10⁹/L, Hb 50g/L, RBC 2.14×10¹²/L, PLT 399×10⁹/L；②肝功能：ALT 23U/L, AST 36U/L, TP 76g/L, ALB 48g/L, TBIL 10.6μmol/L；③肾功能：BUN 4.05mmol/L, Cr 23μmol/L；④凝血功能及相关：TT 20.81s/ 对照 18s，APTT 91.41s/ 对照 35s，PT 13s/ 对照 13.5s，F Ⅰ:B 2.98g/L；F Ⅱ:C 94.5%，F Ⅴ:C 148.6%，F Ⅶ:C 127.6%，F Ⅷ:C 1.3%，F Ⅸ:C 65.6%，F Ⅹ:C 83.6%，F Ⅺ:C 75.6%，F Ⅻ:C 79.6%，vWF 100.0%，LA 标准化比值 0.96，D 二聚体及 FDP 阴性；3P 试验阴性；血块收缩试验：收缩良好。

【问题 1】通过上述问诊与检查，该病人可能的诊断是什么？需与哪些疾病鉴别诊断？

思路1：根据病人主诉、年龄、性别、症状和病史特点，患儿为男性，临床表现为碰撞后肌肉出血，APTT 91.41s，F Ⅷ:C 仅 1.3%，PT 正常，vWF 结果正常，高度怀疑血友病 A。

思路2：鉴别诊断：①血友病 B；②血友病 C（即 F Ⅺ缺乏症）；③血管性血友病（vWD）；④获得性血友病；⑤抗磷脂抗体综合征（狼疮抗凝物增多）；⑥维生素 K 依赖凝血因子缺乏症；⑦其他因子缺乏症；⑧纤溶亢进。

【问题 2】为明确诊断，应进行哪些检查？

思路1：出血性疾病病因复杂多样，按照病因主要分为三类：

（1）血管因素：遗传性出血性毛细血管扩张症、过敏性紫癜、老年性紫癜及维生素 C 缺乏症等。

（2）血小板异常：血小板数量或功能异常，包括范可尼综合征、再生障碍性贫血、免疫性血小板减少症、巨幼细胞贫血、DIC、血栓性血小板减少性紫癜及巨血小板综合征、血小板无力症等。

（3）凝血因子障碍：血友病 A、血友病 B、血管性血友病、维生素 K 缺乏、肝肾衰竭等。为明确诊断，应对上述疾病进行鉴别诊断。

思路2：患儿血小板计数正常，血块回缩正常，肝肾功能正常，3P 试验阴性等，排除血管、血小板异常因素等引起出血的原因；病人 APTT 延长，PT 正常，可排除维生素 K 依赖凝血因子缺陷；病人 F Ⅸ:C 和 F Ⅺ:C 正常，可排除血友病 B 和 F Ⅺ缺陷症。加做正常血浆混合试验或直接测定狼疮抗凝物及凝血因子Ⅷ抑制物，排除非特异性抗凝物或特异性凝血因子抑制物的存在。

思路3：根据既往出血史和家族史，判断遗传规律，对病人进行基因诊断，明确其遗传缺陷的本质。

【问题3】根据实验室及其他检查结果，应做出怎样的诊断？依据是什么？

诊断：重型血友病A。

诊断依据：家族史，实验室凝血因子抑制物检测阴性，FⅧ基因存在1号或22号内含子倒位。

思路1：患儿1岁，男性，1周前在家中因外伤碰撞后突然致右面颊部血肿，伴有面色苍白，呈进行性加重。

思路2：患儿实验室检查Hb和RBC计数明显降低，呈重度失血性贫血，血浆PT正常，APTT明显延长，说明存在内源性凝血功能障碍，FⅧ:C相比其他凝血因子显著下降，病人为FⅧ缺乏引起的出血性疾病。进一步实验室检查凝血因子Ⅷ抑制物及狼疮抗凝物阴性，FⅧ基因内含子22倒位，说明患儿是由于*F*Ⅷ基因突变，导致FⅧ的凝血活性降低，严重影响凝血酶和纤维蛋白的生成，血痂形成延迟、出血不止。

【问题4】患儿可能会发生哪些并发症？还需要做什么实验室检查确证？

思路1：血友病A病人以出血为本病的主要临床表现，病人终身有自发、轻微损伤或手术后长时间的出血倾向。重型可在出生后即出血，轻者发病稍晚。血友病A治疗过程中应监测FⅧ:C水平。

思路2：对凝血因子抑制物进行检测，对于低滴度者可以加大FⅧ制剂的剂量，高滴度者使用人基因重组的活化FⅦ制剂或凝血酶原复合物。对于高滴度抑制物的病人，待其抑制物滴度降至10BU/mL，则予以免疫耐受诱导治疗。

（邓红玉）

案例8-6 染色体微缺失综合征（猫叫综合征）

【病史摘要】女，10天。

足月顺产，自出生时哭声微弱，似猫叫。眼距较宽、双眼外眦下斜，嘴角向右偏斜，斜颈，喂养困难。

查二代测序技术的拷贝数变异测序（CNV-Seq），结果为：seq［hg19］5p15.33p15.1（1480000-18000000）×1。

【问题1】根据病人情况，高度怀疑的临床诊断是什么？

思路：病人为婴儿，足月顺产，自出生时哭声微弱，似猫叫。眼距较宽、双眼外眦下斜，嘴角向右偏斜，斜颈，喂养困难，符合猫叫综合征的临床特征。根据病人的症状和病史特点，高度怀疑猫叫综合征。

【问题2】为明确诊断，应进行哪些检查？

思路：CNV-Seq检查提示"患儿5p15.33p15.1存在约16.52Mb杂合缺失"（图8-5）。该缺失片段覆盖Cri du Chat Syndrome（5p deletion）（chr5:10001-12533304）大部分区域。

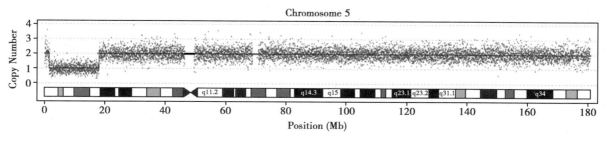

图8-5 CNV-Seq检查结果

【问题3】根据实验室及其他检查结果,应做出怎样的诊断?依据是什么?

思路1:猫叫综合征主要症状为:哭声小且似猫叫(一年以后逐渐消失)、特殊面容(外眦下斜、圆脸、小下颌等面部特征,随年龄增长而发生变化,在年长患儿中,长脸、巨口和脊柱侧凸较显著,且可出现早老面容)、小头畸形、生长发育异常(出生体重低和生长发育迟缓、智力发育迟缓、运动功能发育迟缓),病人也可表现出肌张力低下、尿道下裂。

思路2:目前多项研究表明猫叫综合征存在染色体微缺失,主要表现为 5p15.33p15.1 存在约 16.52Mb 杂合缺失。该病人细胞遗传学 CNV-Seq 检查结果是最终的确诊指标,与该特征吻合,故可进一步确认。

（章　迪）

第九章　尿液有形成分异常检验案例分析

案例 9-1　草酸钙结石

【病史摘要】男，45岁，汉族。

主诉：间断肉眼血尿20余天。

现病史：病人于20余天前无明显诱因出现尿色发红，呈酒红色，无尿频、尿急、尿痛，无发热，曾门诊就诊，医生建议输尿管镜进一步检查。发病以来，精神、食欲好，夜间休息好，大便正常。

既往史：去年曾患肾结石，否认传染病史、手术史、外伤史、过敏史、输血史，否认糖尿病、高血压病史。

个人史：无烟酒嗜好，否认疫区生活史，否认冶游史。

家族史：父母身体健康，家族中无相关疾病记载，无传染病及遗传病等病史。

体格检查：T 36℃，PR 66次/min，BR 18次/min，BP 121/63mmHg，肺、腹部体格检查未见异常，双侧肋脊角对称，双肾区无膨隆，双肾区无压痛及叩击痛，双侧输尿管走行区无压痛，耻骨上膀胱区无隆起，未触及肿大包块。

实验室检查：①尿显微镜检查：白细胞1+，红细胞2+，以正常形态红细胞为主（图9-1），草酸钙结晶2+；②B超检查：左肾结石；③CT检查：左肾结石；④腹部卧位：左肾区不规则样高密度影，多考虑左肾结石；⑤尿路造影（CTU）：左侧肾盂肾盏结石，左侧肾盂及上段输尿管较对侧轻度扩张；⑥肾动态显像＋GFR测定：双肾血流灌注及实质功能正常。

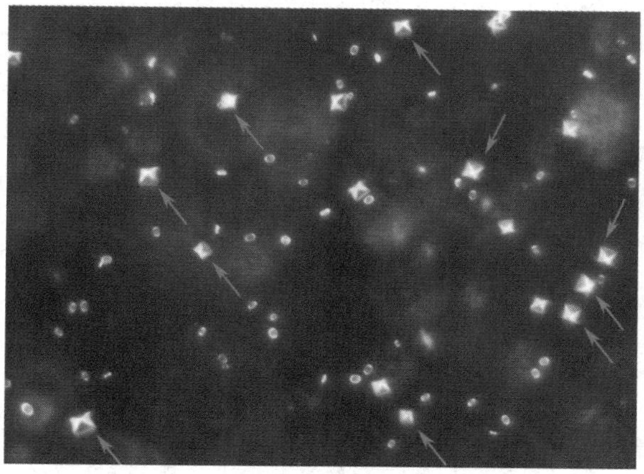

【问题1】根据病人的临床表现、体格检查以及实验室检查情况，初步诊断是什么疾病？依据是什么？

图 9-1　尿液中均一性的红细胞和草酸钙结晶（红色箭头）

初步诊断：左肾结石和尿路出血。

诊断依据：①尿显微镜检查：白细胞1+，隐血2+，以正常形态红细胞为主，草酸钙结晶2+。②B超和CT提示左肾结石。③腹部卧位：左肾区不规则样高密度影，多考虑左肾结石，且腹部左肾结石为多发。

【问题2】病人尿液中为何出现形态正常的红细胞？

思路：肾结石出现血尿为肾结石发病过程中的病理现象。因为结石位于肾脏，其在活动过程中与肾脏黏膜进行接触摩擦，会导致肾盂内的黏膜毛细血管破裂，毛细血管破裂之后，血液中的红细胞会进入尿液，从而出现血尿。尿液中的红细胞，未经过肾小球基膜的挤压，形态多正常。如果肉眼看到鲜红或粉红色的血尿，为肉眼血尿。若在尿常规检查中肉眼未见红色，但在显微镜下看到了红细胞，为镜下血尿。

123

【问题3】尿中为何出现草酸钙结晶？尿中出现草酸钙结晶可以诊断泌尿系结石吗？

思路：草酸钙结晶来源于富含草酸的食物，经机体代谢后的草酸与 Ca^{2+} 结合形成草酸钙，通过尿液排出并析出结晶体。草酸钙结晶是尿液中最常见的结晶，属于生理性结晶，形态多种多样，常见为八面体结构，也可呈椭圆形、哑铃形、跑道样及不规则形，体积可大小不等，见于弱酸性～碱性尿，颜色为无色～淡黄色，部分胆红素尿中，结晶可呈深黄色。自动化仪器检测时常把草酸钙结晶误认为是红细胞，所以需要人工镜检进行校正。

尿中若草酸钙结晶长期、大量出现，有形成尿路结石的可能。尿中出现草酸钙结晶，不能诊断为结石，需要结合影像学 B 超检查结果才能明确诊断结石。

案例 9-2 尿酸结晶尿液

【病史摘要】女，89 岁，汉族。

主诉：间断性尿频、尿急 7 年余，加重 3 天。

现病史：7 年前无诱因出现尿频、尿急，无尿痛，无寒战、发热、腰背部疼痛不适，未予以重视。上述症状加重，精神食欲欠佳，入院就诊，门诊行尿常规检查，发现尿液黄色、浑浊、白细胞 3+/HP、尿蛋白阴性、隐血 2+，遂以"泌尿系感染"入院治疗。大便正常，体重未见明显增减。

既往史：健康状况一般，否认传染病史、手术史、外伤史，否认食物及药物过敏史、输血史。

个人史：无烟酒嗜好，否认疫区生活史及疫水接触史。

家族史：家族中无相关疾病记载，无传染病及遗传病等病史。

体格检查：T 38℃，PR 68 次 /min，BR 19 次 /min，BP 121/63mmHg，肾区无膨隆，双肾下极未触及，双肾区无明显压痛及叩痛，双侧输尿管走行区无压痛，耻骨上膀胱区隆起，叩诊呈浊音，未触及肿大包块。阴毛女性分布，尿道外口无红肿及分泌物。双侧腹股沟淋巴结未触及。

实验室检查：①尿常规：尿液外观黄色、浑浊，pH 7.0，尿蛋白阴性，隐血 2+；②尿液显微镜检查：尿白细胞满视野，肾小管上皮细胞 0～1 个 /LP，颗粒管型 0～1 个 /LP（图 9-2A），尿酸结晶 3+/HP（图 9-2B），细菌计数 20 205 个 /μL；③尿液生化：白蛋白 29.9g/L，尿素 9.02mmol/L，胱抑素 C 2.12mg/L，尿酸 423μmol/L；④血常规：HGB 80g/L，WBC 10.54×10⁹/L，N 8.34×10⁹/L，N 79.1%，PLT 510×10⁹/L；⑤彩色多普勒超声常规检查：左肾结石，大小约 15mm，双肾结晶体形成伴双侧集合系统轻度分离，左肾下盏局部分离约 8mm，右侧集合系统分离约 9mm，右肾囊肿，尿道口强回声，考虑炎性改变，建议排除小结石，尿潴留，残余尿量约 125mL。

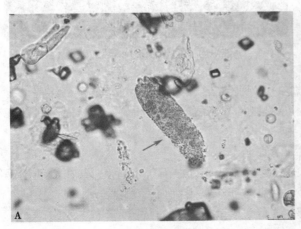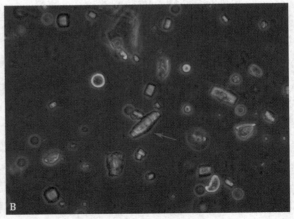

图 9-2 尿液中的颗粒管型（A）和尿酸结晶（B，相差显微镜）

【问题1】根据病人的临床表现、体格检查和辅助检查,高度怀疑的诊断是什么?

初步诊断:肾盂肾炎、高尿酸血症、左肾结石、右肾囊肿、尿道口小结石、尿潴留。

诊断依据:①肾盂肾炎:病人有尿频、尿急等临床表现,尿液外观浑浊,尿白细胞满视野,尿细菌计数偏高(20 205 个/μL),尿白蛋白偏高(29.9g/L),尿素 9.02mmol/L,胱抑素 C 2.12mg/L;血液白细胞及中性粒细胞偏高,表现为尿路感染;②高尿酸血症:尿酸 423μmol/L;③左肾结石、右肾囊肿、尿道口小结石、尿潴留:彩色多普勒超声常规检查显示,左肾结石,大小约 15mm,双肾结晶体形成伴双侧集合系统轻度分离,左肾下盏局部分离约 8mm。右侧集合系统分离约 9mm,右肾囊肿,尿道口强回声,考虑炎性改变,建议排除小结石,尿潴留,残余尿量约 125mL。

【问题2】肾盂肾炎是如何发生的?有哪些临床表现?

思路:肾盂肾炎是由致病微生物引起的肾盂和肾实质炎症,常伴有下尿路感染。肾盂肾炎包括急性肾盂肾炎和慢性肾盂肾炎。①急性肾盂肾炎:全身症状比较明显,常出现明显的发热,体温多超过 38℃,还会出现尿频、尿急、尿痛等临床症状,尿道口有灼热感;②慢性肾盂肾炎:临床症状不明显,可出现脓尿,晚期夜尿增多,可因肾功能不全而诱发贫血、高血压等并发症。

【问题3】尿酸结晶是如何产生的?临床上如何识别尿酸结晶和预防结石?

思路:尿酸是嘌呤物质在体内氧化产生的。在正常嘌呤饮食状态下,非同日两次空腹血尿酸水平均高于正常,可以诊断高尿酸血症,可能是由嘌呤代谢紊乱或尿酸排泄减少所致,也可能是检查前因饮酒、进食高嘌呤食物所致。

尿酸结晶通常存在于酸性尿液中,当尿液 pH < 5.5 且长时间静置后易形成。尿酸结晶可溶于碱,当尿液 pH > 7.0 时,尿酸不能形成结晶。在新鲜尿液中,尿酸结晶通常与嘌呤、核酸水平增加相关,易在化疗的白血病病人、Lesch-Nyhan 综合征病人和痛风病人尿液中出现。尿酸结晶形态各异,尺寸和形状不同,如菱形、桶形、磨刀石形、哑铃形、玫瑰花形等,可以通过检测尿液 pH,结合尿液细菌检测和细胞、结晶形态观察进行鉴别。通过相差显微镜和亮视野显微镜观察尿酸结晶形态、结构、颜色、大小,在偏振光下通过高度双折射及明亮色彩可区分尿酸结晶与其他类型的结晶。

长期高尿酸对身体是有害的,建议避免高嘌呤饮食,减少或避免食用各种肉汤、动物内脏、酒类、海鲜制品及含嘌呤过高的食物等,同时注意多饮水、多运动,如果尿酸仍较高,可根据情况选择降尿酸药物进行治疗。

案例 9-3　蜡样管型尿液

【病史摘要】男,13 岁,汉族。

主诉:头面部水肿 18 天,双下肢水肿 6 天。

现病史:病人 18 天前使用化妆品后出现头面部水肿,无发热、皮痛、咽痛、腹痛、咳嗽等症状,也无血尿、血便和出血点。6 天前出现双下肢水肿,泡沫尿,于当地基层医院查尿常规出现尿蛋白 3+,遂入住儿科治疗。住院期间患者诉胸闷,无心慌,尿量时多时少,尿中泡沫无增多,血压正常,无肉眼血尿。发病以来神志清,精神、饮食、睡眠尚可,大便正常,近期体重无明显增减。

既往史:平素健康,否认传染病史、手术史、外伤史,否认食物及药物过敏史、输血史。

个人史:否认疫区生活史及疫水接触史,无不洁饮食史、无服用药物史。

家族史:家族中无相关疾病记载,无传染病及遗传病等病史。

体格检查:T 36.5℃,PR 60 次/min,BR 16 次/min,BP 123/77mmHg。身高 175cm,体重 62kg。头面部水肿。咽不红,扁桃体无肿大。颈软,无抵抗。双下肺叩诊呈浊音。腹稍隆起,无腹静脉曲张,腹部柔软,移动性浊音阳性。双侧阴囊肿胀,双下肢有凹陷性水肿,生理反射存在,病理反射未引出。

实验室检查:尿蛋白 2+、血液抗多发性肌炎-硬化症(Polymyositis-sclerosis,PM-Scl)抗体阳性、血沉 80mm/h、总蛋白 38.44g/L、白蛋白 13.34g/L、总胆固醇 13.72g/L。B 超：腹水、双侧大量胸腔积液，肝、胆、胰、脾、双肾未见明显异常。再次复查：尿蛋白 3+、隐血 +、蜡样管型 1～2 个 /LPF（图 9-3）；血清总蛋白 39.57g/L、白蛋白 14.03g/L，24 小时尿蛋白定量 255g。为求进一步诊治，病人转入省立医院。

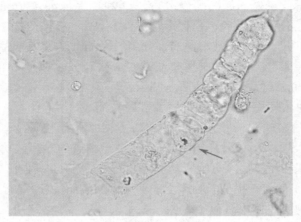

图 9-3　尿液中的蜡样管型

【问题 1】根据病人的临床表现、体格检查以及实验室检查，高度怀疑的临床诊断是什么？鉴别诊断是什么？

初步诊断：肾病综合征。诊断依据：13 岁 6 月的男性患儿，以头面部、双下肢水肿为主要表现，体格检查可见下肢凹陷性水肿，双下肺呼吸音低，腹部移动性浊音阳性，实验室检查尿蛋白 3+、隐血 +、蜡样管型 1～2 个 /LP，血清总蛋白 39.57g/L、白蛋白 14.03g/L，24 小时尿蛋白定量 255g。

鉴别诊断：急性链球菌感染后肾小球肾炎。病人以血尿为主，伴高血压、浮肿等症状，早期补体 C3 降低，抗链球菌溶血素 O（ASO）增高。病人经抗感染治疗后，大多于 10～14 天治愈。

【问题 2】蜡样管型常出现在哪些病人的尿液中？

思路：正常人尿液中偶见透明管型，若尿液中出现细胞管型、颗粒管型、蜡样管型时，提示肾脏有病变。尿液中出现蜡样管型，提示肾小管有严重病变，预后差，可见于慢性肾小球肾炎晚期、尿毒症、肾病综合征、肾功能不全和肾淀粉样变性。

案例 9-4　蛋白管型尿液

【病史摘要】男，68 岁，汉族。

主诉：口渴、多饮，伴尿频、尿急 10 年，加重 10 天。

现病史：10 年前无诱因出现口渴、多饮，伴尿频、尿急，无尿痛，无寒战、发热、腰背部疼痛等不适，未予以重视。近两年尿液检查异常，2 个月前出现水肿，10 天前上述症状加重，遂入院就诊。门诊行尿常规检查：黄色尿液，浑浊，白细胞 3+/HP，尿蛋白阴性，隐血 2+，细菌计数 20 205 个 /μL。门诊以"泌尿系统感染"收住入院。自病情加重以来，精神食欲欠佳，大便正常，体重未见明显增减。

既往史：高血压病史 10 余年，服用倍他乐克 1 片 / 次，1 次 /d，自述血压控制良好；否认冠心病等其他慢性病病史，否认乙肝、结核等传染病病史，否认药物食物过敏史，否认手术、外伤、输血史。

个人史：无烟酒嗜好，否认疫区生活史及疫水接触史，否认冶游史。

家族史：家族中无相关疾病记载，无传染病及遗传病等病史。

体格检查：T 36.1℃，PR 70 次 /min，BR 17 次 /min，BP 160/89mmHg，双侧颈部有散在皮疹，无皮肤紫癜，浅表淋巴结未触及。双肺呼吸音清晰，未闻及干、湿性啰音及胸膜摩擦音。心界不大，心率 70 次 /min，律齐，心音有力，未闻及病理性杂音及心包摩擦音。双下肢中度水肿。

实验室检查：①尿常规：尿蛋白 2+，红细胞 1～3 个 /HPF，蛋白管型 1～2 个 /LPF（图 9-4），尿蛋白定量 4.70g/24h。②肾功能：尿素 6.73mmol/L，肌酐 79μmol/L，尿酸 405μmol/L，尿 β_2-MG 653.8μg/L、血 β_2-MG 2 701.9μg/L。③肝功能：白蛋白 17.1g/L、球蛋白 26.3g/L。④血脂：甘油三酯 3.21mmol/L、总胆固醇 5.86mmol/L、低密度脂蛋白 3.73mmol/L。⑤血清蛋白电泳：γ- 球蛋白 23.70%，M 蛋白 16.70%。⑥免疫固定电泳：IgG 阳性，游离 κ 轻链 30.50mg/L、游离 λ 轻链 107.00mg/L、游离 κ/λ＝0.29。⑦肿瘤标志物：神经元特异性烯醇化酶 22.540μg/ml、糖类抗原 CA125 46.2U/ml。⑧大便常规：隐血阳性。⑨心动超声：室间隔基底段增厚，左房增大，升主动脉增宽，左室整体收缩功能正常，左室长轴应变呈心尖"逃逸"，左室舒张功能不全（Ⅱ级）。⑩肾脏病理：淀粉样变性（AL-λ 型），累及小动脉、肾小球。

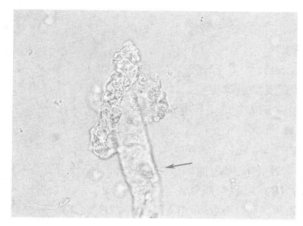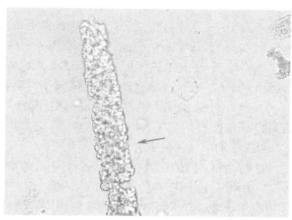

图 9-4　尿液中的蛋白管型

【问题 1】根据病人的临床表现、体格检查和辅助检查，高度怀疑的诊断是什么？

初步诊断：淀粉样变性肾病、心脏淀粉样变性；高血压病 2 级（高危）。

诊断依据：①尿常规：尿蛋白 2+，红细胞 1～3 个 /HP，蛋白管型 1～2 个 /LP。②尿蛋白质：尿蛋白定量 4.70g/24h，临床表现为肾病综合征伴 M 蛋白 16.70%。免疫固定电泳示 IgG L 阳性：游离 κ 轻链 30.50mg/L、游离 λ 轻链 107.00mg/L、游离 κ/λ 为 0.29。③肾脏病理：肾淀粉样变性（AL-λ 型），累及小动脉、肾小球。④心动超声：室间隔基底段增厚，左房增大，升主动脉增宽左室整体收缩功能正常，左室长轴应变呈心尖"逃逸"，左室舒张功能不全（Ⅱ级）。结合临床表现，考虑心肌淀粉样变轻度受累，故淀粉样变性、淀粉样变性肾病、心脏淀粉样变性。

【问题 2】蛋白管型是如何形成的？

思路：管型是尿沉渣中有重要临床意义的成分，尿中出现提示有肾实质性损害。管型是尿液中的蛋白质在肾小管、集合管内集聚而形成的圆柱状结构物，管型形成的基质为 T-H 糖蛋白，尿液必须是蛋白尿。因为在病理情况下，由于肾小球基底膜的通透性增加，大、小分子量的蛋白质由肾小球进入肾小管，在肾远曲小管和集合管内浓缩（水分吸收）、酸化（酸性物增加），大量蛋白质在肾小管腔内凝聚、沉淀，形成管型。

案例 9-5　红细胞尿液

【病史摘要】男，2 岁 10 个月，汉族。

主诉：尿检异常 5 个月余。

现病史：5 个月前患儿因感冒于基层医院检查尿常规，发现隐血阳性，无发热，无尿频、尿急、尿痛，无肉眼血尿，无泡沫尿，无眼睑及双下肢水肿，给予药物（具体用药不详）治疗1周，复查尿常规隐血仍1+，未进行特殊处理。4个月前患儿因咳嗽再次入院检查尿常规，发现隐血2+（图9-5），持续间断每月复查尿常规，隐血波动于1+～2+。为进一步诊治，患儿入住省级医院。自发病以来，患儿精神状态好，食欲一般，睡眠尚可，大便正常，小便色黄、量正常。

既往史：曾有"湿疹"病史，否认其他药物、食物等过敏史。否认家族中肾脏病病史及传染病史。

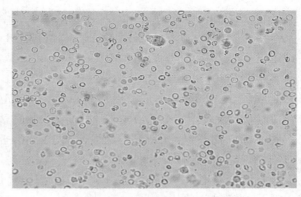

图9-5　尿液中非均一性的红细胞

个人史：否认疫区生活史，无不洁饮食史、无服用药物史。

家族史：否认家族中有遗传病史及相关疾病病史。

体格检查：T 36.8℃，PR 112次/min，BR 26次/min，体重12.8kg。咽不红，扁桃体无肿大。双肺叩诊呈清音，双肺呼吸音清晰，未闻及干、湿性啰音及胸膜摩擦音。

【问题1】根据病人的临床表现、体格检查以及实验室检查，高度怀疑的临床诊断是什么？如何做进一步检查？

初步诊断：血尿待查。

诊断依据：2岁10个月患儿，5个月前感染后多次出现尿隐血阳性，未见蛋白尿，未见全身水肿，无其他不适，口服药物等对症支持治疗后仍未转阴。目前诊断尚不明确。

鉴别诊断：①急性溶血性链球菌感染后肾小球肾炎：以血尿为主，可伴高血压、浮肿等症状，早期补体C3降低，ASO增高。经抗感染治疗10～14天可治愈。②IgA肾病：患儿有前驱呼吸道感染，可出现肉眼血尿，但患儿无水肿、高血压表现，可行ASO及补体C3检查，以协助诊断。

诊疗计划：继续检查血、尿、大便常规和肝肾功能、电解质、心肌酶谱，以及进行尿红细胞位相、结缔组织等检查，结合检查结果拟定下一步诊治计划。

诊疗过程：

（1）本次入院进一步完善检查：①血常规：白细胞5.80×10⁹/L，淋巴细胞计数3.32×10⁹/L，中性粒细胞计数1.68×10⁹/L，淋巴细胞百分比57.2%，中性粒细胞百分比29.0%；②肝肾功能：总蛋白57.3g/L，白蛋白37.1g/L，胱抑素C 1.10g/L，尿酸191μmol/L；③传染性指标：乙肝表面抗体阳性；④尿常规：红细胞计数48.9/μL，隐血1+；⑤尿红细胞位相：红细胞信息为混合性红细胞，其中红细胞8～10个/HP，正常红细胞46%，皱缩红细胞54%；⑥腹部B超和心动超声：左肾静脉示"胡桃夹"综合征；肝脏、胆囊、胰腺、脾脏、双肾、膀胱未见明显异常；心内结构及血流未及明确异常；⑦X线检查：肺部有斑状阴影。

（2）持续咳嗽较频繁，肺部无明显阳性体征，X线检查显示肺部有斑状阴影，入院后给予阿奇霉素抗支原体治疗。

（3）出院时情况：①患儿未诉特殊不适，精神、饮食及睡眠均可，大便正常，小便量可，色如常，无肉眼血尿，无泡沫尿。②体格检查：生命体征平稳，全身皮肤无黄染，无皮疹。全身浅表淋巴结未触及肿大，咽不红，扁桃体无肿大。双肺呼吸音清晰，未闻及干、湿啰音及胸膜摩擦音。心脏体格检查阴性。腹平软，无压痛，无包块。肝肋下、脾肋下未触及，Murphy征阴性，腹部叩诊呈鼓音，肝区无叩击痛，肾区无叩击痛，移动性浊音阴性，听诊肠鸣音正常。关节活动自如，双下肢无水肿，神经系统体格检查未见异常。

诊断：①胡桃夹综合征；②IgA肾病；③支原体感染。

【问题2】临床上如何根据尿液颜色、红细胞的数量和形态检查来判断血尿来源的部位？

思路：正常情况下，尿液为淡黄色透明的液体。外观正常的尿液，若离心后显微镜下红细胞>3个/HP，为镜下血尿；若尿液像洗肉水一样呈浅红色，表明每升尿液的血液含量超过1mL，为肉眼血尿。当肾脏出血，尿液和血液混合均匀时，尿液呈暗红色，红细胞形态也发生畸形改变，可呈现面包圈样、古钱样、芽孢样、棘状样、颗粒样、串珠样、马蹄形、月牙形、锯齿形、固缩形等形态各异、大小不均的形状。当膀胱、前列腺和尿道口等部位出现结核、结石、肿瘤、外伤等，出现下尿路出血，尿液呈鲜红色，尿中红细胞形态大多正常。临床上，也可以通过尿三杯试验，初步判断血尿来源：①第一杯出现血尿（初始血尿），病变部位在前尿道。②第三杯出现血尿（终末血尿），病变部位出现在膀胱底部、后尿道部或前列腺。③全程血尿：出血部位在膀胱或者以上部位。

案例9-6　吞噬细胞尿液

【病史摘要】女，72岁，汉族。

主诉：尿频、尿痛、排尿灼热感2个月。

现病史：2个月前无诱因出现尿频、尿痛，伴排尿灼热不适，无寒战、发热、腰背部疼痛不适，就诊当地医院。泌尿系超声示双肾、输尿管、膀胱未见明显异常。自本次病情加重以来，精神食欲欠佳，大便正常，体重未见明显增加。

既往史：平素健康，否认其他药物、食物等过敏史。否认家族中肾脏病病史及传染病史。

个人史：无烟酒嗜好，否认疫区生活史及疫水接触史，否认冶游史。

家族史：父母已故，家族中无相关疾病记载，无传染病及遗传病等病史。

体格检查：T 36.4C，PR 79次/min，BR 16次/min，BP 134/77mmHg。体格检查未见明显异常，腹软，无压痛、反跳痛及肌紧张，双下肢不肿。

实验室检查：①血常规：红细胞计数3.70×10¹²/L，白细胞计数4.93×10⁹/L，血红蛋白115g/L，血小板计数290×10⁹/L；②大便常规：颜色黄色，隐血阴性；③尿液检查：细菌计数6 376/μL；隐血1+，白细胞计数2+，吞噬细胞1～3个/HP（图9-6）；④血清贫血因子指标：维生素B1 288.20pmol/L；⑤凝血指标：D-二聚体0.75mg/L；⑥肝功+血脂：白蛋白35.0g/L，甘油三酯1.02mmol/L，低密度脂蛋白2.19mmol/L；⑦糖化血红蛋白测定：5.2%；⑧尿蛋白定量：24h尿蛋白0.09g，24h尿微量白蛋白6.3mg；⑨结核分枝杆菌特异性细胞免疫反应：阳性。⑩细菌培养及鉴定：阴道加德纳菌阳性；⑪超声检查：左室舒缓功能减低；双肾超声示双肾慢性肾病，右肾体积变小。

【问题1】根据病人的临床表现、体格检查以及辅助检查，病人的初步诊断是什么？依据是什么？

诊断：泌尿系感染。

诊断依据：①老年女性，尿频、尿痛、排尿灼热感2个月。②辅助检查发现，尿液白细胞2+，吞噬细胞1～3个/HP，细菌6 376/μL，尿细菌培养及鉴定发现有阴道加德纳菌。

【问题2】泌尿系感染性疾病，尿液中能检查到哪些有形成分？

思路：泌尿系感染性疾病，尿液中可见到：①细菌。②白细胞或脓细胞。③根据病变部位，可以观察到上皮细胞和吞噬细胞，如尿道口和

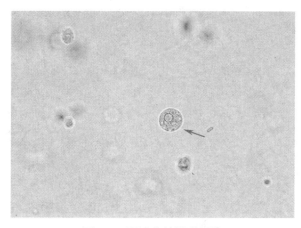

图9-6　尿液中的吞噬细胞

阴道炎症可见到大量鳞状上皮细胞，肾盂、输尿管、膀胱及尿道近膀胱段炎症可见到尿移行上皮细胞。④病理性的管型，如白细胞管型、颗粒管型、细菌管型等。

案例 9-7　白细胞和白细胞管型尿液

【病史摘要】女，38岁，汉族。

主诉：低热伴关节肿痛4个月余，加重2周。

现病史：4个月前病人无明显诱因出现低热，双侧踝关节、膝关节肿痛，无咳嗽、咳痰、无腹痛、腹泻、无尿频、尿急，至当地诊所给予治疗（具体不详），未见明显好转。此后，仍间断午后低热，并出现咳嗽，无痰，自觉口角歪斜，至当地县医院，检查血常规＋CRP、新冠病毒抗体、尿粪常规、肝肾功能、血糖、甲状腺功能、类风湿因子、ASO和胸部CT及头颅CT，均未见明显异常。口角歪斜考虑为面神经麻痹，给予针灸处理；发热原因不明，给予对症处理后双侧踝关节、膝关节肿痛好转。病人出院后仍间断午后低热，体温38℃左右，未予以处理，凌晨体温可降至正常。近两周上述症状进一步加重，为明确诊断，再次入院，门诊拟诊"发热待查；肺部感染"。自发病来，食欲不佳，睡眠尚可，大小便正常，近期体重无明显增减。

既往史：平素健康，一般否认传染病史、手术史、外伤史、过敏史和输血史，否认糖尿病、冠心病、高血压病、脑梗死等病史。

个人史：无烟酒嗜好，否认疫区生活史。

家族史：否认家族中有遗传病史。

体格检查：T 36.3℃，PR 100次/min，BR 20次/min，BP 119/88mmHg，全身皮肤黏膜无黄染，心、肺体格检查未见明显异常，腹软，腹部无压痛，无反跳痛，腹部未触及包块，肝脏肋下未触及，胆囊未触及，Murphy征阴性，脾脏肋下未触及，腹部叩诊呈鼓音，肝区无叩击痛，肾区无叩击痛，移动性浊音阴性，听诊肠鸣音正常。双下肢无水肿。

实验室检查：①空腹血糖4.14mmol/L，餐后60min血糖9.97mmol/L，餐后120min血糖10.10mmol/L。②尿常规：白细胞3+/HP（图9-7A），白细胞管型1～2个/LP（图9-7B），尿蛋白1+，葡萄糖2+。③尿液细菌涂片：革兰氏阴性杆菌中等量/油镜视野。④24小时尿：24小时尿量2 850mL，24h尿蛋白0.90g。⑤超声检查：左肾下极肾包膜下血肿形成（926mm×10mm），双肾实质光点稍增多增强；肝内钙化灶；心脏超声、子宫附件超声未见明显异常。⑥胸部CT：右肺中叶索条影，纵隔未见明显肿大淋巴结。⑦全消化道造影：慢性胃炎；食管、十二指肠、空回肠及回盲部未见器质性病变。⑧碳13呼气试验：阳性。⑨肾穿刺病理检查报告符合急性/亚急性肾小管间质性肾炎。

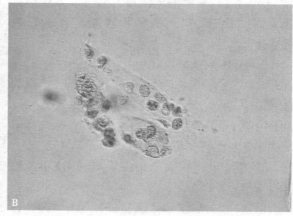

图9-7　尿液中的白细胞成分

A. 尿液中的白细胞；B. 尿液中的白细胞管型

【问题1】根据病人的临床表现、体格检查以及辅助检查，初步诊断是什么？依据是什么？

初步诊断：①急性/亚急性肾小管间质性肾炎。②慢性胃炎。③糖耐量损伤。

思路 1：急性 / 亚急性肾小管间质性肾炎的诊断依据：中年女性，以低热、贫血、肾功异常为主要表现，白细胞 3+/HP，白细胞管型 1～2 个 /LP，尿蛋白 1+，病理结果提示符合急性亚急性肾小管间质性肾炎。

思路 2：慢性胃炎的诊断依据：幽门螺杆菌感染，碳 13 呼气试验阳性。

思路 3：糖耐量损伤：空腹血糖 4.14mmol/L，餐后 60min 血糖 9.97mmol/L，餐后 120min 血糖 10.10mmol/L。

【问题 2】尿液中出现白细胞和白细胞管型，说明什么问题？

思路：正常尿液为淡黄色透明液体，离心后白细胞 <3 个 /HP。若外观正常，尿液离心后白细胞 >5 个 /HP，为镜下脓尿。肉眼脓尿是尿液外观可呈现乳白色混浊，尿液中有大量的白细胞和细菌成分。无论是镜下脓尿，还是肉眼脓尿，说明病人存在泌尿系统感染，需要用抗生素控制炎症。

白细胞管型是由退化变性坏死的白细胞聚集而成，管型内含有白细胞，可通过过氧化物酶染色予以确认。白细胞管型的出现表示肾实质有细菌感染性病变，肾小管内有炎症，常见于急性肾盂肾炎、间质性肾炎、肾病综合征等，链球菌感染后急性肾小球肾炎、红斑狼疮肾炎病人亦可见到。白细胞管型可单独存在，也可与上皮细胞管型、红细胞管型并存。

案例 9-8　慢性肾功能不全

【病史摘要】男，76 岁，汉族。

主诉：间断双下肢水肿 1 个月。

现病史：病人 1 个月前无明显诱因出现双下肢水肿，呈凹陷性，休息后可自行缓解，无尿急、尿频、尿痛，有尿不尽感，无尿色异常及排尿困难，偶有胸闷、气短，无皮疹、关节痛、口干、眼干，无腹痛、腹泻症状。彩超显示双肾结石；肌酐 161μmol/L。患病以来，睡眠一般，饮食正常，大小便正常。

既往史：平素健康，一般否认传染病史、手术史、外伤史、过敏史和输血史，否认糖尿病、冠心病、高血压病、脑梗死等病史。

个人史：否认疫水接触史，吸烟 30 年，无饮酒不良嗜好，否认冶游史。

家族史：否认家族中有遗传病史。

体格检查：T 36.1℃，PR 72 次 /min，BR 18 次 /min，BP 128/58mmHg。神志清、语言流利，双侧眼睑无水肿，颈内静脉无怒张；双肺呼吸音正常，未闻及明显干、湿啰音，未闻及胸膜摩擦音；心浊音界略大，心率 72 次 /min，节律规整，心律齐，各瓣膜区未闻及杂音；腹壁柔软无肌紧张，全腹无压痛及反跳痛，双肾区无叩痛，肠鸣音正常，双下肢轻度水肿。

实验室检查：肌酐 161μmol/L，甘油三酯 6.24mmol/L，尿酸 451μmol/L，乙肝定性五项阴性。

【问题 1】根据病人的临床表现和查体情况，高度怀疑的临床诊断是什么？

初步诊断：肾结石。

思路 1：病人 1 个月前无明显诱因出现双下肢水肿，呈凹陷性，休息后可自行缓解，无尿急、尿频、尿痛，有尿不尽感，血肌酐 161μmol/L，高度怀疑慢性肾功能不全。

思路 2：超声检查：双肾结石，考虑肾结石。

【问题 2】为确定诊断，应进一步做哪些相关检查？

思路 1：进一步确定诊断，需做血常规、大便常规 + 隐血、生化、肿瘤标志物、抗核抗体、抗双链 DNA 抗体、风湿三项 + 免疫组合等实验室检查项目，以及心电图、X 线、心脏彩超、泌尿系统和消化系统超声。

思路 2：病人进一步尿液检查及肾活检，确定肾实质损害。

【问题 3】根据实验室相关检查，可确诊为慢性肾功能不全吗？确诊的依据有哪些？

初步诊断：慢性肾功能不全、肾结石。

思路1：老年男性病人，既往无糖尿病、冠心病、高血压、脑梗死等病史，无传染性疾病，无药物过敏史。腹壁柔软无肌紧张，全腹无压痛及反跳痛，双肾区无叩痛，肠鸣音正常，双下肢有轻度水肿现象。

思路2：实验室检查：①尿液检查：肾衰竭管型1～2个/LP、尿红细胞3～5个/HP；大便常规加潜血：红细胞、白细胞和脓细胞未见，潜血阴性。②血液生化：肌酐147μmol/L，甘油三酯6.28mmol/L，尿酸451μmol/L。

思路3：彩超显示：双肾结石，血尿3～5个/HP，诊断肾结石。

【问题4】确诊为慢性肾功能不全应与哪些疾病鉴别？

思路1：急性肾衰竭：属于临床危重型疾病，是一种由多种病因引起的急性肾损害，可在数小时至数天内肾单位调节功能急剧减退，以致不能维持体液电解质平衡和排泄代谢产物而导致高血压、代谢性酸中毒及急性尿毒症综合征，临床表现一般分为少尿期、多尿期和恢复期三个阶段。本病根据病史可做出鉴别诊断。

思路2：肾前性氮质血症：在有效血容量补足48～72小时后，肾前性氮质血症肾功能即可恢复，而慢性肾功能不全难以恢复。

（张晨光　周艳丽）

第十章　体液及体腔液相关疾病检验案例分析

案例 10-1　精子形态异常

【病史摘要】男，35岁，汉族，个体经营者。

主诉：结婚2次，共计5年，不育。

现病史：结婚5年，每周有1～2次性生活，没有采取避孕措施，至今未育，两位妻子均有生育史。

既往史：体健，无手术史、输血史、过敏史、外伤史、无传染病。

家族史：父母健在，有一哥哥，已经生育有一女儿。

体格检查：身高176cm，体重80kg，血压正常、心肺听诊正常，未发现器质性病变。胡须稀少，皮肤细腻，阴毛发育尚可，睾丸较小，约鹌鹑蛋大小，阴囊表面可见曲张的静脉，精索静脉曲张为中度。

实验室检查：精液常规，血清性激素水平测定，外周血染色体核型分析，病原体检验（解脲支原体、沙眼衣原体、弓形虫、淋球菌）等，结果见表10-1。

表 10-1　实验室检测结果

检测项目	英文缩写	检测结果	单位	参考区间
催乳素	PRL	13.6	ng/mL	2.1～17.7
睾酮	T	5.9	nmol/L	4～30
促卵泡成熟素	FSH	1.6	mU/mL	0.9～9.8
黄体生成素	LH	4.6	mIU/mL	1.24～8.62
染色体核型	Chr	46,XY		46,XY
解脲支原体	UU	阴性		阴性
沙眼衣原体	CT	阴性		阴性
淋球菌	GC	阴性		阴性
弓形虫	TOX	阴性		阴性

【问题1】通过问诊和查体，该病人的初步诊断是什么？

初步诊断：男性不育症。

思路：一般认为，若结婚1年以上，具有规律的性生活，未采取任何避孕措施，由于男方因素造成女方不孕者称为男性不育症。该病人有2次婚史，共计5年，而对方均有生育史，且没有采取避孕措施，故该病人初步诊断为男性不育症。

【问题2】该病人应该进行哪些检查辅助诊断？

思路1：男性不育首选精液常规检查，通过精液分析查找诊断依据，评估男性生育能力。

思路2：根据精液常规检查结果：pH 7.2，精液量1.5mL，液化时间32min，精液乳白色，精子计

数 $78×10^6/mL$，精子活动率 56%，活动力 C 级，异常精子 38%，可见双头、双尾等异常形态（图 10-1）。说明该病人精子质量存在活动力不良、活动率低及形态异常等现象。

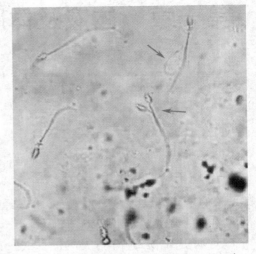

图 10-1　精子异常形态（未染色，×400）

【问题 3】为查找病因，还需进行哪些检查以完善诊断依据？

思路 1：影响男性不育的因素较多，包括遗传因素、环境因素、病理因素等，除常规精液检查外还需进行外周血染色体核型分析，排除睾丸女性化综合征（47,XXY）以及 Y 染色体微缺失等遗传疾病。该病人外周血染色体核型分析结果为 46,XY，可排除染色体病。

思路 2：男性不育与内分泌因素密切相关，精子的发生和维持需要脑垂体分泌的促卵泡生成激素和睾酮的协同作用，故需采血进行性激素检验。

思路 3：生殖道感染是男性不育的重要病因之一，解脲支原体、沙眼衣原体、弓形虫感染最为常见，该类病原体可逆行感染睾丸及附属性腺，影响精液的质量、降低精子功能，导致男性不育，因此还需进行这几种病原体检验。

思路 4：精子顶体酶活性的高低，精浆中的果糖含量，对精子受精过程意义重大，且其与精液浓度、正常形态比例、精子活动力有密切关系。该病人除做精液常规外，还可考虑做精子顶体酶活性及精浆果糖含量检验，完善精液分析内容，查找不育的病因。

（徐亚茹　曾　涛）

案例 10-2　前列腺液有形成分形态异常

【病史摘要】男，38 岁，汉族。

主诉：会阴部隐痛 7 个月，伴尿频、尿急。

现病史：病人近 7 个月无明显诱因出现会阴部隐痛不适，疼痛无放射，伴有尿频、尿急，无排尿痛，排尿后会阴部隐痛可缓解。曾在某医院就诊，行尿常规、尿细菌培养等检查，诊断为"尿道炎"，给予头孢类、左氧氟沙星等抗感染治疗，症状可缓解；但停药后，症状又重新出现。为进一步诊治，遂来医院就诊。病人发病以来，无发热，时有头昏、乏力，无咳嗽、咳痰，无腰痛，无腹痛、腹胀，食欲不振，失眠多梦，无明显消瘦，时有便秘，大便后有时尿道外口出现少许白色分泌物，性欲减退，每月 0～1 次。

既往史：平素健康，否认结核病史，无性病病史。

家族史：父母、兄妹健在，未发现有家族遗传病。

体格检查：生命体征平稳，发育正常，心肺部听诊无异常。腹部平软，全腹部无压痛及反跳痛。直肠指诊：前列腺鸽卵大小，略饱满，中间沟变浅，质地略软，轻度压痛，无结节。

实验室检查：血常规：WBC $6.5×10^9/L$，Neu% 81.5%，RBC $4.1×10^{12}/L$，Hb 139g/L，PLT $186×10^9/L$。尿常规：RBC 0 个 /HP，WBC 5 个 /HP；尿细菌培养：无一般细菌检出。泌尿系彩超：双肾输尿管膀胱未见异常，前列腺组织结构界限不清、混乱。

【问题 1】根据病人的临床体征、辅助检查，高度怀疑的临床诊断是什么？

思路 1：病人会阴部隐痛 7 个月，伴尿频、尿急以及尿道滴白现象，考虑前列腺炎的可能性大，需进行前列腺液常规及细菌培养检验辅助诊断。

思路 2：慢性前列腺炎是泌尿男科常见的疑难病和多发病之一，一般包括慢性细菌性前列腺炎以及慢性非细菌性前列腺炎两种,其多好发于中青年男性,致病病因、机制复杂多变,其临床症状主要体现在局部疼痛不适、排尿不适以及生活质量下降等三大方面。

【问题2】为进一步明确诊断,应做哪些实验室检查?

思路1:慢性前列腺炎属于男性常见病、多发病之一。随着社会发展、生活水平的提高,慢性前列腺炎的患病率与发病率随之攀升。反复尿路感染的病人,如果前列腺液中的白细胞>10个/HP,卵磷脂小体(图10-2)减少,可诊断为前列腺炎。

思路2:慢性前列腺炎分为细菌性和非细菌性。慢性细菌性前列腺炎致病因素主要是病原体感染,常见于长期反复下尿路感染,病原体反复存在,病原体通过尿液逆流进入前列腺所造成的感染。有反复发作的下尿路感染症状,持续时间超过3个月,前列腺液(expressed prostatic secretion,EPS)检查中白细胞数升高,细菌培养结果阳性,分段尿[初尿(voided bladder one,VB$_1$)、中段尿(voided bladder two,VB$_2$)、终末尿(voided bladder three,VB$_3$)]及前列腺液培养检查菌落计数,EPS或VB$_3$>VB$_1$和VB$_2$的10倍可诊断为细菌性前列腺炎。若VB$_1$及VB$_2$细菌培养阴性,VB$_3$和前列腺液细菌培养阳性,即可确定诊断。慢性非细菌性前列腺炎有类似慢性细菌性前列腺炎症状,但无反复下尿路感染发作,指诊前列腺稍饱满,质地略软,轻度压痛。前列腺液镜检:前列腺液内白细胞>10个/HP,卵磷脂小体减少,但多次前列腺液细菌培养结果阴性。

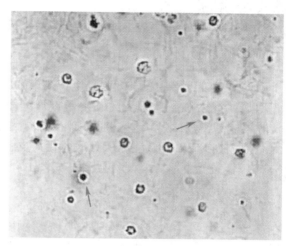

图10-2　卵磷脂小体(未染色,×400)

【问题3】病人确切的诊断是什么?诊断依据是什么?

诊断:慢性细菌性前列腺炎。

诊断依据:根据病人症状、尿常规、分段尿细菌培养、前列腺液常规及细菌培养的结果,病人可确诊慢性细菌性前列腺炎。

慢性细菌性前列腺炎诊断依据:①出现持续时间超过3个月的反复发生的排尿异常,尿道灼痛不适,考虑患慢性细菌性前列腺炎;②专科查体:直肠指诊前列腺稍饱满,质地略软,轻度压痛;③影像学检查:彩超:前列腺组织结构界限不清、混乱;④实验室检查:前列腺液检查白细胞>10个/HP,卵磷脂小体减少。分段尿及前列腺液培养检查:检查前充分饮水,取初尿10mL(VB$_1$),再排尿200mL后取中段尿10mL(VB$_2$),然后做前列腺按摩,收集前列腺液(EPS),完毕后排尿10mL(VB$_3$),均送检细菌培养及菌落计数。菌落计数:前列腺液或VB$_3$>VB$_1$和VB$_2$的10倍可诊断为细菌性前列腺炎。若VB$_1$及VB$_2$细菌培养阴性,VB$_3$和前列腺液细菌培养阳性,即可确定诊断。

(徐亚茹　曾　涛)

案例 10-3　细菌性阴道炎

【病史摘要】女,30岁,未婚。

主诉:阴道分泌物增多伴外阴烧灼感4天。

现病史:阴道分泌物增多,有鱼腥臭味,伴有外阴烧灼感4天,今日为行进一步诊疗,来我院妇科门诊就诊,病人平时月经规律,周期26~27天,经期5天,月经量正常。

既往史:平素健康,否认不良病史。

家族史:父母健在,否认有其他疾病。

体格检查：生命体征平稳，T 36.1℃，PR 68 次 /min，BP 113/72mmHg，心、肺系统检查无明显异常，肝、脾未触及，腹软，无压痛，膀胱区无叩击痛。外阴阴道无充血，分泌物灰白色，均匀一致，稀薄，有鱼腥臭味，宫颈正常大小，光滑，子宫体及双侧附件区未触及明显异常。

实验室检查：阴道分泌物常规检验：清洁度Ⅲ°，滴虫（-），霉菌（-），pH 5.9，胺试验（+），线索细胞（+），淋球菌（-）。

【问题1】根据病人的临床表现和体格检查情况，高度怀疑的临床诊断是什么？

思路1：鉴于病人阴道分泌物多伴外阴烧灼感，无明显外阴瘙痒，初步诊断为细菌性阴道病。

思路2：病人查体外阴阴道无充血炎症体征，分泌物灰白色，均匀一致，稀薄，鉴别诊断中需考虑其他类型的阴道炎。

【问题2】为确定诊断，应做哪些实验室检查？

思路1：需做下列 3 项试验协助诊断：

（1）线索细胞（clue cell）阳性：取少许阴道分泌物放在玻片上，加 1 滴 0.9% 氯化钠溶液混合，于高倍显微镜下寻找线索细胞。镜下线索细胞数量占鳞状上皮细胞比例大于 20%，可诊断细菌性阴道病。线索细胞即为表面黏附了大量细小颗粒的阴道脱落鳞状上皮细胞，这些细小颗粒为加德纳菌及其他厌氧菌，使得高倍显微镜下所见的鳞状上皮细胞表面毛糙、模糊、边界不清，边缘呈锯齿状，如图 10-3 所示。

（2）阴道分泌物 pH：>4.5。

（3）胺试验（whiff test）阳性：取阴道分泌物少许放在玻片上，加入 10% 氢氧化钾溶液 1～2 滴产生烂鱼肉样腥臭气味，系因胺遇碱释放的氨所致。

思路2：为了明确诊断，便于治疗方案的制定，目前还需要做如下实验室检查：

厌氧菌预成酶的检测有助于细菌性阴道病的辅助诊断，大部分病人唾液酸苷酶阳性，此项检查可帮助进一步明确诊断。

【问题3】病人有哪些异常表现？这些表现对阐明鉴别诊断有何帮助？

思路1：阴道分泌物增多伴外阴烧灼感。

思路2：阴道无充血，分泌物灰白色，均匀一致，稀薄，有鱼腥臭味。

细菌性阴道病与其他阴道炎的鉴别诊断见表 10-2。

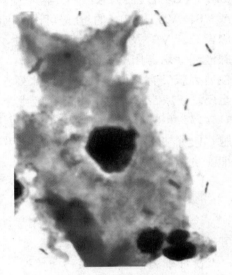

图 10-3　线索细胞（革兰氏染色，×1 000）

表 10-2　细菌性阴道病与其他阴道炎的鉴别诊断

	细菌性阴道病	外阴阴道假丝酵母菌病	滴虫阴道炎
症状	无或轻度瘙痒	重度瘙痒、烧灼感	轻度瘙痒
分泌物特点	白色、均质、腥臭味	白色、豆腐渣样	稀薄脓性，泡沫状
阴道黏膜	正常	水肿、红斑	散在出血点
阴道 pH	>4.5	<4.5	>4.5
胺试验	阳性	阴性	可为阳性
显微镜检查	线索细胞，极少白细胞	芽生孢子及假菌丝、少量白细胞	阴道毛滴虫，多量白细胞

（徐亚茹　曾　涛）

案例 10-4　滴虫性阴道炎

【病史摘要】女，28 岁，汉族。

主诉：外阴瘙痒伴阴道分泌物增多 6 天。

现病史：病人已婚，孕 2 产 1，既往月经规律，周期 28 天，经期 6~7 天，月经量正常，无尿频、尿急、尿痛等症状，性交时无不适症状。在家自行阴道连续上药 4 天，克霉唑栓剂 1 支 / 次，每日一次，未见效，遂来医院妇科门诊就诊。

既往史：平素健康，否认不良病史。

家族史：父母健在，爱人体健、否认性病史。

体格检查：生命体征平稳，T 36.4℃，PR 78 次 /min，BP 122/71mmHg，心肺系统检查无明显异常，肝、脾未触及，腹软，无压痛，膀胱区无叩击痛；查外阴黏膜无明显异常，阴道黏膜充血，散在出血点，阴道分泌物稀薄脓性，泡沫状，灰黄色，有异味，宫颈光滑，无充血。

实验室检查：阴道分泌物常规检验：清洁度Ⅳ°，滴虫（+），霉菌（−），pH 5.7，胺试验（−），线索细胞（−），淋球菌（−）。血清梅毒螺旋体抗体（TP-Ab）及 TRUST 检验均阴性，血清艾滋病抗体（HIV-Ab）阴性。尿常规：WBC 6 个 /HP，RBC 3 个 /HP。

【问题 1】根据病人的临床表现和体格检查情况，高度怀疑的临床诊断是什么？

思路 1：鉴于病人外阴瘙痒，瘙痒部位主要在阴道口及外阴，阴道分泌物稀薄脓性，泡沫状，灰黄色。初步诊断为滴虫性阴道炎。

思路 2：病人阴道分泌物有异味，是滴虫无氧酵解碳水化合物，产生腐臭气体所致。鉴别诊断中需考虑需氧菌性阴道炎，及滴虫性阴道炎合并其他性传播疾病，如 HIV、黏液脓性宫颈炎等。该病人实验室检查 HIV-Ab 及 TP-Ab 均阴性，可排除艾滋病和梅毒两种性传播疾病。

【问题 2】为确定诊断，应做哪些实验室检查？

思路 1：阴道分泌物中找到阴道毛滴虫（图 10-4）即可确诊。

思路 2：为了明确诊断，便于治疗方案的制定，目前还需要做如下实验室检查：阴道 pH 值测定具有重要鉴别意义，滴虫性阴道炎病人的阴道 pH 5.0~6.5。

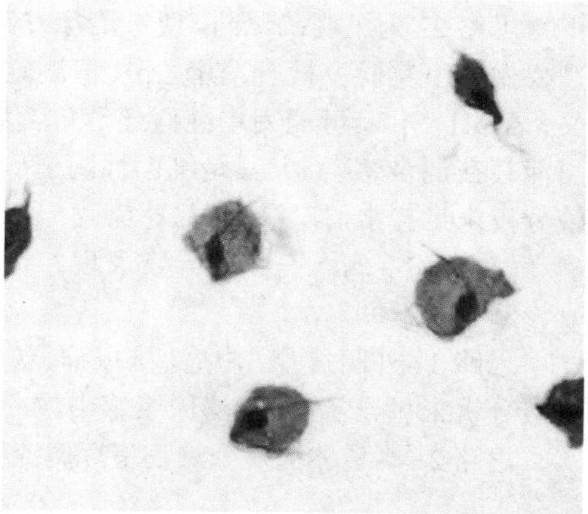

【问题 3】病人有哪些异常表现？这些表现对阐明鉴别诊断有何帮助？

图 10-4　阴道分泌物中的毛滴虫（革兰氏染色，×1 000）

思路 1：外阴瘙痒伴阴道分泌物增多典型症状。

思路 2：外阴黏膜无明显异常，阴道黏膜充血，散在出血点，阴道分泌物稀薄脓性，泡沫状，灰黄色，有异味，宫颈光滑，无充血，可排除黏液脓性宫颈炎。

（徐亚茹　曾　涛）

案例 10-5　真菌性阴道炎

【病史摘要】女，25 岁，汉族。

主诉：孕 1 产 1，外阴瘙痒、灼痛、排尿痛 10 天。

现病史：病人于 10 天前出现阴道分泌物增多，伴外阴瘙痒、灼痛和排尿痛，无尿频、尿急症状，性交时无不适症状，在家自行口服甲硝唑 400mg 每日 2 次，连续用药 5 天，未见效。为进一步诊疗，来我院妇科门诊就诊。

既往史：平素健康，否认不良病史。

家族史：父母健在，爱人体健、否认性病史。

体格检查：生命体征平稳，T 36.5℃，PR 80 次 /min，BP 123/70mmHg，心、肺系统检查无明显异常，肝、脾未触及，腹软，无压痛，膀胱区无叩击痛，外阴黏膜充血水肿，有皲裂，阴道黏膜红肿，分泌物多呈豆腐渣样，宫颈无肥大，光滑，子宫体及双侧附件区未触及明显异常。

妇科检查：彩超：子宫前位，大小约 52mm×39mm，轮廓清楚，边缘规整，肌层回声均匀，宫腔线回声居中，内膜厚 6mm，回声均匀，宫颈厚 50mm，内回声不均匀，双附件区未见明显异常回声。

实验室检查：阴道分泌物常规检查：清洁度Ⅳ°，滴虫（−），霉菌（+），pH 4.3，胺试验（−），线索细胞（−），淋球菌（−）。尿液分析无异常。

【问题1】根据病人的临床表现和体格检查情况，高度怀疑的临床诊断是什么？

思路1：鉴于病人有外阴瘙痒的临床症状及阴道分泌物多并呈豆腐渣样的体征，初步诊断为外阴阴道假丝酵母菌病。

思路2：外阴灼痛、排尿痛是外阴阴道假丝酵母菌病常见的症状，无尿频、尿急症状，鉴别诊断中需考虑泌尿系感染及其他类型的阴道炎。

【问题2】为确定诊断，应做哪些实验室检查？

思路1：在阴道分泌物中找到假丝酵母菌的芽生孢子（图 10-5）或假菌丝即可确诊。

思路2：为了明确诊断，便于治疗方案的制定，目前还需要做如下实验室检查：阴道 pH 值测定具有重要鉴别意义，若 pH < 4.5，可能为单纯假丝酵母菌感染，若 pH > 4.5可能存在混合感染，尤其是细菌性阴道病的混合感染。尿液分析未见异常，排除泌尿系感染。

【问题3】病人有哪些异常表现？这些表现对阐明鉴别诊断有何帮助？

思路1：外阴瘙痒，灼痛，排尿痛，无尿频，尿急症状，尿液分析未见异常，排除泌尿系感染。

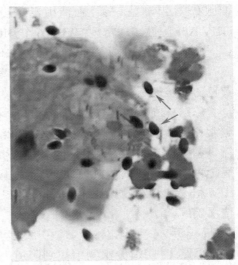

图 10-5　真菌孢子（革兰氏染色，×1 000）

思路2：典型体征及分泌物呈豆腐渣样，实验室检查可见真菌孢子及菌丝。

（徐亚茹　曾　涛）

案例 10-6　肝癌引起的腹水

【病史摘要】男，52 岁。

主诉：右腹部疼痛 1 年余。

现病史：病人 1 年前无明显诱因出现右腹部疼痛。无恶心、呕吐，无畏寒、发热，无腹痛、腹泻。病人精神状态较差，食欲食量一般，睡眠情况良好，体重无明显变化，大便、小便正常。

既往史：否认高血压、糖尿病、冠心病、手术外伤史、输血史、过敏史。

家族史：父母去世，非肿瘤疾病。兄妹健在，否认家族有遗传病。

体格检查：T 36.8℃，PR 84 次 /min，BR 19 次 /min，BP 112/85mmHg。腹部膨隆，液波震颤阳性，叩诊时移动性浊音阳性。

影像学检查：CT 平扫＋增强提示，病人肝左叶内侧段 - 右前叶上段巨大肿块影；肝硬化并弥漫多发再生结节形成，可见腹水。腹部彩超提示，腹腔肠间隙可见液暗区，符合腹腔积液特征。

实验室检查：肝功能及乙型肝炎、丙型肝炎标志物等血清检测，结果见表10-3。

表10-3　实验室检测结果

检测项目	英文缩写	检测结果	单位	参考范围
谷丙转氨酶	ALT	65.0	U/L	9～50
天冬氨酸氨基转移酶	AST	65.8	U/L	15～40
碱性磷酸酶	ALP	217.8	U/L	45～125
乳酸脱氢酶	LDH	269.1	U/L	155～345
谷氨酰转肽酶	GGT	88.8	U/L	10～60
总胆红素	TB	39.1	μmol/L	3.42～20.5
直接胆红素	DB	23.5	μmol/L	0.00～6.84
间接胆红素	BIL	15.6	μmol/L	2.0～12.0
乙型肝炎表面抗原	HBsAg	+		－
乙型肝炎表面抗体	HBsAb	－		－
乙型肝炎e抗原	HBeAg	+		－
乙型肝炎e抗体	HBeAb	－		－
乙型肝炎核心抗体	HBcAb	+		－
丙型肝炎抗体	HCV-Ab			－
甲胎蛋白	AFP	70 580	ng/mL	0～10

【问题1】根据该病人症状、病史与检查结果，高度怀疑的临床诊断是什么？

思路：老年病人，出现腹部症状，腹部CT发现肿块，实验室检查发现肝功能明显异常（ALT、AST、ALP、LDH、GGT、TB、DB、BIL均明显升高）、乙肝表面抗原（HBsAg）阳性、肝癌肿瘤标志物（AFP）明显升高，病人患有原发性肝癌的可能性较大。腹部CT与超声检查均发现了腹腔积液，因此，该病人高度怀疑为原发性肝癌侵犯形成腹腔积液。

【问题2】为明确诊断，还需进一步做哪些检查？

思路：若腹水中查到肿瘤细胞，对积液的性质判定及疾病的病因分析、诊断具有较高的价值。因此，除了进行积液的常规检验外，还需进行腹腔积液脱落细胞学检查。另外，还可以进行肝组织穿刺活检来明确肝癌的组织学类型与药物基因表达情况。

【问题3】随后进行的腹腔积液检查的结果：黄色微浑，黏蛋白定性试验阳性；病原学检查：细菌涂片和隐球菌检查阴性，细菌培养阴性；细胞学检查提示，红细胞数 780×10^6/L，有核细胞数 46×10^6/L，以淋巴细胞增多为主，可见少量巨噬细胞与间皮细胞，发现较多成团或散在的异型细胞，大小不一，胞质丰富且偏蓝，核大而畸形，染色质疏松且呈深紫红色，核仁明显，如图10-6。病人确定诊断是什么？诊断依据是什么？

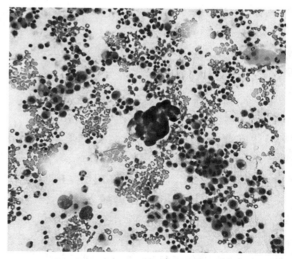

图10-6　腹水中的腺癌细胞（瑞姬染色，×100）

思路 1：病人具有腹痛的症状，腹部 CT 发现肝脏内肿块伴肝癌肿瘤标志物升高，腹腔积液细胞学检查中找到肿瘤细胞，常规检查（外观黄色微浑、积液细胞数升高）与生化检查（黏蛋白试验阳性）特征符合肿瘤性腹腔积液特征。因此，病人应确诊为原发性肝癌伴腹膜转移。

思路 2：腹腔积液中发现异型细胞，形态学识别与检验医师经验非常重要，还可应用免疫组化标志物组合来判断细胞类型与来源，还应结合病人临床症状、影像学检查及血清肿瘤标志物来综合分析。

（曾　涛　徐亚茹）

案例 10-7　肺癌引起的胸腔积液

【病史摘要】女，59 岁。

主诉：胸闷 2 个月余，右胸肋下隐痛 4 天。

现病史：病人 2 个月前无明显诱因出现胸闷，咳嗽，呈阵发性单声咳，无胸痛、心悸，无气粗，无畏寒、发热，无头晕、头痛，无咯血，无恶心、呕吐，无腹痛、腹泻。病人精神状态尚可，体力情况良好，食欲食量良好，睡眠情况一般，体重有所减轻，大便、小便正常。

既往史：有高血压病史，否认糖尿病、冠心病、外伤史、输血史、过敏史。

家族史：父母、子女健在，家族中无肿瘤疾病史。

体格检查：T 36.9℃，PR 82 次/min，BR 20 次/min，BP 129/98mmHg。呼吸运动未见异常，肋间隙未见异常，语颤未见异常。叩诊清音，呼吸规整，双肺呼吸音清晰，双肺未闻干、湿啰音。心前区无隆起，心尖冲动未见异常，心浊音界未见异常，各瓣膜听诊区未闻及病理性杂音。双下肢无水肿。

影像学检查：甲状腺、肝、胆、脾、肾与膀胱的超声检查未见异常；胸部超声检查提示，右侧胸腔可见液暗区，内可见压缩肺组织漂浮。肺部 CT 提示该病人右肺下叶外侧基底段团块状分叶状不规则肿块，可见右侧胸腔积液。

实验室检查：肝功及部分肿瘤标志物检测，结果见表 10-4。

表 10-4　实验室检测结果

检测项目	英文缩写	检测结果	单位	参考范围
谷丙转氨酶	ALT	20.0	U/L	9～50
天冬氨酸氨基转移酶	AST	18.5	U/L	15～40
神经元特异性烯醇化酶	NSE	21.3	ng/mL	0～16.3
癌胚抗原	CEA	42.5	ng/mL	0～5
细胞角蛋白 19 片段	CYFRA21-1	13.6	ng/mL	0.1～4.0
鳞状上皮癌细胞抗原	SCC	0.7	ng/mL	0～1.5

【问题 1】根据该病人症状、病史与检查结果，高度怀疑的临床诊断是什么？

思路：老年病人，出现胸闷与咳嗽的呼吸系统症状，肺部 CT 发现肿块，实验室检查发现肺癌肿瘤标志物（NSE、CEA、CYFRA21-1）明显升高，病人患有肺癌的可能性较大。胸部超声与 CT 均发现右侧胸腔积液，因此，该病人高度怀疑为肺癌侵犯形成胸腔积液。

【问题 2】为明确诊断，还需进一步做哪些检查？

思路：浆膜腔积液中查到肿瘤细胞是确诊肿瘤侵犯浆膜腔积液的"金标准"。为了明确诊断，需进行胸膜腔积液检查，特别是胸膜腔积液细胞学检查，还可以进行肺组织穿刺活检来明确肺癌的组织学类型与基因突变情况。

【问题3】病人应确诊为什么？诊断依据是什么？

胸腔积液检查的结果：棕红色浑浊，黏蛋白定性试验阳性，乳酸脱氢酶（LDH）740U/L，葡萄糖（GLU）4.2mmol/L；病原学检查：细菌涂片和隐球菌检查阴性，细菌培养阴性；细胞学检查提示，红细胞数 $2.4×10^6/L$，有核细胞数 $1.6×10^6/L$，以淋巴细胞增多为主，可见少量巨噬细胞与间皮细胞，发现较多成团或散在的异型细胞，大小不一，胞质丰富且偏蓝，核大、畸形，染色质疏松且呈深紫红色，核仁明显，如图10-7。异型细胞免疫组化结果：CR（−），Napsin A（＋），TIF-1（＋），Desmin（−），Ki-67 40%，提示肺来源可能性大，符合腺癌特征。

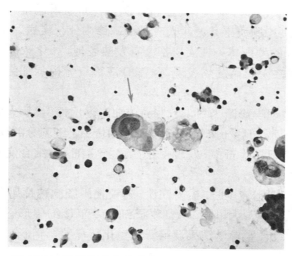

图 10-7　胸腔积液中的腺癌细胞（瑞姬染色，×100）

思路1：病人具有呼吸系统的症状，肺部 CT 发现肿块伴有肺癌肿瘤标志物升高，胸腔积液细胞学检查中找到肺腺癌细胞，常规检查（外观棕红色浑浊、积液细胞数升高）与生化检查（黏蛋白试验阳性、乳酸脱氢酶升高）特征符合肿瘤性胸腔积液特征。因此，病人应确诊为肺癌胸膜转移。

思路2：该病人胸腔积液中发现异常细胞对肺癌胸膜转移的诊断非常有价值，而且在本病例中，还运用了免疫组化染色的方法对异常肿瘤细胞的来源与类型进行辅助判断，说明浆膜腔积液的多维度检查在肿瘤的诊断与评估中发挥了越来越重要的作用。

（曾　涛　徐亚茹）

案例 10-8　淋巴瘤胸膜转移

【病史摘要】男，7岁。

主诉：头晕不适1个月。

现病史：病人1个月前无明显诱因出现右侧颈部淋巴结肿大，经病理活检确诊为"间变性大 B 细胞淋巴瘤"。病程中无发热，化疗后，颈部肿物消失，治疗过程中出现头痛不适。

既往史：健康活泼，否认疾病史。

家族史：父母、祖父母均健在，否认家族中有遗传病及肿瘤疾病。

体格检查：T 36.9℃，PR 84 次/min，BR 18 次/min，BP 111/80mmHg，皮肤黏膜无黄染，口唇无发绀，双肺未闻及干、湿啰音，心律齐，腹软，双下肢无浮肿。

实验室检查：血常规，尿常规，肝、肾功能均正常。

影像学检查：头颅 MRI 检查未见明显异常。

【问题1】根据该病人症状、病史与检查结果，高度怀疑的临床诊断是什么？

思路：7 岁患儿，右侧颈部淋巴结肿大，并经病理学确诊为"间变性大 B 细胞淋巴瘤"。治疗后颈部肿瘤消失，但出现头部不适表现，临床上应高度怀疑淋巴瘤脑膜转移的可能。

【问题2】为明确诊断，还需进一步做哪些检查？

思路：脑脊液细胞学检查找到肿瘤细胞对肿瘤脑膜转移诊断具有非常重要的临床价值。为了明确淋巴瘤脑膜转移的判断，需进行脑脊液检查，特别是细胞学检查。

【问题3】随后进行的脑脊液检查结果显示：无色透明，球蛋白定性阳性，蛋白质 1.32g/L，葡萄糖 4.6mmol/L，氯化物 117.5mmol/L，乳酸脱氢酶 27.64U/L；病原学检查：细菌涂片和隐球菌检查阴性，细菌培养阴性；细胞学检查提示，红细胞数 55×10^6/L；有核细胞数 1×10^6/L，以淋巴细胞增多为主，偶见单核细胞；镜检发现多个异型淋巴细胞，胞体比正常淋巴细胞大，核有不同程度的凹陷感，核染色质疏松，核仁细小，胞质丰富。病人应最终确诊为什么疾病？诊断依据是什么？

思路1：临床上大部分的颅内感染性疾病都会有发热表现，如化脓性、病毒性、结核性、隐球菌性脑膜炎等。该病人病程并无明显发热表现，且脑脊液检查无提示细菌感染。因此，颅内感染的可能性不大。

思路2：该病人已经病理学诊断为"间变性大B细胞淋巴瘤"。病人脑脊液检查结果提示，外观无色透明，有核细胞数正常，但蛋白明显升高，表现为蛋白-细胞分离现象；葡萄糖不低，而蛋白高，提示血脑屏障受损；细胞学检查中，发现多个明显异常细胞，结合症状特征，该病人确诊为淋巴瘤脑膜转移。

思路3：脑脊液中有核细胞较少时，极易漏检，建议使用细胞玻片离心法提高收集率及保持细胞形态的完整性。淋巴瘤细胞与大淋巴、激活淋巴细胞及单核细胞形态很相似，需在油镜下进行形态识别，还需结合临床症状、影像学结果及脑脊液生化特征综合判断。

（曾　涛　徐亚茹）

案例 10-9　关节腔积液

【病史摘要】女，48 岁。

主诉：双侧踝关节、膝关节疼痛1个月余。

现病史：该病人1个月前出现双侧踝关节、膝关节疼痛肿胀、有摩擦感，活动后加重、休息后略减轻，天气变化影响不明显，伴晨僵、口干乏力，偶有盗汗，无光过敏，无心悸，口服阿法骨化醇、钙片2周，病情缓解不明显。

既往史：否认糖尿病、高血压、冠心病史。手术外伤史：乳腺囊肿及结节手术史。

家族史：父母、子女均健康，否认家族遗传病。

体格检查：T 36.5℃，PR 90 次/min，BR 20 次/min，BP 114/70mmHg，皮肤黏膜无黄染，口唇无发绀，双肺未闻及干、湿啰音，心律齐，腹软，双下肢无浮肿，膝关节及踝关节压痛阳性。

影像学检查：CT检查显示关节腔内可见液性密度影，提示踝关节、膝关节腔内均有少量积液。

实验室检查：血常规、尿常规、肝功、肾功、血糖各项指标均正常，其余结果见表10-5。

表 10-5　实验室检测结果

检测项目	英文缩写	检测结果	单位	参考范围
C反应蛋白	CRP	5.9	mg/L	0～10
抗链球菌溶血素"O"	ASO	156	IU/mL	0～200
类风湿因子	RF	14	U/L	0～30
红细胞沉降率	ESR	15	mm/h	0～20
抗核抗体	ANA	—		—
抗环瓜氨酸肽抗体	CCP	—		—

【问题1】根据病人情况,高度怀疑的临床诊断是什么?诊断依据是什么?

思路1:病人女性,膝关节、踝关节肿胀、压痛、活动后加重、晨僵,实验室检查均阴性,初步诊断为骨关节病。

思路2:诊断依据:①双侧踝关节、膝关节疼痛1月余。② T 36.5℃,PR 90 次/min,BR 20 次/min,BP 114/70mmHg,皮肤黏膜无黄染,口唇无发绀,双肺未闻及干、湿啰音,心律齐,腹软,双下肢无浮肿,膝关节及踝关节压痛阳性。③ CRP 5.9mg/L,ASO 156IU/mL,RF 14U/L,ESR 15mm/h,ANA(-),CCP 抗体(-)。

【问题2】为明确诊断还需做哪些检查?需与哪些疾病鉴别?

思路1:为了明确骨关节病诊断,需要进行相应的实验室和影像学检查,与类风湿性关节炎、痛风、强直性关节炎鉴别。

思路2:①实验室检查:关节腔积液检验,自身抗体谱,血尿酸。②影像学:X 线及核磁 MRI 检查膝关节、踝关节。

思路3:鉴别诊断:①类风湿性关节炎:好发于50岁以上,女性居多,抗 CCP 抗体阳性可以诊断。②强直性脊柱炎:青年男性多见,主要侵犯骶髂关节及脊柱,外周关节受累以下肢关节不对称受累为主,大多数 HLA-B27 阳性,类风湿因子阴性,骶髂关节及脊柱 X 线检查异常。③痛风:多见于40岁以上男性,女性多在更年期以后发病,表现为高尿酸血症和反复发作的急性关节炎。

(徐亚茹　曾　涛)

案例 10-10　急性淋巴细胞白血病伴脑膜转移

【病史摘要】女,6岁。

主诉:头晕、头痛、发热1个月余。

现病史:全家半年前刚入住装修完毕的新房。患儿1个月前无明显诱因出现头晕、头痛,逐渐加重,行走不稳,持续性发热,无意识障碍、肢体抽搐,无偏瘫,无咳嗽、咳痰等。睡眠较差,经常哭泣,体重减轻。

既往史:健康活泼,否认疾病史。

家族史:父母、祖父母均健在,否认家族中有遗传病及肿瘤疾病。

体格检查:T 38.5℃,PR 95 次/min,BR 22 次/min,BP 118/85mmHg,皮肤黏膜苍白,口唇无发绀,双肺未闻及干、湿啰音,心律齐,腹软,双下肢无浮肿。

实验室检查:血常规检查结果提示,WBC 52.8×10^9/L,RBC 2.2×10^{12}/L,Hb 56g/L,LYM% 86%,镜检发现大量的幼稚淋巴细胞。

【问题1】根据该病人症状、病史与检查结果,高度怀疑的临床诊断是什么?

思路:6岁患儿,临床症状主要表现为头晕、头痛,进行性加重,伴有贫血、持续性发热,体重减轻;血常规提示白细胞大量升高,以淋巴细胞为主,发现大量幼稚淋巴细胞,应高度怀疑急性淋巴细胞白血病脑膜转移的可能。

【问题2】为明确诊断,还需进一步做哪些检查?

思路1:结合临床症状表现,骨髓细胞学检查或(活检)是白血病诊断的"金标准",而脑脊液细胞学检查找到肿瘤细胞是确诊肿瘤脑转移的最有价值依据。

思路2:为了明确急性淋巴细胞白血病脑转移的诊断,需进行骨髓细胞学检查来明确白血病的诊断,同时需进行脑脊液细胞学检查来明确白血病脑转移的存在。

【问题3】病人最终的诊断是什么?诊断依据是什么?

诊断:急性淋巴细胞白血病伴脑膜转移。

诊断依据:①脑脊液检查:微黄浑浊,球蛋白定性阳性,蛋白质 0.65g/L;②病原学检查:细菌涂片和隐球菌检查阴性,细菌培养阴性;细胞学检查提示,细胞总数 2 860×10⁶/L,红细胞数 2 010× 10⁶/L;有核细胞数 850×10⁶/L,以淋巴细胞增多为主;镜检发现大量幼稚淋巴细胞,核呈圆形,核 染色质较细致,核仁模糊,胞质较少,淡蓝色,强嗜碱性,如图 10-8;未发现其他异型细胞。③骨髓 细胞学检查提示为急性淋巴细胞白血病,如图 10-9。

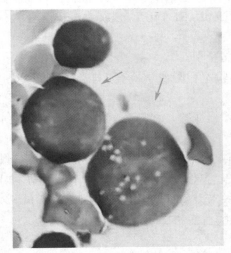

图 10-8 幼稚淋巴细胞(瑞姬染色,×1 000)

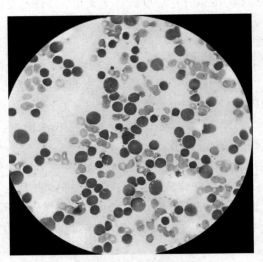

图 10-9 骨髓象(瑞姬染色,×100)

思路 1:病人贫血、发热,血常规提示急性淋巴细胞白血病的可能,刚入住装修完毕的新房具 备白血病的诱因,骨髓细胞学检查确诊病人为急性淋巴细胞白血病;同时,病人出现头晕、头痛的 颅脑症状,脑脊液细胞学发现大量幼稚淋巴细胞,外观颜色改变伴浑浊,蛋白质阳性,细菌学检查 排除细菌感染的可能。因此,病人最终确诊应为急性淋巴细胞白血病伴脑膜转移。

思路 2:脑脊液中发现异常淋巴细胞,应注意与淋巴瘤脑膜转移的鉴别。骨髓细胞学或骨髓活 检对两种疾病有很重要的鉴别诊断意义,还需结合病史综合分析。

(曾 涛 徐亚茹)

案例 10-11 实体瘤细胞侵犯脑脊液

【病史摘要】男,70 岁。

主诉:头晕、头痛 1 个月余。

现病史:病人 1 个月前无明显诱因出现头晕、头痛,体位改变时头晕明显,伴视物旋转、恶心呕 吐、行走不稳,前额持续性胀痛并逐渐加重,无意识障碍、肢体抽搐,无偏瘫、失语,无发热、咳嗽、 咳痰等。睡眠较差,偶有小便失禁,体重减轻。

既往史:否认糖尿病、冠心病、脑外伤史。

家族史:兄妹、子女健在,否认家族中有遗传病及肿瘤疾病。

体格检查:T 37.0℃,PR 102 次/min,BR 23 次/min,BP 138/91mmHg,皮肤黏膜无黄染,口唇 无发绀,双肺未闻及干、湿啰音,心律齐,腹软,双下肢无浮肿。

实验室检查:血糖、血脂,肝、肾功能,血、尿常规均无明显异常改变。

影像学检查:颅脑 MRI 平扫+增强显示,颅内软脑膜异常强化,考虑癌性脑膜炎可能,注意排 除感染性病变;左侧基底节区异常信号影,考虑增宽的血管周围间隙可能;脑室系统扩张并间质性 水肿,考虑存在交通性脑积水。

【问题 1】根据该病人症状、病史与检查结果,高度怀疑的临床诊断是什么?

思路1：老年病人，临床症状主要表现为头晕、头胀痛，体位改变时头晕明显，症状进行性加重，体重减轻，偶有小便失禁，无发热；影像学提示颅内软脑膜异常强化，脑室扩大，脑积水，应高度怀疑脑膜癌症的可能。

思路2：病人无明显的发热表现，颅内感染的可能性不大；头颅影像学检查未提示脑或蛛网膜下腔出血。头晕、头痛是脑膜癌常见的临床症状，老年病人无明显诱因反复出现头晕、头痛表现时，应警惕脑膜癌的可能。

【问题2】为明确诊断，还需进一步做哪些检查？

思路1：脑膜癌影像学表现常缺乏特异性，需注意与颅内感染相鉴别，应结合病人病史、症状、体征、实验室检查等综合考虑。脑脊液细胞学检查在脑膜癌诊断和鉴别诊断方面有独特的优势。

思路2：为了明确脑膜癌的诊断，并与颅内感染等中枢神经系统疾病进行鉴别，需进行脑脊液检查，特别是脑脊液细胞学检查与细菌培养，还可进行常用血清肿瘤标志物及胸部CT、腹部超声检查等手段来辅助鉴别诊断。

【问题3】病人的明确诊断是什么？诊断依据是什么？

诊断：肺癌伴脑膜转移。

思路1：病人的腰椎穿刺压力420mmH$_2$O；脑脊液检查的结果见表10-6，其中细胞学检查提示，发现少量异型细胞（胞体比淋巴细胞明显增大，胞质丰富且呈强嗜碱性，胞膜可见伪足样突起）；血清肿瘤标志物（NSE、AFP、CEA、HCG、SCC、CA125、CA153、CA199）未见明显异常。胸部CT检查发现肺部占位性病变。

表 10-6　脑脊液实验室检测结果

检测项目	英文缩写	检测结果	单位	参考范围
外观		无色透明		清晰透明
Pandy 试验		+		−
蛋白定量	PRO	0.65	g/L	0.2～0.4
葡萄糖	GLU	4.3	mmol/L	2.5～4.4
氯化物	Cl$^-$	118.2	mmol/L	120～130
乳酸脱氢酶	LDH	27.6	U/L	8～32
癌胚抗原	CEA	9.4	ng/mL	0～5
病原学检查		细菌培养、隐球菌均阴性		阴性
细胞学检查		有核细胞计数180，发现少量异型细胞	10^6/L	0～8

思路2：病人具有脑膜癌的临床症状与特征，脑脊液细胞学找到明显异型细胞，常规检查与生化检查特征符合肿瘤性脑脊液特征，脑脊液CEA升高，胸部CT检查发现肺部占位性病变。因此，病人应确诊为肺癌伴脑膜转移。

思路3：病人无明显发热表现；脑脊液常规检查中，细胞数轻度升高，蛋白轻度升高，葡萄糖及氯化物正常，细菌培养阴性，隐球菌检查阴性，细菌性脑膜炎的可能性不大。

思路4：当脑脊液细胞学发现明显异型细胞时，可同时加做血清和脑脊液肿瘤标志物检测，血清和（或）脑脊液肿瘤标志物异常升高，有助于肿瘤性质和原发灶的识别。如血清或脑脊液CEA升高，提示中枢神经系统以外肿瘤继发脑转移，应重点检查肺或胃肠道等部位以便明确肿瘤来源。

（曾　涛　徐亚茹）

案例 10-12　非肿瘤因素引起的脑脊液

【病史摘要】女，56 岁。

主诉：头痛、发热伴呕吐 1 个月余。

现病史：病人 1 个月前无明显诱因出现头痛、发热，头顶部剧烈胀痛，持续不缓解，进行性加重；逐渐出现头痛伴恶心明显，呕吐多次，无视物模糊、复视，无吞咽困难，无饮水呛咳，无肢体抽搐，无意识不清等。

既往史：2 型糖尿病史 8 年，否认冠心病、肿瘤、脑外伤史。

家族史：父母已亡，子女健在，否认有遗传病及肿瘤疾病。

体格检查：T 38.5℃，PR 105 次 /min，BR 25 次 /min，BP 140/90mmHg，皮肤黏膜无黄染，口唇无发绀，双肺未闻及干、湿啰音，心律齐，腹软，双下肢无浮肿。

实验室检查：血常规、尿常规、肝功指标未见明显异常。血糖 8.3mmol/L。

影像学检查：颅脑 MRI 平扫＋增强显示，双侧基底节区多发异常信号，颅内软脑膜及小脑膜异常强化，考虑脑膜炎。

【问题 1】根据该病人症状、病史与检查结果，高度怀疑的临床诊断是什么？

思路：病人系中年女性，有糖尿病病史，头痛、发热伴呕吐 1 个月余，有颅内高压表现，进行性加重，可初步诊断为颅内感染。

【问题 2】为明确诊断，还需进一步做哪些检查？

思路 1：为了明确颅内感染的诊断，并与脑膜肿瘤等中枢神经系统疾病进行鉴别，需进行脑脊液检查，特别是脑脊液细胞学检查与细菌培养，还可进行常用血清肿瘤标志物检查以排除肿瘤情况。

思路 2：隐球菌性脑膜炎、和脑膜癌性脑膜炎三种脑膜炎的临床表现、影像学表现、脑脊液常规和生化检查结果均极为相似，脑脊液细胞形态学检查在不同性质脑膜炎的鉴别诊断中具有重要的临床意义。

【问题 3】病人的明确诊断是什么？诊断依据是什么？

诊断：隐球菌性脑膜炎。

诊断依据：病人的腰椎穿刺压力大于 341mmH$_2$O；脑脊液检查的结果见表 10-7，其中病原学检查：墨汁染色发现隐球菌，荚膜抗原阳性，未发现其他细菌或抗酸杆菌。

表 10-7　实验室检测结果

检测项目	英文缩写	检测结果	单位	参考范围
外观		无色透明		清晰透明
Pandy 试验		＋		－
蛋白定量	PRO	2.08	g/L	0.2～0.4
葡萄糖	GLU	0.2	mmol/L	2.5～4.4
氯化物	Cl$^-$	111.2	mmol/L	120～130
乳酸脱氢酶	LDH	78.6	U/L	8～32
病原学检查		墨汁染色发现隐球菌		阴性
细胞学检查		有核细胞 75，以淋巴细胞为主，未发现异形细胞	10^6/L	0～8

思路1：病人以头痛为主要表现，伴有发热表现，腰椎穿刺压力显著升高，颅内高压症状明显；在病原学检查方面，脑脊液细胞学、墨汁染色均发现大量隐球菌，隐球菌荚膜抗原阳性。因此，病人应确诊为隐球菌性脑膜炎。

思路2：在脑脊液常规和生化检查方面，病人的脑脊液外观表现呈无色透明，有核细胞数中度升高，蛋白质明显升高，葡萄糖和氯化物低，乳酸脱氢酶明显升高，符合颅内隐球菌感染的脑脊液改变特征。

思路3：隐球菌性脑膜炎多见于免疫力低下及免疫缺陷人群，该病人有多年糖尿病病史，具备易感因素。

（曾　涛　徐亚茹）

第十一章 细菌感染疾病检验案例分析

案例 11-1 金黄色葡萄球菌感染

【病史摘要】男，47 岁。

主诉：左手皮肤破溃化脓 8 天，伴发热、头痛 7 天。

现病史：病人 10 天前在建筑工地施工时手部不慎受伤，在附近诊所做简单处理。2 天后伤口化脓，脓汁黏稠，呈金黄色，伤口周围红肿，与周围正常组织界限较清楚。7 天前出现畏寒、发热，最高体温达 39.5℃，发热加重时伴有烦躁、头痛。无咳嗽、咳痰，无腹痛、腹泻，无尿频、尿急，无恶心、呕吐，无抽搐，肢体无水肿。遂至医院就诊，以"化脓性感染"收住入院。病人发病以来精神尚可，食欲差，睡眠不佳，大小便正常，体重未见明显下降。

既往史：否认传染病史，否认高血压、糖尿病、心脑血管疾病史，否认手术、外伤及输血史，否认食物、药物过敏史。

个人史：出生并久居于本地，无疫区、疫水居住史，无毒物、毒品接触史；吸烟 28 年，10 支 / 日；饮酒 28 年，200mL/ 日；已婚，育有 1 子 1 女，配偶体健，子女体健。

家族史：无家族遗传病史。

体格检查：T 38.1℃，PR 75 次 /min，BR 21 次 /min，BP 120/80mmHg，神清语利，营养中等，查体合作，全身浅表淋巴结无肿大，无头颅畸形、结膜充血、巩膜黄染及甲状腺肿大。双侧瞳孔等大、等圆。颈软无抵抗。双肺呼吸音清晰，未闻及干、湿性啰音；胸廓对称，无畸形，胸骨无压痛。腹平坦，腹壁软，全腹无压痛，肝、脾肋下未触及，肝、肾脏无叩击痛。肌力正常，生理反射正常，病理反射未引出。左上肢可见大片水肿性红斑，境界清楚，不高出皮面，皮损处皮温增高，有明显压痛，表面紧张灼热。

实验室检验：WBC 14.1×10^9/L（参考区间：4.0×10^9/L～10.0×10^9/L），Neu% 84%（参考区间：50%～70%），CRP 77mg/L（参考区间：0～10mg/L）。

微生物检验：取伤口脓汁→染色镜检→革兰氏染色，可见葡萄球菌，但不能区别是否致病→分离培养与鉴定→将标本接种于血平板，37℃培养 18 小时。选择典型菌落做血浆凝固酶试验和甘露醇发酵试验。金黄色葡萄球菌特点：产生金黄色色素，有溶血性，血浆凝固酶阳性，可发酵甘露醇。

检验结果：①菌落特点：平板上菌落厚、有光泽、圆形凸起，直径 1～2mm，血平板菌落周围形成透明的溶血环。②血浆凝固酶试验和溶血现象：血浆凝固（即阳性），产生溶血环，甘露醇发酵产酸。③实验结果：病原体为金黄色葡萄球菌。

【问题 1】本病例以"化脓性感染"收住入院，有何依据？若想明确化脓性感染诊断，还需进行哪些检查？

初步诊断：化脓性感染。

思路 1：诊断依据是：①伤口化脓，脓汁黏稠，呈金黄色，伤口周围红肿，与周围正常组织界限较清楚。②皮损表现为肿胀、发热、发红，疼痛，不高出皮面，境界清楚，表面紧张灼热。③病人 7 天前出现畏寒、发热，最高体温达 39.5℃，发热加重时伴有烦躁、头痛。

思路 2：若想明确诊断，还需要进行以下检查：①在伤口及破损处取拭子标本进行细菌分离培养与鉴定，提示主要致病菌为金黄色葡萄球菌。②行组织病理学检查，本病可见真皮层高度水肿，毛细血管和淋巴管扩张，结缔组织肿胀，中、小动脉的内皮细胞肿胀。管腔有纤维蛋白栓塞，真皮层与扩张的淋巴管中有炎性细胞浸润（中性粒细胞为主），有时可见球菌。

【问题 2】通过分析上述病例，本病例易与哪些疾病相混淆？如何鉴别？

思路：本病易与接触性皮炎、蜂窝组织炎、类丹毒、癣菌疹等疾病混淆。鉴别诊断：①接触性皮炎：有接触史。局部红斑、肿胀，皮炎的部位及范围与接触物接触部位一致，或呈弥漫性而无一定的界限，但多发生在身体暴露部位。皮疹主要为丘疹、水疱，有时为大疱、渗液、糜烂、结痂等。WBC 计数增高。②蜂窝组织炎：发病部位较深，为皮下组织发炎。患处有触痛并呈弥漫性红肿，境界不清，炎症迅速扩展和加重，以中央炎症明显，可有显著的凹陷性水肿，开始为硬块，后中央变软、破溃化脓，排除脓汁及坏死组织，形成溃疡，最终结痂而愈；③类丹毒：有接触鱼、肉并有小外伤史或屠宰工作中受伤史，损伤多发生于手部，为边界清楚的局限性肿胀，边际稍隆起，中间稍下陷，呈红色或紫红色，无化脓，不易发生水疱，无触痛，多无明显的全身症状。偶有水疱、皮肤组织坏死，局部痛、痒，伴淋巴结肿大。全身型少见。猪丹毒杆菌培养及接种试验阳性。④癣菌疹：多发于躯干、手掌及指侧，损伤大多为水疱样，瘙痒，有压痛。发生于小腿部的癣菌疹，多呈红斑样，水肿不明显，随足癣症状减轻或治愈后症状消失。

（高　菲）

案例 11-2　破伤风杆菌感染

【病史摘要】女，47 岁。

主诉：足底外伤 2 周，胸闷、全身发紧 3 天。

现病史：病人 14 天前被带泥的铁钉刺伤左足底部，当时未做清创处理，未注射破伤风抗毒素，目前伤口完全愈合。病人于 3 天前生气后出现发作性胸闷、全身发紧、语言不清，持续约 1～2 分钟。此后反复发作，每次受到一点刺激就出现上述症状。病人被送至医院就诊，以"破伤风"收住入院。结合实验室及其他检查结果，给予大剂量破伤风抗毒素静脉滴注，应用青霉素、甲硝唑抗感染，冬眠合剂解痉等治疗后症状逐渐好转，住院 20 天后予以出院。

既往史：否认传染病史，无高血压、糖尿病、心脑血管疾病史，无手术、外伤及输血史，否认食物、药物过敏史。

个人史：出生并久居于本地，无疫区、疫水居住史，无毒物、毒品接触史，无吸烟史，无饮酒史，已婚，配偶体健，育有 1 子，体健。

家族史：无家族遗传病史。

体格检查：T 37℃，PR 80 次/min，BR 20 次/min，BP 110/70mmHg，营养中等，全身浅表淋巴结无肿大，无头颅畸形、结膜充血、巩膜黄染及甲状腺肿大。双侧瞳孔等大、等圆。颈项强直，牙关紧闭。双肺未闻及干、湿性啰音；胸廓对称无畸形，胸骨无压痛。腹肌、背肌紧张，肝、脾肋下未触及，肝、肾脏无叩击痛。四肢肌张力增高，肌力正常，生理反射亢进，病理反射未引出。

实验室检查：血常规无异常。

其他检查：心电图检查无异常。

【问题 1】本病例以"破伤风"收住入院，有何依据？入院后采取了哪些措施？有何意义？

初步诊断：破伤风。

思路 1：诊断依据是：因破伤风潜伏期 3～21 天，破伤风的诊断主要依靠外伤史及典型的临床表现。出现以下情况需考虑诊断为破伤风：药物滥用注射、外伤、动物咬伤或抓伤、未完成破伤风主动免疫的病人，有牙关紧闭合并以下一个或更多的症状时：苦笑面容、肌紧张、吞咽困难、呼吸窘迫、痉挛或自主神经功能障碍。有外伤伤口时更明确。有时因受伤时间较长，可能伤口已愈合，或病人不能准确回忆受伤情形，应仔细寻找伤口。本病例病人情况符合上述破伤风诊断依据。

思路 2：本病例入院后进一步采取的措施：破伤风痉挛往往需要适度的镇静镇痛，甚至肌松治疗，尤其是重度破伤风病人。但是在人工通气的支持下给予深度镇静和肌松可能会延长气管插管和机械通气的时间，增加呼吸机相关性肺炎、气管狭窄、脱机困难和急性呼吸窘迫综合征的风险。可供选择的药物有苯二氮䓬类药物、硫酸镁、巴氯芬、丙泊酚、右美托咪定、苯巴比妥、水合氯醛、维库溴铵、吗啡、芬太尼等。

【问题 2】通过上述病史与查体，若想明确破伤风诊断，还需进行哪些检查？通过对本病例的分析，给了我们什么启示？应该注意哪些问题？

思路 1：诊断困难时可考虑实验室诊断方法，伤口组织的破伤风梭菌培养或 PCR 检测阳性，可确诊破伤风，但阴性不能排除诊断，血清破伤风 IgG 抗体浓度大于 0.1IU/mL（需在给予抗毒素前抽血）时对机体有保护作用，患破伤风的可能性小。但上述实验室诊断方法并不是常规检测，目前在国内绝大多数医院不能实施，且破伤风抗体达到保护水平也不能排除破伤风诊断。

思路 2：通过本病例的分析，提示我们：区分破伤风易感伤口及破伤风非易感伤口是急诊预防中的关键问题，但在临床上区别两者并不容易，一般认为除了清洁的小伤口外都是破伤风易感伤口，如穿刺伤、撕脱伤、枪弹伤、挤压伤、烧伤、冻伤、处理延迟超过 6 小时的伤口、伤口内有异物、药物滥用者静脉穿刺点等，尤其被土壤、粪便或唾沫污染的创面，需注意伤口大小不能作为区分特征。

【问题 3】病人就医过程遇到什么困难？为什么？该病应与哪些疾病鉴别？

思路 1：破伤风的潜伏期较短，一般为 3～21 天，多数在 10 天左右。一般潜伏期越短，预后越差。菌体本身及外毒素在局部没有明显的组织毒性，局部可无明显的炎症或感染征象，甚至有些是看上去已经愈合的伤口。本病例病人误认为是普通外伤就是因为局部伤口较小且愈合正常。

思路 2：破伤风应注意与以下疾病鉴别：①脑膜炎：有角弓反张、颈项强直等症状，但合并有剧烈头痛、高热、呕吐、意识障碍等，且脑脊液检验及头颅 MRI 检查异常。②癔症：癔症性牙关紧闭如和全身其他肌痉挛或抽搐症状伴发，则需要与破伤风鉴别。此病多发于女青年，既往有癔症史，有独特的性格特征，一般在发病时有精神因素，然后突然发生开口困难或牙关紧闭。此病用语言暗示或间接暗示常易诱发。③狂犬病：有被狗、猫、蝙蝠咬伤或抓伤病史，以吞咽肌痉挛表现为主，"恐水"症状明显，饮水不能下咽，并流大量口涎。④口腔及咽部感染：虽有牙关紧闭症状，但无明显肌肉痉挛，且有局部脓肿等感染表现及发热。

（高　菲）

案例 11-3　脑膜炎奈瑟球菌感染

【病史摘要】男，12 岁。

主诉：高热、头痛伴呕吐 3 天。

现病史：病人 3 天前无明显诱因突然出现高热达 39℃ 以上，伴畏冷和寒战，同时出现剧烈头痛，多次喷射性呕吐，吐出食物和胆汁，其中不带血，无上腹部不适，至诊所就诊，诊断为"结核性脑膜炎"，给予抗结核与对症治疗未见好转，遂至医院就诊，医院以"化脓性脑膜炎"收住入院。病人发病以来进食少，大小便正常。

既往史：否认肝炎、结核病等传染病史，否认高血压、糖尿病、心脑血管疾病史，否认手术、外伤及输血史，否认食物、药物过敏史。无胃病史，所在学校有类似病人发生。

个人史：出生并久居于本地，无疫区、疫水居住史，无毒物、毒品接触史，无吸烟史，无饮酒史。

家族史：无家族遗传病史。

体格检查：T 39.5℃，PR 112 次/min，BR 23 次/min，BP 120/80mmHg。急性热病容，神志清楚，

皮肤散在出血点,浅表淋巴结未触及,巩膜无黄染,咽充血(+),扁桃体(−)。颈有抵抗,心、肺(−),腹平软,肝、脾肋下未触及。下肢不肿,Kernig 征(+),Brudzinski 征(+),Babinski 征(−)。

实验室检查:Hb 130g/L(参考区间:男性 120~160g/L,女性 110~150g/L),WBC 15.4×10⁹/L,Neu% 90%,LYM% 10%(参考区间:20%~40%),PLT 160×10⁹/L(参考区间:100×10⁹/L~300×10⁹/L);尿常规(−);粪便常规(−)。

【问题 1】通过上述病史、查体、实验室检查,该病人的初步诊断是什么?有何依据?若想明确诊断,还需做哪些检查?

初步诊断:流行性脑脊髓膜炎(普通型)。

思路 1:诊断依据:① 12 岁男性儿童,急性病程。②病人于冬季突发高热,寒战,剧烈头痛,喷射性呕吐 3 天。③学校有类似病人。④查体:T 39.5℃,PR 112 次/min,急性热病容,皮肤散在出血点,颈有抵抗,Kernig 征(+),Brudzinski 征(+)。⑤实验室检查:WBC 15.4×10⁹/L,Neu% 90%。

思路 2:本病例若想明确诊断,还需进行以下检查:①皮肤出血点穿刺涂片,培养。②眼底检查。③无明显视盘水肿可行腰椎穿刺,测压力,脑脊液外观、常规、生化、细菌学检查(涂片和培养)。④血培养。⑤头颅 CT。

【问题 2】本病例在诊所被误诊为结核性脑膜炎,延误病情,为什么?如何鉴别?

思路 1:本病例开始被诊所误诊为结核性脑膜炎,是因为化脓性脑膜炎与结核性脑膜炎的临床表现有许多相似之处,例如发热、头痛、呕吐等。但本病例高热、头痛、呕吐、畏冷、寒战为化脓性脑膜炎的典型临床表现,而结核性脑膜炎的典型临床表现为低热、盗汗、消瘦。

思路 2:化脓性脑膜炎主要临床表现是突发高热、剧烈头痛、频繁呕吐、皮肤黏膜瘀点和脑膜刺激征,易与肺炎链球菌脑膜炎、流感嗜血杆菌脑膜炎、金黄色葡萄球菌脑膜炎、结核性脑膜炎、隐球菌性脑膜炎等疾病相混淆,鉴别如下:

(1)肺炎链球菌脑膜炎:成人多见,多继发于中耳炎、肺炎、颅脑外伤及手术病人,易复发。

(2)流感嗜血杆菌脑膜炎:多见于婴幼儿。

(3)金黄色葡萄球菌脑膜炎:多继发于皮肤感染或败血症等。上述化脓性脑膜炎发病均无明显季节性,多散发而不引起流行,无皮肤黏膜瘀点、瘀斑。确诊则需依据细菌学检查出不同病原菌。

(4)结核性脑膜炎:①起病缓慢,病程较长;②有低热、盗汗、消瘦等症状,起病 1~2 周后才出现神经系统表现,皮肤黏膜无瘀点、瘀斑;③多有结核病史或密切接触史;④脑脊液检查颅内压升高明显,脑脊液外观呈毛玻璃状,WBC 多在 50×10⁶/L 以下,以单核细胞增多为主。蛋白质增加,糖及氯化物减低;⑤脑脊液涂片抗酸染色可检出抗酸染色阳性杆菌。

(5)隐球菌性脑膜炎:①起病缓慢,病程较长;②有低热、头痛等症状,逐渐加重,头痛症状突出,有时非常剧烈。皮肤黏膜无瘀点、瘀斑;③多为免疫功能低下的病人,有些病人有鸽子接触史;④脑脊液检查颅内压升高更明显,脑脊液外观清亮或微浑,WBC 多在 50×10⁶/L 以下,以单核细胞增多为主。蛋白质增加,糖及氯化物减低;⑤脑脊液涂片墨汁染色检出新型隐球菌可确诊。

(高　菲)

案例 11-4　大肠埃希菌感染

【病史摘要】女,36 岁。

主诉:持续下腹疼痛 3 天,加重伴发热 1 天。

现病史:病人于 3 天前出现无明显诱因的持续性下腹疼痛,为间歇性钝痛,无放射,1 天前下腹痛进行性加重,伴发热,体温最高达 39.3℃。无恶心、呕吐、腹泻,无尿频、尿急、尿痛。因下腹痛加重,伴肛门憋坠感,来医院就诊。妇科检查外阴已婚经产型,阴道通畅,阴道内有较多黄白色分泌物,无异味,宫颈肥大,重度糜烂,触之易出血,宫颈举痛(+),子宫体大小正常,活动差,压痛明显，双侧宫旁增厚且压痛明显，以"急性盆腔炎"收住入院。

既往史：否认传染病史，否认高血压、糖尿病、心脑血管疾病史，否认外伤史，否认食物、药物过敏史。

个人史：出生并久居于本地，无疫区、疫水居住史，无毒物、毒品接触史，无吸烟史，无饮酒史。孕2产1，6年前因左侧输卵管妊娠破裂行腹腔镜左侧输卵管切除术。

家族史：无家族遗传病史。

体格检查：T 38.7℃，PR 89 次/min，BR 23 次/min，BP 125/75mmHg。神志清楚，营养中等，查体合作。全身表浅淋巴结无肿大，腹平坦，下腹轻度肌紧张，有压痛、反跳痛，左下腹更明显。肝、脾肋下未触及，肠鸣音活跃，双下肢无水肿，未见其他异常。

实验室检查：血常规：WBC $16.7×10^9$/L，Neu% 87%，PLT $132×10^9$/L，Hb 116g/L。阴道分泌物培养：需氧培养见大肠埃希菌，厌氧菌培养（−），支原体（−），衣原体（−）。胸部X线检查：心、肺、膈未见异常。B超检查：子宫体5.1cm×4.3cm×3.7cm，子宫左后方囊、实性肿物，大小6.0cm×4.6cm×4.2cm，子宫右侧囊、实性肿物，大小4.0cm×3.6cm×2.4cm。见盆腔内小的液性暗区。未见其他脏器异常。

经抗感染治疗12天后腹痛消失，宫颈举痛（−），子宫体无压痛，但子宫两侧囊、实性肿物无缩小。经术前讨论，病人及家属签字同意，开腹探查，行左侧肿物切除、右卵巢剖视活检及右输卵管切除术。术后抗感染、支持治疗1周后痊愈出院。

【问题1】通过上述病史、查体、实验室及其他检查，该病人初步诊断急性盆腔炎有何依据？给予抗感染治疗取得较好效果，为何要行开腹探查术？

初步诊断：急性盆腔炎。

思路1：诊断依据：①中年妇女，持续性下腹痛伴发热，体温38.7℃。②黄白色阴道分泌物增多。③宫颈举痛（+），子宫体压痛明显，双侧宫旁增厚，压痛明显。④血常规WBC总数、中性粒细胞比率均增高。⑤阴道分泌物培养见大肠埃希菌。⑥B超检查发现子宫两侧囊、实性肿物，见盆腔内小的液性暗区。

思路2：本病例给予抗感染治疗虽然取得较好效果，但子宫两侧囊、实性肿物始终存在，且未见缩小，行开腹探查术治疗不仅可以明确囊实性肿物的性质，而且还可以切除感染病灶，减少临床应用抗生素的总量，缩短病程。术后病理显示：左卵巢单纯性囊肿伴感染，右卵巢急性炎症伴高度水肿，右输卵管积水伴慢性炎症。

【问题2】本病易与哪些疾病相混淆？如何鉴别？

思路：急性盆腔炎易与急性阑尾炎、卵巢囊肿蒂扭转、输卵管妊娠流产或破裂等急腹症相混淆，鉴别如下：

（1）急性阑尾炎：右侧急性输卵管卵巢炎易与急性阑尾炎混淆。右侧急性输卵管卵巢炎无明显诱因出现持续性下腹痛，多在麦氏点以下压痛明显，子宫颈常有触痛，双侧附件均有触痛。急性阑尾炎起病前常有胃肠道症状，如恶心、呕吐、腹泻等，初期腹痛多发生于中上腹与脐周围，数小时后逐渐向右侧下腹部转移并固定，检查时仅麦氏点有压痛，体温与WBC增高的程度均不及急性输卵管卵巢炎。

（2）卵巢囊肿蒂扭转：多出现在活动性包块之后，突发一侧下腹剧痛，常伴有恶心、呕吐或休克。卵巢肿物扭转后静脉回流受阻，囊腔内极度充血或血管破裂导致出血，致使肿物迅速增大，常伴有发热，询问病史及B超检查有助于诊断。

（3）输卵管妊娠流产或破裂：可有停经史及阴道流血，急性下腹痛，腹腔内有出血，病人面色苍白，急性病容，甚至休克，阴道后穹窿穿刺可抽出暗红色不凝固血液，尿HCG阳性，腹腔镜检查可明确诊断。

（高　菲）

案例 11-5　肺炎克雷伯菌肺炎

【病史摘要】男，38 岁。

主诉：畏寒、发热、胸痛、咳嗽、咳痰 3 天。

现病史：病人于 3 天前受凉后出现畏寒、发热（最高体温未知），伴咳嗽、咳痰，痰量多，不易咳出，为灰白色胶冻黏痰，易拉丝，伴乏力、胸痛及呼吸困难；无鼻塞、流涕、咽痛；无咯血、盗汗；无恶心、呕吐；无厌油、腹痛、腹泻；未予以重视，未用药，咳嗽未见好转，而且咳痰加重，为进一步有效治疗收住入院。患病以来精神、食欲、睡眠差，大小便正常，体重无明显变化。

既往史：否认传染病史，否认高血压、糖尿病、心脑血管疾病史，否认手术、外伤及输血史，否认食物、药物过敏史。

个人史：出生并久居于本地，无疫区、疫水居住史，无毒物、毒品接触史，吸烟 20 年，20 支 / 日，饮酒 20 年，200mL/ 日。

家族史：无家族遗传病史。

体格检查：T 39.5℃，PR 80 次 /min，BP 110/70mmHg，SPO$_2$ 95%，神清语利，营养中等，查体合作，扶入病房。无头颅畸形、结膜充血、巩膜黄染及甲状腺肿大，双侧瞳孔等大等圆。伸舌居中，咽部充血，扁桃体无肿大，颈软、无抵抗。皮肤黏膜无黄染，无皮下出血、皮疹等。全身浅表淋巴结无肿大，双肺呼吸音粗，右肺可闻及湿性啰音。胸廓对称、无畸形，胸骨无压痛。心前区无隆起，心律齐，各瓣膜未闻及病理性杂音。腹平坦，腹壁软，全腹无压痛、反跳痛，腹肌不紧张，肝脾肋下未触及，无异常包块，肝、肾脏无叩击痛。脊柱、四肢无畸形，肌力正常，双下肢无水肿。生理反射正常，病理反射未引出。

实验室检验：WBC 15.72×10^9/L（Neu% 85%，Lym% 10%），CRP 51mg/L。痰涂片革兰氏染色提示：较多革兰氏阴性粗短杆菌；痰培养检出肺炎克雷伯菌。

胸部 DR：右肺感染性可能大。胸部 CT：①双肺感染性病变；②右侧胸壁胸膜增厚。

入院诊疗经过：在呼吸科予以左氧氟沙星 + 头孢钠酮舒巴坦抗感染。经上述治疗后，病人生命体征平稳，无发热，PCT、肿瘤、免疫全套、结核、HIV 筛查均无异常，抗感染治疗 1 周后复查胸部CT 右肺部大片阴影较前明显吸收好转。

【问题 1】通过上述病史与查体，该病人的初步诊断是什么？诊断依据？为进一步明确诊断，本病例还需进行哪些检查？

初步诊断：肺炎克雷伯菌肺炎。

思路 1：诊断依据：病人系中年男性，长期大量烟酒史；以畏寒、发热、胸痛、咳嗽、咳痰伴轻微胸闷、喘憋及呼吸困难为特点；痰量多，不易咳出，为灰白色胶冻黏痰，易拉丝；辅助检查提示：WBC 15.72×10^9/L，Neu% 85%，CRP 51mg/L；痰涂片革兰氏染色提示：较多革兰氏阴性粗短杆菌；痰培养检出肺炎克雷伯菌；胸部 DR：右肺感染可能性大；胸部 CT：双肺感染性病变、右侧胸壁胸膜增厚。

思路 2：病人入院后给予抗感染、止咳祛痰治疗的同时，取痰标本涂片查细菌、真菌和抗酸杆菌，以及痰培养；结核菌素纯蛋白衍生物（PPD）试验，结核感染 T 细胞检测；支原体抗体检测；ESR、CRP 检测。

【问题 2】本案例易与哪些疾病相混淆？如何鉴别？

肺炎克雷伯菌肺炎临床表现和影像学特征性不强，许多肺部疾病也可以出现类似表现，需进行鉴别。

思路 1：与其他常见病原体引起的肺炎进行鉴别诊断。①由肺炎链球菌、军团菌引起的社区获得性肺炎，鲍曼不动杆菌、铜绿假单胞菌引起的医院获得性肺炎在症状和影像学表现上较相似，病原学检查可以帮助鉴别。②绿脓杆菌肺炎：毒血症明显，主要有畏寒、发热、烦躁不安、呼吸困难、心跳加速甚至昏迷。咳嗽、咳大量痰（典型的为大量翠绿色浓痰）是其特征之一。早期 X 线检查可出现肺脓肿，发生率高达 80%。③流感嗜血杆菌肺炎：病人常高热、呼吸困难及衰竭。胸部 X 线检查常呈大叶性实变为主，部分为支气管肺炎表现，以两肺下叶多见。75% 的病例可出现胸腔积液。④厌氧菌性肺炎：病人有致病菌吸入史，常高热、咳嗽，咳腥臭痰，毒血症状明显，胸部 X 线呈现支气管肺炎、脓胸或脓气胸。

思路 2：肺脓肿早期的炎症与肺炎克雷伯菌肺炎临床表现相似，需要借助 X 线检查和病原菌分离培养相鉴别，但应注意，肺炎克雷伯菌肺炎也可以并发肺脓肿。

思路 3：肺结核一般起病较慢，病程较长，病变好发于肺下叶背段及上叶尖后段，病灶不均匀，新旧不一，可有钙化点或播散病灶；结核菌素纯蛋白衍生物（PPD）试验、结核感染 T 细胞检测、中结核菌检查与纤维支气管镜检查有助于鉴别诊断，抗感染治疗常无效。但肺结核有时会有结构性破坏，此时可合并细菌性感染，抗感染治疗有一定效果，应予注意。

思路 4：肺癌并发阻塞性肺炎时，其 X 线表现很容易与肺炎相混淆。一般来说，肺癌病人年龄偏大，有刺激性咳嗽，痰中带血，胸痛明显，胸部 X 线显示：块状影，边缘清楚、有切迹，或毛刺、分叶，胸部 CT 检查有助于肺门、纵隔及膈肌等隐蔽部位肿瘤及较小块影的及时发现。常无毒血症状。痰脱落细胞检查、病理活检以及纤维支气管镜检查有助于明确诊断与鉴别诊断。必要时在检查的同时行经验性抗感染药物治疗，并随访胸部影像学检查。

思路 5：肺血栓栓塞症多发生在有静脉血栓危险因素的人群，表现为咳嗽、咳痰、咯血、呼吸困难明显等症状。影像学检查发现区域性肺血管纹理减少，有时可以看到楔形阴影，尖端指向肺门。

【问题 3】肺炎克雷伯菌肺炎如何诊断？

思路 1：中老年男性，长期烟酒史，有慢支或其他肺部疾病，糖尿病、恶性肿瘤、器官移植或粒细胞减少症等免疫抑制，或有人工气道机械通气的病人，出现发热、咳嗽、咳痰、呼吸困难及肺部湿啰音，血中性粒细胞增加，结合肺部炎性浸润表现提示细菌性肺炎时，应考虑本病。

思路 2：合格痰标本涂片找到较多革兰氏阴性菌，尤其大量聚集在脓细胞和支气管的假复层柱状上皮细胞周围并带有荚膜，更应该考虑该病，但不是确诊依据。

思路 3：连续两次以上经涂片筛选的痰标本分离到肺炎克雷伯菌或痰定量培养分离的肺炎克雷伯菌浓度 $> 10^3 \times 10^3 CFU/mL$ 或半定量浓度为 +++ 或 ++++，可拟诊为肺炎克雷伯菌肺炎。

思路 4：对重症、难治或免疫抑制的病例，使用预防污染下呼吸道标本采样技术如环甲膜穿刺气管吸引（TTA）、防污染双套管毛刷采样（PSB）、支气管肺泡灌洗（BAL）经皮肺穿刺（LA）等有助于本病确诊。

（高　菲）

案例 11-6　霍乱弧菌感染

【病史摘要】男，26 岁。

主诉：严重水样腹泻伴呕吐 20 余小时。

现病史：病人 4 天前从菲律宾旅游回国，约 26 小时前突然出现腹泻，开始为黄色样便，约 20 小时前变为白色米泔水样便，约每小时腹泻 1 次，每次 100～200mL，粪便中无脓血，无明显腹痛，无里急后重；伴呕吐，喷射状，开始为胃内容物，随后变为白色水样呕吐物，无恶心、发热、头痛。几小时前出现尿量明显减少、乏力、反应迟钝，无腰痛。

既往史：否认传染病史，否认高血压、糖尿病、心脑血管疾病史，否认手术、外伤及输血史，否认食物、药物过敏史。

个人史：出生并久居于本地，近期有疫区旅居住史，无毒物、毒品接触史，吸烟 5 年，5 支 / 日，无饮酒史。未婚未育。

家族史：无家族遗传病史。

体格检查：T 36℃，PR 110 次 /min，BP 80/50mmHg，发育中等，营养可，神志不清，眼窝深陷，唇舌干燥、口渴欲饮，四肢冰凉，未见抽搐，全身无皮疹，淋巴结无肿大，眼睑及双下肢无水肿，腹部稍下陷、软，无压痛反跳痛，肝、脾未扪及，肾脏无压痛、叩痛。

实验室检查：血常规：WBC 14×10^9/L，Neu% 83%，Lym% 16%，Eos% 1%，Baso% 0；电解质：Na$^+$ 115.0mmol/L，K$^+$ 3.0mmol/L，Cl$^-$ 90.0mmol/L，BUN 8.0mmol/L，CREA 130.0μmol/L。粪便涂片作革兰氏染色镜检：可见革兰氏阴性稍弯曲的弧菌。霍乱弧菌血清学试验：O139（+）。

【问题 1】通过上述病史、查体、实验室及其他检查，该病人的初步诊断是什么？有何依据？若想明确诊断，还需做哪些检查？可做哪些病原学检查？如何分离出病原体？

初步诊断：霍乱。

思路 1：诊断依据：①男性，急性起病，有旅居史。②伴呕吐，喷射状，开始为胃内容物，随后变为白色水样呕吐物。③反复腹泻。④米泔水样便，无里急后重。⑤实验室检查：血常规 WBC 总数和中性粒细胞比率均增高；粪便常规白色米泔水样便。⑥粪便涂片作革兰氏染色镜检：可见革兰氏阴性稍弯曲的弧菌。⑦霍乱弧菌检验：O139（+）。

思路 2：本病例若想明确诊断，还有赖于从粪便等标本中培养出霍乱弧菌。以下情况之一即可确诊：①有腹泻、呕吐症状，粪便、呕吐物或肛拭子细菌培养分离到 O1 群或 O139 群霍乱弧菌。②在疫源检索中，粪便培养检出前后各 5 天内有腹泻症状者。

思路 3：可采用的病原学检查法，以及分离出病原体的方法：

（1）常规镜检：可见黏液和少许红、白细胞。

（2）涂片染色：取粪便或早期培养物涂片作革兰氏染色镜检，可见革兰氏阴性稍弯曲的弧菌。

（3）悬滴检查：将新鲜粪便做悬滴或暗视野显微镜检，可见运动活泼呈穿梭状的弧菌。

（4）制动试验：取急性期病人的水样粪便或碱性陈水增菌培养 6 小时左右的表层生长物，先做暗视野显微镜检，观察动力。如有穿梭样运动物时，则加入 O1 群多价血清一滴，若是 O1 群霍乱弧菌，由于抗原抗体作用，则凝集成块，弧菌运动即停止。如加入 O1 群血清后，不能制止运动，应再用 O139 血清重做试验。

（5）增菌培养：所有怀疑霍乱病人的粪便，除做显微镜检外，均应做增菌培养。粪便留取应在使用抗菌药物之前，且应尽快送到实验室做培养。增菌培养基一般用 pH 8.4 的碱性蛋白胨水，36～37℃培养 6～8 小时后表面能形成菌膜。此时应进一步做分离培养，并进行动力观察和制动试验。

（6）分离培养：常用庆大霉素琼脂平皿或碱性琼脂平板。前者为强选择性培养基，36～37℃培养 8～10 小时霍乱弧菌即可长成小菌落。后者则需培养 10～20 小时。选择可疑或典型菌落，应用霍乱弧菌"O"抗原的抗血清做玻片凝集试验，若阳性即可出报告。

【问题 2】本病例易被误诊为菌痢，延误病情，为什么？该如何鉴别？

思路 1：本病例易误诊为菌痢，是因为霍乱与菌痢的临床表现有许多相似之处，例如腹泻、每日大便次数较多等。但本病例米泔水样便，无里急后重，为霍乱的典型临床表现；而痢疾杆菌引起的菌痢黏液脓性便，伴里急后重，应当注意鉴别诊断。为明确诊断，还应及时进行实验室检验。

思路 2：霍乱主要临床特点是起病急、腹泻，易与肠炎、病毒性腹泻、细菌性食物中毒、急性细菌性痢疾等疾病相混淆，鉴别如下：

（1）肠炎：如大肠埃希菌肠炎、空肠弯曲菌肠炎及沙门菌肠炎，临床症状与霍乱很相似，鉴别主要依据大便培养发现致病菌。

（2）病毒性腹泻：以轮状病毒、诺如病毒感染性腹泻最为常见。一般起病急，呕吐、发热与腹泻为其主要临床特点。大便呈水样、米汤样或黄绿色稀便。用电镜或免疫学方法直接查大便标本中的病毒或病毒抗原可明确诊断，取双份血清检测特异性抗体，亦可确诊。

（3）细菌性食物中毒：摄入被细菌或其毒素污染的食物或水所引起的急性中毒性疾病，一般恶心、呕吐、腹痛、腹泻、水样便、伴发热等，诊断依据细菌培养结果。

（4）急性细菌性痢疾：起病急、畏寒、发热、腹痛、腹泻、黏液便等，黏液脓性便，伴里急后重为急性细菌性痢疾的典型临床表现，出现上述症状应首先考虑急性细菌性痢疾，如要确诊，还应做粪便细菌培养。

（高　菲）

案例 11-7　幽门螺杆菌感染

【病史摘要】女，23 岁，汉族。

主诉：上腹部间断疼痛 4 年余。

现病史：4 年前病人因学习紧张，经常熬夜，饮食不规律，开始出现间断中上腹部隐痛不适，时伴反酸、嗳气及腹胀；与季节、进餐及排便无关，休息后可缓解。疼痛时自服胃药（具体不详），疼痛可减轻。起病以来病人体重下降不明显，大小便正常。

既往史：无肺炎、结核病史，无手术史，无外伤史，无血制品输注史，无过敏史，预防接种史按计划进行。

个人史：出生于原籍，无外地久居史，无血吸虫病疫水接触史，无地方病或传染病流行区居住史，无毒物、粉尘及放射性物质接触史，生活起居规律，无缺乏体力活动等不健康生活习惯，无吸烟史，无饮酒史，无性病史。

家族史：家庭成员健康，无家族性遗传病，无传染病史，无高血压病，无冠心病早发家族史，无糖尿病家族史。

体格检查：T 36.2℃，PR 80 次 /min，BR 20 次 /min，BP 100/60mmHg。发育正常，营养中等，神志清楚，查体合作。全身皮肤黏膜无发绀及黄染，无出血点及瘀斑。全身浅表淋巴结未触及肿大。头颅无畸形，眼睑无水肿，结膜无充血，双侧瞳孔等大、等圆，直径约 3mm，对光反射灵敏。耳鼻无畸形，未见异常分泌物，乳突及鼻旁窦无压痛。口唇无发绀，口腔黏膜光滑，伸舌居中，咽无充血，双侧扁桃体无肿大。颈软，无抵抗，颈静脉未见充盈。胸廓对称，无畸形，双侧呼吸运动对称，双肺语颤对称，双肺叩诊呈清音，听诊未闻及干、湿啰音及哮鸣音。心前区无震颤，心脏相对浊音界无扩大，心率 80 次 /min，律齐，各瓣膜听诊区未闻及病理性杂音。腹平坦，未见胃肠型及蠕动波，腹壁静脉无曲张，腹软，上腹部轻压痛，无反跳痛。生理反射存在，病理反射未引出。

实验室检查：血常规正常，粪便常规阴性，隐血阴性。

【问题 1】通过上述问诊与检查，该病人的初步诊断是什么？有何依据？

思路：通过上述问诊与检查，该病人的初步诊断为慢性胃炎，诊断依据：①病人学习紧张，经常熬夜，饮食不规律；②间断中上腹部隐痛不适，时伴反酸、嗳气及腹胀；③休息后可缓解，服胃药可缓解；④血常规、粪便常规正常，隐血试验阴性。

【问题 2】慢性胃炎常用的实验室检查有哪些？这些检查有什么重要意义？

思路 1：慢性胃炎常用的实验室检查有：①血常规；②粪便常规及隐血试验；③胃镜检查；④病理检查；⑤胃功能检测：血清胃蛋白酶原 I（pepsinogen I，PG I），血清胃蛋白酶原 II（pepsinogen II，PG II），幽门螺杆菌（helicobacter pylori，Hp）检查。同时报告胃蛋白酶原比值（pepsinogen ratio，PGR）；⑥血清抗壁细胞抗体（anti-parietal cell antibody，PCA）、内因子抗体（anti-intrinsic factor antibody，IFA）及维生素 B_{12} 水平测定；⑦ 24h 食管 pH 测定及食管下端括约肌功能测定。

思路 2：慢性萎缩性胃炎及胃黏膜有糜烂的慢性胃炎病人可见呕血、黑便等症状，长时间少量的出血导致贫血的发生。因此，查血和粪便常规及粪便隐血试验可以了解病人是否有消化道出血或贫血的情况。

思路 3：胃镜下，慢性胃炎黏膜变得粗糙，橘红色黏膜变成花斑样改变，黏膜红白相间以白为主，或伴有浅小糜烂，或有出血、血痂、血斑等。慢性非萎缩性胃炎主要表现为黏膜充血、水肿、糜烂、分泌物多。慢性萎缩性胃炎黏膜变得粗糙，有颗粒样隆起或鱼鳞样改变，血管比较明显，黏膜呈灰白色。

思路4：慢性胃炎时，胃黏膜组织内常见炎细胞浸润，以淋巴细胞为主，有的还可见中性粒细胞浸润，提示慢性胃炎活动期；如出现腺体减少、肠上皮化生或者异型增生，则可诊断为慢性萎缩性胃炎。

思路5：慢性胃炎多由Hp感染引起，Hp经口进入胃内，部分可被胃酸杀灭，部分则附着于胃窦部黏液层，依靠其鞭毛穿过黏液层，定居于黏液层与胃窦黏膜上皮细胞表面，一般不侵入胃腺和固有层内。一方面避免了胃酸的杀菌作用，另一方面难以被机体的免疫功能清除。Hp产生的尿素酶可分解尿素，产生的氨可中和反渗入黏液内的胃酸，形成有利于Hp定居和繁殖的局部微环境，使感染慢性化。

Hp凭借其产生的氨及空泡毒素导致细胞损伤；促进上皮细胞释放炎症介质；菌体细胞壁LewisX、LewisY抗原引起自身免疫反应；多种机制使炎症反应迁延或加重。其对胃黏膜炎症发展的转归取决于Hp毒株及毒力、宿主个体差异和胃内微生态环境等多因素的综合结果。

思路6：胃蛋白酶原（pepsinogen，PG）由胃黏膜腺体分泌，其分为PG I 和PG II，因为胃几乎是PG的唯一来源，所以其浓度可以反映胃黏膜腺体不同部位的分泌功能。在由慢性浅表性胃炎→萎缩性胃炎→肠上皮化生→异型增生→胃癌这一量变到质变的过程中，PG可作为检测胃癌的一个可靠标志物，以实现对胃癌高风险人群的识别。PG I 降低对检出胃癌相对不够敏感，但如果与PG I /PG II 的比值相结合，则检出胃癌的灵敏度（64%～80%）和特异性（70%～84%）都大大提高，可用于胃癌普查。目前一般建议用PG I ≤70ng/mL和PG I /PG II ≤3.0作为入选标准。

思路7：胃体腺壁细胞除分泌盐酸外，还分泌一种黏蛋白，称为内因子。它能与食物中的维生素B_{12}（外因子）结合形成复合物，使之不被酶消化，到达回肠后，维生素B_{12}得以吸收。

【问题3】慢性胃炎明确诊断的依据是什么？该病人要想进一步明确诊断，还需要做哪些检查？

思路1：Hp感染是引起慢性胃炎的主要病因，慢性胃炎确诊的主要依据是临床症状、胃镜检查和组织学活检，而慢性胃炎的临床症状（如腹痛、消化不良、时伴反酸、嗳气及腹胀等）缺乏特异性，无法诊断是否确定患有慢性胃炎。

思路2：该病人为了明确诊断，还应做Hp检查、胃镜检查或病理检查。

实验室检验：血常规正常，Hp（+），粪便常规阴性，隐血阴性。

胃镜：食道未见异常；贲门轻度充血，齿状线清；胃底水肿明显，充血，小区小凹显著，散在多个点状红斑及少数出血点；胃窦红白相间花斑状。镜像诊断：慢性浅表性胃炎。

【问题4】该病人的最终诊断是什么？诊断依据有哪些？应与哪些疾病鉴别？

诊断：慢性胃炎。

思路1：最终明确诊断为慢性胃炎，依据：①危险因素：学习紧张、经常熬夜、饮食不规律等；②临床症状：间断中上腹部隐痛不适、时伴反酸、嗳气及腹胀等；③实验室检验：Hp（+）；④胃镜：贲门轻度充血，齿状线清。胃底水肿明显，充血，小区小凹显著，散在多个点状红斑及少数出血点。胃窦红白相间花斑状；⑤发病以来病人体重下降不明显，大小便正常，血常规和粪便常规正常，粪便隐血试验（-），可以判断病人无胃肠道溃疡出血情况。

思路2：慢性胃炎的临床症状缺乏特异性，与很多疾病容易混淆，应做好鉴别诊断：①消化性溃疡：有反复性、季节性、周期性、节律性特点，可有黑便史。②胃食管反流病：以胸骨后不适、反酸、胃灼热为主要表现，内镜下可及食管下端内膜糜烂或无糜烂，24小时食管pH测定为阳性。③胆石症：为右上腹痛，油腻餐可诱发，夜间不适多见，B超可提示。④胃癌等消化道肿瘤：多有相关脏器病变表现，如消化道出血、贫血、腹部包块、消瘦等症状，年龄偏大者多见，病程为进行性，一般药物不能缓解，可行消化道造影或内镜检查以排除。

（孙连桃）

案例 11-8 鲍曼不动杆菌感染

【病史摘要】男，79 岁，汉族。

主诉：咳嗽、咳痰伴发热 2 个月，加重 1 周。

现病史：病人于 2 个月前无明显诱因出现咳嗽、咳痰伴发热，自服感冒止咳糖浆，效果不佳。后因咳嗽，痰多，黄脓痰，不易咳出；畏寒，发热，最高体温为 38.7℃；伴憋气，呼吸急促，排痰后症状可缓解，遂入院治疗。应用头孢唑林钠、氧氟沙星静脉输液治疗 1 周，效果不佳。转入 ICU 病房，诊断为"吸入性肺炎"，先后给予头孢他啶、左氧氟沙星、奥硝唑等药物交替使用共治疗 63 天，咳嗽、咳痰、畏寒、憋气等症状均减轻，体温波动于 36.9～37.4℃之间，出院。回家后仍发热，体温波动于 36.9～37.7℃之间，偶有咳嗽、咳痰。1 周前病人突然出现咳嗽、咳痰、憋气加重情形，痰量增多，发热，最高体温达 38.9℃。发热以来饮食差，睡眠良好，大小便无异常。为进一步治疗收住入院。

既往史：否认肝炎、结核、疟疾、伤寒等传染病史。有高血压病史 30 余年，否认糖尿病史。预防接种史不详。无外伤史、手术史、输血史。

个人史：生于原籍，吸烟 30 余年，每日 10 余支，已戒烟 10 年；饮酒 40 余年，每日约 2～3 两，已戒酒 10 余年；无久居异地及疫区居住史。

家族史：否认家族遗传病史。

婚育史：适龄结婚，育有 2 子 1 女，配偶与子女均体健。

既往用药史：曾自服感冒止咳糖浆，效果不佳；静脉应用头孢唑林钠、氧氟沙星 1 周，效果不佳；头孢他啶、左氧氟沙星、奥硝唑等药物交替使用治疗。

过敏史：否认食物、药物过敏史。

体格检查：T 38.6℃，PR 91 次 /min，BR 22 次 /min，BP 141/72mmHg。发育正常，营养不良，神志清楚，精神差，被动体位，查体不合作。全身皮肤黏膜无发绀及黄染，无出血点及皮疹，无肝掌及蜘蛛痣。全身浅表淋巴结未触及肿大。头颅无畸形，眼睑无水肿，结膜无充血，双侧瞳孔等大、等圆，直径约 3mm，对光反射灵敏。耳鼻无畸形，未见异常分泌物，乳突及鼻旁窦无压痛。口唇无发绀，口腔黏膜光滑，伸舌居中，咽无充血，双侧扁桃体无肿大。颈软，无抵抗，颈静脉未见充盈，气管居中，甲状腺无肿大。胸廓对称，无畸形，胸骨无压痛，双侧胸廓活动度正常，叩诊清音，双肺呼吸音粗，可闻及散在的痰鸣音，双下肺可闻及湿啰音。心前区无隆起，心率 91 次 /min，律齐，心音低钝，各瓣膜听诊区未闻及病理性杂音。腹平坦，未见胃肠型及蠕动波，腹壁静脉无曲张，腹软，无压痛、反跳痛，肝、脾肋下未及，无异常包块。脊柱、四肢无畸形，双下肢无水肿。生理反射存在，病理反射未引出。

实验室检查：WBC 6.9×10^9/L，Neu% 78.5%，Lym% 12.9%，Hb 110g/L。

其他检查：心电图未见异常；胸部 CT 提示双肺下叶片状浸润阴影。

【问题 1】通过上述问诊与检查，该病人的初步诊断是什么？有何依据？

初步诊断：肺炎（病原待查）。

诊断依据：①咳嗽、咳痰、憋气，痰量增多，发热；②双肺呼吸音粗，可闻及散在的痰鸣音，双下肺可闻及湿啰音；③胸部 CT 提示双肺下叶片状浸润阴影。

思路：应与肺结核、肺癌、肺血栓栓塞症相鉴别。

【问题 2】为明确诊断，应进行哪些检查？明确诊断的依据是什么？

思路 1：该病例虽诊断为肺炎，但依据之前曲折而艰难的治疗过程可知，其病原体可能存在极强的耐药性，因此治疗起来并不轻松，必须得先找出病原，明确诊断，筛选敏感药物，才能有效治疗。于住院治疗第 4 天再次进行实验室检查。

实验室检查：尿常规：正常，肾功能：未见明显异常，痰抗酸杆菌：（－），PPD：（－），痰细菌培养示：大肠埃希菌。药物敏感性试验结果：对亚胺培南、头孢西丁、头孢他啶等药物敏感。

思路 2：调整治疗方案，敏感药物治疗，感染症状有所改善，但呼吸急促、喘息等加重。于住院治疗第 8 天再次开展实验室检查。

实验室检查：尿常规：正常；肾功能：未见明显异常；痰细菌培养示：鲍曼不动杆菌 50%，药物敏感性试验结果：除多黏菌素外，对所有测试的另外 17 种抗菌药物均耐药，肺炎克雷伯菌 50%，对氟氯西林、头孢他啶等敏感。

思路 3：调整治疗方案，敏感药物治疗，仍有咳嗽，咳黄白痰，憋气，呼吸困难，时有喘息，伴发热，最高体温 38.8℃，双肺呼吸音粗，可闻及广泛性痰鸣音，双下肺可闻及湿啰音，查找病原菌。于住院治疗第 12 天开展实验室检查。

实验室检查：尿常规：正常；肾功能：未见明显异常；痰细菌培养示：鲍曼不动杆菌 90%，药物敏感性试验结果：除多黏菌素外，对所有测试的另外 17 种抗菌药物均耐药。

思路 4：明确诊断为泛耐药鲍曼不动杆菌肺炎。依据为：①咳嗽，咳黄白痰，憋气，呼吸困难，时有喘息，伴发热，最高体温 38.8℃；②双肺呼吸音粗，可闻及广泛性痰鸣音，双下肺可闻及湿啰音；③痰细菌培养示：鲍曼不动杆菌先后分别为 50%、90%，感染进行性加重，敏感药效果不佳；④痰中未查到抗酸杆菌，PPD 试验阴性；⑤胸部 CT 双肺下叶片状浸润阴影；⑥药物敏感性试验结果：对除多黏菌素外所有测试的另外 17 种抗菌药物均耐药。

再次调整治疗方案，但本病例于此后第 3 天抢救无效死亡。

【问题 3】本病例在确诊过程中几经波折，确诊后仍不能有效控制病情，带给我们的思考是什么？

思路 1：本病例在确诊过程中第 1 次培养示大肠埃希菌，未培养出鲍曼不动杆菌，这可能和鲍曼不动杆菌在临床上没有引起足够的重视有一定的关系，临床上常见的引起肺炎的病原体有肺炎链球菌、甲型溶血性链球菌、金黄色葡萄球菌、肺炎克雷伯菌、流感嗜血杆菌、铜绿假单胞菌、大肠埃希菌等，鲍曼不动杆菌引起的肺炎较少见。鲍曼不动杆菌属于机会致病菌，是医院感染的重要病原菌，主要引发呼吸道感染，也可引起泌尿系感染、菌血症、手术部位感染、呼吸机相关性肺炎等，该菌引起的感染尤其在老年人中多见，对常用抗生素的耐药率有逐年增加的趋势，逐渐引起了临床医生的高度关注。

思路 2：随着科技的飞速发展，医学水平得到了极大的提高，对疾病的救治水平也在不断提高，广谱抗生素的使用便是其重要手段之一。但在临床治疗中滥用抗生素的现象普遍存在，进而产生了大量的耐药菌株及其对多种药物广泛耐药的现象，这为疾病的治疗带来了很大的困难。本病例治疗过程显示，鲍曼不动杆菌不仅对绝大多数抗生素广泛耐药，而且用其药物敏感试验敏感的药物来治疗其引起的肺炎亦效果不佳。所以希望我们现在的医学生，未来的医生，一定要注意各类抗生素的合理应用，非必要不要使用抗生素，必要的时候也要限制抗生素的使用量和种类。

（孙连桃）

案例 11-9　铜绿假单胞菌感染

【病史摘要】男，72 岁，汉族。

主诉：反复咳嗽、咳痰，喘息 40 余年，加重 2 天。

现病史：病人于 40 年前出现咳嗽、咳痰、喘息，后每年发作至少 1 次。2 天前受凉后咳黄绿色黏稠状痰，伴咯血、喘息、发热、畏寒、胸痛、心慌和乏力等症状。

既往史：否认肝炎、结核、疟疾、伤寒等传染病史，有支气管扩张伴肺部感染和支气管哮喘急性发作等住院史，预防接种史不详，无外伤史、手术史、输血史。

个人史：生于原籍，无烟酒嗜好，无久居异地及疫区居住史。

家族史：家庭成员健康，无家族性遗传病，无高血压病、冠心病早发家族史，无糖尿病家族史。

体格检查：T 39.4℃，PR 90 次 /min，BR 31 次 /min，BP 120/80mmHg。胸廓无畸形，双肺可闻及大量湿啰音和散在哮鸣音，心律齐，未及杂音，腹软，无压痛、反跳痛，肝、脾未及。

实验室检查：WBC 11.9×10^9/L，Neu% 89.0%。

胸部 CT：双肺大片密度不均块影，有透亮区，边缘模糊。

【问题 1】该病人初步诊断是什么？诊断依据是什么？应与哪些疾病鉴别？

初步诊断：细菌感染性肺炎。

诊断依据：从病人的症状、既往史、体格检查、实验室检查和胸部 CT 特点：①病人 72 岁，男，体温 39.4℃，2 天前受凉后咳黄绿色黏稠状痰，伴咯血、喘息、发热、畏寒、胸痛、心慌和乏力等症状；②有支气管扩张伴肺部感染和支气管哮喘急性发作等住院史；③双肺可闻及大量湿啰音和散在哮鸣音；④血常规检查 WBC 11.9×10^9/L，Neu% 89.0%；⑤胸部 CT：双肺大片密度不均块影，有透亮区，边缘模糊。

鉴别诊断：肺部感染是呼吸科的一种常见疾病，需与多种疾病进行鉴别：①肺结核：有午后发热、乏力、盗汗、食欲减退、消瘦、咳痰、咯血；胸片显示病灶多位于肺尖，密度不均，结核分枝杆菌和结核菌素试验阳性。②肺癌：年龄大、有吸烟史者易发，咯血，肺部 CT 有占位性病变，对抗感染治疗反应差，气管镜和脱落细胞等检查可诊断。

【问题 2】为明确诊断，应进行哪些检查？有哪些理论依据？

思路 1：初步诊断为细菌感染性肺炎，为明确诊断，需分离出致病菌，并排除其他病原体感染和肺癌。

实验室检查：PPD 试验：阴性；结核抗体：阴性；CRP：141.1mg/L；PCT：2.03ng/mL（参考区间：<0.5ng/mL）；胸腔积液癌胚抗原（carcinoembryonic antigen，CEA）、细胞角蛋白 19 片段（cytokeratin 19 fragment 21-1，Cy21-1）和鳞状细胞癌抗原（squamous cell carcinoma antigen，SCCA）均阴性；支气管刷检及灌洗液涂片抗酸杆菌阴性；胸腔积液需氧和厌氧培养病原菌检测阴性；支气管刷检、支气管灌洗液和胸腔积液未发现肿瘤细胞；痰标本直接涂片：多形核 WBC>25/LPF，上皮细胞 <10/LPF，革兰氏阴性杆菌 ++++，WBC 内有吞噬；痰和支气管灌洗液的细菌培养中多次检出黏液型铜绿假单胞菌，其中支气管灌洗液定量培养：≥10^4CFU/mL；药敏试验显示：对庆大霉素、头孢他啶、亚胺培南、丁胺卡那、左旋氧氟沙星、头孢吡肟和哌拉西林等敏感。

思路 2：综合分析病人既往病史、症状、体征、胸部 CT 和实验室检查结果，可明确诊断为铜绿假单胞菌肺炎，诊断依据如下：①病人年龄 72 岁，既往反复咳痰、喘息 40 余年，有支气管扩张伴肺部感染和支气管哮喘急性发作等住院史，存在呼吸道感染的风险因素，是铜绿假单胞菌肺炎的高危人群；②病人体温升高，呼吸道感染症状明显，肺部 CT 有炎症表现；③咳黄绿色黏稠状痰；④痰标本直接涂片，多形核 WBC>25/LPF，上皮细胞 <10/LPF，提示为合格痰标本；⑤痰涂片镜检革兰氏阴性杆菌 ++++，且 WBC 内有细菌吞噬现象，提示细菌性感染的可能性大；⑥支气管灌洗液定量培养，检出铜绿假单胞菌≥10^4CFU/mL，有诊断意义；⑦细菌性感染指标 CRP（141.1mg/L）和 PCT（2.03ng/mL）均显著升高；⑧痰培养多次检出铜绿假单胞菌；⑨结核菌素试验（PPD）阴性，结核抗体阴性；⑩支气管刷检、支气管灌洗液和胸腔积液均未发现肿瘤细胞。

思路 3：如此诊断的理论依据之一：通过痰标本性状可初步推测感染的病原体，黄绿色或翠绿色痰提示铜绿假单胞菌感染，血性或非血性干酪样痰提示结核分枝杆菌感染，铁锈色痰可能为典型肺炎链球菌感染。

思路 4：如此诊断的另一理论依据：铜绿假单胞菌是人体呼吸道的一种常见定植菌，区分定植和感染的依据主要有：①是否存在感染的风险因素；②是否存在呼吸道感染症状、体征和相应的肺部影像学表现；③痰标本是否合格，痰标本涂片镜检是否能发现细菌吞噬或病原菌与 WBC 伴行现象；④细菌定量培养结果是否能达到以下阈值，即气管内吸引物≥10^5CFU/mL、支气管灌洗液≥10^4CFU/mL 和防污染保护性气管镜毛刷标本≥10^3CFU/mL；⑤ CRP 和 PCT 等细菌性感染指标是否升高等。

【问题3】该病人应如何进行有针对性的抗感染治疗？治疗过程中应注意哪些问题？为什么？

思路1：该病人明确诊断为黏液型铜绿假单胞菌感染性肺炎，应进行有针对性的抗感染治疗，治疗方案为：大环内酯类药物与药敏试验的敏感药物（庆大霉素、头孢他啶、亚胺培南、丁胺卡那、左旋氧氟沙星、头孢吡肟和哌拉西林）进行联合用药治疗，若病人对大环内酯类药物过敏，可考虑氟喹诺酮类抗菌药物与上述敏感药物联合用药治疗。同时，对于气管扩张伴肺部感染的情况，应改善气道环境、促进排痰，有利缓解病人气短和胸痛等临床症状，防止气管血管破裂、大咯血所引起的气管堵塞和窒息等，防止病原菌长期定植和诱发二次感染（尤其防止病原菌入血引发脓毒血症）等，具体措施包括：①通过呼吸训练、震动击拍、引流和雾化祛痰等多种方式，促进痰液的排出；②吸入黏液溶解剂，促进痰液的液化和排出，改善气道环境；③使用支气管舒张剂，促进气道通畅；④吸入糖皮质激素，减少排痰量，提高生活质量；⑤在静脉注射治疗的同时，进行局部的抗菌药物雾化吸入治疗，提高肺内的局部药物浓度，防止病原菌长期定植和诱发二次感染。

思路2：对于铜绿假单胞菌引起的感染，治疗过程中一定要注意联合用药，同时还要定期监测药敏情况，根据药敏结果调整用药方案。因为：①黏液型铜绿假单胞菌含有保护性生物被膜，其保护性作用机制如下：弥散屏障作用，阻挡抗生素药物的渗透，使进入细菌内的抗菌药物浓度降低，进而使药物有效作用的最低抑菌浓度大大增加。此外，生物膜中的营养成分、代谢产物浓度、渗透压和氧浓度等均由外向内呈梯度下降，受环境条件影响，处于生物膜内部的细菌进入"半休眠状态"，故抑制细菌生长代谢和核酸合成的抗菌药物无法发挥相应的抗菌作用；②近年来铜绿假单胞菌对抗菌药物的耐药性呈逐年上升的趋势，且铜绿假单胞菌对许多的抗菌药物耐药，故最好根据药物敏感试验结果进行选择性用药，同时监测耐药性变化，及时调整用药方案；③近几年还出现了用体外药物敏感性试验选出的敏感药物治疗病人但临床效果不佳的情况，因此要联合用药。

思路3：铜绿假单胞菌在抗菌药物治疗的过程中很容易产生诱导性耐药，其诱导性耐药机制包括：①改变抗菌药物的作用靶点，使得抗菌药物与细菌结合的亲和力下降；②主动外排系统过表达，将抗菌药物泵出细胞外；③通过质粒或染色体介导，产生金属酶、碳青霉烯酶、头孢菌素酶、超广谱β内酰胺酶等多种水解酶，使抗菌药物失活。

思路4：黏液型铜绿假单胞菌感染性肺炎用大环内酯类药物与药敏试验的敏感药物进行联合用药治疗，其实大环内酯类抗菌药物本身并无对铜绿假单胞菌的抗菌作用，但其可抑制生物被膜形成，进而对黏液型铜绿假单胞菌感染有独到的治疗作用；其机制为：①增强纤毛的清扫作用，降低细菌在呼吸道的黏附；②可调节免疫、增强吞噬细胞的吞噬作用；③对形成生物被膜的藻酸盐有抑制作用。在大环内酯类药物中，又以阿奇霉素对黏液型细菌的抑菌能力最强。除大环内酯类抗菌药物外，氟喹诺酮类也有类似的抑制生物被膜形成的功能。因此，对于对大环内酯类药物过敏的病人，考虑氟喹诺酮类抗菌药物与敏感药物联合用药进行治疗。

【问题4】该病人于40年前出现咳嗽、咳痰、喘息，后每年发作至少1次，这是为什么？有什么好的治疗和预防措施？

思路1：铜绿假单胞菌感染性肺炎的病原菌近年来出现多重耐药、泛耐药和全耐药的情况，并有逐年上升的趋势，甚至出现了用体外药敏试验选出的敏感药物治疗临床效果不佳的现象，因此病原菌不容易被呼吸道的防御机制所杀灭，给其治疗带来很大的困难，严重影响了病人的预后和转归，常造成治疗不够彻底的情况。一旦病人有抵抗力下降的情况，如有糖尿病、慢性支气管扩张等，很容易引起疾病的反复多次发生，故该病人出现每年发作至少1次的情况。

思路2：为了防止病人的反复多次发生，应尽早到正规医院进行规范治疗，对于多重耐药、泛耐药和全耐药铜绿假单胞菌，要进行大环内酯类药物与药敏试验的敏感药物联合用药治疗，或氟喹诺酮类抗菌药物与敏感药物联合治疗,同时采取相应的对症控制措施,如改善气道环境、促进排痰等,防止病原菌长期定植和诱发二次感染。

思路3:预防措施:①加强抗菌药物治疗管理,合理使用抗菌药物,及时做药物敏感试验,监测耐药性变化情况,联合应用敏感药物,在尽量缩短抗菌药物疗程的前提下彻底治疗每一次感染;②注意休息,加强体育锻炼,保持良好的心态,注意合理膳食、均衡营养,多喝水,多吃水果、蔬菜,提高自身免疫力;③及时对病人使用过的雾化器、呼吸机等进行消毒灭菌处理,去除传染源;④注意个人防护意识,出门戴口罩,回家勤洗手等,控制传播途径;⑤积极治疗原发疾病,去除诱发因素。

(孙连桃)

案例 11-10　流感嗜血杆菌感染

【病史摘要】女,1岁,汉族。

主诉:咳嗽2天,发热1天,加重半天,有喘憋。

现病史:2天前受凉后出现咳嗽,鼻塞,打喷嚏,但症状相对较轻,测体温未见异常,口服头孢克肟、氨溴特罗,效果不佳。1天前出现发热,最高体温37.9℃,半天前出现喘憋、呼吸困难,咳嗽加重,体温渐高,最高体温达39.0℃,于当地医院就诊,门诊以肺部感染收住入院。患儿自发病以来饮食正常,大、小便正常,出生史无特殊。

既往史:1个月前曾患肺炎住院治疗12天,治愈出院。住院期间曾有痰培养流感嗜血杆菌阳性。

个人史:足月顺产,出生时无缺氧、窒息史,母乳喂养,生长发育同正常同龄儿。

家族史:家庭成员健康,无家族遗传病史。

体格检查:T 39.4℃,PR 172次/min,BR 49次/min,BP 95/35mmHg。发育正常,营养良好,反应中等,皮肤红润,神志清,精神尚可,查体合作,自主体位。呼吸尚规则,三凹征阴性,鼻塞明显,咽部充血,颈软,气管居中,甲状腺无肿大。双肺呼吸音粗,可闻及湿啰音、喘音。心音有力,无杂音,律齐。腹软,无压痛、反跳痛,不胀,肠鸣音正常,肝、脾未触及,无异常包块。四肢无畸形,关节活动无异常,四肢末端凉。

实验室检查:血常规、尿常规、粪便常规、肝功、肾功、心肌酶均无异常,痰液标本涂片镜检见革兰氏阴性细小杆菌,胸片示双肺纹理增粗、增多。

【问题1】通过上述问诊与检查,该病人的初步诊断是什么?有何依据?需与哪些疾病鉴别诊断?

思路1:通过上述问诊与检查,该病人的初步诊断是流感嗜血杆菌肺炎。其依据是:①2天前受凉后出现咳嗽,鼻塞,打喷嚏,1天前出现发热,最高体温37.9℃,半天前出现喘憋、呼吸困难,咳嗽加重,最高体温达39.0℃,起病急,病情发展快;②现鼻塞明显,咽部充血,双肺呼吸音粗,可闻及湿啰音、喘音;③痰液标本涂片镜检见革兰氏阴性细小杆菌;④胸片双肺纹理增粗、增多;⑤1个月前曾患肺炎,痰培养流感嗜血杆菌阳性。

思路2:应与肺炎链球菌肺炎、葡萄球菌肺炎及衣原体肺炎等相鉴别。

【问题2】为进一步明确诊断,还应进行哪些检查?

思路1:对于流感嗜血杆菌肺炎病人,痰液涂片革兰氏染色镜检见短杆状或细小多形性革兰氏阴性杆菌有诊断意义,并由此可与肺炎链球菌肺炎相鉴别。

思路2:对于流感嗜血杆菌肺炎病人,痰培养见流感嗜血杆菌生长在儿童病人中具一定诊断意义,在成人病人中需结合临床具体分析。采集下呼吸道样本进行细菌培养,阳性结果临床意义较大。胸腔积液或血液的阳性培养结果对流感嗜血杆菌肺炎并发胸膜炎、菌血症或败血症等具诊断价值。

实验室检查:血常规、尿常规、粪便常规均正常;痰培养示流感嗜血杆菌;支原体抗体阴性。

【问题3】根据实验室再次检验结果,该病人的最终诊断是什么?诊断依据是什么?

诊断:流感嗜血杆菌肺炎。

诊断依据:①受凉后咳嗽,鼻塞,打喷嚏,发热喘憋、呼吸困难、咽部充血等;②双肺呼吸音粗,可闻及湿啰音、喘音;③痰液标本涂片镜检见革兰氏阴性细小杆菌;④胸片双肺纹理增粗、增多;⑤痰培养示流感嗜血杆菌阳性;⑥支原体抗体阴性。

思路1:根据实验室再次检验结果,该病人的最终明确诊断为流感嗜血杆菌肺炎。

思路2:根据临床症状、体征和实验室检查可排除肺炎链球菌肺炎、葡萄球菌肺炎及衣原体肺炎,其特点是:①肺炎链球菌肺炎:病人有局部红、肿、热、痛及功能障碍,发热伴不同程度脓毒血症,如恶心、呕吐、腹胀、腹痛、头痛、肌肉及关节疼痛等,痰液标本涂片镜检见成双排列、有荚膜的革兰氏阳性球菌,痰培养肺炎链球菌阳性;②葡萄球菌肺炎:病人起病急,咳嗽、咳脓痰,全身中毒症状明显,多数病人消瘦,病情较重,胸部 X 线检查常见密度增高的实变影,易出现并发症,血中 WBC 和 Neu% 均明显升高,痰液标本涂片镜检见大量成簇排列的革兰氏阳性球菌;③衣原体肺炎:主要为分娩过程中造成感染,患儿生后 3~12 周发生肺炎,起病较慢,临床症状相对较轻,有咽痛、咳嗽、喘憋,无体温升高或低热,衣原体抗体检测阳性。

【问题4】该病人为什么短时间内因相同病原体感染先后 2 次住院?提示我们应注意什么问题?

思路1:流感嗜血杆菌简称流感杆菌,曾被误认为是流行性感冒的病因,后发现流行性感冒的病原是病毒。流感嗜血杆菌是人类上呼吸道正常菌群,属嗜血杆菌属,可引起原发性化脓性感染和呼吸道继发感染,临床上常见的疾病有肺炎、脑膜炎、泌尿生殖道及妇产科感染、会厌炎、其他化脓性感染、继发感染等。流感嗜血杆菌感染后一般不会引起复发,但受凉或接触感冒病人等可引起发病,因此建议治疗时疗程要足够长,尽可能地清除病原菌。此患儿可能病原菌清除不够彻底,出院受凉后再次引发感染,使其在短时间内先后 2 次住院,当然也不排除第一次住院治疗已痊愈,此次是再发感染。

思路2:此病例提示我们,流感嗜血杆菌肺炎一定要严格按大夫的要求进行治疗,同时要多喝温开水,注意保暖,不要去人多的地方。治疗疗程要足够长,彻底治愈,出院后精心护理,避免接触感冒病人,避免受凉。

(孙连桃)

案例 11-11 布鲁氏菌感染

【病史摘要】男,48 岁。

主诉:高热伴腰腿疼痛 1 个月余。

现病史:病人于 1 个月前无明显诱因出现发热,体温 39℃左右,最高达 42℃,以午后和夜间发热为著,伴头痛、寒战、多汗,诉腰痛,可放射至下肢,偶有膝、腕关节疼痛,无咽痛、咳嗽、胸痛、呼吸困难、恶心、呕吐、腹痛及腹泻,有轻度尿频、尿急。尿常规显示 WBC:1~2 个 /HPF,PRO:+~++。社区医院诊断为感冒,给予口服感冒、退热药治疗(具体名、量不详),服药后体温、头痛症状可在短时间内(2~3 天)缓解,仍间断发热,予静脉滴注左氧氟沙星 0.4g/ 天治疗 10 余天,病情无明显缓解。后尿频、尿急症状消失,复查尿常规正常。发病以来常感乏力,饮食、睡眠均不佳,大便正常,体重减轻约 5kg。发热、腰痛症状一直未见缓解,且有加重趋势,并出现行走困难,因腰痛进行脊柱 MRI 检查,显示轻度椎间盘突出。

既往史:2 个月前被狗咬伤,并注射狂犬病疫苗。

个人史:无高血压、糖尿病史,无手术、外伤及输血史,无药物过敏史。

家族史:无家族遗传病史。

体格检查:T 39.0℃,PR 78 次 /min,BP 135/80mmHg。神清语利,精神可,略显虚弱消瘦,因腰痛行走不便。皮肤潮湿、多汗，未见皮疹或出血点，浅表淋巴结未触及明显肿大。咽充血，扁桃体不大，颈软、无抵抗，双肺呼吸音略粗，肝、脾肋下未及，腹软，无压痛。无畸形，双下肢未见水肿。腰椎 3～4 压痛（+）。

实验室及其他检查：肾功能正常；外周血涂片：WBC 减少，杆状核 WBC、Lym 增多；自身抗体均为阴性；血培养（-）。其他实验室检测结果见表 11-1。

表 11-1 实验室检测结果

检测项目	英文缩写	检测结果（单位）	参考区间（单位）
白细胞	WBC	$6.0×10^9/L$	$(4.0～10.0)×10^9/L$
中性粒细胞比率	Neu%	70%	50%～70%
血小板	PLT	$300×10^9/L$	$(100～300)×10^9/L$
谷丙转氨酶	ALT	43U/L	5～40U/L
碱性磷酸酶	ALP	180U/L	男性：45～125U/L
γ-谷氨酰基转移酶	GGT	178U/L	男性：11～50U/L
总胆红素	TBIL	4.5μmol/L	3.4～17.1μmol/L
红细胞沉降率	ESR	80mm/h	男性：0～15mm/h
C 反应蛋白	CRP	67.6mg/L	0～10mg/L
抗人类免疫缺陷病毒抗体	Anti-HIV	—	—

胸片：右上肺结节钙化影，双肺纹理增粗。腹部 B 超未见异常。

【问题 1】通过上述病历摘要，该病人可能的诊断是什么？需与哪些疾病鉴别诊断？

思路 1：初步诊断发热待查：可疑腰椎间盘突出、泌尿系感染、狂犬病及结核病。

病人腰痛明显，MRI 检查轻度椎间盘突出，考虑腰椎间盘突出。发热伴轻度尿频、尿急膀胱刺激症状，考虑泌尿系感染。病人发热、狗咬伤史，考虑狂犬病。病人发热伴 ESR、CRP 异常，并侵犯肺或骨骼，考虑结核病。

思路 2：鉴别诊断：①腰椎间盘突出虽会引起腰痛，但很少有高热不退 1 个月余；②泌尿系感染有发热并伴尿频、尿急膀胱刺激症状，而且膀胱刺激症状明显，慢性肾盂肾炎时膀胱刺激症状可较轻微，但腰痛也不明显，而且只有低热，肾脏的浓缩功能减退，这些与本病膀胱刺激症状较轻，且为一过性，腰痛明显、高热，肾功能正常等临床资料不符；③本病例虽有动物咬伤史，但已注射疫苗，且无神经系统症状，WBC、Neu% 也不高，不支持狂犬病；④结核病有低热、ESR 加快、CRP 升高等，但本病例无呼吸道感染症状，胸片、脊柱 MRI 亦无活动性结核病特征。

【问题 2】为明确诊断，还需要做哪些工作？通过本病例的分析，给我们什么启示？

思路 1：为明确诊断，再一次详细询问病史，收集更多的流行病学资料。此次得知病人父母住在城郊，专营牛、羊屠宰生意，病人几乎每个周末都回父母家帮忙家中的生意，宰、杀、分、割样样都会。了解此信息后，进行血凝集试验检查布鲁菌抗体，结果为阳性。结合出现持续数周发热（高热 39.0℃），多汗、乏力、饮食、睡眠不佳，腰痛不缓解等症状，明确诊断为布鲁菌病。

思路 2：本病例诊断为布鲁菌病的要点：①中年男性，多汗、乏力，高热 1 个月余，伴头痛、腰痛、大关节痛；②有尿路刺激症状，但尿常规未见明显异常；③有牛、羊屠宰接触史；④外周血 WBC 不高，血培养阴性；⑤血凝集试验检测布鲁菌抗体阳性；⑥肝功能检查显示 ALT、ALP、GGT 均有不同程度升高（研究显示，布鲁菌感染可引起不同程度的肝功能损伤）；⑦ESR 和 CRP 升高（研究显示，布鲁菌感染可引起 ESR 和 CRP 升高）。

思路 3：通过本病例的分析，提示我们：临床表现的第一手资料和感染的流行病学资料极其重要，往往是许多疾病诊断的基础和关键。如果我们能早期详细、准确地了解该病人长期参与屠宰牲畜的工作，就不会走这么多的弯路，也可减少不必要的检验费用，在很大程度上可以减轻病人的经济负担和疾病所带来的痛苦。

（孙连桃）

案例 11-12　结核分枝杆菌感染

【病史摘要】女，69 岁，汉族。

主诉：左髋关节疼痛伴活动受限 1 个月。

现病史：病人 1 个月前无明显诱因出现左髋关节持续性疼痛，活动时加重，休息后可缓解，伴左髋关节活动受限。为进一步诊治来医院，门诊以"左髋关节疼痛待查"收住入院。自左髋关节疼痛以来，无呕吐、头痛，无抽搐及昏迷，无发热，大小便正常。

既往史：既往体检无明显其他疾患。

家族史：家庭成员健康，无家族遗传病史。

体格检查：T 36.5℃，PR 80 次 /min，BR 20 次 /min，BP 132/78mmHg。脊柱生理曲度存在，无后凸及侧弯畸形，各棘突无压痛及叩击痛，左髋关节未及明显肿胀，压痛明显，可触及直径约 3cm×3cm 大小的肿物，活动可，质软，左髋关节活动受限，Thomas 试验（+），左侧 4 字试验（+），左下肢末梢感觉、运动、血运未见明显异常，其余检查未见异常。

实验室检查：凝血功能正常，其他实验室检测结果见表 11-2。

表 11-2　实验室检测结果

检测项目	英文缩写	检测结果（单位）	参考区间（单位）
C 反应蛋白	CRP	27.83mg/L	0～10mg/L
淋巴细胞比率	Lym%	17.2%	20%～40%
淋巴细胞数	Lym#	0.92×10^9/L	$(0.8～4.0) \times 10^9$/L
血清前清蛋白	PAB	157mg/L	280～360mg/L
红细胞沉降率	ESR	52mm/h	女性：0～20mm/h
抗链球菌溶血素"O"	ASO	—	—
类风湿因子	RF	—	—
乙型肝炎病毒抗原	HBsAg、HBeAg		
乙型肝炎病毒抗体	抗 -HBs、抗 -HBc、抗 -HBe	—	—

CT 检查：左髋关节旁脓肿，关节腔内少量积液。

MRI 检查：左髋关节感染性病变脓肿形成，结核不除外。

【问题 1】通过上述问诊与检查，该病人的初步诊断是什么？有何依据？

思路 1：通过上述问诊与检查，该病人的初步诊断是左髋关节感染（病原待查），其依据是：① 69 岁，女性，左髋关节持续性疼痛，以活动时为重，休息后可缓解，伴左髋关节活动受限；②左髋关节未及明显肿胀，压痛明显；③可触及直径约 3cm×3cm 大小的肿物，活动可，质软，左髋关节活动受限；④ Thomas 试验（+），左侧 4 字试验（+）；⑤左下肢末梢感觉、运动、血运未见明显异常，其余检查未见异常。

思路 2：应与以下疾病鉴别诊断：①髋关节暂时性滑膜炎；②化脓性髋关节炎；③股骨头骨骺软骨炎；④类风湿关节炎；⑤创伤性关节炎。

【问题2】为明确诊断,应进行哪些检查?有哪些检查可协助诊断?

思路1:髋关节感染常因结核分枝杆菌感染所致,骨与关节直接感染结核分枝杆菌而发病者极为少见;宫内感染结核病(先天性结核病)亦极罕见。从骨关节结核的好发部位来看,其发病除和致病菌感染及机体反应有关外,与以下局部因素的影响关系密切:①慢性劳损因素;②肌纤维因素;③终末血管因素。可根据病人典型的实验室检查特点帮助诊断。

思路2:CRP作为反映炎症活动性的重要指标,是在机体受到感染时血浆中一些急剧上升的蛋白质,可以激活补体并加强吞噬细胞的吞噬作用,从而清除入侵的病原微生物与损伤、坏死、凋亡的组织细胞,在机体抗感染免疫过程中发挥重要作用。如有结核分枝杆菌感染,在结核病灶中聚集的淋巴细胞、巨噬细胞活性增强,合成释放大量炎症介质,刺激肝脏和上皮细胞合成CRP增加,因此有研究显示CRP在肺及骨关节结核病人中有很好的应用前景。

思路3:有研究显示25%的骨关节结核病人会出现淋巴细胞减低,且病人淋巴细胞水平与血清前清蛋白(prealbumin,PAB)水平呈正相关。在结核分枝杆菌培养阳性、关节液见抗酸染色阳性杆菌、痰涂片示G^+杆菌的老年结核病人PAB的水平更低,淋巴细胞降低更为明显。严重者可能出现免疫功能下降—感染加重—营养不良的恶性循环。

思路4:血清PAB和Hb是人体血液中蛋白质的主要组成成分,研究显示,骨关节结核病人存在较为普遍的PAB减少。

思路5:通过血常规与关节液涂片与细菌培养可排除化脓性髋关节炎;通过X线检查若可见股骨头骨骺致密、碎裂、扁平等征象,可能为股骨头骨骺软骨炎;同时可排除其他如创伤性关节炎、类风湿关节炎等。早期严密观察病情变化,定期复查ESR、CRP及X线片外,注意关节穿刺抽液或冲洗抽液找抗酸杆菌有助于早期诊断。同时有研究显示MRI检查可提示关节腔的液体、关节软骨及骨髓腔的异常信号,有助于诊断结核分枝杆菌早期感染性病变。

【问题3】该病人的最终诊断是什么?有何依据?

诊断:左髋关节结核。

诊断依据:①病人1个月前无明显诱因出现左髋关节持续性疼痛,活动时加重,休息后可缓解,伴左髋关节活动受限,左髋关节未及明显肿胀,压痛明显,可触及直径约3cm×3cm大小的肿物,活动可,质软,左髋关节活动受限,Thomas试验(+),左侧4字试验(+),左下肢末梢感觉、运动、血运未见明显异常;②CT检查提示:左髋关节旁脓肿,关节腔内少量积液;③MRI检查提示左髋关节感染性病变脓肿形成,结核不除外;④ CRP:27.83mg/L,ASO(−),Lym% 17.2%,Lym# $0.92×10^9$/L,PAB 157mg/L,ESR 52mm/h,RF(−),乙型肝炎病毒抗原、抗体检测均阴性。

思路1:X线检查对髋关节结核的诊断十分重要,必须两髋关节同时拍片以兹比较,早期X线征象为进行性关节间隙变窄与边缘性骨破坏病灶,以后可出现空洞、死骨、股骨头部变形、病理性后脱位等。结合X线资料:骨盆X线片可见股骨头及髋臼轮廓严重破坏,股骨头不同程度吸收残缺,髋关节间隙狭窄、模糊不清,呈"虫蚀样"改变,且有死骨形成伴斑点样钙化影。早期滑膜结核:可见髋关节间隙明显狭窄,关节囊影饱满,髋臼及股骨头边缘不整,毛糙不清,软骨及软骨下组织均有不同程度破坏,伴头、颈部广泛骨质疏松。通过CT与MRI检查可早期诊断该病。

思路2:对临床表现不典型者,可进行血液学检查。在结核活动期通常会有淋巴细胞比例增高、血清PAB减低以及ESR增快。ESR并不是结核活动期的特异性指标,但监测ESR有助于了解病情的变化。对血清进行结核抗体检测有助于关节结核的诊断,包括胶体金、蛋白芯片等方法,敏感度可达92.5%,特异性可达95%。近年来,应用酶联免疫斑点试验(enzyme-linked immunospot assay,ELISPOT)定量检测受检者外周血单个核细胞对结核分枝杆菌抗原特异性IFN-γ释放反应来诊断结核菌感染,开始被国内外应用于关节结核感染的诊断。

思路3:结核菌素试验应用已久。一般情况下,结核菌素反应越强,说明结核分枝杆菌感染可能性越大,但是不能肯定疾病的存在。阴性反应则表明结核的可能性较小,但必须注意以下情况,即使是结核病也可以为阴性反应,如老年人、严重或全身播散性结核病、营养不良、免疫缺陷及使用免疫抑制剂者,合并支原体肺炎、肿瘤、病毒感染、结节病等。

思路4:常规的结核病细菌学检查包括涂片抗酸染色和分离培养。涂片抗酸染色镜检简便而快速,是临床最常用的方法,但敏感性很差,特异性低,且易受检测环境的影响。结核分枝杆菌的分离培养困难,需要较高的检验条件与技术,耗时长,且只能检测活的结核分枝杆菌,易受抗结核药治疗的影响,敏感性和阳性率低。近年来出现的快速培养系统 BACTEC 和 BACTEC-alert 较传统方法提高了敏感性,骨关节结核的结核菌培养阳性率可达到 42.00%～57.97%。PCR 技术对于关节结核的早期快速诊断与鉴别诊断具有极其重要的临床价值,但并不能取代细菌培养。

思路5:据报道,应用骨关节结核病理组织学检查的阳性率为 72%～100%,表现为干酪样坏死、上皮样细胞肉芽肿和朗汉斯巨细胞。如果病人已经进行长时间的抗结核治疗,则表现可能不典型。活检方法包括细针抽吸以及中心活检和切开活检。病理组织学检查对标本取材的位置、标本量和性质要求非常严格,取材不满意将导致检查结果不准确。关节镜检查及滑膜活检对滑膜结核的早期诊断具有重要价值。

骨与关节结核病是由结核分枝杆菌经血液循环到达骨与关节部位所致。髋关节结核的确诊依赖于细菌学及组织学的检查。骨关节结核菌量低(10^3～10^4/mL),结核分枝杆菌培养难度高且生长缓慢,仅有 10%～30% 的病人可以通过细菌学检查确诊,而病人经常无典型的临床症状、体征及影像学表现,需要结合血清学、免疫学、分子及组织学的检查以获得早期的诊断,甚至有一部分病人需要借助试验性抗结核治疗获得早期诊断与治疗。

(孙连桃)

第十二章　真菌感染疾病检验案例分析

案例 12-1　假丝酵母菌感染

【病史摘要】男，58 岁，汉族。

主诉：饮食后哽咽感 1 个月，加重伴吞咽困难、疼痛和食欲差 1 周。

现病史：1 个月前无明显诱因出现饮食后哽咽感，近 1 周加重，伴吞咽困难、疼痛和食欲差。自发病以来，无发热、咳嗽、咳痰、胸痛、胸闷，无头晕、头痛，心悸，大小便未见明显异常。近 2 月体重下降约 8kg，夜间睡眠好。2 天前于当地市疾病预防控制中心检验"HIV-1 抗体阳性"。

既往史：否认肝炎、高血压、心脏病史；否认糖尿病、脑血管疾病、肾病、肺部疾病史；否认食物、药物过敏史；否认手术史，外伤史，输血史。

个人史：长期居于原籍，无疫区居住史。有吸烟、饮酒史。否认不洁性生活史。

家族史：否认家族中有恶性肿瘤病史、遗传病史及精神病史。

体格检查：T 36.2℃，PR 100 次 /min，BR 24 次 /min，BP 100/72mmHg，神志清楚，精神一般，口腔黏膜充血糜烂，舌背乳头呈团块萎缩，舌苔增厚。全身皮肤黏膜及巩膜无黄染，未见肝掌、蜘蛛痣。双肺呼吸音清，未闻及明显干、湿啰音，心脏听诊无异常。腹平软、无压痛及反跳痛，肝、脾肋下未触及，肝区无叩击痛，腹部无移动性浊音，双下肢无水肿。

实验室检查：WBC 4.33×10⁹/L（参考区间：4×10⁹/L～10×10⁹/L），Neu# 2.48×10⁹/L（参考区间：2×10⁹/L～7×10⁹/L），Lym# 1.5×10⁹/L（参考区间：0.8×10⁹/L～4×10⁹/L），Hb 127g/L（参考区间：120～160g/L），PLT 217×10⁹/L（参考区间：100×10⁹/L～300×10⁹/L）。ESR 38mm/h（参考区间：0～15mm/h）；尿沉渣定量检测：WBC 2+；大便常规未见异常。肝功：ALT 37U/L（参考区间：7～40U/L），TP 50.7g/L（参考区间：65～85g/L），ALB 29.8g/L（参考区间：40～55g/L），GLB：20.7g/L（参考区间：20～30g/L）；痰涂片抗酸染色阴性；乙型肝炎病毒（hepatitis B virus，HBV）、丙型肝炎病毒（hepatitis C virus，HCV）、支原体、衣原体、梅毒检查均为阴性。腹部 B 超提示脂肪肝，心脏彩超未见异常。心电图显示低电位差。

【问题 1】通过上述问诊与检查，该病人可能的诊断是什么？ 需与哪些疾病鉴别诊断？

思路 1：病人口腔黏膜充血糜烂，舌背乳头呈团块萎缩，舌苔增厚，2 天前于当地市疾病预防控制中心检出"HIV-1 抗体阳性"，考虑口腔假丝酵母菌病。口腔假丝酵母菌病是口腔黏膜常见疾病之一。假丝酵母菌病（又称念珠菌病）好发于机体免疫低下的病人，为最常见的深部真菌病，由定植于体内的假丝酵母菌在一定条件下大量增殖并侵袭周围组织引起；自身感染较为多见，也可通过直接接触等传播。口腔假丝酵母菌病是 HIV 感染病人最常见的并发症，超过 90% 的 HIV/ 获得性免疫缺陷综合征（acquired immunodeficiency syndrome，AIDS）病人出现过口腔假丝酵母菌感染，其多发于免疫抑制期初期且类型多样。

假丝酵母菌属（candida）归于真菌界、半知菌亚门、芽孢菌纲、隐球酵母目、隐球酵母科，是一类寄居在人体内的正常菌群，也是临床上较为常见的条件致病菌，包含白色假丝酵母菌（candida albicans）、热带假丝酵母菌（candida tropicalis）、近平滑假丝酵母菌（candida parapsilosis）和都柏林假丝酵母菌（candida dubliniensis）等，其中白色假丝酵母菌最常见。

思路2：红斑病与慢性萎缩型白色假丝酵母菌病症状类似，易混淆，但红斑病往往不产生口干、烧灼、疼痛等其他症状，并且抗真菌治疗对于口腔白色假丝酵母菌病有效，而对红斑无效。

思路3：卡他性口炎发病急，口腔黏膜普遍充血、水肿，呈红线状，局部病状明显，有灼烧感和疼痛感，但病程短，通常持续时间为1周，不形成溃疡；口腔白色假丝酵母菌病病程较长，因此可从病程持续时间进行区分，通过培养可鉴别白色假丝酵母菌。

【问题2】为明确诊断，应进行哪些检查？

思路1：白色假丝酵母菌为单细胞真菌，在显微镜下菌体呈圆形或卵圆形，直径3～6μm，革兰氏染色阳性，着色不均，可形成芽生孢子（图12-1）。沙氏培养基37℃培养48h后出现乳白色、表面光滑的类酵母型菌落，有酵母气味，可观察到假菌丝（图12-2）。在科玛嘉显色培养基上白色假丝酵母菌呈绿色或蓝绿色菌落，光滑型假丝酵母菌为紫色菌落，热带假丝酵母菌呈蓝灰色或铁蓝色菌落，克柔假丝酵母菌为粉红色或紫红色、边缘模糊、有微毛，其他假丝酵母菌呈白色。

思路2：为明确诊断，应做咽拭子标本真菌培养及鉴定。取病变黏膜部位的咽拭子样本，行涂片革兰氏染色镜检确认有芽生孢子和假菌丝后接种至科玛嘉显色培养基进行病原学鉴定，于37℃培养48h，观察菌落生长状况。

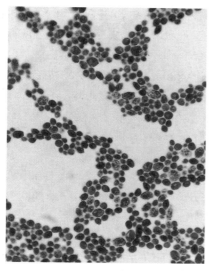

图12-1　白色假丝酵母菌孢子（革兰氏染色，10×100）

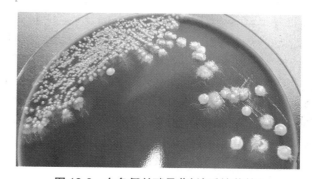

图12-2　白色假丝酵母菌（沙氏培养基）

【问题3】根据实验室及其他检查结果，应做出怎样的诊断？依据是什么？

思路1：诊断：①白色假丝酵母菌感染；②HIV/AIDS。

思路2：诊断依据：口腔拭子标本真菌培养白色假丝酵母菌生长；结合病史、症状体征及相关实验室检查，临床诊断为口腔白色假丝酵母菌感染合并AIDS。

【问题4】对于该病人的治疗，应注意哪些问题？

思路1：给予5%碳酸氢钠漱口，给予氟康唑抗真菌，复方氨基酸营养支持等治疗。待CD4⁺细胞数回升后，尽早开始抗HIV治疗。密切观察病情。

思路2：氟康唑属于广谱类抗真菌药物，抗菌范围广，可直接杀死新型隐球菌、白色假丝酵母菌等病原体，并对胞质膜结构与功能进行有效保护，但会诱发腹痛、呕吐、皮疹等不良反应。

思路3：为促进病人早日康复，治疗中可加入制霉菌素，制霉菌素是一种常见的多烯型抗生素，杀菌、抑菌作用突出。

思路4：氟康唑、制霉菌素、碳酸氢钠三种药物联合使用，从不同角度抑制白色假丝酵母菌的感染与繁殖，改善临床症状。

（潘莉莉）

案例 12-2　曲霉菌感染

【病史摘要】男，53 岁，汉族。

主诉：间断咳嗽、咳痰、痰中带血2个月，发热伴咳嗽加重5天。

现病史：病人2个月前无明显诱因出现间断咳嗽、咳痰、痰中带血症状，咳少量白色痰，晨起痰中带少量鲜红色血丝，每日约有1～2次。无胸闷、胸痛、恶心、呕吐等症状。就诊于当地医院，发现肺部病变和"HIV"阳性。就诊于当地疾病预防控制中心，应用抗HIV第一阶段药物治疗至今。5天前病人受凉后出现发热症状，体温最高39.5℃，发热无明显规律，自服"布洛芬"治疗，效果欠佳。自发病来，食量减少，睡眠可，大小便正常，体重无明显变化。

既往史：否认高血压、心脏病史，否认糖尿病、脑血管疾病、肾病、肺部疾病史，否认肝炎、结核、疟疾病史；预防接种史不详，否认手术史、外伤史、输血史，否认食物、药物过敏史。

个人史：长期居于原籍，否认疫区接触史，否认牧区、矿山、高氟区及低碘区居住史，否认化学性物质、粉尘、放射性物质、有毒物质接触史，否认吸毒史，否认冶游史。嗜烟史约20年，平均5支/日；近1年经常饮酒，约3瓶啤酒/天，其他无。

家族史：否认家族性遗传病、精神病或类似的病史。育有1子，配偶及子均健康。

体格检查：T 36.3℃，PR 98 次/min，BR 22 次/min，BP 119/88mmHg。全身皮肤黏膜无黄染，全身浅表淋巴结无肿大。瞳孔等大、等圆，对光反射灵敏。口唇无发绀。颈软、无抵抗。胸廓对称，双肺叩诊呈清音，双肺呼吸音清，未闻及干、湿性啰音。PR 98 次/min，律齐，各瓣膜听诊区未闻及杂音，无心包摩擦音。腹平坦，无压痛、反跳痛，腹部无包块，肝脏未触及，脾脏未触及，Murphy 氏征阴性，无移动性浊音，肠鸣音正常。肾区无叩击痛。双下肢无水肿。

辅助检查：WBC $2.39×10^9$/L（参考区间：$4×10^9$/L～$10×10^9$/L），RBC $3.96×10^{12}$/L（$4×10^{12}$/L～$5.5×10^{12}$/L），Hb 123g/L（参考区间：120～160g/L），PLT $214×10^9$/L（参考区间：$100×10^9$/L～$300×10^9$/L），Neu% 45.7%（参考区间：50%～70%），新冠病毒核酸检测阴性。

【问题1】通过上述病史与查体，该病人可能的诊断是什么？

思路1：怀疑"肺结核"，其典型特征为：多有全身中毒症状，如午后低热、乏力、盗汗、体重减轻、失眠、心悸等；查血结核抗体阳性；X线检查示病灶多在肺尖或锁骨上下，密度不均，消散缓慢，可有空洞或肺内播散；痰中可找到结核菌。

思路2：怀疑肺癌，其典型特征为：多见于中老年病人，特别是有长期大量吸烟史者，可有刺激性咳嗽、咳痰、低热、咯血、消瘦、乏力等症状，查血清肿瘤标志物水平可增高，胸部X线检查多可见块、团状影，边缘可见毛刺、切迹，痰中可查到肿瘤细胞。

思路3：怀疑侵袭性肺真菌病，该病人"HIV"阳性，同时Neu% 45.7%，偏低。侵袭性肺曲霉病常发生在机体抵抗力低下的病人，最主要危险因素是白细胞减少，CT早期为炎症阴影，周围呈现薄雾状渗出（晕轮征），中期可见病灶呈现半月形透光区（空气半月征），进一步可变成完整的坏死空洞。

曲霉菌属（aspergillus）归于真菌门、半知菌亚门，是一种自然界中广泛存在的条件致病菌。在显微镜下，曲霉菌的典型形态是菌丝较细且粗细均匀，直径为5～8μm，明显分隔，向同一方向呈锐角（约45℃）反复分支。黄曲霉（aspergillus flavus）是最常见的曲霉菌，菌落表面最初带黄色，然后变为黄绿色，最后颜色变暗、平坦或有放射状沟纹（图12-3）。

【问题2】为明确诊断，应进行哪些检查？

思路1：为进一步诊断病人需做结核菌素（OT）试验、痰液培养、胸部CT，同时做免疫学检测，检测血清中是否含有真菌的细胞壁成分。1,3-β-D-葡聚糖抗原检测（G试验）、半乳甘露聚糖抗原检测（GM试验），G试验与GM试验阳性对肺曲霉病的确诊具有重要的辅助诊断意义。

思路2：实验室检查结果：OT试验阴性；痰涂片连续3天未找到抗酸杆菌；曲霉菌抗原：0.86μg/L（参考区间：≥0.85μg/L阳性，0.65～0.85μg/L灰区，<0.65μg/L阴性），G试验：282.2pg/mL（参考区间：≥95pg/mL阳性，70～95pg/mL灰区，<70pg/mL阴性）。胸部CT：双肺纹理增多、紊乱，气管及支气管通畅，内见多发片状密度增高影，部分病变内见多发空洞形成，以双肺上叶为著，右肺上叶部分空洞内见气-液平面；双肺内另见多

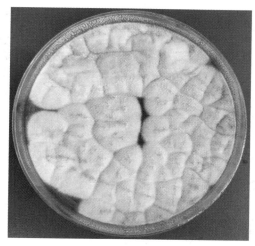

图12-3　黄曲霉菌（沙保罗平板）

发无肺纹理空腔影；纵隔内见多发淋巴结显示，心影及大血管形态可，心包内见小量液性低密度影，双侧胸膜腔未见液性低密度影。影像诊断：符合双肺炎症（肺脓肿）、肺气肿、心包积液CT表现。

【问题3】根据实验室及其他检查结果，应做出怎样的诊断？

思路1：初步诊断：①肺脓肿；②肺曲霉菌病；③HIV感染。

思路2：诊断依据：①G试验与GM试验阳性；②双肺纹理增多、紊乱，气管及支气管通畅，内见多发片状密度增高影，部分病变内见多发空洞形成，以双肺上叶为著，右肺上叶部分空洞内见气-液平面；双肺内另见多发无肺纹理空腔影。纵隔内见多发淋巴结显示，心影及大血管形态可，心包内见小量液性低密度影。双侧胸膜腔未见液性低密度影。

结合病史、症状体征及相关辅助检查，上述病人可初步诊断为：①肺脓肿；②肺曲霉菌病；③HIV感染。

【问题4】为确诊还需要做哪些检查？

思路1：目前肺部感染病原体检测的主要手段是涂片镜检和培养。涂片镜检和培养：选取新鲜胸腔积液、支气管肺泡灌洗液（bronchoalveolar lavage fluid，BALF）或合格痰标本制成浮载片，显微镜下观察菌丝形态；标本同时接种到沙保琼脂培养基，25～30℃恒温培养24h，观察菌落，取适量菌种标本于载玻片上，经棉蓝染色后，在显微镜下观察菌丝形态。分生孢子头是曲霉的特征性结构（图12-4），由顶囊、小梗和分子孢子梗组成。

思路2：肺部感染病原体诊断的金标准是活组织检查，发现特征性菌丝和病理改变。肺部病变部位活组织标本采集可以通过纤维支气管镜检查、开胸探查及经胸壁针吸肺活组织检查。HE染色光镜下观察菌丝薄而均匀，间隔规则，菌丝有规则的锐角分支和均匀的壁，但是坏死组织中的菌丝着色较淡，采用吉姆萨染色或银染更为理想。

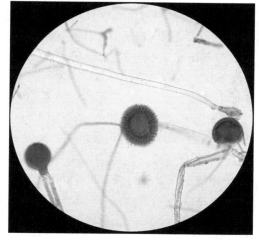

图12-4　黄曲霉菌分生孢子头（乳酸石炭酸棉蓝染色，10×40）

【问题5】该病人的治疗应注意哪些问题？

思路1：侵袭性肺曲霉菌病病人主要进行抗真菌药治疗，使用的一线药物为两性霉素B、伊曲康唑及伏立康唑，其中伊曲康唑、伏立康唑对曲霉菌的杀伤效果显著，为临床治疗首选。寄生性肺

曲霉菌病病人主要应用手术联合抗真菌药进行治疗,临床疗效明显,治愈率高。

思路2:对于该病人给予抗炎、抗曲霉菌、抗HIV病毒及支持治疗。注射用伏立康唑、芪胶升白胶囊、阿莫西林胶囊、注射用胸腺五肽、重组人粒细胞刺激因子注射液、胸腺肽肠溶片、注射用哌拉西林钠他唑巴坦那等治疗半个月后再次检查,GM试验:0.39μg/L,G试验:150.1pg/mL;治疗一个月检查,GM试验:<0.25μg/L,G试验:<37.5pg/mL。治疗两个月后做胸部CT,双肺见散在分布的团片、斑片及结节灶,边缘模糊,密度不均,部分呈磨玻璃密度,右肺上叶为著,病灶较密实,内见斑片状低密度区、充气支气管及空洞形成,内壁不规整,支气管部分远端显示不清,余部分病灶内可见小空洞。段以上支气管通畅,纵隔内见数个小淋巴结,双侧胸腔内未见明显积液。影像诊断:双肺感染性病变、多发空洞,右肺上叶脓肿。病人已有明显好转。

(潘莉莉)

案例 12-3 毛霉菌感染

【病史摘要】女,61岁,汉族。

主诉:咳嗽、咳痰1个月余,咯血伴背部疼痛7天。

现病史:病人1个月前受凉后出现咳嗽,咯少许白色泡沫痰,1周前开始咯少量鲜血,伴背部疼痛,无发热、盗汗、呼吸困难等。

既往史:糖尿病史8年,不规则服用二甲双胍,血糖控制不佳。

个人史:否认疫区接触史,无烟酒嗜好。

家族史:无家族遗传病史及类似病史。

体格检查:T 36.2℃,PR 74次/min,BR 24次/min,BP 111/67mmHg。神志清楚,右肺闻及少量湿性啰音。心律齐,未及杂音。腹软,无压痛。

实验室检查:WBC $6.31×10^9$/L(参考区间:$4×10^9$/L~$10×10^9$/L),Neu# $3.52×10^9$/L(参考区间:$2×10^9$/L~$7×10^9$/L),ESR 35mm/h(参考区间:0~15mm/h),CRP 6.6mg/L(参考区间:5~10mg/L),血糖6.92mmol/L(3.9~6.1mmol/L);肿瘤标志物:神经元特异性烯醇化酶(neuron-specific enolase,NSE)18.9ng/mL(参考区间:0~16.3ng/mL),癌胚抗原(carcinoembryonic antigen,CEA)0.49ng/mL(参考区间:0~5ng/mL),肿瘤抗原CA125(carbohydrate antigen 125,CA125)7.01U/mL(参考区间:0~35U/mL)、CA199 7.59U/mL(参考区间:0~29U/mL)、细胞角蛋白19片段(cytokeratin 19 fragment 21-1,CYFRA21-1)0.63ng/mL(参考区间:0~3.3ng/mL),ALT 33U/L(参考区间:0~45U/L),Scr 57.9μmol/L(参考区间:30~110μmol/L),抗中性粒细胞胞质抗体(anti-neutrophil cytoplasmic antibodies,ANCA)阴性。

【问题1】通过上述问诊与检查,该病人可能的诊断是什么?需与哪些疾病鉴别诊断?

思路1:肿瘤标志物NSE为18.9ng/mL,疑似肺癌。一般来说,肺癌病人年龄偏大,有刺激性咳嗽,痰中带血,胸痛明显,胸部X线片显示块状影,边缘清楚、有切迹,或毛刺、分叶。胸部CT检查有助于及时发现肺门、纵隔及膈肌等隐蔽部位肿瘤及较小块影。痰脱落细胞检查、病理活检以及纤维支气管镜检查有助于明确诊断与鉴别诊断。

思路2:老年人是结核病的高危人群。肺结核一般起病较慢,病程较长,病变好发于肺下叶背段及上叶尖后段,病灶不均匀,新旧不一,可有钙化点或播散病灶,PPD试验常呈阳性或强阳性,痰中结核菌检查与纤维支气管镜检查有助于鉴别诊断。

思路3:近年来随着器官移植、AIDS等免疫功能低下病人的逐年增多,肺部真菌感染呈上升趋势,死亡率较高。其中,肺毛霉菌感染起病急,进展快,病人主要表现为咯血和胸痛症状。临床上能够诱发毛霉菌病的常见疾病如糖尿病、使用免疫抑制剂以及使用广谱抗生素的病人等。反晕征阳性与肺毛霉菌病的联系更为紧密,反晕征阳性表现为磨玻璃影,周围为实变影。此外,胸腔积液和超过 10 个结节也提示肺毛霉菌病。由毛霉目真菌引起的疾病即称为毛霉菌病。

　　毛霉菌属（mucor）又叫黑霉、长毛霉。毛霉菌属归于真菌门、接合菌亚门、接合菌纲、毛霉目、毛霉科，为一种机会致病菌。毛霉菌在沙保罗培养基上，25℃ 或 37℃ 下生长迅速，形成白色丝状菌落，形成孢子后菌落变成灰褐色（图 12-5），在显微镜下多数菌种的菌丝表现为多核、透明、宽大几乎无隔、飘带样、易折叠菌丝，菌丝体上长出孢子囊梗，顶端形成孢子囊，含大量孢子囊孢子（图 12-6）。在组织切片上毛霉分枝不规整且有一定角度，有时呈直角分枝。

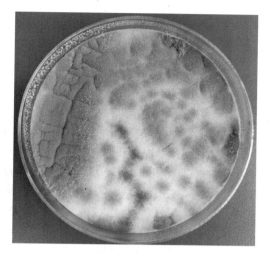

图 12-5　微小根霉菌（沙保罗平板）

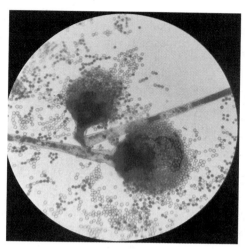

图 12-6　微小根霉菌孢囊孢子（美兰染色，10×100）

　　【问题 2】为明确诊断，应进行哪些检查？

　　思路 1：在临床工作中，如怀疑真菌感染，应做 G 试验和 GM 试验初筛，即检测血清中是否含有真菌的细胞壁成分 13-β-D- 葡聚糖抗原检测（G 试验）、半乳甘露聚糖抗原检测（GM 试验）。为了进一步诊断，病人还需要完成 OT 试验、PPD 试验、痰培养、胸部 CT、支气管镜检查、组织活检及糖尿病相关检查等。

　　思路 2：报告结果：①实验室检测：OT 阴性；痰涂片连续 3 天未找到抗酸杆菌；G 试验及 GM 试验阴性，EB 病毒 -IgM 抗体定性阴性；PPD 试验阴性。胰岛自身抗体阴性，空腹胰岛素和 C 肽高于正常，释放试验中胰岛素曲线、C 肽曲线在刺激后呈延迟释放。②胸部增强 CT：提示右肺上叶后段见最大径约 3.8cm 的团块状密度增高影，边界欠规则，与邻近胸膜相连，纵隔淋巴结部分稍大。支气管管腔内未见异常表现，右上叶后段取 4 块组织送病理学检查。③病理结果：提示送检肺组织显示炎症改变，内见霉菌团生长，倾向于毛霉菌；六胺银及 PAS 染色阳性，见较多锐角分支之真菌及少量横断面较大之真菌，符合曲霉及毛霉菌混合感染。

　　【问题 3】根据实验室及其他检查结果，应做出怎样的诊断？依据是什么？

　　思路 1：诊断：肺毛霉菌病。

　　思路 2：诊断依据：支气管管腔内未见异常表现，右上叶后段取 4 块组织送病理学检查。结果提示送检肺组织显示炎症改变，其内见霉菌团生长，倾向于毛霉菌。同时 G 试验及 GM 试验阴性，也考虑为毛霉菌感染。六胺银及 PAS 染色（+），见较多锐角分支之真菌及少量横断面较大之真菌，符合曲霉及毛霉菌混合感染。胰岛自身抗体阴性，空腹胰岛素和 C 肽高于正常，释放试验中胰岛素曲线、C 肽曲线在刺激后呈延迟释放。结合病史、症状体征及相关实验室检查，临床诊断为肺毛霉菌病。

　　【问题 4】对该病人治疗和注意事项有哪些？

　　思路 1：两性霉素 B 及其脂质体是治疗毛霉菌感染的首选药物，但可发生肝、肾功能损害等严重的副作用。因此，两性霉素 B 及其脂质体治疗过程中要检测病人肝功能。泊沙康唑可作为两性霉素 B 无效或不耐受时的替代药。必要时可联用外科手术与抗真菌药物治疗来提高病人的生存率。近期有研究表明，采用支气管镜下注入两性霉素 B 脂质体治疗肺毛霉菌病是一种较好的治疗方法。

思路 2：毛霉菌病的病死率高，延迟治疗会导致不良预后，因此快速、准确的诊断对于优化治疗非常重要。近年来，随着分子诊断方法在真菌诊断中的应用，大大提高了毛霉菌的诊断效率，并将菌株准确鉴定到种，对临床选药有一定指导作用。

（潘莉莉）

案例 12-4 卡氏肺孢子菌感染

【病史摘要】女，54 岁，汉族。

主诉：双面颊红斑、眼睑水肿 5+ 月，多关节痛 2+ 月，发热、咳嗽 1 周。

现病史：患者于 5 月前无明显诱因出现双面颊红斑，伴眼睑水肿、烦渴、眼干，不伴皮肤干燥、瘙痒、干咳、气促，不伴吞咽困难、反酸、多尿等症状，未予以重视，未行处理。2 月前患者无明显诱因在上述症状基础上出现多关节痛伴脱发，不伴皮肤干燥、干咳、胸闷、气促、吞咽困难、多尿、四肢麻木等症状，遂于我院风湿免疫科就诊，完善相关检查后确诊为"干燥综合征"，予以激素治疗后好转出院。1 周前患者无明显诱因出现发热、胸闷、咳嗽及咯痰，不伴头痛、头晕、腹痛、紫癜等症状，于当地某院就诊，予以抗感染治疗后无明显好转后再次于我院就诊，予以无水头孢唑林钠、左氧氟沙星、帕尼培南等抗感染，地塞米松及醋酸泼尼松治疗。治疗期间患者仍持续发热，最高40℃，予以对症处理及地塞米松治疗，病人发热症状未好转，且出现憋喘，口唇甲床紫绀等症状。查体提示双肺呼吸粗，可闻及湿啰音，双肺底呼吸音低，余查体未见明显异常，完善血气血氧分析提示"PO_2 为 73%（参考区间：80～100mmHg）"，遂转入本院 ICU，立即予以气管插管、呼吸机辅助呼吸等对症处理，并给予帕尼培南、氟康唑抗感染治疗及甲强龙 40mg，1 次 /12h。完善胸部 CT 显示"大片斑片状影，呈棉絮样改变"。病人病情好转后拔出气管插管转入风湿免疫科继续抗感染及激素治疗后，病人再次出现喘憋、胸闷、气促、脱发及多关节痛，并伴有发热达 39℃，完善血气分析结果提示"pH 7.536（参考区间：7.35～7.45），PO_2 为 49.1mmHg"，遂转入呼吸内科。自发病以来，患者精神、睡眠欠佳，饮食尚可，大小便无明显异常，体重无明显减轻。

既往史：糖尿病病史 1 年余，使用"阿卡波糖"早、中、晚各 1 粒控制血糖，血糖控制尚可。

个人史：生于原籍，久居本地，无疫区接触史，无吸烟史。

家族史：无家族遗传病史。育有 1 子 1 女，配偶和子女均健康。

体格检查：T 38～40℃，PR 94 次 /min，BR 20 次 /min，BP 70/40mmHg。病人神志清楚，精神状态差，双肺呼吸音粗，左肺呼吸音偏低。可闻及痰鸣音，右肺底可闻及少量湿啰音。

实验室检查：胸部 CT 显示，双肺弥散性散在分布大片及斑片状高密度阴影，呈棉絮样改变、边界模糊、形态不规则。取肺泡灌洗液行六胺银染色，检出卡式肺孢子菌。血常规：WBC 16.9×10^9/L（参考区间：3.5×10^9/L～9.5×10^9/L），Neu% 86%（参考区间：40%～70%）；降钙素原（procalcitonin, PCT）0.79ng/mL（参考区间：0～0.05ng/ml）；IgG 19.9g/L（参考区间：20～40g/L），IgE 370.0U/L（参考区间：0～100U/L）。尿常规、粪常规、肝肾功、电解质、DIC、输血前四项（乙肝、丙肝、艾滋、梅毒）检测等未见显著异常。该病人痰培养提示铜绿假单胞及鲍曼不动杆菌感染。自身抗体谱：抗核抗体（ANA）（+），滴度 1：320，抗干燥综合征（SSA）（+），Ro-52（+）。

【问题 1】通过上述体征及实验室检查，该病人可能的诊断是什么？

思路 1：初步诊断：原发性干燥综合征。

诊断依据：病人既往有口渴、眼干等不适，自身抗体谱：ANA（+），滴度 1：320，抗 SSA（+），Ro-52（+）。

思路2：初步诊断：呼吸衰竭（Ⅰ型）。

诊断依据：该病人多次出现胸闷、咳嗽、咯痰和憋气。

思路3：初步诊断：间质性肺炎。

诊断依据：该病人多次出现胸闷、咳嗽、咯痰和憋气，并伴有发热，且痰培养结果提示铜绿假单胞及鲍曼不动杆菌，考虑定植菌感染。

思路4：初步诊断：卡氏肺孢子菌感染。

诊断依据：胸部 CT 显示，双肺弥散性散在分布大片及斑片状高密度阴影，呈棉絮样改变、边界模糊、形态不规则；肺泡灌洗液行六胺银染色，检出卡式肺孢子菌。

【问题2】什么是卡氏肺孢子菌？卡氏肺孢子菌感染的危险因素是什么？如何传播和确诊？

思路1：卡氏肺孢子菌又称为肺孢子虫，是一种威胁人类健康的机会致病微生物，过去认为属于原虫。近年有学者根据其超微结构和核糖体 RNA 种系发育特点认为其属真菌类。作为单细胞生物兼有原虫及真菌的特征，卡氏肺孢子菌具有两种生活周期的形态特征：包囊和滋养体。

思路2：卡氏肺孢子菌主要引起的呼吸系统机会感染，常见于早产儿、器官移植及肿瘤、免疫缺陷的病人。卡氏肺孢子菌肺炎（pneumocystis carinii pneumonia, PCP）是 AIDS 最常见的机会感染和最主要的致死原因。由于免疫抑制剂的长期、广泛、大剂量应用，恶性肿瘤放化疗及器官移植患者不断增加，PCP 发病率增加。

思路3：主要通过呼吸道（空气、飞沫）传播，少数可为先天性感染。健康成人感染卡氏肺孢子菌呈亚临床经过，而血清中可检出卡氏肺孢子菌抗体，但当免疫功能受到抑制时，卡氏肺孢子菌则迅速大量繁殖而发病。

思路4：卡氏肺孢子菌广泛存在于人和其他哺乳动物的肺组织内，PCP 病人和隐性感染者是 PCP 的传染源。痰涂片卡氏肺孢子菌六胺银染色，可见肺孢子虫囊壁上特有的括号状小体，又称括弧样结构（图12-7）。

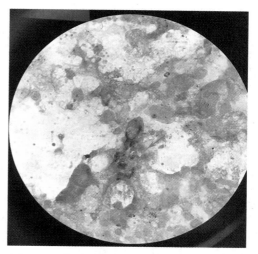

图 12-7　卡氏肺孢子菌（六胺银染色，×400）
（红色箭头所示）

【问题3】请试述 PCP 的治疗措施？

思路1：首选用药磺胺甲噁唑（sulfamethoxazole, SMZ）。

思路2：对 SMZ 不能耐受或疗效不明显病人，应静脉注射喷他脒。

思路3：对并发性或播散性感染风险高的原发肺部感染，轻、中度病人应选用伊曲康唑或氟康唑，严重感染病人选用两性霉素 B 至临床改善（播散性疾病常需数周或更长），随后用伊曲康唑或氟康唑至少一年。

（田　刚）

案例 12-5　新生隐球菌感染

【病史摘要】男，34 岁，汉族。

主诉：咳嗽、头痛 1+ 年，加重 10+ 天。

现病史：患者于 1+ 年前无明显诱因出现咳嗽、头痛，不伴头晕、恶心、咳痰、胸闷、气促，不伴呕吐、腹痛、腹胀、腹泻等症状，遂于当地医院就诊，完善相关检查（具体不详）后考虑诊断"继发性肺结核、HIV 感染"，予以抗结核（板式药）、抗病毒治疗 1 个月后自行停药。10+ 天前患者无明显诱因出现剧烈头痛，持续时间不等，不可自行缓解，伴头晕、恶心、呕吐、腹痛，呕吐物为清水样，伴咳嗽，干咳，遂至当地医院住院治疗，期间出现烦躁、意识障碍、定向障碍、双眼凝视、大小便失禁，不伴晕厥、抽搐，予以甘露醇降颅内压、抗结核、止痛等对症治疗，并完善头颈部 MRI，未明确病因。为进一步治疗转入我院，急诊以"头痛"收住神经内科。自发病以来，精神欠佳，食欲、睡眠差，大小便正常，体重明显下降。

既往史：自诉有"慢性胃炎"8 年。无高血压、心脏病史，无糖尿病、脑血管病病史，无肝炎、疟疾病史，预防接种史不详，无手术、外伤、输血史，无食物、药物过敏史。

个人史：生于原籍，久居本地，长期喂养画眉鸟，无疫区、疫情、疫水接触史，无接触有毒物质，无吸毒史。吸烟、饮酒 20 余年，20 支 / 天，无冶游史。

家族史：父亲已故，家族无病人类似疾病，无家族性遗传病史。

体格检查：T 36.4℃，PR 67 次 /min，BR 23 次 /min，BP 144/108mmHg，神志清晰，面容与表情烦躁。病人全身浅表淋巴结无肿大，头颅无畸形、压痛及包块。双侧瞳孔等大、等圆，直径约 3mm，对光反射灵敏，颈阻阴性，双肺呼吸音清晰，无干、湿性啰音，无胸膜摩擦音，心浊音界无扩大，律齐，各瓣膜听诊区未闻及杂音，无心包摩擦音。腹部平坦、柔软，腹壁可见散在皮疹、抓痕，无腹壁静脉曲张，无压痛、反跳痛，无包块，肝、脾肋缘下未触及，Murphy 征阴性，肾区无叩击痛，无移动性浊音，肠鸣音 4 次 /min。双下肢不肿。双侧 Babinski 征阴性，Kernig 征阴性。

实验室检查：全血细胞计数及分类：WBC 9.51×10^9/L（参考区间：3.5×10^9/L～9.5×10^9/L），Neu# 8.81×10^9/L（参考区间：1.8×10^9/L～6.3×10^9/L），Neu% 92.6%（参考区间：40%～75%），Lym# 0.10×10^9/L（参考区间：1.1×10^9/L～3.2×10^9/L），Lym% 2.30%（参考区间：20%～50%），RBC 4.01×10^{12}/L（参考区间：4.3×10^{12}/L～5.8×10^{12}/L）。凝血检验、PCT 及电解质未见明显异常。肝、肾功：Scr 44.1μmol/L（参考区间：41～81μmol/L），ESR 63mm/h（参考区间：0～26mm/h），血清淀粉样蛋白 A（serum amyloid A protein，SAA）15.82mg/L（参考区间：0～26mg/L）。脑脊液生化：葡萄糖（glucose，GLU）2.39mmol/L（参考区间：2.8～4.2mmol/L）；脑脊液联合检查：Pandy 实验（－），WBC 79×10^6/L（参考区间：0～8×10^6/L），脑脊液墨汁染色查见新生隐球菌。生化：γ- 谷氨酰转移酶（gamma-glutamyl transferase，GGT）66.9U/L（参考区间：7～45U/L），前白蛋白（prealbumin，PA）565.4mg/L（参考区间：180～350mg/L），血尿素（blood urea nitrogen，BUN）8.15mmol/L（参考区间：3.1～8.8mmol/L），总胆固醇（total cholesterol，TC）5.75mmol/L（参考区间：2.90～5.18mmol/L），低密度脂蛋白 - 胆固醇（low-density lipoprotein cholesterol，LDL-C）3.83mmol/L（参考区间：1.0～3.37mmol/L），视黄醇结合蛋白（retinol-binding protein，RBP）66.4mg/L（参考区间：30～60mg/L）。

【问题1】通过上述体征及实验室检查，该病人可能的诊断是什么？

思路 1：AIDS。病人既往于外院诊断为"HIV 感染"，曾针对 HIV 抗病毒治疗 1 个月后自行停药。

思路 2：颅内感染：结核性脑膜炎？隐球菌性脑膜炎？病人为青年男性，既往长期喂养画眉鸟，有头痛、呕吐、意识障碍等表现，既往有确切 HIV、肺结核等病史，脑脊液墨汁染色查见新生隐球菌。

思路 3：肺部感染。依据：病人以干咳为主，既往有肺结核、HIV 感染史。

【问题2】为明确诊断，应进行哪些实验室检查？

首先通过实验室常规检查和影像学检查进行初筛，再以检测新生隐球菌抗原（抗体）的免疫学检查进行诊断。病理诊断是诊断新生隐球菌感染的金标准，分子生物学技术可对新生隐球菌进行基因分型等。

思路 1：待病人病情允许，完善脑脊液相关检查以明确诊断。①直接镜检。脑脊液印度墨汁染色可用于快速诊断，但首次阳性率仅 42%～86%，多次涂片可提高阳性率。②脑脊液真菌培养。将脑脊液标本接种于沙堡弱琼脂培养基，在需氧且 35℃下，培养 48～72h 可形成不透明的白色至奶油菌落。脑脊液真菌培养被认为是新生隐球菌性脑膜炎诊断的金标准（图 12-8）。

思路 2：血清学检查。①检测新生隐球菌荚膜多糖抗原，以乳胶凝集试验敏感而特异，且可评估疗效和预后。②新生隐球菌荚膜多糖检测。

思路 3：分子生物学检查。①聚合酶链反应（polymerase chain reaction，PCR）；②环介导等温扩增技术（loop-mediated isothermal amplification，LAMP）；③质谱分析技术；④宏基因组测序技术。

【问题 3】什么是新生隐球菌？新生隐球菌的易感人群是哪些？如何传播？

思路 1：新生隐球菌（cryptococcus neoformans）是担子菌酵母类真菌，广泛分布于自然界，也可存在于人类的体表、口腔及肠道中，是隐球菌病的主要病原菌。菌株极易侵犯中枢神经系统引起新生隐球菌脑膜炎。

思路 2：新生隐球菌易感染 HIV 个体以及其他免疫功能低下个体，如造血系统恶性肿瘤、器官移植后服用免疫抑制剂及免疫缺陷病病人。

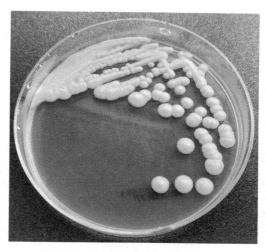

图 12-8　新生隐球菌（马铃薯平板）

思路 3：新生隐球菌感染人体主要通过呼吸道和皮肤侵入。

【问题 4】请试述新生隐球菌治疗常用抗真菌药物。

思路 1：非脑膜炎非 AIDS 病人首选氟康唑，病情严重者首选两性霉素 B 至起效后换用氟康唑。

思路 2：脑膜炎非 AIDS 病人首选两性霉素 B 联合氟胞嘧啶至病人热退、培养阴性后换用氟康唑。

思路 3：脑膜炎 AIDS 病人选用两性霉素 B 联合氟胞嘧啶至脑脊液培养阴性后换用氟康唑进行巩固治疗。

（田　刚）

案例 12-6　组织胞质菌感染

【病史摘要】男，29 岁，汉族。

主诉：颈部及双侧腹股沟淋巴结进行性增大 3+ 月，发热、寒战伴咳嗽 20+ 天。

现病史：患者于 3+ 月前无明显诱因出现双侧颈部、腹股沟淋巴结进行性增大，压痛不明显，质地较硬，活动度不佳，不伴头痛、头晕、胸闷、气促、腹痛、腹胀等症状，遂于当地医院就诊。完善相关检查：外周血结果提示"WBC 0.77×10⁹/L"；HIV 抗体检测提示"阳性"；淋巴结穿刺提示"少许炎症细胞"；肺部 CT 检查提示"左下肺占位性病变，双侧锁骨上窝及腋窝淋巴结肿大"；骨髓穿刺未提示异常；B 超检查示"双侧颈部、腋窝及腹股沟淋巴结肿大，部分伴液化"。考虑诊断"淋巴结肿大原因待查"，予以升白细胞等对症处理后无明显好转。为求进一步诊治来我院就诊，门诊以"HIV 抗体阳性；淋巴结肿大原因待查"收入我科。予以伊曲康唑及两性霉素逐渐加量（从 1、5、10、15、20mg/d 递增，最大剂量 25mg/d）及抗病毒治疗，症状缓解后停静脉抗真菌药，改用伊曲康唑 200mg/d 口服治疗，病情好转出院。20+ 天前患者无明显诱因出现夜间发热，体温最高 40℃，发热前畏寒、寒战，阵发性轻微咳嗽，咳少量白色黏痰，活动后略感胸闷、气短，不伴头痛、头晕、恶心、呕吐，于当地医院就诊，考虑诊断"肺结核？"予以抗结核治疗后病情无好转，仍高热，遂转入本院。自发病以来，精神、饮食欠佳，睡眠差，体重下降 10kg。

既往史：病人自诉曾因摔伤致左侧胫骨、腓骨、锁骨骨折，于当地医院行内固定手术。无高血压、心脏病史，无糖尿病、脑血管疾病史，无肝炎、结核、疟疾病史，预防接种史不详，无输血史，无食物、药物过敏史。

个人史：生于原籍，久居本地，无疫区、疫情、疫水接触史，无接触有毒物质，无吸毒史，无吸烟、饮酒史,否认冶游史。

家族史:父母、兄弟健康状况良好,无与病人类似疾病,无家族性遗传病史。

体格检查:T 39.8℃,PR 128 次 /min,BR 23 次 /min,BP 93/74mmHg,一般情况差,神志清楚,消瘦,重度贫血貌,皮肤无皮疹,口唇指端无发绀,口腔内未见白色伪膜。有畏寒、寒战,阵发性轻微咳嗽,咳少量白色黏痰,活动后觉胸闷、气促,体重下降 10kg。

实验室检查:胸部 CT 检查:双肺多发结节及双侧颈根部及双侧腋窝内多发肿大淋巴结。淋巴结穿刺活检提示淋巴结内脂肪、浆细胞及泡沫细胞浸润、灶状坏死及上皮样肉芽肿。

淋巴细胞计数:CD4$^+$ 18/μL(参考区间:550～1 440/μL),CD8$^+$ 367/μL(参考区间:320～1 250/μL),CD3$^+$ 408/μL(参考区间:955～2 860μL);血常规:WBC 1.58×10^9/L(参考区间:3.5×10^9/L～9.5×10^9/L),RBC 2.18×10^9/L(参考区间:4.3×10^9/L～5.8×10^9/L),Hb 59g/L(参考区间:130～175g/L),PLT 30×10^9/L(参考区间:125×10^9/L～350×10^9/L),ESR 63mm/h(参考区间:0～26mm/h);肝功能:ALT 48U/L(参考区间:7～40U/L),AST 314U/L(参考区间:13～35U/L),PA 51mg/L(参考区间:180～350mg/L),ALP 761U/L(参考区间:50～150U/L),GGT 346U/L(参考区间:7～45U/L);肾功能:BUN 3.5mmol/L(参考区间:3.1～8.8mmol/L),Scr 50μmol/L(参考区间:41～81μmol/L),UA 313μmol/L(参考区间:155～357μmol/L);感染指标:CRP 38.76mg/L(参考区间:5～10mg/L),PCT 2.79ng/mL(参考区间:0～0.05ng/mL)。另见中性粒细胞胞质内有真菌孢子,PAS 染色(+),抗酸染色(-),根据形态及其所居细胞位置考虑组织胞质菌。

【问题1】通过上述体征及实验室检查,该病人可能的诊断是什么?需与哪些疾病鉴别诊断?

思路 1:组织胞浆菌病。病人起病急,有发热、咳嗽、全身不适等流感症状,并伴有腹泻和体重下降。中性粒细胞胞质内查见真菌孢子,PAS 染色(+),抗酸染色(-),根据形态及其所居细胞位置考虑组织胞浆菌。

思路 2:AIDS。病人 3 个月前开始不明原因出现多处淋巴结肿大,HIV 抗体阳性。

思路 3:肺结核。病人有发热、咳嗽等症状,CT 提示肺部占位性病变。但病人经抗结核治疗病情无好转,仍高热,且抗酸染色(-),故暂不考虑。

思路 4:组织胞质菌根据累及部位分为原发型、播散型及皮肤型。原发型组织胞质菌主要累及肺组织,需与肺结核等鉴别;播散型主要累及单核巨噬细胞系统及全身多个脏器,临床表现多样,系统特征少,无特异性,需与血液系统疾病如淋巴瘤、恶性组织细胞病等鉴别;还应与感染性疾病如伤寒、黑热病、马尔尼菲蓝状菌病、新生隐球菌病及弓形体病等鉴别;皮肤型以皮肤损害以面部及颈部多见,表现为溃疡、肉芽肿、结节、脓肿或坏死性丘疹等。

【问题2】为明确诊断,可进行哪些实验室检查?

从组织或体液中培养分离到组织胞质菌或活检病理发现形态符合组织胞质菌的病原菌均可以明确诊断该病。但病理诊断有赖于病理医生的经验,并需要与其他病原菌(如马尔尼菲青霉菌、杜氏利什曼原虫)相鉴别。

思路 1:组织胞质菌病病人血液、骨髓、肝脏、痰液、皮肤和黏膜等受累组织均可作为培养样本进行真菌培养。

思路 2:病理切片 PAS 染色、Gomori 六胺银染色和瑞氏 - 吉姆萨染色均可发现组织胞质菌。

思路 3:从临床样本提取全基因组,再利用组织胞质菌特异性引物行 PCR 扩增,可用于组织胞质菌病的快速诊断。

思路 4:抗体检测和组织胞质菌素皮试。

思路 5:以组织胞质菌多糖抗原为靶点的组织胞质菌抗原检测,可用于该病诊断。病人尿液和血清均可作为检测样本。

【问题3】什么是组织胞质菌病?简述其临床分型?

思路 1:组织胞质菌病(histoplamosis)是双向型深部致病真菌荚膜组织胞质菌引起的感染类疾

病,主要流行于北美洲、南非及我国的长江流域。

　　思路 2：①无症状型：占 90%～95%，病人无症状，但组织胞质菌素皮肤试验呈阳性，影像显示肺部出现多发性钙化灶。②急性肺型：畏寒、发热、咳嗽、胸痛、肌肉痛及体重减轻等症状，影像显示两肺弥漫性结节状致密影，边缘模糊。③播散型：大多数由急性肺型恶化引起。除上述症状外，尚可出现贫血，白细胞减少，进行性肝、脾肿大，皮肤、黏膜溃疡，全身淋巴结肿大。影像表现通常呈粟粒型肺浸润、空洞形成及肺门淋巴结肿大。④慢性肺型：本型约 20% 病人无任何症状。常见症状为咳嗽、咳痰、发热、胸痛、咯血、呼吸困难、盗汗、消瘦。影像表现早期常为边缘清楚的肺实变，后期呈结节状肿块，部分病人常在肺尖部出现空洞。

　　【问题 4】组织胞质菌病的易感人群和传播途径是什么？

　　思路 1：人群普遍易感，尤以婴幼儿和老年人多见，男性多于女性，静脉吸毒和免疫功能缺陷者是本病的高发人群。

　　思路 2：感染源是带菌的禽类或其粪便污染的土壤，传播途径主要是呼吸道，也可通过皮肤或黏膜接触传播。

　　【问题 5】组织胞质菌病的用药治疗。

　　思路 1：急性肺组织胞质菌病病人，轻、中度选用伊曲康唑，重度选用脂质体两性霉素 B。

　　思路 2：慢性空洞型肺组织胞质菌病选用伊曲康唑，建议疗程为 18～24 个月。

（田　　刚）

案例 12-7　马尔尼菲蓝状菌感染

【病史摘要】男，41 岁，汉族。

主诉：咳嗽、咳痰 15 天，乏力 12 天。

现病史：病人于 15 天前无明显诱因出现咳嗽、咳痰，咳嗽不明显，痰较少，为白色泡沫痰，无畏寒、发热、盗汗、恶心、呕吐等，病人未予以重视。12 天前，患者无明显诱因出现乏力并于上班途中突发晕厥，于当地医院紧急抢救后逐渐恢复意识。病人苏醒后自诉乏力、体虚，短暂失忆，不伴头痛、头晕、恶心、呕吐，经当地医院检查提示"双肺炎症"，未经治疗自行出院。院外患者咳嗽无缓解，于当地医院就诊，予以头孢类药物抗感染治疗（具体药物不详），咳嗽、咳痰症状明显缓解，但乏力症状仍明显。为进一步治疗于我院就诊，门诊以"AIDS 机会性感染"收入我院。自发病以来，精神差，饮食、睡眠欠佳，大小便无明显异常，体重无明显下降。

既往史：10 余年前，病人因发热于当地医院检查，结果提示"HIV 抗体阳性"，服抗 HIV 药物治疗 4 年 +，后自行停药至今。有"痔疮"手术病史。无高血压、心脏病史，无糖尿病、脑血管疾病史，无肝炎、结核、疟疾病史，预防接种史不详，无外伤、输血史，无食物、药物过敏史。

个人史：生于原籍，久居本地，无疫区接触史，无吸烟史。

家族史：无家族遗传病史。育有 1 子 1 女，配偶和子女均健康。

体格检查：T 36.8℃，PR 115 次 /min，BR 25 次 /min，BP 100/55mmHg；神清、精神差，贫血貌。胸廓无畸形，双肺呼吸音减低，未闻及明显干、湿啰音，无胸膜摩擦音。心前区无隆起，心尖冲动第五肋间锁骨中线内 0.5cm，心浊音界无扩大，心率快，律齐，心脉率一致，各瓣膜听诊区未闻及杂音，无心包摩擦音。腹软，无压痛、反跳痛及肌紧张，双下肢无水肿。

实验室检查：血细胞分析：WBC 3.39×10^9/L（参考区间：3.5×10^9/L～9.5×10^9/L），Lym# 0.15×10^9/L（参考区间：1.1×10^9/L～3.2×10^9/L），Neu% 94.0%（参考区间：40%～75%），Lym% 4.5%（参考区间：20%～50%），RBC 2.32×10^{12}/L（参考区间：4.3×10^{12}/L～5.8×10^{12}/L），Hb 59g/L（参考区间：130～175g/L），PLT 29×10^9/L（参考区间：125×10^9/L～350×10^9/L），hs-CRP 79.0mg/L（参考区间：0～10mg/L），SAA >550.0mg/L（参考区间：0～10mg/L）。PCT 7.69ng/mL（参考区间：0～0.05ng/mL）。

肝功: ALT 107.2U/L（参考区间: 7~40U/L）, AST 133.7U/L（参考区间: 13~35U/L）, ALB 20.9g/L（参考区间: 40~55g/L）, GGT 84.6U/L（参考区间: 7~45U/L）, ALP 187.1U/L（参考区间: 50~150U/L）, TBA 14.5μmol/L（参考区间: 0~10μmol/L）, PA 158.3mg/L（参考区间: 180~350mg/L）。肾功: Scr 47.4μmol/L（参考区间: 41~81μmol/L）。粪常规: 隐血阳性（+）, 输血前检查: Anti-TP 7.44（阳性）S/CO, Anti-HCV 14.3（阳性）S/CO, Anti-HIV 1/2 感染待确诊。TORCH 四项定量检测、尿常规未见明显异常。胸部 CT 可见双肺多发实性小结节。

【问题1】通过上述体征及实验室检查, 该病人可能的诊断是什么? 需与哪些疾病鉴别诊断?

思路1: 肺部感染: 细菌性? 真菌性? 病人为青年男性, 以 AIDS 为基础, 免疫力低下, 有咳嗽、咳痰、发热表现, 入院后 PCT 7.69ng/mL, 且胸部 CT 检查出现双肺多发实性小结节, 故应考虑结核分枝杆菌、马尔尼菲蓝状菌、卡氏肺孢子菌等多种细菌、真菌的机会性感染。

思路2: AIDS 依据: 青年男性病人, 既往于当地确诊并行抗病毒治疗, 现合并机会感染。

思路3: 重度贫血。青年男性, 贫血貌, 有乏力表现, 入院后辅助检查: Hb 59g/L。

思路4: 肝功能不全。入院后辅助检查: ALT 107.2U/L, AST 133.7U/L, ALB 20.9g/L, GGT 84.6U/L, ALP 187.1U/L。

思路5: 肾功能不全。入院后辅助检查: Scr: 47.4μmol/L。

思路6: 血小板减少。病人 PLT 24×10^9/L。

思路7: 低蛋白血症。肝功能检查 ALB 20.9g/L。

【问题2】为明确诊断, 应进行哪些检查?

思路1: 从体内分离培养出马尔尼菲蓝状菌（Talaromyces marneffei, TM）是诊断马尔尼菲青霉病（penicilliosis marneffei, PSM）的金标准。播散型 PM 感染者, 不同标本培养的敏感度及阳性率有差异, 其中骨髓和淋巴结培养阳性率最高, 其次为皮损组织、血液。

思路2: PSM 的胸部影像学表现主要为斑片状实变影、结节状影、结节空洞形成、弥漫性粟粒小结节影、毛玻璃状改变、纵隔及肺淋巴结肿大、胸膜增厚、胸腔积液, 多数为多种病变共同存在, 病变广泛多样性, 无明显特征性改变。其胸部影像学表现与肺结核类似, 故应进行高分辨率胸部 CT 检测, 并完善 X-pert、TB-IGRA、PPD 等相关检测, 进一步与肺结核鉴别。

【问题3】什么是马尔尼菲蓝状菌? 马尔尼菲蓝状菌感染的危险因素是什么? 如何传播?

思路1: PM 是 1956 年 Capponi 等在越南捕获的竹鼠肝脏中首次分离获得的, 并确证了其在鼠类的致病性。迄今发现, PM 是极少数能使人类致病的蓝状菌之一, 也是蓝状菌属中唯一的温度依赖型双相菌。37℃培养时 PM 呈酵母相、白色或褐色, 表面呈脑回状或放射状沟纹（图 12-9）; 无色素, 见光后可产生少量红色色素, 镜下可见有横膈的分枝状菌丝; 在 25℃培养下呈菌丝相, 显微镜观察可见典型的帚状枝以及孢子链等特征性表现, 并产生葡萄酒样红色色素, 播散到整个培养基（图 12-10）。骨髓涂片可见圆形或椭圆形的酵母样细胞, 有的菌体较长, 两端钝圆弯曲, 似腊肠样或马蹄型（图 12-11）。

思路2: 病人本身患基础性疾病或应用免疫抑制剂等所致免疫功能低下状态, 均为易感因素, 发病率增大且易形成播散性感染。研究显示, 85% 的 PM 感染者是 AIDS 病人。

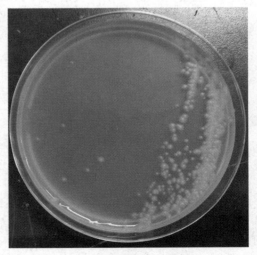

图 12-9　马尔尼菲蓝状菌（马铃薯平板 - 白色酵母菌落）

思路3: PM 可通过呼吸道、消化道进入人体, 且肺是最早受累的器官。PM 经血液循环侵及

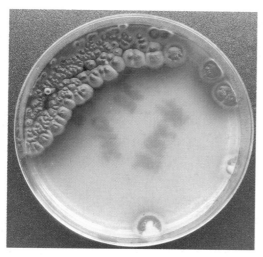

图 12-10　马尔尼菲蓝状菌（马铃薯平板 - 红色丝状菌落）

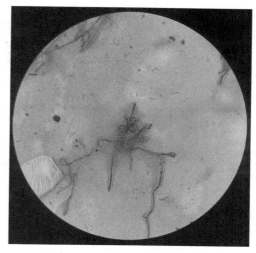

图 12-11　马尔尼菲蓝状菌（美蓝染色，×100）

心包、皮肤、肝、脾等。感染人体后引起三种主要病理改变：肉芽肿、化脓性炎症、无反应性坏死性炎症。主要的临床症状、体征有发热、咳嗽、贫血、消瘦、特征性皮损、肝脾及淋巴结肿大等。本例 PM 感染的病人呼吸道感染症状明显，未见明显的皮损及贫血，血常规表现为 WBC 和 PLT 减少。

【问题 4】请试述马尔尼菲蓝状菌感染的治疗药物。

思路 1：首选用药为两性霉素 B。

思路 2：次选用药为伊曲康唑。

思路 3：HIV 感染者需长期使用两性霉素 B。

（田　刚）

第十三章　病毒感染疾病检验案例分析

案例 13-1　传染性单核细胞增多症

【病史摘要】女，4 岁 11 个月。

主诉：发热伴咳嗽 6 天。

现病史：病人发热及咳嗽入院。

既往史：病人 6 天前无明显诱因出现发热，体温最高 40℃，日 5～6 次，口服美林体温可降至正常，热盛时伴头痛，可自行缓解，伴咳嗽、咳痰、流清涕，自行予阿奇霉素口服 4 天、小儿双清颗粒 1 次，发热未见明显减轻，就诊于门诊，予病人阿奇霉素静脉滴注 2 天、肺力咳 1 天，收入院。

个人史：长期居于原籍，无疫区居住史。

家族史：否认家族中有恶性肿瘤病史、遗传病史及精神病史。

体格检查：T 38.5℃，PR 110 次/min，BR 20 次/min，BP 110/68mmHg. 神志清楚，呼吸平稳，未见皮疹及出血点，瞳孔等大、正圆，D＝3mm，双侧光反应灵敏，鼻扇（－），口唇无发绀，咽充血，双侧扁桃体Ⅱ°大，未见分泌物，颈软，双侧颈部及腋下可触及多个肿大淋巴结，大者位于右侧颈前，约 1.5×1cm，质软，无触痛，三凹征（－），双肺叩诊清音，听诊双肺呼吸音粗，未闻及干、湿啰音，心音有力，律齐，各瓣膜听诊区未闻及杂音，腹平软，全腹无压痛，肝肋下 2～3cm 可触及，质软，脾肋下未触及，四肢末梢温暖，毛细血管再充盈时间 <3 秒，脊柱四肢无畸形，活动自如，双下肢无水肿，神经系统四肢肌力、肌张力正常。双膝腱反射正常，双侧巴氏征阴性。

实验室检查：肝功、肾功、心肌酶指标均未见异常，其余结果见表 13-1。

表 13-1　实验室检查结果

检测项目	检测结果	参考区间	检测项目	检测结果	参考区间
WBC	$4.86 \times 10^9/L$	$4.0 \sim 10.0 \times 10^9/L$	异型淋巴细胞	15.5%	2%～3%
RBC	$4.32 \times 10^{12}/L$	$4.0 \sim 4.5 \times 10^{12}/L$	EBV-IgM	69.70U/mL	≥40U/mL 阳性
Hb	124g/L	120～140g/L	EB DNA	$1.39 \times 10^5 copies/mL$	$\geq 5.00 \times 10^2 copies/mL$
PLT	$214 \times 10^9/L$	$100 \sim 300 \times 10^9/L$	单纯疱疹病毒	（+）	（－）
CRP	7.94mg/L	0～6mg/L	细菌抗体测定	（－）	（－）

【问题 1】通过上述问诊与检查，该病人可能的诊断是什么？EB 病毒（Epstein-Barr virus, EBV）感染还可引起哪些疾病？本病毒感染应与哪些病毒感染鉴别？

思路 1：急性支气管炎。病人无明显诱因出现发热，体温较高，频繁高温，最高可达 40℃，口服美林体温可明显降温，热盛时伴头痛，可自行缓解，伴咳嗽、咳痰、流清涕，自行予阿奇霉素口服 4 天，小儿双清颗粒 1 次，发热未见明显减轻，考虑急性支气管炎。

思路 2：EB 病毒感染导致的急性支气管炎。由各种病原体引起的支气管黏膜感染，因气管常同时受累，称为急性气管支气管炎，常继发于上呼吸道感染或是急性传染病的一种表现，是儿童时期常见的呼吸道疾病，婴幼儿多见。常有发热、咳嗽，开始为干咳，之后有痰，有些伴有呕吐、腹泻，一般无全身症状。

本例实验室检查：EBV-IgM 69.70U/mL（阳性），EB DNA 1.39×10^5copies/mL，单纯疱疹病毒（+），细菌抗体测定（结明试验）（-），显示为 EB 病毒感染引起。

思路3：EB 病毒感染可引起非洲儿童淋巴瘤（即 Burkitt 淋巴瘤）。多见于 5～12 岁儿童，发生于中非新几内亚和美洲温热带地区，呈地方性流行。好发部位为颜面、颚部。所有病人血清含 EBV 抗体，其中 80% 以上滴度高于正常人。在肿瘤组织中发现 EBV 基因组，故认为 EBV 与此病关系密切。

思路4：EB 病毒感染可引起鼻咽癌。多发生于 40 岁以上中老年人。EBV 与鼻咽癌关系密切，表现特征：①在所有病例的癌组织中有 EBV 基因组存在和表达。②病人血清中有高效价 EBV 抗原（主要为 VCA 和 EA）的 IgG 和 IgA 抗体。③每一病例中仅有单一病毒株，提示病毒在肿瘤起始阶段已进入癌细胞。

思路5：本病需与巨细胞病毒感染鉴别。巨细胞病毒感染是由巨细胞病毒（CMV）引起的性传播疾病。有 20% 在出生时无任何症状，但也有出生后不久出现昏睡、呼吸困难和惊厥等，并于数天或数周内死亡。其他症状有意识运动障碍、智力迟钝、肝脾肿大、耳聋和中枢神经系统症状等。

【问题2】为明确诊断，应进行哪些检查？

思路1：EB 病毒，又称人类疱疹病毒 4 型（human herpesvirus 4，HHV-4）。它主要感染人类口咽部的上皮细胞和 B 淋巴细胞。EB 病毒的形态与其他疱疹病毒相似，圆形，直径 180nm，基本结构含核样物、衣壳和囊膜三部分。核样物为直径 45nm 的致密物，主要含双股线性 DNA，其长度随不同毒株而异，平均为 17.5×10^4bp，分子量 108KD。衣壳为二十面体立体对称，由 162 个壳微粒组成。囊膜由感染细胞的核膜组成，其上有病毒编码的膜糖蛋白，有识别淋巴细胞上的 EB 病毒受体及与细胞融合等功能。此外，在囊膜与衣壳之间还有一层蛋白被膜（图 13-1）。

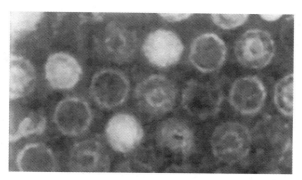

图 13-1　EB 病毒电镜图（病毒直径 150nm）

EB 病毒的生长要求极为特殊，需在非洲淋巴瘤细胞、传染性单核细胞增多症病人血液、白血病细胞和健康人脑细胞等培养分离。

思路2：EBV 分离培养困难，一般用血清学方法辅助诊断。在有条件实验室可用核酸杂交和 PCR 等方法检测细胞内 EBV 基因组及其表达产物。

（1）嗜异性抗体凝集试验：主要用于传染性单核白细胞增多症的辅助诊断，病人于发病早期血清可出现 IgM 型抗体，能凝集绵羊红细胞，抗体效价超过 1:100 有诊断意义，但只有 60%～80% 病例呈阳性。

（2）EBV 特异性抗体检测：用免疫酶染色法或免疫荧光技术。① VCA IgM：持续 1～2 个月，检出率达 100%，是原发感染的最好指标，复发时不出现；② VCA IgG：终身维持，检出率达 100%，用于流行病学调查；③ EA-D：发病 3～4 周达高峰，持续 3～6 个月，检出阳性率 70%，与重症传染性单核细胞增多症有关；④ EA-R：发病几周后出现，持续数月到数年，可作为免疫受抑制病人 EBV 复活的指标；⑤ EBNA：发病后 3～6 周出现，延续终生，检出阳性率 100%，可作为原发性感染的指标。

思路 3：胆、脾、胰超声：观察肝脏形态大小，肝表面是否光滑，肝边缘锐，肝实质回声，肝静脉是否清晰等。

【问题 3】根据实验室及其他检查结果，应做出怎样的诊断？依据是什么？

诊断：传染性单核细胞增多症。

诊断依据：①发热伴咳嗽 6 天。②查体：咽充血，双侧扁桃体Ⅱ°大，颈部可触及多个肿大淋巴结，大者位于右侧颈前，约 1.5×1cm。肝肋下 2～3cm 可触及。③ EB 病毒 IgM 阳性。异型淋巴细胞 10.2%。病人仍有发热，EB IgM 阳性，EB DNA 1.39×10^5 copies/mL。

思路：传染性单核细胞增多症是一种急性淋巴组织增生性疾病。多见于青春期初次感染 EBV 后发病。临床表现多样，但有三个典型症状：发热、咽炎和颈部淋巴结肿大。随着疾病的发展，病毒可扩散至其他淋巴结，容易导致肝脾增大、肝功能异常，外周血单核细胞增多，并出现异型淋巴细胞。偶尔可累及中枢神经系统（如脑炎）。此外，某些先天性免疫缺陷的病人可呈现致死性传染性单核细胞增多症。

【问题 4】对于该病人的治疗，应注意哪些问题？

思路 1：进行抗感染治疗，解决病人咳嗽且发热的症状。

思路 2：随着疾病的发展，病毒可扩散至其他淋巴结。肝脾脏大、肝功能异常，外周血单核细胞增多，并出现异型淋巴细胞。偶尔可累及中枢神经系统（如脑炎）。某些先天性免疫缺陷的病人可呈现致死性传染性单核白细胞增多症。可给予加用甲强龙静滴抑制过度炎症反应，雾化吸入止咳化痰治疗。

思路 3：上述检查提示 EB 病毒感染，给予丽科伟静滴抗病毒治疗，病人无发热，咳嗽明显减轻，复查血常规。

（袁丽杰）

案例 13-2 巨细胞病毒感染呼吸窘迫综合征

【病史摘要】男，出生 16 小时。

主诉：34 周 +4 天早产，呼吸困难 16 小时。

现病史：生后 Apgar 评分 1 分钟 9 分（肤色 -1 分），5 分钟 10 分。生后病人即出现呼吸困难，呼吸急促，伴有呻吟，予低流量吸氧治疗。

既往史：病人系 G2P2，母孕 34 周 +4 天行剖宫产娩出，羊水清。

个人史：否认宫内窘迫史及生后窒息史。

体格检查：T 36.5℃，PR 145 次/min，BR 83 次/min，BP 80/45mmHg。神志清楚，反应可，哭声有力，前囟平坦，无产瘤，无头颅血肿，面色潮红，无黄疸，无硬肿，有呼吸困难，三凹征阳性，有呻吟，胸廓对称。肺部听诊：双肺呼吸音粗，未闻及干、湿啰音；心脏听诊：心音有力，律齐，无心脏杂音，心率 145 次/min。腹部平坦，肝、脾肋下未触及，肠鸣音正常，脐带未脱，脐部无渗出物，无脐轮红肿。四肢末梢温，毛细血管再充盈时间 3 秒，肌张力减弱，肢体活动正常，拥抱反射（-），握持反射（+），觅食反射（+），吸吮反射（+），吞咽反射（+）。

实验室检查：

（1）血液学检查：WBC 10.62×10^9/L，RBC 4.54×10^{12}/L，Hb 174g/L，PLT 294×10^9/L，CRP 1.90mg/L，IL-6 23.15pg/mL（参考区间：1.5～7.0pg/mL）；其他参考区间见表 13-1。

（2）生化检验：结果见表 13-2。

表 13-2 生化检验结果

检测项目	检测结果	参考区间	检测项目	检测结果	参考区间
ALT	6U/L	9～50U/L	Urea	3.69mmol/L	3.10～8.0mmol/L
AST	86U/L	15～40U/L	Cr	53μmol/L	57～97μmol/L
ALB	29.4g/L	40～55g/L	CK	344U/L	50～310U/L
TBIL	56.1μmol/L	0～26μmol/L	LDH	1 205U/L	120～250U/L
DBIL	6.0μmol/L	0～8μmol/L			

（3）微生物检测：尿人巨细胞病毒 DNA 定量检测：$> 5.00 \times 10^7$copies/mL（参考区间：最低检测下限为 1.00×10^3copies/mL）；肝炎病毒、梅毒、一组病原微生物（TORCH）和血细菌培养均阴性。

病程发展：病人入院后病情进行性加重，呼吸急促，予气管插管呼吸机辅助通气、PS 支持治疗，设置呼吸机参数：SIMV 模式，PIP/PEEP 13/4cmH2O，RR 20bpm，Ti 0.55s，FiO_2 30%。病人血氧饱和度难以维持在 90% 以上，先后予头孢甲肟抗感染、维生素 K_1 预防出血、多巴胺改善循环，静脉液体支持治疗，病情无法缓解。急诊检测血常规 + 网织细胞计数：WBC 10.62×10^9/L，Hb 174g/L，PLT 294×10^9/L，白介素 6 测定：IL-6 23.15pg/mL，CRP 1.90mg/L。交替予 SIMV 及高频震荡模式辅助通气，病人血氧饱和度维持在 90%～94%。完善胸片提示双侧肺野透过度降低，肺纹理模糊。尿人巨细胞病毒 DNA 定量检测 HCMV DNA $> 5.00 \times 10^7$copies/mL。

【问题 1】通过上述问诊和查体，该病人可能的诊断是什么？需与哪些疾病鉴别诊断？

诊断：新生儿呼吸窘迫综合征。

思路 1：新生儿呼吸窘迫综合征也称为新生儿肺透明膜病。新生儿呼吸窘迫综合征（简称 NRDS）多见于早产儿，是由于肺成熟度差，肺泡表面活性物质（简称 PS）缺乏所致，表现为生后进行性呼吸困难及呼吸衰弱，死亡率高。

诊断依据：病人 34 周 +4 天早产，生后即有呼吸困难且逐渐加重，需机械通气，应用固尔苏后病人呼吸机参数明显降低，完善胸片提示双侧肺野透过度减低，肺纹理模糊。

思路 2：本病需与新生儿肺炎鉴别诊断。

鉴别依据：病人有呼吸困难，查体：呼吸急促，三凹征阳性。不支持点：病人一般状态可，无发热，听诊双肺未见明显异常。辅查血常规、CRP 暂未见明显异常。

思路 3：小儿巨细胞病毒感染。

鉴别依据：尿人巨细胞病毒 DNA 定量检测为阳性，ALT 和 ALS 异常。先天性 CMV 感染约占新生儿的 1%～2%。绝大多数（约 90%）先天性感染的胎儿出生时无症状，为隐性感染。约有 10% 在出生时或生后不久即表现出严重的甚或危及生命的临床症状。部分患儿可有器官畸形、神经系统后遗症等。

【问题 2】为明确诊断，应进行哪些检查？

思路 1：唾液、尿液、子宫颈分泌液等标本离心沉淀，将脱落细胞用吉姆萨染色镜检，检查巨大细胞及核内和胞质内嗜酸性包涵体，可做初步诊断。

巨细胞病毒（cytomegalovirus，CMV）为双链 DNA 病毒，属于疱疹病毒 β 亚科；人巨细胞病毒（human cytomegalovirus，HCMV），又称人疱疹病毒 5 型，在人群中感染广泛，能引起泌尿生殖系统、中枢神经系统、肝脏、肺、血液循环系统等全身各器官组织病变。CMV 亦称细胞包涵体病毒，由于感染的细胞肿大，并具有巨大的核内包涵体（图 13-2）。

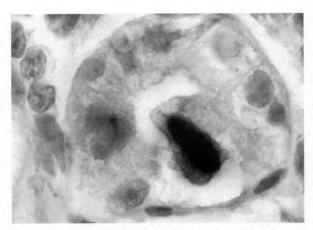

图 13-2 巨细胞病毒包涵体(吉姆萨染色,×200)

思路 2:其他实验室检查:①用 ELISA 检测 CMV 之 IgM 抗体和 IgG 抗体,适用于早期感染和流行病学调查。IgG 抗体可终身持续存在,IgM 抗体与急性感染有关。②不论是初次感染或复发感染,当出现病毒血症时,可用葡聚糖液提取外周血单个核细胞,制成涂片,加 CMV 单克隆抗体,采用免疫酶或荧光染色,检测细胞内抗原。③近年应用免疫印迹法和分子杂交技术,直接从尿液和各种分泌物中检测 CMV 抗原和 DNA 是既迅速又敏感准确的方法。

【问题 3】根据实验室及其他检查结果,应做出怎样的诊断?依据是什么?

诊断:CMV 感染的新生儿呼吸窘迫综合征。

思路 1:病人入院后,检测 WBC 10.62×10^9/L,Hb 174g/L,PLT 294×10^9/L,IL-6 23.15pg/mL,CRP 1.90mg/L,尿人巨细胞病毒 DNA 定量检测 $> 5.00 \times 10^7$(参考区间:最低检测下限为 1.00×10^3copies/mL);肝炎病毒、梅毒、TORCH 和血细菌培养均阴性。可判断为 CMV 感染的新生儿呼吸窘迫综合征。

思路 2:临床主要表现为极度呼吸困难、青紫、心率增速,X 线透视肺部呈弥漫性浸润阴影。病情危重,需要积极抢救。典型的成人呼吸窘迫综合征常呈现阶段性。第一期:为创伤复苏阶段,呼吸系统症状不明显,或仅有创伤后的反应性呼吸增快。第二期:逐渐出现呼吸急促、胸闷、青紫。但体格检查和 X 光肺部检查无异常。及时治疗,可望迅速恢复。第三期:表现为进行性呼吸窘迫和青紫,即使吸入高浓度氧气也不能纠正。第四期:为通气衰竭,有严重缺氧和二氧化碳潴留,合并酸中毒,最终导致心脏停搏。

【问题 4】对于该病人的治疗,应注意哪些问题?

思路 1:在治疗急救中应采取的措施:脱水以减轻肺水肿。使用肾上腺皮质激素,可能缓解某些致病因素对肺的损伤。应用氧气疗法和机械呼吸器,以维持机体生命功能,以便为治疗疾病赢得宝贵的时间。输血、输液切忌过量,呼吸道必须保持通畅,吸氧浓度不宜过高。病人需立即予呼吸机辅助通气、肺表面活性物质支持治疗,完善血气分析提示代谢性酸中毒,予碳酸氢钠纠酸。

思路 2:如有干呕,呕吐黏稠透明液体,予洗胃、禁食、静脉营养补液支持(入液量 60mL/kg/d,氨基酸 1.0g/kg/d,脂肪乳 1.0g/kg/d)治疗,并予头孢甲肟抗感染、维生素 K_1 预防出血、多巴胺改善循环。

思路 3:治疗前完善人巨细胞病毒 DNA 定量测定,治疗同时完善听性脑干反应,治疗一段时间后,行血常规 + 网织细胞计数、白介素 6、CRP 测定、血气分析、肝肾功检测。结果均无明显异常,予出院。

(袁丽杰)

案例 13-3　新生儿轮状病毒性肠炎

【病史摘要】女,21 天。

主诉:不能自主吃奶 13 小时,发热 2 小时。

现病史:病人入院前 1 天易哭闹,入院前 13 小时出现吃奶不佳、嗜睡,入院前 2 小时出现发热,粪便呈"蛋花汤样",体温最高 37.6℃,无咳嗽。

既往史:否认宫内窘迫史及生后窒息史,Apgar 评分不详。

个人史:病人为 G1P1,母孕 39 周选择性剖宫产娩出。

体格检查:T 37.3℃,PR 150 次/min,BR 40 次/min,BP 72/43mmHg,神志清楚,反应稍差,哭声有力,前囟平坦,无产瘤,无头颅血肿,面色红润,无黄疸,无硬肿,无呼吸困难,三凹征阴性,无呻吟,胸廓对称,双肺呼吸音粗,未闻及干、湿啰音,心音有力,律齐,无心脏杂音,心率 150 次/min,肝、脾肋下未触及,肠鸣音活跃,脐带已脱,脐部无渗出物,无脐轮红肿。四肢末端温,毛细血管再充盈时间小于 2 秒,肌张力正常,肢体活动正常,拥抱反射(+),握持反射(+),觅食反射(+),吸吮反射(+),吞咽反射(+)。

实验室检查:

(1)血液学检查:WBC 5.51×10^9/L;PLT 386×10^9/L;CRP 1.30mg/L;IL-6 16.34pg/L;Hb 115g/L(参考区间:110～180g/L)。

(2)生化检验:结果见表 13-3。

表 13-3　生化检验结果

检测项目	检测结果	检测项目	检测结果
ALT	63U/L	Urea	4.1mmol/L
AST	51U/L	Cr	23μmol/L
ALB	33.6g/L	CK	98U/L
TBIL	109.6μmol/L	LDH	900U/L
DBIL	8.8μmol/L		

(3)微生物检测:肝炎病毒、梅毒、血培养、尿人巨细胞病毒 DNA 检测阴性,便培养阴性,粪常规:轮状病毒(+)。

【问题 1】通过上述问诊和查体,该病人可能的诊断是什么？需与哪些疾病鉴别诊断？

思路 1:小儿急性胃肠炎。

粪便呈"蛋花汤样",烦躁不安,进而精神不振,吃奶不佳,不规则低烧,上述症状可判断为小儿急性胃肠炎。

思路 2:小儿病毒性肠炎。

实验检查结果显示:病人尿巨细胞病毒 DNA 检测阴性,便培养阴性,粪常规:轮状病毒(+),提示为轮状病毒性小儿肠炎。

小儿病毒性肠炎是由轮状病毒所致的急性消化道传染病。轮状病毒的抵抗力较强,病原体主要通过粪便、经口的途径传播。病毒可在人体的小肠绒毛细胞内繁殖,造成肠黏膜损害,影响消化和吸收功能。主要临床表现为急性发热,呕吐及腹泻。病程大多较短,是腹泻最常见的原因之一,可发生流行或大流行。

思路 3:轮状病毒肠炎与其他病毒引起腹泻的鉴别主要依靠病原学检查,呕吐、腹泻严重者应注意与胃肠型食物中毒和霍乱等相鉴别。①胃肠型食物中毒的临床表现以急性胃肠炎为主,如恶心、呕吐、腹痛、腹泻等；葡萄球菌食物中毒呕吐较明显，呕吐物含胆汁，有时带血和黏液，腹痛以上腹部及脐周多见，腹泻频繁，多为黄色稀便和水样便；侵袭性细菌引起的食物中毒，可有发热，腹部阵发性绞痛和黏液脓血便；副溶血弧菌食物中毒的部分病例大便呈血水样；产气荚膜杆菌 A 型菌病情较轻，少数 C 型和 F 型可引起出血性坏死性肠炎；莫根变形杆菌还可发生颜面潮红、头痛、荨麻疹等过敏症状，腹泻严重者可导致脱水、酸中毒，甚至休克。②霍乱（cholera）是由霍乱弧菌所引起的烈性肠道传染病，发病急、传播快，是亚洲、非洲大部分地区腹泻的重要原因，属国际检疫传染病，在我国属于甲类传染病。典型病人由于剧烈的腹泻和呕吐，可引起脱水，肌肉痉挛，严重者导致外周循环衰竭和急性肾衰竭，一般以轻症多见，带菌者亦较多，但重症及典型病人治疗不及时可致死亡。

【问题2】为明确诊断，应进一步做哪些检查？

思路1：轮状病毒的鉴定。轮状病毒性肠炎需与诺氏克病毒、肠腺病毒、嵌杯状病毒、星状病毒引起的急性肠炎相鉴别。①病原学诊断：最初通过电镜、免疫电镜从十二指肠引流液及粪便（图 13-3）中直接看到轮状病毒颗粒（图 13-4）即可诊断，但不适于临床常规应用。②目前多采用免疫学或核酸方法来检测粪便中抗原，一般 4h 即可出结果。以酶联免疫吸附试验（ELISA）及提取粪便中病毒 RNA 做核酸凝胶电泳（PAGE）开展较普遍。轮状病毒 PAGE 可见 11 条 RNA 片段，集成 4 组，各含 4-2-3-2 条片段为其特征，又可根据其最后 2 个片段相距远近，分为长、短两型。③轮状病毒组织培养，经胰蛋白酶处理的 Ma104 细胞株可获得。

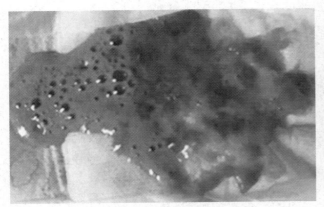

图 13-3　轮状病毒肠炎的粪便外观

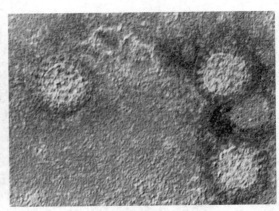

图 13-4　轮状病毒彩色透射电子微图（×100 万）

思路2：一般无须做特殊辅助检查，必要时做胸片和心电图检查，以明确肺部有无病变。有电解质紊乱如低钾血症时，心电图检查 S-T 段降低，T 波低平、双相，最后倒置，出现 U 波并渐增高，常超过同导联的 T 波，或 T 波与 U 波相连呈驼峰样。

思路3：轮状病毒肠炎常并发脱水、酸中毒及电解质紊乱，个别可因高热引起惊厥。①由于水、钠缺失的比例不同导致不同的血浆钠浓度变化和渗透压变化。脱水时，临床上常根据血清钠浓度的高低将脱水分为 3 种类型：等渗性脱水、低渗性脱水和高渗性脱水。②酸中毒：液中氢离子浓度上升、pH 下降，以致血液和组织中酸性物质的堆积。③电解质紊乱常见症状：少尿（表现在 7～8 个小时以上没有排尿的意识），疲劳，肌肉抽筋，虚弱，烦躁不安，恶心，眩晕，意识混乱，昏厥，易怒，呕吐，口干。严重者出现昏迷，心率慢，癫痫发作，心悸，低血压，肢体缺乏协调。

【问题3】根据实验室及其他检查结果，应做出怎样的诊断？依据是什么？

诊断：新生儿轮状病毒性肠炎。

诊断依据：病人低热，排稀便，未见黏液及血便，人轮状病毒抗原（粪便）：弱阳性。便常规及潜血未见异常。

【问题4】对于该病人的治疗，应注意哪些问题？

RV 感染后主要侵犯空肠的微绒毛上皮细胞，使其凋亡。病变细胞脱落，微绒毛变短、变钝。取而代之的是原位于隐窝底部的具有分泌功能的细胞。由于上述病变导致小肠功能丧失，水与电解质分泌增加，吸收减少，引起腹泻。另外小肠微绒毛上皮细胞功能障碍时，双糖酶分泌减少，乳糖不能被消化吸收，在肠腔内聚积引起渗透性腹泻。

思路1：治疗初期给予头孢噻肟抗感染，维生素 K 预防出血，同时完善血常规、CRP、便常规、血培养等检查。

思路2：口服益生菌以调整肠道菌群，主要纠正水、电解质紊乱及对症治疗。

思路3：物理降温，建议用去乳糖的配方奶喂养，观察病情变化。

（袁丽杰）

案例 13-4　合胞病毒感染性急性支气管炎

【病史摘要】女，4 岁。

主诉：发热 4 天，咳嗽、流涕 2 天。

现病史：病人 4 天前无明显诱因出现发热，热峰 39.9℃，发热时肢端凉，伴畏冷、寒战，予口服退热药后体温可降至正常，偶诉腹痛、下肢酸痛，程度较轻，可自行缓解。2 天前出现阵发性 2～3 声咳嗽，有痰不易咳出，咳嗽剧烈时呕吐胃内容物 2～3 次，非喷射性，未见咖啡样或胆汁样物，伴流涕，初为清涕，渐出现黄绿色涕，无鼻塞。病程中无气促、发绀、呼吸困难，无腹泻，无皮疹等。自行予"头孢克肟、小儿氨酚那敏、利巴韦林颗粒、氨溴特罗"口服 3 天，热峰稍有下降。

既往史：平素体健，有湿疹史，否认"肝炎、结核、禽流感、麻疹"等传染病史及其接触史。无过敏史。否认外伤、否认手术史。否认输血、中毒史。无异物呛咳史。

个人史：病人系 G2P2，足月剖宫产，出生体重 3.6kg。

家族史：其母否认妊娠期间有"妊高征、糖尿病"等病史，亦无用药史。

体格检查：T 38.9℃，PR 165 次/min，BR 26 次/min，WT（weight）20kg，未吸氧下 SpO$_2$ 97%。发育正常，营养良好，神志清楚，呼吸平稳，反应好，发热面容，检查合作。全身浅表淋巴结未触及肿大。头颅无畸形。眼窝无凹陷，眼睑正常，结膜正常，巩膜无黄染，眼球运动正常。双瞳孔等大、等圆，对光反射正常，外耳道无异常，鼻腔通畅。口唇红润，口腔黏膜无异常，伸舌居中，咽充血，扁桃体无红肿，表面无分泌物。未见三凹征，呼吸节律齐、双肺呼吸运动对称、无增强，触觉语颤不配合，叩呈清音，双肺呼吸音粗，偶闻及痰鸣音。心前区无隆起，心尖冲动位于左第 4 肋间锁骨中线外 0.5cm，搏动范围不弥散，未触及震颤，心界不大，心率 165 次/min，心音有力，律齐，未闻及杂音。腹部平，未见胃肠型及蠕动波；肠鸣音 3～5 次/min，叩呈鼓音，移动性浊音阴性，触软，无压痛，无反跳痛，无包块。肝和脾：肋下未及，无叩痛。脊柱无畸形，四肢正常，胸骨无压痛，各关节无红肿。四肢肌力 V 级，肌张力正常。双侧膝腱反射正常引出。巴宾斯基征（-），克氏征（-），布氏征（-）。

实验室检查：

（1）血液学检查：WBC 9.42×10^9/L，RBC 4.73×10^{12}/L，Hb 127.0g/L，PLT 271×10^9/L，LY 30.90%（参考区间：20%～50%），GR 56.60%（参考区间：40%～75%），嗜酸性粒细胞比率：0.50%（参考区间：0.4%～8.0%）。

（2）生化检验：TP 71.0g/L（参考区间：61～79g/L），白蛋白（ALB）42.9g/L（参考区间：39～54g/L），球蛋白（GLB）28.1g/L（参考区间：15～34g/L），白球比例（A/G）1.53（参考区间：1.2～3.0），CRP 98.63mg/L，TBIL 6.4μmol/L，DBIL 1.6μmol/L，间接胆红素（IBIL）4.8μmol/L（参考区间：<22μmol/L），ALT 15.3U/L，AST 23.4U/L，AST/ALT 1.53（参考区间：0.8～1.5），γ-谷氨酰转肽酶（GGT）13.0U/L

（参考区间：5～19U/L），碱性磷酸酶（ALP）183.0U/L（参考区间：143～406U/L），前白蛋白（PA）51.9mg/L（参考区间：180～350mg/L），胆碱酯酶（CHE）6 079U/L（参考区间：4 500～12 000U/L）。

（3）胸部 X 线检查仅见肺纹理增粗。

【问题1】通过上述问诊和查体，该病人可能的诊断是什么？需与哪些疾病鉴别诊断？

初步诊断：急性支气管炎。

诊断依据：根据该病人病史、咳嗽和咳痰等呼吸道症状以及两肺散在干、湿性啰音等体征以及胸部 X 线检查仅见肺纹理增粗，周围血中白细胞计数和分类无明显改变，初步判定为急性支气管炎。

思路 1：该病是由于生物性或非生物性致病因素引起的支气管树黏膜急性炎症，为一个独立病症，与慢性支气管炎不存在内在联系。本病属常见病，多发病，尤以小儿和老年多见。多为上呼吸道病毒感染引起。

思路 2：呼吸道合胞病毒感染。呼吸道合胞病毒核酸（HRSV）（+），考虑 HRSV 感染，X 线胸片显示仅有肺纹理增粗，排除合胞病毒肺炎。

思路 3：与流行性感冒、急性上呼吸道感染等进行鉴别。①流行性感冒：起病急骤，发热较高，全身中毒症状明显，如全身酸痛、头痛、乏力等。常有流行病史，并依据病毒分离和血清学检查鉴别。②急性上呼吸道感染：鼻咽部症状明显，一般无咳嗽、咳痰，肺部无异常体征。③支气管肺炎、肺结核、肺癌、肺脓肿、麻疹、百日咳等多种肺部疾病可伴有急性支气管炎的症状，应详细检查鉴别。

【问题2】为明确诊断，应进行哪些检查？

合胞病毒肺炎症状与副流感病毒肺炎、轻症流感病毒肺炎及轻症腺病毒肺炎临床上几乎无法区别。因此需要根据病毒学及血清学检查结果。

需要进一步检测了甲（乙）型流感、腺病毒病毒核酸（HADV）、博卡病毒核酸（Boca）、鼻病毒核酸（HRV）、副流感病毒核酸（HPIV）、冠状病毒核酸（HCOV）、呼吸道合胞病毒核酸（HRSV）。结果显示：呼吸道合胞病毒核酸（HRSV）（+），其他均为（-）。故可判断为呼吸道合胞病毒感染。

呼吸道合胞病毒（respiratory sycytial virus，RSV）是引起婴幼儿下呼吸道疾病的最常见的病毒。呼吸道合胞病毒是单股负链 RNA 病毒，呈球形，有双层脂质囊膜，囊膜上有刺突，即 G 和 F 蛋白。G 蛋白对宿主细胞有吸附作用，F 蛋白为融合蛋白（图 13-5）。

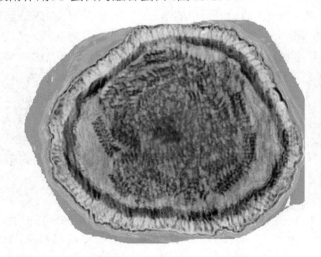

图 13-5　呼吸道合胞病毒电子显微镜图（病毒直径为 150～400nm）

【问题3】根据实验室及其他检查结果，应做出怎样的诊断？依据是什么？

诊断：①急性支气管炎；②呼吸道合胞病毒感染。

诊断依据：病史、咳嗽和咳痰等呼吸道症状以及两肺散在干、湿性啰音等体征以及胸部 X 线检查仅见肺纹理增粗，周围血中白细胞计数和分类无明显改变，呼吸道合胞病毒核酸（HRSV）（+）。

【问题4】对于该病人的治疗，应注意哪些问题？

思路1：要特别重视一般治疗，注意隔离，努力防止继发细菌或其他病毒感染。

思路2：较重者可用利巴韦林雾化治疗。

思路3：治疗初期给予头孢噻肟抗感染，维生素K预防出血，同时完善血常规、CRP、便常规、血培养等检查。

（袁丽杰）

案例13-5 腺病毒感染性急性支气管炎

【病史摘要】女，11个月。

现病史：因咳嗽13天，发热4天入院。入院前在其他医院检查的胸片提示双下肺少许感染。

既往史：出生后住院2个月余，曾给予呼吸机辅助通气，出院后未吸氧，体健。

个人史：28周早产，出生体重800g。

体格检查：T 40.1℃，PR 135次/min，BR 35次/min，WT 5.8kg。神志清，精神可，呈营养不良状态，咽充血，双侧扁桃体无肿大、颈软，呼吸平稳，未见三凹征，双肺呼吸音粗，有散在痰鸣音。心音有力，心率135次/min，律齐，无杂音。腹部平软，肝、脾肋下未触及、肠鸣音正常。四肢肌力及肌张力正常，神经系统查体未见异常。

实验室检查：

（1）血液学检验：WBC 17.11×10^9/L，GR 77.4%，LY 16.6%，Hb 115g/L，PLT 316×10^9/L。

（2）生化检验：CRP 6.1mg/L，ALT 48U/L，AST 314U/L，PA 51mg/L，ALP 761U/L，GGT 346U/L；BUN 3.5mmol/L，Cr 50μmol/L，UA 313μmol/L（参考区间：155～357μmol/L）；CK 150mmol/L（参考区间：25～174mmol/L），CK-MB 17mmol/L（参考区间：0～25mmol/L），Ct 0.07ng/mL（参考区间：<0.1ng/mL），HBDH 190U/L（参考区间：72～220U/L），LDH 190U/L。

（3）微免检验：体液免疫基本正常。肺炎支原体IgM抗体弱阳性，肺炎支原体DNA、沙眼衣原体DNA、血EB病毒DNA、流感抗原A＋B、呼吸道病原7项、结核免疫3项均阴性。降钙素原3.09ng/mL（参考区间：<0.5ng/mL），真菌D葡聚糖60.00pg/mL（参考区间：10.000～50.000pg/mL），稍增高。

病程发展：病情呈进行性加重，呼吸急促，5L/min面罩吸氧下，血氧难以维持在90%以上，先后予头孢曲松、头孢哌酮舒巴坦抗感染，丙种球蛋白对症治疗，病情无法缓解。重症监护室进行气管插管，机械辅助通气进一步治疗。设置呼吸机参数：SIMV＋压力支持模式，FiO_2 100%，PEEP 6cmH_2O，SIMV频率30b/min，PC above PEEP 15cmH_2O，并且行纤维气管镜检查及肺泡灌洗，吸出少许黄白色痰栓分泌物，同时将肺泡灌洗液进行基因病原学检测。病人在呼吸机辅助通气下血氧仍不稳定，波动在85%～90%，多次调整呼吸机参数，最后调整至PEEP 15cmH_2O，SIMV频率40b/min，PC above PEEP 25cmH_2O，病人血氧仍难以维持，复查血气分析提示$PO_2/FiO_2＝42$。2天后肺泡灌洗液基因检测结果为腺病毒B1，胸片提示左肺呈"白肺"样表现，右肺见大片致密影。

【问题1】通过上述问诊与检查，该病人可能的诊断是什么？需与哪些疾病鉴别诊断？

思路1：初步诊断为急性支气管肺炎。

诊断依据：病人查体表现为发热、咳嗽、呼吸急促、肺呼吸音粗，有散在痰鸣音。胸片提示左肺呈"白肺"样表现，右肺见大片致密影。

思路2：中度营养不良。

思路3：鉴别同案例13-4。

【问题2】为明确诊断，应进行哪些检查？

思路：分离与鉴定腺病毒。①分离：咽喉、眼分泌物、粪便和尿液等样本可用于分离鉴定腺病毒，可见细胞变圆、团聚、有拉丝现象，许多病变细胞聚在一起呈葡萄串状。②培养：用荧光标记的抗六邻体抗体与分离培养细胞作用来鉴定腺病毒，也可用血凝抑制（hemoagglutination inhibition，HI）试验或中和试验（neutralization test，NT）检测属和组特异性抗原并鉴定病毒的血清型。③腺病毒可用Shell vial 技术进行快速鉴定。病毒标本经抗生素和离心处理，取上清接种于有细胞的 Shell vial 培养瓶，孵育1~2 天，用特异性六邻体单克隆抗体对其抗原表位进行检测，也可用病人鼻黏膜上皮脱落细胞直接染色检测病毒抗原（图13-6）。

【问题3】根据实验室及其他检查结果，应做出怎样的诊断？依据是什么？

诊断：①急性支气管炎；②腺病毒感染。

诊断依据：病史、咳嗽和咳痰等呼吸道症状以及两肺散在干、湿性啰音等体征以及胸部 X 线检查仅见肺纹理增粗，周围血中白细胞计数和分类无明显改变，基因检测为 B1 型腺病毒感染。

【问题4】对于该病人的治疗，应注意哪些问题？

思路1：腺病毒主要通过呼吸道飞沫、眼分泌物，经呼吸道或接触传播；肠道感染主要通过消化道传播。

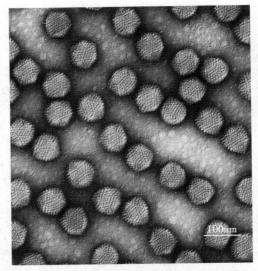

图 13-6 腺病毒电子显微镜图（腺病毒直径为100nm）

其预防措施和其他呼吸道、消化道传染病预防相似，主要是勤洗手，勤消毒，避免接触病人及其呼吸道飞沫。平常多饮水，多吃蔬菜和水果，注意锻炼身体；室内多通风，保持室内环境清洁；冬春流行季节尽量少去人员密集的公共场所，外出时戴口罩，避免接触病人，以防感染。

思路2：一旦发生急性发热、咽喉疼痛和结膜炎的症状，要及早到医院看病，早隔离、早治疗。出现 5 人以上集体发病的情况要及时向所在地区防疫部门报告，及时采取有效的防控措施，避免疾病蔓延。

思路3：在腺病毒流行季节，上呼吸道感染病人应隔离，患病后尽量在附近医院就诊，以防造成交叉感染。

（袁丽杰）

案例 13-6 人鼻病毒感染性肺炎

【病史摘要】女，19 岁。

主诉：间断发热 6 天，加重伴呼吸困难 1 天。

现病史：病人 6 天前无明显诱因出现发热，最高体温达 40.0℃，伴有咳嗽、畏寒，无咳黄色黏痰，无咽痛、流涕，无腹痛、腹泻、恶心、呕吐，无全身肌肉及关节酸痛，于当地诊所行药物治疗（具体不详），效果不佳。后就诊于当地县医院，胸部 CT 检查显示双肺广泛性炎症改变。血常规提示白细胞为 $2.9×10^9$/L、红细胞为 $3.73×10^{12}$/L、血红蛋白为 109g/L、血小板为 $85×10^9$/L。给予氧疗及对症支持治疗，效果不佳。1 天前，无明显诱因症状加重，出现急促、呼吸困难，急诊入住某大学附属医院。入院次日，最高体温 38.7℃，经药物及物理降温处理后降至 37.2℃，但仍呼吸急促，呼吸频率大于 30 次 /min，复查氧合指数为 195mmHg，复查胸部 CT 显示双肺磨玻璃样改变，双下肺明显伴重力依赖区成立且较当地胸部 CT 明显进展。发病以来，饮食及睡眠差，大便无异常，体重无明显变化。

既往史：否认肝炎、高血压、心脏病史；否认糖尿病、脑血管疾病、肾病、肺部疾病史；否认食物、药物过敏史；否认手术史，外伤史，输血史。

个人史：无异常。

家族史：否认家族性遗传病、精神病。

体格检查：T 38℃，BR 33 次/min，BP 129/66mmHg，SpO$_2$ 98%（FiO$_2$ 4L/min），PO$_2$ 78.9mmHg。双肺叩诊呈清音，双肺呼吸音粗，双下肺呼吸音低，可闻及少量爆裂音。

实验室检查：入院当日外周血检查：WBC 2.6×10^9/L、RBC 3.64×10^{12}/L、HGB 106g/L、PLT 76×10^9/L；GLB 18.9g/L、ALT 148.8U/L、AST 266.9U/L、TBIL 91.3μmol/L、DBIL 86.9μmol/L。动脉血气分析：PaO$_2$ 47.9mmHg，PaCO$_2$ 34.0mmHg，K$^+$ 3.2mmol/L、Na$^+$ 134mmol/L、Ca^{2+} 1.05mmol/L。入院次日胸部 CT 显示双肺磨玻璃样改变，双下肺明显伴重力依赖区成立（图 13-7）。

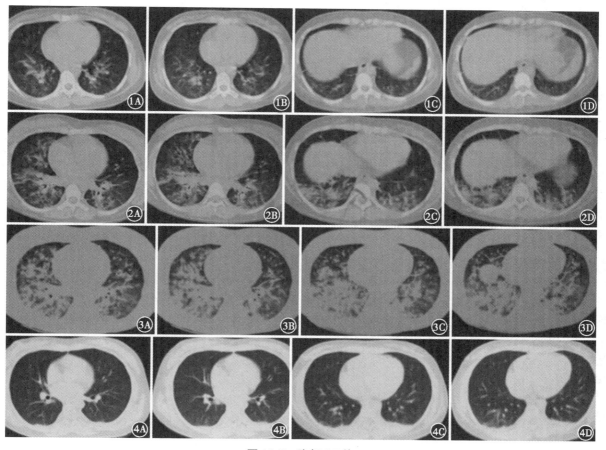

图 13-7 胸部 CT 片

1A～1D：入院当日，双肺磨玻璃样改变；2A～2D：入院次日凌晨，双肺磨玻璃样改变伴重力依赖区成立，较 1A～1D 明显进展（距离 1A～1D 约 6h）；3A～3D：入院次日下午，双肺磨玻璃样改变较前迅速进展，伴实变形成（距离 2A～2D 约 14h）；4A～4D：入院第 6 日，双肺磨玻璃影明显好转，病变明显吸收

【问题 1】通过上述病史与查体，该病人可能的诊断是什么？

思路 1：病人既往体健，患病初始症状轻微且不特异，但病情进展迅速，结合胸部 CT 表现为典型的磨玻璃影，且进展极其迅速，病毒性肺炎可能性大。

思路 2：该病例血气分析显示，Ⅰ型呼吸衰竭、重症肺炎诊断成立。给予病人联合抗感染、抗炎平喘等对症支持治疗，但病人胸闷气急不缓解，伴明显低氧血症，故查肺动脉造影未见明显栓塞形成，但双肺磨玻璃样改变迅速发展，伴实变形成。

【问题2】为明确诊断，应进行哪些实验室检查？

为明确诊断，需进一步收集下呼吸道分泌物或肺活检标本做实验室病因学检查，确定病原体。

思路1：培养分离病原体：采集送检病人鼻咽拭子、鼻咽抽吸物、肺泡灌洗液等呼吸道标本及血液标本。①直接涂片检查：支气管肺泡灌洗液革兰氏染色、抗酸、弱抗酸染色、乳酸酚棉蓝染色、墨汁染色、免疫荧光染色等可用于快速诊断，但涂片检查阳性率低，多次涂片可提高阳性率。②呼吸道标本培养及血培养：细菌和真菌培养、肺炎支原体培养及结核分枝杆菌培养等。培养分离病原体耗时长，检出率低。

思路2：血清学检查：是对病原体的抗原和特异性IgG/IgM抗体的检测。常用方法有补体结合试验、血凝抑制试验及中和试验等，但抗体检测常仅能作为回顾性诊断，并无早期诊断价值。血清学检查可结合呼吸道和全身症状、X线检查、病原学做综合分析。

思路3：分子生物学检查：①聚合酶链反应（polymerase chain reaction, PCR），如呼吸道病毒PCR、肺炎支原体和衣原体PCR等；②宏基因组测序技术。

思路4：该病人病原学及辅助检查结果陆续回报：痰细菌培养及涂片与真菌培养及涂片均为阴性、六胺银染色未见肺孢子菌；支气管肺泡灌洗液：抗酸染色未见抗酸杆菌、革兰氏染色未见真菌；血培养阴性；血病毒抗体：风疹病毒IgM抗体、巨细胞病毒IgM抗体、单纯疱疹病毒IgM均为阴性；降钙素原为0.548μg/L、曲霉半乳甘露聚糖0.28μg/L、真菌葡聚糖37.50μg/L；结缔组织病全套阴性、T细胞酶联免疫斑点试验阴性；呼吸道九项病原抗体：嗜肺军团菌血清1型IgM抗体、肺炎支原体IgM抗体、肺炎衣原体IgM抗体、Q热立克次体IgM抗体、腺病毒IgM抗体、呼吸道合胞病毒IgM抗体、甲型流感病毒IgM抗体、乙型流感病毒IgM抗体、副流感病毒IgM抗体均为阴性；群体炎症反应：IL-4为6.11ng/L, IL-6为81.20ng/L, IL-10为4.91ng/L。二代宏基因组显示，人鼻病毒（human rhinovirus, HRV）RNA阳性。

该病人经给予帕拉米韦、阿糖腺苷、莫西沙星、头孢哌酮他唑巴坦、甲泼尼龙、人免疫球蛋白等联合抗感染、抗炎、被动免疫等对症支持治疗，病情逐渐好转，胸部CT显示双肺磨玻璃影明显好转，病变明显吸收，治疗有效。

【问题3】什么是HRV？HRV流行病学有何特点？HRV感染的临床特征是什么？

思路1：人鼻病毒属于小RNA病毒科肠病毒属，为单股正链RNA病毒，病毒呈二十面体结构无包膜，基因组长约7 200个核苷酸，5′端区域编码结构蛋白，非结构蛋白由3′端区域编码。人鼻病毒外部有核衣壳，核衣壳表面包含四种病毒蛋白，VP1～VP4，抗体主要是根据VP1～VP3蛋白上的抗原表位来对该病毒进行识别和抵抗。人鼻病毒分为A、B、C三个大类，其中HRV B为该病毒的模式类型。

思路2：人鼻病毒无明显地域性，在世界范围内均可流行，发病具有季节性，好发于秋季和晚春季，但全年均有散发病例发生。人鼻病毒潜伏期为2～5天，感染持续时间约为7天，排毒期1～6天，感染第1、2天鼻腔中分离出的人鼻病毒滴度最高。人鼻病毒可寄居于上呼吸道，通过飞沫、气溶胶、接触被污染的表面进入上呼吸道，是普通感冒重要的病原之一。

思路3：人鼻病毒通过感染呼吸道上皮细胞，并释放出趋化因子和细胞因子，激活炎症介质，引起咽喉痛，流涕，鼻塞，打喷嚏和咳嗽等感冒症状。人鼻病毒感染后可获得短暂的免疫力，且不同型鼻病毒之间很少交叉保护，因而人可多次感染。HRV多与其他呼吸道病毒合并感染，例如流感病毒、副流感病毒、腺病毒、呼吸道合胞病毒、冠状病毒以及肠道病毒等。除上呼吸道感染外，还能引起哮喘、支气管炎和支气管肺炎、肺囊性纤维化及慢性阻塞性肺炎等肺部疾病，人鼻病毒还可以单独引起鼻窦炎或中耳炎。HRV的感染具有自限性，但对于有呼吸道基础疾病及儿童等免疫力较低的易感人群，感染后有可能会出现较为严重的后遗症。

思路4：人鼻病毒在健康成人中通常引起普通感冒，极少引起重症肺炎的病例，重症病例可能与病人免疫状况有关。人鼻病毒感染初始呈普通感冒样症状，不具有特异性，极易造成临床医生的忽视，而病毒性肺炎进展迅速，及时积极的对症治疗尤为重要。

（叶辉铭）

案例 13-7　人偏肺病毒感染性肺炎

【病史摘要】女，2 岁。

主诉：诊断"Burkitt 淋巴瘤（Ⅱ期）"14 天，流涕 14 天，发热、咳嗽 6 天，进行性加重 3 天。

现病史：患儿 14 天前诊断为 Burkitt 淋巴瘤（Ⅱ期）伴流涕，行胸部 X 光检查发现右肺叶中部的无症状肺部浸润。当即根据针对 B 细胞非霍奇金淋巴瘤（B-NHL BFM 04）的柏林 - 法兰克福 - 明斯特（BFM）方案（B-NHL BFM 04）启动由地塞米松和环磷酰胺组成的联合化疗。化疗 8 天后患儿出现发热和进行性加剧的咳嗽，肺部出现弥漫性啰音和进行性呼吸困难伴低氧血症。胸部 X 光片显示双侧肺门旁浸润，使用头孢曲松（每天 50mg/kg，i.v.）治疗，症状未改善。第 11 天，出现口腔溃疡，予静脉注射阿昔洛韦（每 8 小时 11.5mg/kg）联合克拉霉素（每 12 小时 8mg/kg，p.o.）治疗。治疗效果不佳且肺部浸润进展，呼吸状态恶化。第 14 天病人出现发热性中性粒细胞减少症，改为哌拉西林 / 他唑巴坦（每 8 小时 115mg/kg，i.v.）、万古霉素（每 12 小时 20mg/kg，i.v.）治疗，并联合使用氟康唑（每天 6mg/kg，p.o.）。病情无好转。

体格检查：T 36.5℃，神志清，反应可。

实验室检查：Burkitt 淋巴瘤（Ⅱ期）诊断时（第 0 天），白细胞计数和 C 反应蛋白（CRP）均在正常水平；联合强化化疗第 5 天 CRP<8mg/L 和降钙素原（PCT）0.16μg/L；强化化疗结束时（第 11 天），出现中性粒细胞减少，支原体血清学（IgM 0.9AU/mL，结果在灰区可疑，[参考区间：<0.8AU/mL 阴性，>1.1AU/mL 阳性]；IgG 阴性），肺炎支原体和衣原体的咽拭子培养和 PCR、鼻咽拭子呼吸道病毒（腺病毒、RSV、鼻病毒、hMPV、副流感病毒、人冠状病毒、甲型和乙型流感病毒）的 PCR 检测和尿军团菌抗原均为阴性。第 14 天，CRP 124mg/L 和 PCT 1.65μg/L 值升高，血培养阴性。

【问题 1】通过上述体征及实验室检查，该病人可能的诊断是什么？需与哪些疾病鉴别诊断？

思路 1：肺部感染？呼吸道感染分为上呼吸道感染和下呼吸道感染，前者包括鼻炎、咽炎和喉炎；后者包括气管炎、支气管炎和肺炎，两者均可出现咳嗽、发热等症状。本例病人肺部出现弥漫性啰音和进行性呼吸困难伴低氧血症，胸部 X 光片显示双侧肺门旁浸润，故诊断。

思路 2：肺炎？肺炎诊断仍需与急性肺脓肿等鉴别，急性肺脓肿早期临床表现与肺炎相似，但随着病程进展，X 光片可见脓腔及气液平，且病人咳出大量浓臭痰。根据病人临床表现及疾病进展，结合胸部 X 光片，故诊断。

思路 3：肺炎以病因分类有细菌性肺炎、病毒性肺炎、非典型病原体所致肺炎、肺真菌病、肺结核等。肺炎诊断成立，仍应积极采用各种手段完善病原学检测，进一步确定病原体。

（1）细菌性肺炎：临床症状不一，多有发热、咳嗽、咳痰等症状，严重者可出现呼吸困难。临床症状与感染菌和宿主状态有关。早期体征无明显异常，肺实变时有典型体征，如叩诊浊音、支气管呼吸音，也可闻及湿性啰音。

（2）病毒性肺炎：诊断依据为临床症状及 X 线改变，并排除由其他病原体引起的肺炎。确诊依靠病毒分离、血清学检查以及病毒抗原检测。

（3）非典型病原体所致的肺炎：如支衣原体感染，缺乏特异的临床表现，应结合呼吸道和全身症状、X 线检查、病原学和血清学检查做综合分析。

（4）肺真菌病：临床表现无特异性，X 线表现亦无特征性，可为支气管肺炎、大叶性肺炎、单发或多发结节乃至肿块状阴影和空洞；病理改变可有过敏性炎症反应、化脓性炎症反应或形成慢性肉芽肿。故肺真菌病诊断时必须综合考虑宿主因素、临床特征、微生物学检查和组织病理学资料，病理学诊断仍是肺真菌病诊断的金标准。

（5）肺结核：多有全身中毒症状，如低热、盗汗等，胸部 X 光片多见病变部位为肺尖或锁骨上下，密度不均，且可形成空洞或肺内播散。痰中可找到结核分枝杆菌。

【问题 2】为明确诊断，应进行哪些实验室检查？

为明确肺炎类型，需进一步收集下呼吸道分泌物或肺活检标本做实验室病因学检查，确定病原体。

思路 1：培养分离病原体：病人可进行支气管镜检查，收集支气管肺泡灌洗液，同时采集血液标本。①直接涂片检查：支气管肺泡灌洗液革兰氏染色、抗酸弱抗酸染色、乳酸酚棉蓝染色、墨汁染色、免疫荧光染色等可用于快速诊断，但涂片检查阳性率低，多次涂片可提高阳性率。②肺泡灌洗液培养及血培养：细菌和真菌培养、肺炎支原体培养及结核分枝杆菌培养等。培养分离病原体耗时长，检出率低。

思路 2：血清学检查：常用的方法是抗原检测、特异性 IgG 抗体检查，如补体结合试验、血凝抑制试验、中和试验，但仅能作为回顾性诊断，并无早期诊断价值。血清学检查可结合呼吸道和全身症状、X 线检查、病原学做综合分析。

思路 3：分子生物学检查：① PCR，如呼吸道病毒 PCR、肺炎支原体和衣原体 PCR 等；②宏基因组测序技术。结果：该病人支气管肺泡灌洗液 PCR 检测人偏肺病毒（human metapneumovirus，hMPV）阳性；所有其他微生物学结果均为阴性。

最终诊断：人偏肺病毒感染性肺炎。

思路 4：病毒性肺炎常由上呼吸道病毒感染、向下蔓延所致。本病全年均可发生，但大多见于冬、春季节，可暴发或散发流行。病人多为儿童，症状轻、重不等，但婴幼儿和老年病人病情较重。常见的是流感病毒、呼吸道合胞病毒、腺病毒、副流感病毒、麻疹病毒、巨细胞病毒等，也可由一种以上病毒混合感染并可继发细菌感染。病毒性肺炎的病情、病变类型及其严重程度常有很大差别。

【问题 3】什么是 hMPV？hMPV 的流行病学特点是什么？

思路 1：hMPV 是 2001 年由荷兰学者 Van den Hoogen 等在呼吸道感染住院儿童的鼻咽部分泌物标本中分离得到的，其感染的发病机制目前尚未完全清楚。hMPV 属副黏病毒科肺病毒亚科，为单股负链 RNA 病毒，病毒呈多形性颗粒状，大小为 150～200nm，禽肺炎病毒属与其高度相关。病毒基因组约含有 13 280 个核苷酸，编码 9 个蛋白。在 hMPV 感染细胞时，核蛋白（N）和磷酸化蛋白（P）相互作用共同参与细胞质病毒包涵体形成（图 13-8）。与呼吸道合胞病毒类似，N 基因的核酸序列具有高度的保守性。

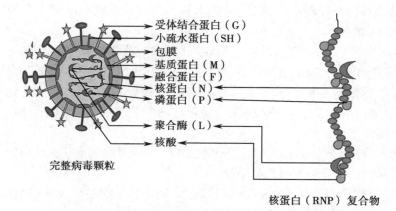

图 13-8　人偏肺病毒颗粒及其核糖核蛋白复合物示意图

思路 2：人类是 hMPV 唯一的感染源，潜伏期一般为 3～5 天。病毒的传播途径及排毒期尚未明确。一般认为通过亲密接触病人的呼吸道分泌物来进行传播，儿童原发感染后的数周内均可有病毒从呼吸道排出。hMPV 亦为院内感染的病原体。hMPV 的发病具有季节性，好发于冬、春季，但全年均有散发病例发生。hMPV流行季与呼吸道合包病毒部分或者全部重叠。根据基因和抗原的差异,发现hMPV存在2种基因型A和B。A、B两型的毒株既可共同流行,又可出现在某个特定的流行季节内,同一地区某一型毒株占主导型,hMPV抗原变异性强,病人可在不同时期重复感染。

【问题4】请试述hMPV感染病毒性肺炎的治疗。

思路1:大多数免疫功能正常的儿童感染人偏肺病毒后以对症治疗为主,保证充足的营养和休息时间,注意隔离消毒,谨防继发性细菌感染。经积极对症治疗,病情均可被有效控制。

思路2:使用抗病毒药物。对于免疫功能不全的hMPV感染病人,可考虑利巴韦林和人多克隆免疫球蛋白联合治疗,但目前该治疗策略的抗病毒效应仍需进一步明确。

（叶辉铭）

案例 13-8　人博卡病毒感染双侧细支气管炎伴右侧肺炎

【病史摘要】男,1岁5个月。

主诉:流涕、咳嗽6天余,发热2天。

现病史:6天前有流涕、咳嗽,2天前开始发热(腋窝温度39.0℃)。由于严重的呼吸困难,从地区医院转移到重症监护室。

既往史:否认肝炎、高血压、心脏病史;否认糖尿病、脑血管疾病、肾病、肺部疾病史;否认食物、药物过敏史;否认手术史,外伤史,输血史。

个人史:足月出生,已根据国家免疫计划完成了全面免疫。

家族史:否认家族中有恶性肿瘤病史、遗传病史及精神病史。

体格检查:BR 44次/min,PR 146次/min,SpO$_2$ 99%(面罩给氧FiO$_2$ 5L/min),T 38.7℃。肺部听诊显示双侧喘鸣和捻发音,伴有严重的肋间和肋下退缩。其他器官系统未见异常。由于严重的呼吸窘迫,进行了气管插管。

实验室检查:WBC 30.6×10^9/L,中粒细胞占66.9%(绝对值20.6×10^9/L),Hb 124g/L,血小板计数321×10^9/L,CRP 5.09mg/L。胸片显示右肺上叶浸润(图13-9)。

【问题1】通过上述体征及实验室检查,该病人可能的诊断是什么?需与哪些疾病鉴别诊断?

思路1:呼吸道感染?呼吸道感染分为上呼吸道感染和下呼吸道感染,前者包括鼻炎、咽炎和喉炎;后者包括气管炎、支气管炎和肺炎,两者均可出现咳嗽、发热等症状。本例病人肺部可闻双侧喘鸣和捻发音,伴有严重的肋间和肋下退缩,胸片显示右肺上叶浸润,故诊断为双侧细支气管炎伴右侧肺炎。

思路2:病因?结合病人体征及实验室检查诊断为双侧细支气管炎伴右侧肺炎。肺炎以病因分类有细菌性肺炎、病毒性肺炎、非典型病原体所致肺炎、肺真菌病、肺结核等。①细菌性肺炎:临床症状不一,多有发热、咳嗽咳痰等症状,严重者可出现呼吸困难。临床症状与感染菌和宿主状态有关。早期肺部体征无明显异常,肺实变时有典型体征,如叩诊浊音、支气管呼吸音,也可闻及湿性啰音。②病毒性肺炎:诊断依据为临床症状及X线改变,并排除由其他病原体引起的肺炎。确诊依靠病毒分离、血清学检查以及病毒抗原检测。③非典型病原体所致的肺炎:如

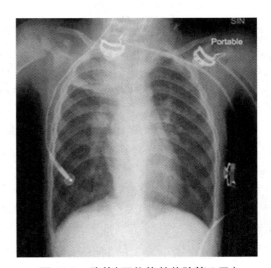

图 13-9　胸片(正位片)(住院第1天)

支衣原体感染，缺乏特异的临床表现，应结合呼吸道和全身症状、X线检查、病原学和血清学检查做综合分析。④肺真菌病：临床表现无特异性，X线表现亦无特征性，可为支气管肺炎、大叶性肺炎、单发或多发结节乃至肿块状阴影和空洞；病理改变可有过敏性炎症反应、化脓性炎症反应或形成慢性肉芽肿。故肺真菌病诊断时必须综合考虑宿主因素、临床特征、微生物学检查和组织病理学资料，病理学诊断仍是肺真菌病诊断的金标准。⑤肺结核：多有全身中毒症状，如低热、盗汗等，胸部X光片多见病变部位为肺尖或锁骨上下，密度不均，且可形成空洞或肺内播散。痰中可找到结核分枝杆菌。

【问题2】为明确诊断，应进行哪些实验室检查？

为明确诊断，需进一步收集下呼吸道分泌物或肺活检标本做实验室病因学检查，确定病原体。

思路1：培养分离病原体：采集送检患儿鼻咽拭子、鼻咽抽吸物等呼吸道标本及血液标本。①直接涂片检查：支气管肺泡灌洗液革兰氏染色、抗酸弱抗酸染色、乳酸酚棉蓝染色、墨汁染色、免疫荧光染色等可用于快速诊断，但涂片检查阳性率低，多次涂片可提高阳性率。②呼吸道标本培养及血培养：细菌和真菌培养、肺炎支原体培养及结核分枝杆菌培养等。培养分离病原体耗时长，检出率低。

思路2：血清学检查：常用的方法是抗原检测、特异性IgG抗体检查，如补体结合试验、血凝抑制试验、中和试验，但仅能作为回顾性诊断，并无早期诊断价值。血清学检查可结合呼吸道和全身症状、X线检查、病原学做综合分析。

思路3：分子生物学检查：① PCR，如呼吸道病毒PCR、肺炎支原体和衣原体PCR等；②宏基因组测序技术。

思路4：该病人入院时鼻咽拭子（NPS）直接免疫荧光检测RSV、流感病毒A和B、副流感病毒1～3型和腺病毒抗原均呈阴性。细菌培养阴性。鼻咽抽吸物定性多重PCR检测流感病毒（A/B）、RSV（A/B）、甲型流感（H1/H1pdm09/H3）、腺病毒、肠道病毒、副流感病毒1～4型、偏肺病毒、鼻病毒、冠状病毒（NL63/229E/OC43）均呈阴性，人类博卡病毒1（human bocavirus 1，HBoV1）呈阳性。病人HBoV1 DNA定量检测结果显示鼻咽抽吸物5.7×10^5copies/μg，粪便1.4×10^8copies/μg。血液中的病毒载量为21copies/μg，血浆中病毒载量低于检测水平。该病人呼吸道分泌物中，存在着高载量的人博卡病毒DNA，且所有其他微生物学结果和病毒检测结果均为阴性。

最终诊断：人博卡病毒感染性双侧细支气管炎伴右侧肺炎。

思路5：病毒性肺炎常由上呼吸道病毒感染、向下蔓延所致。本病全年均可发生，但大多见于冬、春季节，可暴发或散发流行。病人多为儿童，症状轻重不等，但婴幼儿和老年病人病情较重。常见的是流感病毒、呼吸道合胞病毒、腺病毒、副流感病毒、麻疹病毒、巨细胞病毒等等，也可由一种以上病毒混合感染并可继发细菌感染。病毒性肺炎的病情、病变类型及其严重程度常有很大差别。

【问题3】什么是HBoV？HBoV的流行病学特点？

思路1：HBoV是在2005年由瑞典科学家Tobias Allander等利用随机PCR、高通量测序和生物信息学的方法，在下呼吸道被感染的婴幼儿标本中发现的一种新病毒，根据序列同源性将其命名为人类博卡病毒，目前在呼吸道和肠道标本中检出人博卡病毒分为1～4型。博卡病毒1型主要与呼吸道感染相关，博卡病毒2～4型主要与肠道感染相关。

人博卡病毒隶属于细小病毒科细小病毒亚科博卡病毒属，为一种二十面体对称的细小病毒（图13-10），属于典型的细小病毒科成员的结构，直径18～25nm，无囊膜，基因组全长为5 500bp。人博卡病毒与同科的其他成员一样，有两个开放阅读框架ORF1和ORF2。ORF1是一个与病毒基因复制有关的非结构性蛋白质（NS1）。ORF2编码两个衣壳蛋白（VP1和VP2）。但和细小病毒科其他成员不同的是，博卡病毒在非结构性和结构性编码区之中有第三个开放阅读框架。这个基因编码一个高度磷酸化的非结构性蛋白质（NP1），这一蛋白质的功能至今仍不明了。

思路2：HBoV没有明显的地域性，世界范围均有分布。HBoV1主要在呼吸道分泌物中检出，全年均可检出，与大多数呼吸道病毒一样，检出高峰期为冬、春两季。2~4型HBoV主要存在于粪便样本中，无论成人与儿童胃肠炎病人及健康对照的粪便中均可检出，其中HBoV2是最常见的病毒类型。HBoV1主要经呼吸道传播，但亦存在于尿液及粪便样本中，有可能粪口途径也是传播方式之一，2~4型HBoV主要通过粪口途径传播。

【问题4】请试述HBoV1感染的治疗。

在流行病学调查及很多病例中，HBoV1感染常与其他病原体同时检出，混合感染时，临床诊断HBoV1感染仍有异议。HBoV1感染以对症治疗为主，保证充足的营养和休息时间，注意隔离消毒，常通风、勤洗手，谨防继发性细菌感染。

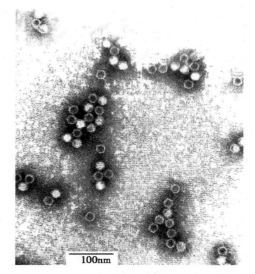

图13-10　博卡病毒样颗粒

（叶辉铭）

案例13-9　冠状病毒感染血小板减少性紫癜

【病史摘要】男，24岁。

主诉：发热、流涕1周，牙龈出血、四肢和腹部弥漫性皮疹2天。

现病史：病人1周前无明显诱因出现发热和流涕症状，随后出现不间断牙龈出血，2天前四肢和腹部出现弥漫性皮疹急诊入院。否认关节疼痛、口腔溃疡或雷诺现象。

既往史：平素体健。

个人史：无异常，否认服用过任何药物。

家族史：否认家族史，否认有与此相似疾病史。

体格检查：T 37.3℃，BP 127/72mmHg，PR 90次/min，BR 18次/min，神志清，有方向感。有牙龈出血的迹象。胸部和四肢皮肤有明显的瘀斑。其余的系统检查未见异常。

实验室检查：外周血检查：Hb 130g/L，WBC 6.8×10^9/L，PLT 1.0×10^9/L，APTT 28.2s，PT 11.8s，INR 1.02。外周血涂片显示正常。自身免疫检查：ENA（−）、ANCA（−）。呼吸道病毒PCR检测HCoV-HKU1（+）。

【问题1】通过上述病史与查体，该病人可能的诊断是什么？

诊断：冠状病毒感染血小板减少性紫癜。

思路：病人平素体健，血常规检查显示血小板数值低于参考区间，其他各系血细胞均为正常，外周血涂片正常。结合该病例症状和体征，诊断为血小板减少性紫癜。展开针对性治疗，输注血小板，静脉注射免疫球蛋白1g/kg，连续3天，静脉注射地塞米松40mg，连续4天。2天后，血小板计数上升到100×10^9/L，然后是400×10^9/L。经过1个月的康复治疗，以良好的健康状态出院。该病例自身免疫性检查结果为阴性，实验室病原学检查呼吸道病毒PCR检测仅冠状病毒HKU1呈阳性，排除其他病毒感染且病人初期发热、流涕的感冒样症状，综合病人治疗反应，冠状病毒感染引起的免疫性血小板减少性紫癜成立。多种病毒如HIV、MCV、EBV、细小病毒、风疹和麻疹等可触发自身免疫过程，引起免疫性血小板减少性紫癜ITP，由冠状病毒感染引起的ITP较为罕见。

【问题2】什么是人冠状病毒（human coronavirus，HCoV）？HCoV流行病学特点的什么？HCoV感染的临床特征是什么？

思路1：冠状病毒（coronavirus）属于巢氏病毒目冠状病毒科冠状病毒属，广泛存在于家禽、野生哺乳动物和鸟类中，是自然界广泛存在的一大类病毒，最早在1937年从鸡身上分离出来，而HCoV是在19世纪60年代首次从英、美呼吸道感染病人体内分离出来的。冠状病毒可分为四个属：α、β、γ、δ，其中β属冠状病毒又可进一步分为A、B、C、D四个群。目前已知的可以感染人的冠状病毒有7种，分别是HCoV-229E、HCoV-OC43、HCoV-NL63、HCoV-HKU1、SARS-CoV（引发重症急性呼吸综合征）、MERS-CoV（引发中东呼吸综合征）和2019新型冠状病毒（2019-nCoV，引发新型冠状病毒感染COVID-19）。HCoV-229E和HCoV-NL63属于α属冠状病毒，其他5种HCoV-OC43、HCoV-HKU1、SARS-CoV、MERS-CoV和2019-nCoV均属于β属冠状病毒。

思路2：冠状病毒的基因组较大，为非节段，单链正向RNA，全长约25 000～32 000bp。复制酶基因位于5′端约占基因组长度的2/3，包含两个相互重叠的开放读码框（ORF1a和ORF2b），负责编码15～16个非结构蛋白，余下的1/3基因组编码4～5种结构蛋白。病毒呈球形或椭圆形，具有多形性，有包膜，其内含有基因组RNA和核蛋白（N），病毒包膜表面还有两种蛋白，即膜蛋白（M）和壳蛋白（E）。包膜上存在棘突，棘突蛋白（S）长约20nm，形如棒状，不同的冠状病毒的棘突有明显的差异。电镜下所见病毒形似"日冕"而得名—冠状病毒（图13-11）。

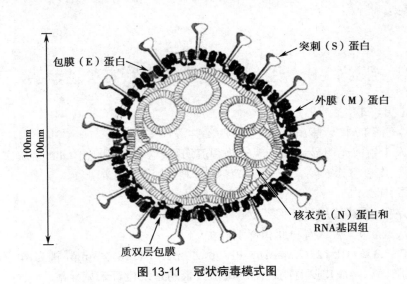

图13-11 冠状病毒模式图

思路3：不同年份间冠状病毒感染率有波动性，冠状病毒检出率和优势型别具有时间和地理上的多样性，检出高峰多出现在冬、春季节，两岁以下婴幼儿的冠状病毒检出率最高，且合并其他呼吸道病毒感染常见。有研究表明，即使体内存在中和抗体，亦可发生再次感染。多数动物冠状病毒通过粪口途径传播，并可以在呼吸道和肠道上皮细胞中复制，但人冠状病毒的主要传播途径可能是经呼吸道传播，虽然也有从粪便中分离出冠状病毒的报道，但人冠状病毒经粪口传播的程度尚不明确。HCoV-229E、HCoV-OC43、HCoV-NL63、HCoV-HKU1可引起所有年龄人群的上呼吸道感染，通常引起普通感冒的症状如发热、咳嗽、咽痛、鼻塞和流涕，偶尔也能造成下呼吸道感染，如社区获得性肺炎和细支气管炎。HCoV-229E、HCoV-OC43、HCoV-NL63、HCoV-HKU1在婴幼儿、老年人及有基础疾病等免疫力低下人群中也有显著的发病率，与其他呼吸道病毒如腺病毒、流感病毒、呼吸道合胞病毒相比重症感染相对较少。

【问题3】临床常用的HCoV检测方法有哪些？

（1）直接检测：电镜下病毒颗粒呈球形或多形性，包膜表面分布棘突，形似"日冕"，特征明显。

（2）血清学检测：①抗原检测：通过酶联免疫试验、酶联免疫吸附试验检测病毒核衣壳蛋白（N）抗原。②抗体检测：检测急性期和恢复期血清抗体，血清学检测缺少特异性，有助于流行病学研究。

（3）核酸检测：①逆转录聚合酶链反应（reverse transcription- polymerase chain reaction，RT-PCR），具有更高的敏感性和特异性，是目前最常规的病毒检测手段；②宏基因组测序技术，大多数临床实验室中极少开展。

（4）病毒分离：病毒分离培养观察细胞病变效应，效率较低、风险较大，不作为常规检测手段。

（叶辉铭）

第十四章 寄生虫感染疾病检验案例分析

案例 14-1 间日疟原虫感染

【病史摘要】男，46 岁。

主诉：发热、畏寒 1 个月余。

现病史：1 个月前开始出现不间断发热、畏寒，时间无明显规律，最高体温 39.0℃，在附近诊所行输液抗感染治疗后稍有改善。自述之后上述症状反复发作，遂以"发热待查"入院进行治疗。给予抗炎加抗病毒治疗，效果不明显，病人仍时有发热、畏寒现象。

既往史：6 个月前曾赴缅甸务工。

体格检查：T 39.0℃，浅表淋巴结无肿大。

实验室检查：肝、肾功能正常，血常规计数及分类正常，红细胞沉降率正常。治疗 3 天后，复查血象：PLT 79×10^9/L，其余正常；外周血细胞形态学：发现个别红细胞中含有间日疟原虫环状体。

应用青蒿素及其衍生物治疗后 1 周康复出院。

【问题】通过上述病史与查体及实验室检查，该病人可能的诊断是什么？实验室诊断的金标准是什么？

诊断：输入型间日疟。

思路 1：病人有过国外疟疾高发区旅居史，入院时症状符合疟疾临床表现，同时在血涂片中检查到了间日疟原虫的环状体，可以确诊。

思路 2：疟原虫在人体的主要寄生部位是红细胞内，因此厚、薄血膜显微镜检查仍是疟疾实验室诊断中最为经济、简便的金标准。

（梁松鹤 伦永志）

案例 14-2 恶性疟原虫感染

【病史摘要】男，54 岁。

主诉：间断寒战、发热、头痛 20 天，神志不清、抽搐 1 小时。

现病史：病人于 20 天前出现每天发冷、发热、伴头痛、全身酸痛等感冒症状。自行服用感冒药无效入院。入院后体检：T 39.8℃，贫血貌，RBC 2.10×10^{12}/L，脾肋下 3cm。血涂片检查发现红细胞内有恶性疟原虫环状体及配子体。用氯喹治疗 3 天后，症状很快缓解消失，病人自行感觉良好，家属要求出院。8 天前病人又出现上述症状，并伴有恶心、呕吐、剧烈头痛，1 小时前神志不清、抽搐，再次入院。

既往史：平素体健，夏天常露天乘凉睡觉。

体格检查：T 40.0℃，贫血貌，瞳孔对光反射迟钝，颈强直。

实验室检查：RBC 1.50×10^{12}/L，血涂片可见红细胞内有恶性疟原虫环状体及配子体。

经抗寄生虫治疗 2 天，最终抢救无效死亡。

【问题1】通过上述病史与查体，该病人可能的诊断是什么？

诊断：恶性疟疾、脑型疟疾。

思路：病人首次入院的临床症状及体征符合疟疾的临床表现，并且在血涂片中检查到恶性疟原虫环状体及配子体，可以确诊。加上之后用氯喹治疗病人症状很快消失，可以判断恶性疟疾的诊断是正确的。

【问题2】病人死亡原因是什么？从中吸取什么经验教训？

思路1：病人死亡原因是脑型疟疾。恶性疟疾发作周期间隔时间短，引起脑型疟疾的概率高，病人前一次住院前就有头痛症状，应警惕脑型疟疾，但病人只治疗3天即要求出院，没有进行彻底治疗，最终因脑型疟疾而死亡。

思路2：对恶性疟疾病人，不仅应进行彻底治疗，出院后还应该告诉病人警惕再感染的可能性，出现类似症状应立即就医。

（梁松鹤 伦永志）

案例 14-3 溶组织内阿米巴原虫感染

【病史摘要】女，48岁。

主诉：发热、乏力、消瘦、黄疸进行性加重2个月。

现病史：病人于2个月前出现发热、乏力、消瘦、黄疸进行性加重。右上腹出现压痛，经县医院查体发现肝内较大的占位性病变，诊断为"肝癌"，遂入院治疗。

既往史：3年前有痢疾史。

个人史：病人长期居住于西藏地区，有生食牛、羊肉及喝生水的习惯。

体格检查：T 37.8℃，PR 90次/min，右上腹压痛明显，肝肋下2指可触及。

腹部B超：可见肝区中部有一个3cm×4cm×2.5cm的囊肿，可见液平，初步诊断为肝脓肿。

为明确诊断，病人又进行了一系列检查。确诊后经两个疗程的甲硝唑治疗病情明显好转，症状逐渐消失，肝脓肿腔消失，黄疸消退，痊愈后出院。

【问题1】通过上述病史与查体，还需进行哪些检查？

思路：病人还需进行：①病原学检验：如生理盐水涂片法、碘液涂片法、浓集法、肝组织穿刺等。②免疫学检验：如酶联免疫吸附试验（enzyme-linked immuno sorbent assay，ELISA）等。③核酸检验：PCR结合特异性引物对来自病人脓肿穿刺物提取的DNA进行扩增反应，再对扩增产物电泳分析。④其他检验：肝阿米巴病行超声检验，并且可在超声波的监控下行脓肿穿刺、减压，与治疗同步进行，作为辅助诊断手段，影像技术必须结合病原学检验，才能对阿米巴病做出准确的诊断。

【问题2】本病例支持阿米巴肝脓肿的诊断依据有哪些？

思路：①有接触史（饮生水）。②3年前有痢疾病史。③肝区炎症性病变。④肝区占位性囊肿病灶，并见液平。⑤对甲硝唑治疗效果明显。

（梁松鹤 伦永志）

案例 14-4 刚地弓形虫感染

【病史摘要】女，62岁。

主诉：间断头痛1年，精神行为异常及间断低热10天。

现病史：其家属诉病人近1年有间断头痛，均自行购药治疗（具体不详）。10天前出现精神差，记忆力明显下降，生活不能自理，同时有间断低热，体温最高不超过38.0℃。

既往史：平素体健，与丈夫（HIV感染者）长期居住于当地乡村，无输血或吸毒史，无手术史，无长期使用免疫抑制剂等药物史,无异食癖史。

体格检查:表情淡漠,查体不配合,双侧瞳孔以及眼球活动无异常,四肢肌张力正常,左侧肢体肌力Ⅲ级,右侧肢体肌力Ⅴ级,腱反射活跃,双侧 Babinski 征阳性。认知功能检查不配合。

实验室检查:血常规,肝、肾功等检查无异常;HIV 阳性;脑脊液病理检查:染色镜检见弓形虫滋养体;弓形虫抗体检查:IgG(酶联免疫法)阳性(+++)。头颅 CT 平扫:颅内小脑、脑干、双侧大脑半球多发低密度灶;头颅 MRI 平扫:双侧大脑半球、小脑、脑干多发异常信号,可见较为典型的"靶征/偏心靶征"。

【问题1】通过上述病史与相关检查,该病人可能的诊断是什么?诊断依据是什么?

诊断:艾滋病合并弓形虫脑病。

思路1:弓形虫脑病确诊需要在脑组织中找到弓形虫滋养体,本例病人即是在脑脊液中找到滋养体确诊,但在临床实际操作中检出率很低,目前诊断主要依靠免疫学检测和影像检查。此外,弓形虫脑病病人会出现脑膜脑炎、高颅压、意识障碍、颅内占位病变或精神行为异常等中枢神经系统表现。

思路2:①弓形虫脑病是艾滋病常见并发症。②病原学检查是诊断的关键。③弓形虫脑病的发现和诊断主要依据 CT 和磁共振,增强磁共振的"偏心靶征"病灶是弓形虫脑病的特异影像表现。

【问题2】本病易与哪些脑部疾病相混淆?如何鉴别?

思路1:弓形虫脑病需要和隐球菌性脑膜炎、结核性脑膜炎、中枢神经系统淋巴瘤等进行鉴别。

思路2:隐球菌性脑膜炎可以通过墨汁染色或隐球菌荚膜抗原试验明确诊断;结核性脑膜炎脑脊液常规生化多有明显改变,同时寻找其他结核感染的证据及病史以明确诊断;而中枢神经系统淋巴瘤临床与弓形虫脑病最难鉴别,影像学灌注成像对弓形虫脑病和淋巴瘤鉴别有重要意义。此外,不同疾病治疗特效药也不相同。

(梁松鹤 伦永志)

案例 14-5 利什曼原虫感染

【病史摘要】女,25 岁。

主诉:左上腹部包块2个月,全身不适、发热、食欲缺乏2天。

现病史:2个月前病人发现左上腹部出现包块,2天前感乏力、全身不适、畏寒发热、食欲缺乏等,入院治疗。

既往史:平素体健,于宁夏某林区工作。

家族史:家族无特殊遗传病史。

体格检查:T 39.0℃,PR 105 次/min,贫血貌,巩膜无黄染,牙龈少量出血,两侧腋窝及腹股沟淋巴结肿大,如黄豆大小,无压痛,肝脏肋下 2cm,脾肋下 12cm。

实验室检查:Hb 45g/L,RBC 1.80×10^{12}/L,WBC 1.6×10^9/L,PLT 46×10^9/L。髂骨穿刺和淋巴结穿刺均检出杜氏利什曼原虫。

经五价锑剂葡萄糖酸锑钠治疗效果明显,症状好转后痊愈出院。

【问题1】通过上述病史与查体,病人可初步诊断为哪种寄生虫感染疾病?诊断依据是什么?

诊断:杜氏利什曼病。

诊断依据:①宁夏属于利什曼病散发区,病人在林区工作,此类地区存在传染源和传播媒介白蛉。②有发热、肝脾肿大、淋巴结肿大、贫血、牙龈出血等症状和体征。③髂骨穿刺和淋巴结穿刺检查到同一种寄生虫一杜氏利什曼原虫。④用葡萄糖酸锑钠治疗效果明显等。

【问题2】本病易与哪些寄生虫病相混淆?如何鉴别?

思路1:本病出现的发热、肝脾肿大、淋巴结肿大、贫血等症状和体征易与疟疾、弓形虫病等寄生虫病相混淆。

思路2：主要鉴别方法如下：①病原体接触史。②病原学检查。③诊断性治疗：利什曼病、疟疾、弓形虫病、血吸虫病等各有其不同的特效药。④流行区不同，可与血吸虫病鉴别。

（梁松鹤　伦永志）

案例 14-6　华支睾吸虫感染

【病史摘要】男，47岁。

主诉：上腹胀痛、食欲下降、厌油腻6个月，黄疸15天。

现病史：6个月前病人出现上腹胀痛，食欲下降，厌油腻，在当地医院检查，按"病毒性肝炎"给予治疗，但效果不佳。15天前出现黄疸，遂入院进一步治疗。

既往史：平素体健。

个人史：广东渔民，有经常生食鱼肉的习惯。

体格检查：T 37.4℃，PR 72次/min，一般情况尚可，皮肤巩膜黄染，心肺（－），腹软，肝脏肋下1cm，剑突下3.5cm，有轻微压痛，脾未触及。

实验室检查：胸部X线检查正常，WBC 7.2×10^9/L，中性粒细胞56.0%，淋巴细胞19.0%，嗜酸性粒细胞25.0%，肝功能检查正常。粪便检查发现华支睾吸虫卵。

应用吡喹酮和阿苯达唑治疗效果明显，症状明显缓解消失，病人出院。

【问题】通过上述病史与查体及实验室检查结果，病人可确定诊断为哪种寄生虫感染疾病？诊断依据是什么？

诊断：华支睾吸虫病。

诊断依据：①病人来自流行区，家乡有生吃鱼肉的习惯。②嗜酸性粒细胞增高是对该病诊断的有力依据。③粪便中查出华支睾吸虫卵是确诊华支睾吸虫病的关键依据。检查方法中粪便直接涂片法容易漏检，故必要时采取十二指肠引流液进行离心沉淀检查。

（梁松鹤　伦永志）

案例 14-7　肺吸虫感染

【病史摘要】女，5岁半，西南地区人。

主诉：咳嗽、咯血3年余。

现病史：患儿于3年半前有半生吃溪蟹史及饮生水史，3个月后出现咳嗽、咯血症状，当地医院诊断为"肺结核病"。经规律的抗结核药物治疗2年，仍反复咳嗽。

既往史：无药物及食物过敏史。

体格检查：一般情况及精神欠佳，神清，慢性病容，双肺呼吸音粗，双肺未闻及明显啰音。腹部平坦，心、肝、脾未见明显异常。

实验室检查：WBC 8.97×10^9/L，嗜酸性粒细胞 1.86×10^9/L，嗜酸性粒细胞百分率20.7%。结核病相关检查：直接涂片抗酸染色、结核菌素试验（PPD）均为阴性。其他病原学检查：呼吸道病毒抗原测定为阴性；痰液及深部吸痰涂片时均检出肺吸虫虫卵；并殖吸虫抗体IgG阳性。

影像学检查：胸部CT示右肺上叶病灶内空洞形成，左侧胸膜增厚、粘连。

给予吡喹酮治疗后，临床症状完全消失。

【问题1】通过上述病史与相关检查，该病人可能诊断为哪种寄生虫病？诊断依据是什么？

诊断：肺吸虫病。

思路：该患儿有半生吃溪蟹史及饮生水史，导致肺吸虫感染。该病在我国西南地区主要分布于四川、重庆、云南等地，居住地既往是肺吸虫疫区。病原学检查是金标准，外周血嗜酸性粒细胞计数升高，同时可借助免疫学及影像学检查辅助诊断。

【问题2】该患儿误诊3年半的原因是什么？应从中吸取什么教训？

思路1：肺吸虫病反复发热、咳嗽、咯血等症状与肺结核病较相似，易误诊。痰液涂片虫卵检出率低，易漏检。

思路2：儿童长期误诊、误治会影响患儿生长发育，应仔细询问病史。对于临床怀疑肺吸虫病病人建议多次深部吸痰送检。结合病原学及免疫学检查等相关检查辅助诊断，提高对肺吸虫病与肺结核的诊断及鉴别诊断能力，降低误诊率。

（梁松鹤　伦永志）

案例 14-8　卫氏并殖吸虫感染

【病史摘要】男，50岁。

主诉：咳嗽3月余，咳铁锈色痰半月余。

现病史：病人3个月前咳嗽症状，近半月来出现咳血性、铁锈色痰，来医院就诊。

既往史：平素体健，喜食生鲜。

体格检查：T 37.1℃，PR 88次/min，皮肤巩膜无黄染，右下腹多有压痛、无肌紧张。

实验室检查：肺部CT示中、下部边缘清楚的多房囊阴影；痰液卫氏并殖吸虫虫卵（+），且痰液中发现嗜酸性粒细胞及夏科-雷登结晶。

【问题1】通过上述病史与查体及实验室检查结果，可确定诊断为哪种寄生虫感染疾病？诊断依据是什么？

诊断：卫氏并殖吸虫感染。

诊断依据：①痰液卫氏并殖吸虫虫卵（+），且痰液中发现嗜酸性粒细胞及夏科-雷登结晶。②肺部CT示中、下部边缘清楚的多房囊阴影；有食用生鲜史。

【问题2】卫氏并殖吸虫感染的典型临床表现是什么？

思路：卫氏并殖吸虫感染潜伏期短者2～15天，长者1～3个月，感染后可长期无症状，多数在感染后半年左右缓慢发病，病程较长，也可在一次重症感染后急性发病。症状随虫体寄生的部位不同而异。以胸、腹、脑损害的表现为多见。

1. **全身症状**　早期症状为低热或弛张热，持续数周，乏力、盗汗、食欲不振，反复荨麻疹。

2. **呼吸系统症状**　症状以虫体在胸腔内移行的途径及病变部位不同而异。初期发生胸膜炎出现咳嗽、胸闷及上腹痛，病变接近肺门可见剧咳、痰中带血，后期痰变为铁锈色或褐色，此为本病的特征性表现。部分病人出现胸腔积液，胸腔积液呈草绿色或血性。

3. **腹部症状**　腹痛和腹泻是主要症状，腹痛以右下腹多见，有压痛，无肌紧张。虫体在腹腔内移行可引起广泛炎症和粘连并形成囊肿，故有时可扪及包块。如腹腔内囊肿等向肠内破溃，可出现棕褐色黏稠脓血便，并可找到虫卵。

4. **神经系统症状**　多见于严重感染的病人，以小儿多见。由于虫体侵入脑后可继续游走，故早期症状多见，晚期比较固定。

5. **皮下结节或肿块**　卫氏并殖吸虫的皮下结节发生率约为20%，结节于感染后2个月至3年后出现，多位于腹部至大腿之间，直径1～2cm，小的结节较硬，大的结节较软，轻压痛，结节内可发现成虫和虫卵。

6. **其他**　当肺吸虫侵入眼球后组织，可表现眼球胀痛、眼球突出和眼周皮下组织结节。部分病人可出现心包积液。

（梁松鹤　伦永志）

案例 14-9　日本血吸虫感染

【病史摘要】男,27 岁。

主诉:头痛、头晕、间歇性腹泻、全身乏力 2 周。

现病史:病人自述 2 周前出现畏寒、发热,最高体温 39.6℃,呈持续性,伴有头痛、头晕、食欲缺乏,精神、饮食、睡眠欠佳。在医院予抗炎及对症支持治疗后症状无缓解。

既往史:曾到安徽省某县城打工,并在工厂附近的江滩下水游泳;多次与同伴在江滩浅水处抓龙虾。有疫水接触史。

体格检查:T 39.1℃,一般情况和精神欠佳,左下腹压痛,心、肝、脾未见明显异常。

实验室检查:新鲜粪便水洗沉淀法、改良加藤法检测血吸虫虫卵。毛蚴孵化法检测出血吸虫毛蚴。血清中血吸虫抗体检测结果显示为强阳性。

服用吡喹酮后症状全部消失,病人感觉良好。

【问题】通过上述病史与实验室检查,该病人可能的诊断是什么?诊断依据是什么?

诊断:血吸虫病。

思路:其工作地区曾为我国血吸虫病重度流行区,根据临床表现及疫水接触史等初步诊断为血吸虫病。粪便病原学方法查出虫卵和毛蚴及血吸虫血清学酶标检测阳性是诊断血吸虫病的关键。此外,用吡喹酮治疗效果明显。

(梁松鹤　伦永志)

案例 14-10　蛔 虫 感 染

【病史摘要】男,6 岁。

主诉:呕吐伴腹痛、腹泻 1 天。

现病史:1 天前无诱因出现呕吐伴腹痛、腹泻。腹痛以脐周为主,阵发性,自行或按揉后可缓解;粪便呈黄色水样,无黏液及脓血。

既往史:无药物及食物过敏史。

个人史:家住农村,卫生条件相对较差。

家族史:家族中无与患儿类似的呕吐、腹痛、腹泻病人。

体格检查:营养发育中等,腹软,无腹肌紧张,全腹无压痛、反跳痛,未触及异常肿块。

腹部彩超:左上腹可见 2 个管状结构,形态屈曲,规则,管径分别为 0.3cm、0.5cm。

实验室检查:粪常规检查见受精蛔虫卵。

入院给予静脉推注消旋山莨菪碱以舒张消化道平滑肌,口服乳果糖促进排泄及口服阿苯达唑进行驱虫治疗,第 4 天,患儿呕吐物中可见 1 条约 20cm 长的某种寄生虫成虫,遂给予左旋咪唑宝塔糖口服。自患儿呕吐出成虫后,腹痛、呕吐均缓解。住院 6 天后痊愈出院。

【问题】通过上述病史与查体及实验室检查,该病人可能是哪种寄生虫感染?诊断依据是什么?

诊断:蛔虫病。

思路:本例患儿为农村儿童,家中卫生条件相对较差,以呕吐伴腹痛、腹泻起病。蛔虫病的诊断相对简单,主要是吐虫或排虫病史及病原学检查,同时腹部彩超可以发现典型的蛔虫声像,故可作为辅助检查的首选。

(梁松鹤　伦永志)

案例 14-11　钩 虫 感 染

【病历摘要】男，43 岁。

主诉：全身无力、劳动后心慌气短半年，下肢浮肿 1 个月，排黑便 3 日。

现病史：病人近两年来常有上腹不适，加压或进食后缓解，食欲尚可，发病无规律。近半年全身无力，劳动后心慌气短。1 个月前出现下肢浮肿，趾间、足背部奇痒，有红疹，次日呈水疱、脓疱，伴咳嗽和发热，数日后红肿消退。3 日前排黑便，来院就诊。

既往史：平素体健，经常在地里赤脚劳作。

体格检查：T 37℃，PR 85 次 /min，营养欠佳，消瘦面容，面苍黄，心肺（−），腹部无异常，双下肢凹陷性水肿。

实验室检查：Hb 45g/L，RBC $1.29×10^{12}$/L，WBC $10.3×10^9$/L，出凝血时间正常。尿常规正常。粪潜血（+），涂片发现钩虫卵。

应用甲苯达唑治疗效果显著，病人症状缓解并消失，痊愈后出院。

【问题】通过上述病史与查体及实验室检查结果，病人可初步诊断为哪种寄生虫感染疾病？诊断依据是什么？

诊断：钩虫病。

思路：病人在地里赤脚劳作后，趾间与足背有钩蚴性皮炎，数日后消退。数日后当钩蚴经过肺部时候产生咳嗽等症状。1 个月以后虫体在肠道发育为成虫，成虫咬附在肠壁上，以血液和肠黏膜为食，导致病人长期处于慢性失血状态，铁和蛋白质不断损耗，同时合并营养不良导致小细胞低色素性贫血，由于钩虫吸血时会持续分泌抗凝素，加之其具有不断更换咬啮部位的习性，使失血量增大从而导致病人出现黑便。在病人粪便涂片中查出钩虫卵是确诊的关键依据。

（梁松鹤　伦永志）

案例 14-12　蛲 虫 感 染

【病史摘要】女，52 岁。

主诉：腹泻、腹痛 2 个月余。

现病史：病人近 2 个月来，无诱因出现每天解 2～3 次黄色水样便，伴脐周阵发性钝痛，肛周瘙痒，夜间为甚，无放射痛，无畏寒、发热，无脓血便，无恶心、呕吐、厌油。饮食、睡眠可，体重无变化。在多家医院经止泻、调节肠道菌群等治疗（具体用药不详）后，病情无好转。

既往史：无传染病及药物、食物过敏等病史。

体格检查：右下腹压痛明显，无反跳痛、肌紧张，心肺未见异常。

实验室检查：血常规：中性粒细胞和嗜酸性粒细胞增高。腹部超声：阑尾周围脂肪水肿。腹部CT：阑尾壁厚度增加，且阑尾周围有渗出现象，考虑阑尾炎。肠镜：回盲部弥漫性糜烂，见一白线头样活动性虫体，活动速度快；直肠见片状发红、糜烂。

经阿苯达唑驱虫、地衣芽孢杆菌调节肠道菌群、补液等治疗后，病人症状好转，复查腹部 CT 及肠镜未见异常。

【问题 1】通过上述病史与查体，该病人可能的诊断是什么？诊断依据是什么？

诊断：蛲虫合并阑尾炎。

思路：蛲虫病典型临床症状为夜间肛门瘙痒，同时有消化道症状，经驱虫药阿苯达唑治疗后症状好转。诊断的关键为肛周或粪便及其他组织样本中查见蛲虫卵或成虫。

【问题 2】该病常见并发症有哪些？如何预防该病发生？

思路 1：因阑尾与盲肠直接相连，蛲虫很容易钻入阑尾引起蛲虫性阑尾炎；雌虫经阴道、子宫颈逆行进入子宫和输卵管，可引起阴道炎、子宫颈炎、子宫内膜炎、输卵管脓肿，甚至并发输卵管穿孔等；刺激尿道可致遗尿症；进入腹腔可致蛲虫性腹膜炎、肉芽肿。

思路 2：预防的关键是避免再次感染：注意公共卫生、家庭卫生、个人卫生。饭前、便后洗手，勤剪指甲，勤洗会阴，外衣、被褥应勤洗勤晒，纠正咀嚼手指习惯，衣被可沸水浸泡或高温蒸煮灭虫卵。

（梁松鹤 伦永志）

案例 14-13 带绦虫感染

【病史摘要】女，10 岁。

主诉：腹痛、腹泻 1 个月。

现病史：近 1 个月来经常有不明原因腹痛、腹泻。发作时常伴有恶心、头晕、体重减轻等症状，粪便中可见排出的一段长 60cm 的白色带状虫体。病人否认有生食猪、牛肉等不良饮食史。

既往史：平素体健。曾在沿海城市生活 2 年，家里使用砧板生熟不分，卫生条件较差。

体格检查：一般情况良好，营养欠佳，心、肺未见异常。

粪便检查：粪便查见大量带绦虫虫卵。

给予吡喹酮 25mg/kg 顿服，服后 3h 给予 20g 硫酸镁口服，次日驱出成虫。

【问题】该病人可能是哪种寄生虫感染？诊断依据是什么？

诊断：带绦虫病。

思路：临床症状为腹痛、腹泻和体重减轻等症状；诊断的关键为粪便检查获得绦虫虫卵或孕节；驱虫治疗后可见成虫排出。

（梁松鹤 伦永志）

案例 14-14 细粒棘球绦虫感染

【病史摘要】男，36 岁，广东人。

主诉：突发右上腹剧痛 1 天。

现病史：1 天前运动时突发右上腹剧痛，B 超提示"肝右后叶混合性占位病变，大小 62mm×51mm，内见高密度影，考虑出血"。

既往史：有甘肃和新疆等地的短期旅居史和早年养犬史。

体格检查：T 38.5℃，PR 85 次 /min，一般情况尚可，右上腹压痛。

实验室检查：WBC $12.5×10^9$/L，ELISA 检测血清细粒棘球绦虫 IgG 抗体阳性。

用药控制体温、症状后，病人进行全麻下肝右叶切除术。标本剖开见完整包膜，肿块呈囊性，有无色囊液，内容物混浊。术后病理报告为"肝右叶组织中见大量原头蚴和钙盐沉积"。

【问题 1】通过上述病史与实验室检查，该病人可能的诊断是什么？诊断依据是什么？

诊断：肝包虫病。

思路：细粒棘球绦虫引起的疾病称为包虫病，常累及的器官为肝脏，因此称为肝包虫病。包虫病有疫区居住或接触史；有缓慢起病的受累部位包块等症状；影像学检查发现细粒棘球绦虫病的特征性影像，即圆形的外囊内还含有多个小囊，同时排除肝、肺等器官的其他占位性病变；血清特异性抗体、抗原或免疫复合物阳性；术后发现包虫的囊壁、子囊、原头蚴或者头钩等是诊断细粒棘球绦虫病的金标准。

【问题 2】该病人细粒棘球绦虫病是如何感染的？

思路:细粒棘球绦虫病多分布于我国西部的牧区和半农半牧区,病人有明确的新疆等流行地区驻留史,因此最可能的感染途径仍考虑为在流行区接触病犬或被虫卵污染的食物、水源、自然环境和羊毛等畜产品感染所致。病人早年有犬类饲养史,目前无法查证所饲养犬只的细粒棘球绦虫感染状况,因此也不能完全排除其早年经由自家所养犬感染细粒棘球蚴的可能。

（梁松鹤　伦永志）

案例 14-15　丝 虫 感 染

【病史摘要】男,35 岁。

主诉:反复发作性左下肢肿胀 20 年,左侧睾丸鞘膜积液 10 年。

现病史:20 年前无明显诱因出现左下肢肿胀,呈周期性、间断性发作。每次发作时伴发热,体温最高达 40.0℃,持续 3～4 天,发作时左下肢肿胀加重,局部表现为红、肿、痛、皮温增高,类似丹毒样改变,同时伴左侧腹股沟淋巴结肿痛。经退热等对症处理后,体温可恢复正常,左下肢肿胀稍减退,红、热、痛症状消失。上述症状反复发作,左下肢肿胀进行性加重。10 年前又出现左侧睾丸鞘膜积液,随着病情进展,积液逐渐增多,目前左侧睾丸大小约 6cm×4cm×3cm。

既往史:病人长期居住于广东和贵州两省。

体格检查:T 38.5℃,肝、脾未见异常,左下肢肿胀,左侧睾丸肿大。

实验室检查:尿液乳糜实验阳性。男性肿瘤相关抗原、血常规、C 反应蛋白、血沉未见异常。两次 23:00 点后耳垂末梢血未找见微丝蚴。

【问题 1】通过上述病史与实验室检查,初步诊断该病人可能是哪种寄生虫病?诊断依据是什么?

诊断:晚期慢性丝虫病。

思路:该病人长期于丝虫病流行区广东和贵州两省居住。发作时腹股沟淋巴结红、肿、胀痛,高热,3～4 天后热退,呈周期性发作等临床表现;象皮腿、睾丸鞘膜积液等典型体征,同时结合病人尿液乳糜实验阳性检验结果,考虑晚期慢性丝虫病的可能性大。

【问题 2】该病人病原学诊断为阴性的原因是什么?

思路:病人就诊时未急性发作,故无白细胞、嗜酸性粒细胞增多等变化。考虑到病人病程较长,丝虫寿命一般为 16 年左右,故病人体内丝虫可能已死亡并纤维化,抗原、抗体、微丝蚴及其成虫等已不易检查,因此夜间末梢血液微丝蚴等其他病原学可阴性。

（梁松鹤　伦永志）

案例 14-16　旋毛形线虫感染

【病史摘要】男,35 岁。

主诉:发热、头痛、咽痛 7 天。

现病史:病人 7 天前开始畏寒发热,每天下午体温升高达 39～40℃,持续 3～4 小时出汗后体温可降至正常,伴有全身肌肉及关节酸痛,颜面眼睑出现浮肿,眼结膜充血,多次涂片未查见疟原虫。曾给予红霉素、利巴韦林及肌注盐酸奎宁和口服氯喹和伯氨喹治疗无效。

既往史:病人于 20 余天前与三位工友一起出差去云南,在该地某旅馆住宿及进食,吃过爆炒的猪、牛、羊肉等食物。回厂后 10 天左右,同行的 4 人先后发生类似症状。

体格检查:T 39.3℃,PR 104 次/min,BR 24 次/min。巩膜未见黄染,皮肤无皮疹。浅表淋巴结不肿大。颜面和眼睑轻度浮肿,结膜充血。

实验室检查:血涂片未查见疟原虫。乙肝两对半检测(−),血培养(−)。胸部 X 片、心脏 B 超及头颅 CT 均未见异常。旋毛虫血清凝集试验(+),滴度＞1.204 8。肺吸虫病、血吸虫病及丝虫病血清凝集试验均为(−)。

入院后对症治疗,3 天后体温降至正常,全身疼痛及眼睑浮肿消失。继续口服噻苯达唑 1 个疗程,随访至今无任何后遗症。

【问题1】通过上述病史与实验室检查,初步诊断该病人可能是哪种寄生虫病? 诊断依据是什么?

诊断:旋毛虫病。

思路:发病前曾去流行区,进食过可疑受染肉类,同食者先后发病。典型临床表现为发热、肌痛、眼睑水肿等。本病血清学试验的酶联免疫吸附试验是诊断本病的主要方法,敏感性及特异性较高,滴度1:8 为阳性。此外,该病人用抗寄生虫药物噻苯达唑治疗效果明显。

【问题2】如何预防该寄生虫病?

思路:①提倡熟食,切勿生食、半生食肉类和其他未烹熟的肉类制成品。②圈养猪饲以煮熟的饲料,并防止其吞食受染的死鼠及碎肉。③加强食品卫生监督、严禁出售感染本病的肉类及制成品。

（梁松鹤 伦永志）

第十五章　临床其他病原体感染疾病检验案例分析

案例 15-1　沙眼衣原体感染

【病史摘要】女，37 岁。

主诉：持续下腹疼痛 3 天。

现病史：病人于 3 天前出现无明显诱因的持续性下腹疼痛，为钝痛，无放射痛，1 天前下腹痛进行性加重，伴发热，体温最高达 39.3℃。无恶心、呕吐、腹泻，无尿频、尿急、尿痛。今日下腹痛加重，伴肛门憋坠感，来我院就诊。妇科检查见阴道分泌物异常，白带增多，宫颈举痛（+），子宫压痛明显，双侧宫旁增厚且压痛明显，以"急性盆腔炎"收住入院。

既往史：否认药物过敏史。孕 2 产 1，6 年前因左侧输卵管妊娠破裂行腹腔镜左侧输卵管切除术。

个人史：出生并长期居住于原籍。无流行病和传染病旅居史，无血吸虫病或疫水接触史。

家族史：否认家族性遗传病及传染病病史。

体格检查：T 38.7℃，BP 125/75mmHg，PR 89 次 /min，BR 23 次 /min，神志清楚，营养中等，查体合作。全身表浅淋巴结无肿大，腹平坦，下腹轻度肌紧张，有压痛、反跳痛，左下腹更明显。肝、脾肋下未触及，肠鸣音活跃，双下肢无水肿，未见其他异常。

妇科检查：外阴已婚经产型，阴道通畅，内有较多分泌物，无异味。宫颈肥大，触之易出血，黄色黏液脓性分泌物增多，宫颈举痛（+），子宫体大小正常，活动差，压痛明显，双侧宫旁增厚，压痛明显。

实验室检测结果见表 15-1。

表 15-1　实验室检测结果

检测项目	英文缩写	检验结果	参考区间
白细胞总数	WBC	$16.7 \times 10^9/L$	$3.5 \sim 9.5 \times 10^9/L$
中心粒细胞百分比	Neu	0.87	$0.5 \sim 0.7$
血小板	PLT	$132 \times 10^9/L$	$(125 \sim 350) \times 10^9/L$
血红蛋白	Hb	116g/L	男　120～160g/L 女　110～150g/L

阴道分泌物培养：需氧培养（－），厌氧菌培养（－），支原体（－），沙眼衣原体（+）。胸部 X 线检查：心、肺、膈未见异常。B 超检查：子宫体 5.1cm×4.3cm×3.7cm，子宫左后方囊实性肿物，大小 6.0cm×4.6cm×4.2cm，子宫右侧囊实性肿物，大小 4.0cm×3.6cm×2.4cm；盆腔内小的液性暗区；未见其他脏器异常。

经实验室及其他检查初步诊断急性盆腔炎，给予大环内酯类抗生素治疗，12 天后腹痛消失，宫颈举痛（－），子宫体无压痛，但子宫两侧囊实性肿物无缩小。经病人同意，开腹探查，行左侧肿物切除、右卵巢剖视活检及右输卵管切除术。术后病理显示：左卵巢单纯性囊肿伴感染，右卵巢急慢性炎伴高度水肿，右输卵管积水伴慢性炎症。术后抗感染、支持治疗1周后病人痊愈出院。

【问题1】通过上述病史、查体、实验室及其他检查，该病人初步诊断急性盆腔炎有何依据？给予抗感染治疗取得较好效果，为何要行开腹探查术？

初步诊断：沙眼衣原体引起的急性盆腔炎。

思路1：衣原体感染的主要病理改变是组织内可见淋巴细胞和巨噬细胞浸润，表现为慢性炎症。衣原体感染还可产生内毒素，最终导致生殖腔道炎症粘连和阻塞，以致黏膜细胞坏死、输卵管纤毛运动停止，引起不孕并造成组织损伤。衣原体感染发生长期并发症的概率高，包括不孕不育、宫外孕和慢性盆腔疼痛。女性感染主要引起衣原体性宫颈炎和尿道炎，多数病人症状轻微或无症状，感染后若不及时治疗，20%～40%病人可发展为盆腔炎，轻者可无症状，重者可有严重的腹痛并伴有发热，还可有性交痛、经期延长及经期内出血增多等症状。其中20%的盆腔炎病人会出现不孕，18%转为慢性盆腔炎，9%出现输卵管妊娠。宫颈管内沙眼衣原体感染有30%～40%会延伸至子宫内膜，并且孕期增多的激素可使沙眼衣原体的毒性增加，损害发育中的胚胎。

思路2：诊断依据：①中年妇女，持续性下腹痛伴发热，T 38.7℃；②子宫颈黄色黏液脓性分泌物增多；③宫颈举痛（+），子宫体压痛明显，双侧宫旁增厚，压痛明显；④血常规白细胞总数、中性粒细胞比例均增高；⑤阴道分泌物培养见沙眼衣原体（+）；⑥B超检查发现子宫两侧囊实性肿物，见盆腔内小的液性暗区。

思路3：本病例给予抗感染治疗虽然取得较好效果，但子宫两侧囊实性肿物始终存在，且未见缩小，行开腹探查术治疗不仅可以明确囊实性肿物的性质，而且还可以切除感染病灶，减少临床应用抗生素的总量，缩短病程。

【问题2】本病易与哪些疾病相混淆？如何鉴别？

思路：急性盆腔炎易与急性阑尾炎、卵巢囊肿蒂扭转、输卵管妊娠流产或破裂等急腹症相混淆，鉴别如下：①急性阑尾炎：右侧急性输卵管卵巢炎易与急性阑尾炎混淆，右侧急性输卵管卵巢炎无明显诱因出现持续性下腹痛，多在麦氏点以下压痛明显，子宫颈常有触痛，双侧附件均有触痛。急性阑尾炎起病前常有胃肠道症状，例如恶心、呕吐、腹泻等，初期腹痛多发生于中上腹与脐周围，数小时后逐渐向右侧下腹部转移并固定，检查时仅麦氏点有压痛，体温与白细胞增高的程度均不及急性输卵管卵巢炎。②卵巢囊肿蒂扭转：多出现在活动性包块之后，突发一侧下腹剧痛，常伴有恶心、呕吐或休克。卵巢肿物扭转后静脉回流受阻，囊腔内极度充血或血管破裂导致出血，致使肿物迅速增大，常伴有发热，询问病史及B超检查有助于诊断。③输卵管妊娠流产或破裂：可有停经史及阴道流血，急性下腹痛，腹腔内有出血，病人面色苍白，急性病容，甚至休克，阴道后穹隆穿刺可抽出暗红色不凝固血液，尿绒毛膜促性腺激素（human chorionic gonadotrophin, HCG）阳性，腹腔镜检查可明确诊断。

【问题3】沙眼衣原体检测诊断的方法有哪些？

思路：①细胞培养法：由于衣原体具有专性细胞寄生性，一般培养不能使其生长，只有在活的细胞内才能使其复制增殖。所以培养法对标本采集、运输、培养条件等要求严格，实验操作复杂，并且需要3～7天才能出结果。因此培养法未得到广泛应用。②标本直接涂片染色镜检：临床标本涂片进行染色并在显微镜下观察有无衣原体包涵体，是一种简便、廉价的诊断方法。但是这种直接涂片染色镜检对泌尿生殖道标本的敏感性和特异性均较低，所以并不适合临床诊断。③直接荧光抗体法酶联免疫吸附法：这两种方法比较实用，但是敏感度约为86%～93%，特异性为93%～96%，均较低，不适合确诊诊断，易出现假阴性和漏检。④胶体金免疫层析法和血清抗体检测法：胶体金免疫层析法已用于衣原体感染的快速诊断，结果也可以在半小时内得到。但胶体金免疫层析法的敏感度特异性均较低，易漏检误检，故不推荐。⑤核酸扩增检测法：核酸扩增检测具有较高的敏感度和特异性，世界卫生组织已推荐该方法作为泌尿生殖道衣原体感染诊断的"金标准"，尤其适合低危人群和无症状人群的筛查。核酸扩增法有检测病原体 DNA 和 RNA 两种，两者都可以使用分泌物检测，而更为先进的 RNA-SAT 恒温扩增法可以使用尿液作为样本，样本采集更为便捷，并且敏感度和特异性更高，能够分辨死菌和活菌，适于诊断和愈后评判。

（刘　奔）

案例 15-2　肺炎支原体感染

【病史摘要】男，75 岁。

主诉：发热伴刺激性干咳 6 天。

现病史：病人于 6 天前外出受凉后出现发热、头痛、全身不适、畏寒等症状，最高体温达 39.2℃，全身乏力，肌肉酸痛，同时伴有刺激性干咳，无鼻塞、流涕、咽痛，有恶心、食欲缺乏，无咯血、盗汗，无呕吐，无胸痛、喘憋及呼吸困难，无厌油、腹痛、腹泻。于当地诊所就诊，给予口服阿莫西林、维 C 银翘片等药物治疗，效果不佳，又给予头孢哌酮钠舒巴坦钠肌内注射治疗 4 天，体温有所下降，但仍在 37.6～38.4℃ 之间，咳嗽未见好转，有少量痰，为进一步治疗住入我院。

既往史：平素体健，否认传染病史，无高血压，无手术、外伤及输血史，否认药物过敏史和传染病病史。

个人史：出生于原籍并长期居住，无流行病和传染病旅居史，无血吸虫病或疫水接触史。

家族史：否认家族性遗传病。

体格检查：T 38.3℃，BP 130/85mmHg，PR 79 次 /min，神志清楚，言语流利，营养中等，查体合作。无头颅畸形、结膜充血、巩膜黄染及甲状腺肿大，双侧瞳孔等大、等圆。伸舌居中，咽部充血，扁桃体无肿大，颈软无抵抗。皮肤黏膜无黄染，无皮下出血、皮疹等。全身浅表淋巴结无肿大，双肺呼吸音粗，右肺底可闻及湿性啰音。胸廓对称、无畸形，胸骨无压痛。心前区无隆起，心律齐，各瓣膜未闻及病理性杂音。腹平坦，腹壁软，全腹无压痛、反跳痛，腹肌不紧张，肝、脾肋下未触及，无异常包块，肝、肾脏无叩击痛。脊柱、四肢无畸形，肌力正常，双下肢无水肿。生理反射正常，病理反射未引出。

实验室检查：胸部 CT 显示右肺斑点状阴影；其他检查结果见表 15-2。

表 15-2　实验室检测结果

检测项目	英文缩写	检测结果	参考区间
白细胞总数	WBC	11.0×10^9/L	$3.5 \sim 9.5 \times 10^9$/L
中心粒细胞百分比	Neu	0.76	0.5～0.7
血清肺炎支原体抗体	SMP	（+）	（−）
红细胞沉降率	ESR	67mm/h	男　0～15mm/h 女　0～20mm/h
C 反应蛋白	CRP	106mg/L	0～10mg/L
结核菌素纯蛋白衍生物	PPD	阴性	阴性
痰涂片查抗酸杆菌		阴性	阴性

【问题 1】通过上述病史与查体，该病人可能的诊断是什么？诊断依据是什么？为进一步明确诊断，调整合理的治疗方案，本案例还需进行哪些检查？

初步诊断：支原体性肺炎。

思路 1：诊断依据：①血清肺炎支原体抗体（+）；②病人 75 岁，男性，起病急，受凉诱因；③刺激性干咳；④发热，最高 T 39.2℃；⑤双肺呼吸音粗，右肺底可闻及湿性啰音；⑥ WBC 11.0×10⁹/L，Neu 0.76；⑦胸部 CT：右肺斑点状阴影；⑧阿莫西林无效。

思路 2：本病例入院前已先后使用阿莫西林、维 C 银翘片、头孢哌酮钠舒巴坦钠等药物治疗，效果不佳，因此怀疑支原体感染，需进一步检查。入院后积极给予阿奇霉素广谱抗感染治疗、止咳祛痰治疗的同时，查支原体抗体；取痰标本涂片查抗酸杆菌；结核菌素纯蛋白衍生物（PPD）试验；测 ESR、CRP。

思路 3：痰涂片未找到抗酸杆菌和真菌，痰培养为正常菌群（-），PPD 试验阴性，支原体抗体阳性，ESR 67mm/h，CRP 106mg/L。结合病人实际情况，排除真菌、结核分枝杆菌感染，调整治疗方案，改为抗支原体治疗为主，病人病情缓解，8 天后症状基本得到控制，办理出院。

【问题 2】本案例易与哪些疾病相混淆？如何鉴别？

思路 1：支原体肺炎易与细菌性肺炎、肺结核、肺肿瘤相混淆，应予以鉴别。几种疾病在临床上均较常见，且临床表现与胸部 X 线表现常很相似，不易区别，但它们的治疗方案却完全不同。①支原体肺炎应选用能抑制蛋白质合成的抗生素，包括大环内酯类、四环素类、氯霉素类等。大环内酯类是支原体肺炎的首选抗菌药物，阿奇霉素为治疗首选。此外，尚有林可霉素、克林霉素、万古霉素及磺胺类等可供选用。②细菌性肺炎：由于细菌性肺炎的病人身体情况不同，所以采用的治疗方法也不尽相同，如果身体状态比较好，可单独选用青霉素类、头孢类或对细菌敏感的抗生素药物进行治疗，如果身体机能较差时则需要在使用头孢类药物外再联合大环内酯类药物进行治疗，同时病人需要加强补充身体营养。③肺结核：肺结核一般起病较慢，病程较长，病变好发于肺下叶背段及上叶尖后段，病灶不均匀，新旧不一，可有钙化点或播散病灶，PPD 试验常呈阳性或强阳性，痰中结核菌检查与纤维支气管镜检查有助于鉴别诊断，经验性抗菌治疗常无效。但肺结核有时会有结构性破坏，此时可合并细菌性感染，经验性抗菌治疗有一定效果，应予注意。④肺癌：肺癌并发阻塞性肺炎时，其 X 线表现很容易与肺炎相混淆。同时，球形肺炎也易与肺癌相混淆，需鉴别。一般来说，肺癌病人年龄偏大，有刺激性咳嗽，痰中带血，胸痛明显，胸部 X 线片显示块状影，边缘清楚、有切迹，或毛刺、分叶，胸部 CT 检查有助于肺门、纵隔及膈肌等隐蔽部位肿瘤及较小块影的及时发现。常无毒血症状。痰脱落细胞检查、病理活检以及纤维支气管镜检查有助于明确诊断与鉴别诊断。必要时在检查的同时行经验性抗感染药物治疗，并随访胸部影像学检查。

思路 2：支原体肺炎尚需与肺水肿、肺梗死、肺血管炎、肺嗜酸性粒细胞浸润症、狼疮性肺炎、肺间质纤维化、肺尘埃沉着病及类风湿疾病等鉴别。

思路 3：尽管本案例为老年病人，但是临床上还要注意儿童支原体肺炎的特殊临床表现：①潜伏期 2～3 周（8～35 天）。症状轻重不一。大多起病不急，有发热、厌食、咳嗽、畏寒、头痛、咽痛、胸骨下疼痛等症状，以发热和咳嗽为主要表现。体温在 37～41℃，大多数在 39℃左右，可为持续性或弛张性，或仅有低热，甚至不发热。多数咳嗽重，初期干咳，继而有痰（偶含少量血丝），有时阵咳，类似百日咳。偶见恶心、呕吐及短暂的斑丘疹或荨麻疹。一般无呼吸困难表现，但婴儿病人可有喘鸣及呼吸困难。重症病例可合并胸腔积液、肺不张，或纵隔积气、气胸、坏死性肺炎等。少数病情发展迅速，可出现呼吸窘迫，甚至死亡。②体征依年龄而异，年龄较大儿童往往缺乏显著的胸部体征，婴儿期叩诊可有轻度浊音，呼吸音减低，有湿性啰音，有时可呈梗阻性肺气肿体征。镰状细胞性贫血患儿并发此种肺炎时，症状往往加重，可见呼吸困难、胸痛及胸腔积液。③自然病程自数天至 2～4 周不等，大多数在 8～12 日退热，恢复期需 1～2 周。X 线阴影完全消失时间比症状长 2～3 周之久，偶可见复发。约 25% 的患儿有其他系统表现，如皮肤、黏膜系统、心血管系统、血液系统、神经系统、消化系统等，大约在起病 2 天至数周。

（刘　奔）

案例 15-3　梅毒螺旋体感染

【病史摘要】男，59 岁。

主诉：反复发作性四肢抽搐伴精神异常半年余。

现病史：半年前无明显诱因出现四肢抽搐、不省人事，伴双眼上吊、牙关紧闭、口吐白沫，四肢抽搐持续约 5~6 分钟后自行缓解，共发作 2 次，间歇期神志未能恢复正常，曾于我院就诊，经检查诊断为"神经梅毒、脑梗死、症状性癫痫、肝功能异常"，予头孢曲松抗感染、改善循环、抗癫痫等治疗后症状好转，神志转清。清醒后出现言语障碍，无法理解他人言语，偶有胡言乱语，为求进一步诊治转诊其他医院，予以相应对症治疗后症状好转出院。出院后胡言乱语较前改善，但仍有言语障碍，无法理解他人言语，偶有视幻觉。为进一步治疗，门诊拟"神经梅毒、脑梗死后遗症、症状性癫痫"收入院。

既往史：有"慢性胃炎"病史，否认其他药物过敏史。

个人史：出生于南方城市并居住，长期做销售工作。离婚三次，现单身。无血吸虫病或疫水接触史。

家族史：否认家族性遗传病及传染病史。

体格检查：T 36.6℃，PR 78 次/min，BR 20 次/min，BP 110/70mmHg。双肺呼吸音清，未闻及干、湿性啰音；心律齐，各瓣膜听诊区未闻及杂音；腹平软，无压痛，肝、脾肋下未触及，肠鸣音正常；双下肢无水肿。神志清楚，言语清晰，感觉性失语，双侧瞳孔等大、等圆，直径约 2.5mm，对光反射灵敏，颅神经未见异常；四肢肌张力正常，腱反射对称活跃，病理征未引出；共济运动、深浅感觉正常；颈软，克氏征、布氏征阴性。

实验室检查：结果见表 15-3。颅脑 CT：左侧额颞部片状软化灶。

表 15-3　实验室检测结果

检测项目	英文缩写	检验结果	参考区间
白细胞数	WBC	$5.0×10^9/L$	$(3.5~9.5)×10^9/L$
中心粒细胞百分比	Neu	0.77	0.5~0.7
淋巴细胞百分比	Lym	0.29	0.20~0.40
红细胞数	RBC	$4.0×10^{12}/L$	男　$(4.5~5.5)×10^{12}/L$ 女　$(3.5~5.0)×10^{12}/L$
非梅毒螺旋体抗原血清试验	VDRL	（+）	（−）
梅毒螺旋体抗原血清学试验	FTA-ABS	（+）	（−）

【问题 1】通过上述病史与实验室检查结果，该病人可能的诊断是什么？诊断依据是什么？

思路：可能的诊断为梅毒螺旋体感染三期，神经梅毒。

诊断依据：①病人中老年男性，年轻时经常出差；②急性起病，表现为发作性四肢抽搐、不省人事，伴有胡言乱语，查体感觉性失语；③结合既往诊疗经过，诊断"神经梅毒、脑梗死后遗症、症状性癫痫"明确；④ VDRL 试验（+），FTA-ABS 试验（+）。

【问题 2】梅毒螺旋体感染的实验室检查？

思路：梅毒螺旋体是引起梅毒的病原体，因其透明，不易着色，故又称苍白螺旋体。梅毒是一种广泛流行的性传播性疾病，在我国发病率又有所回升。梅毒螺旋体只感染人类，分后天性（获得性）梅毒与先天性（胎传）梅毒。梅素螺旋体对温度、干燥均特别敏感，离体干燥 1~2 小时即可死亡，41℃时 1 小时即可死亡，对化学消毒剂敏感，在 1%~2% 石炭酸中数分钟即可死亡，对青霉素、四环素、砷剂等也敏感。

（1）检查螺旋体。采集初期和二期梅毒硬性下疳、梅毒疹的渗出物等，用暗视野或墨汁显影，如查见有运动活泼的密螺旋体即可诊断。

（2）血清学检查。①非螺旋体抗原试验：用正常牛心肌的心类脂（cardiolipin）作为抗原，检测病人血清中的反应素。国际上常用性病研究实验室（Venereal Disease Research Laboratory Test，VDRL）的玻片试验法，该法是一种简单的玻片沉淀试验，试剂和对照已标准化。另外，还可用不加热血清反应素试验（Unheated Serum Reagm Test，USR），其抗原是 VDRL 抗原的改良，敏感性和特异性与 VDRL 相似。反应素在第一期梅毒病变出现后 1～2 周就可检出，第二期阳性率几乎达 100%，第三期阳性率较低。本试验所用抗原是非特异的，检测出抗体时应排除假阳性反应，结合病史、临床表现及多次的试验结果进行分析。②螺旋体抗原试验：抗原为梅毒螺旋体，以检测血清中的特异性抗体，该试验特异性高，目前常用下述两种方法：a. 荧光密螺旋体抗体吸收试验（FTA-ABS）：为间接荧光抗体法，其敏感性及特异性均高，常用于梅毒的早期诊断。b. 梅毒螺旋体制动试验（TPI）：用来检测血清中是否存在抑制螺旋体活动的特异性抗体。用活梅毒螺旋体（Nichol 株）加病人新鲜血清，35℃培养 16 小时，同法作正常血清对照，然后用暗视野显微镜观察活动的螺旋体数目，如试验标本活动的螺旋体数目小于或等于对照血清标本内的 40%，即为阳性。

需要注意的是，梅毒病人是指梅毒螺旋体抗原血清学试验阳性，非梅毒螺旋体抗原血清学试验也是阳性，只有这两类试验都是阳性才能诊断为梅毒病人。得过梅毒的人彻底治愈后，梅毒螺旋体抗原血清学试验阳性可以持续终生。

【问题3】梅毒螺旋体感染的分期和临床表现有哪些？

思路：人是梅毒的唯一传染源，由于感染方式不同可分为先天性梅毒和后天性梅毒。前者是患梅毒的孕妇经胎盘传染给胎儿的；后者是出生后感染的，其中 95% 是由性交直接感染，少数通过输血等间接途径感染。先天性梅毒，又称胎传梅毒。梅毒螺旋体经胎盘进入胎儿血循环，引起胎儿全身感染，螺旋体在胎儿内脏（肝、脾、肺及肾上腺）和组织中大量繁殖，造成流产或死胎，如胎儿不死则称为梅毒儿，会出现皮肤梅毒瘤、骨膜炎、锯齿形牙、神经性耳聋等症状。后天获得性梅毒表现复杂，依其传染过程可分为三期：

（1）初期梅毒：梅毒螺旋体侵入皮肤黏膜约 3 周后，在侵入局部出现无痛性硬结及溃疡，称硬性下疳。局部组织镜检可见淋巴细胞和巨噬细胞浸润。下疳多发生于外生殖器，其溃疡渗出物含有大量梅毒螺旋体，传染性极强。下疳常可自然愈合，约 2～3 个月无症状的隐伏期后进入第二期。

（2）二期梅毒：此期的主要表现为全身皮肤黏膜出现梅毒疹，全身淋巴结肿大，有时亦累及骨、关节、眼及其他器官。在梅毒疹和淋巴结中有大量螺旋体。不经治疗，症状一般可在 3 周～3 个月后自然消退而痊愈。部分病例经隐伏 3～12 个月后可再发作。二期梅毒因治疗不当，经过 5 年或更久的反复发作，而进入三期。

（3）三期梅毒：主要表现为皮肤黏膜的溃疡性损害或内脏器官的肉芽肿样病变（梅毒瘤），严重者在经过 10～15 年后引起心血管及中枢神经系统损害，导致动脉瘤、脊髓痨及全身麻痹等，此期的病灶中螺旋体很少，不易检出。

一、二期梅毒又统称为早期梅毒，此期传染性强而破坏性小。三期梅毒又称为晚期梅毒，该期传染性小，病程长，而破坏性大。

（刘　奔）

案例 15-4　甲型病毒性肝炎

【病史摘要】男，21 岁。

主诉：食欲缺乏、乏力 3 天，发热 2 天。

现病史：病人 3 天前无明显诱因出现全身乏力、食欲缺乏、厌油、进食后感恶心，伴有上腹部饱胀感；2 天前尿色加深，呈深黄色，伴发热畏寒，体温最高达 38.5℃，来院就诊。

既往史：病人为实习学生，身体健康，无肝炎病史，无肝炎密切接触史。否认其他手术、外伤史，否认药物及食物过敏史。

个人史：出生于原籍并居住，无血吸虫病或疫水接触史。3 周前曾去沿海地区旅行，有海鲜贝类食用史。

家族史：否认家族性遗传病及传染病病史。

体格检查：T 38.5℃，PR 105 次 /min，BR 24 次 /min，BP 125/75mmHg。神志清、语言流畅，巩膜尚无黄染，双手无"扑翼样"震颤。全身浅表淋巴结无肿大。心、肺检查未见异常，腹部平坦、软，肝区叩击痛，肝、脾肋下未触及，移动性浊音(-)，肠鸣音正常，双下肢无水肿，双肾区无叩击痛。

实验室检查：结果见表 15-4。

表 15-4　实验室检测结果

检测项目	英文缩写	检验结果	参考区间
血清总蛋白	TP	70g/L	60～80g/L
人血白蛋白	ALB	42g/L	40～55g/L
血清谷丙转氨酶	ALT	130U/L	<40U/L
血清天冬氨酸氨基转移酶	AST	105U/L	<40U/L
血清 γ- 谷氨酰胺转移酶	GGT	50U/L	男　10～50U/L 女　7～32U/L
血清碱性磷酸酶	ALP	81U/L	45～150U/L
甲型肝炎抗体	anti-HAV IgM	阳性	阴性
丙型肝炎抗体	anti-HCV	阴性	阴性
戊型肝炎抗体	anti-HEV IgM	阴性	阴性
乙型肝炎表面抗原	HBsAg	阴性	阴性
乙型肝炎表面抗体	HBsAb	阴性	阴性或阳性
乙型肝炎 e 抗原	HBeAg	阴性	阴性
乙型肝炎 e 抗体	HBeAb	阴性	阴性
乙型肝炎 c 抗体	HBcAb	阴性	阴性

【问题 1】根据检验报告结果分析并结合病人的临床表现，初步考虑该病人最可能的诊断是什么？其诊断依据是什么？

诊断：甲型病毒性肝炎。

诊断依据：①甲型肝炎病毒（HAV）是 RNA 病毒，可分为 7 个基因型，我国甲型肝炎病毒感染者分离出的病毒均为 1 型。主要传播途径是粪 - 口途径，经消化道传播。饮用水源、食物、蔬菜、玩具等被甲型肝炎病毒污染后可致小范围流行。暴发流行常见于水源 / 食物污染。该病人 3 周前曾有海鲜接触史，在浅水贝类未熟透的情况下可能发生病毒的感染。②乏力、厌油、恶心、食欲减退、全身不适，右季肋部出现叩击痛。③本病人入院后尿色进一步加深呈浓茶色。经抗甲肝治疗，症状好转，热退后出现明显黄疸，见巩膜黄染，皮肤轻微黄染。本病人未出现粪便改变，部分病人可有短期大便颜色变浅，皮肤瘙痒症状出现。④肝功能检查显示 ALT、AST 均轻度升高，反映肝细胞受损。⑤抗 HAV 抗体（anti-HAV IgM）阳性，是 HAV 感染的标志。

【问题2】甲型病毒性肝炎常用的实验室检测指标有哪些？

甲型病毒性肝炎常用的实验室检测指标主要有抗HAV抗体的检测和相应肝功能检测。

思路1：抗HAV抗体的检测：甲型肝炎潜伏期为15~45天，平均持续30天。潜伏期的病人常无自觉症状，但病人的传染性最强。病毒性肝炎症状明显，同时需确定病原体，或甲肝症状不明显需要确诊者，可以检测其血清中HAV抗体。抗HAV抗体分为抗-HAV IgM与抗-HAV IgA两种类型。

（1）抗-HAV IgM：在发病后1周左右即可在血清中测出。其出现的时间与临床症状和化验指标异常出现的时间一致，至第2周达高峰。一般持续8周，少数病人可达6个月以上。但个别病人病初时为阴性，2~3周后方检出阳性。所以，当临床疑诊甲型肝炎，而抗-HAV IgM阴性，应重复检测1~2次，以免漏诊。当前，抗-HAV IgM是早期诊断甲型肝炎的特异性较高的指标，且具有简便、快速的优点。抗-IAV IgG是既往感染的指标，因其是保护性抗体，可保护人体再次感染，故可作为流行病学调查，了解易感人群。

（2）抗-HAV IgA：又称分泌型抗体，主要存在于泪液、唾液、尿液、胃液、乳汁和鼻腔分泌物中，胃液中的IgA可排入粪便中，在甲型肝炎病人粪便提取液中可测得抗-HAV IgA，可作为甲型肝炎的辅助诊断。此外，粪便中HAV的检测和血清甲肝核糖核酸（HAV RNA）亦有诊断价值，但需要一定的设备和技术，不作为常规检查项目。总之，对有典型症状的可疑甲型肝炎病人，伴转氨酶明显增高，可进一步检查抗HAV IgM即可明确诊断甲型肝炎。

思路2：肝功能检查：以血清ALT、AST、总胆红素水平检测最有价值。研究显示，甲型肝炎病人的ALT平均峰值可达1 952U/L，AST可达1 442U/L，多数显性感染者伴有血清总胆红素水平的升高。

思路3：血、尿常规：外周血白细胞计数一般减少或在正常范围，可伴轻度淋巴细胞或单核细胞比例增高；病程早期尿中尿胆原增加，黄疸期尿胆红素及尿胆原均增加。

【问题3】甲型病毒性肝炎的分类及其临床表现是什么？

思路：甲型病毒性肝炎病初，病人会出现疲乏无力、饮食缺乏，小便颜色加深，有时伴有发热等症状，严重时巩膜、皮肤发黄。临床分为显性感染和无临床症状的隐性感染两种类型。成人感染后多表现为显性感染，而儿童或老人感染后易表现为隐性感染。

1. 急性黄疸型

（1）潜伏期：甲型肝炎潜伏期为15~45天，平均持续30天。病人在此期常无自觉症状，但在潜伏期后期，大约感染25天以后，粪便中有大量的HAV排出，潜伏期的病人的传染性最强。

（2）黄疸前期：起病急，病人有发热、畏寒，体温在38~39℃之间。平均热程3天，少数达5天，全身乏力、食欲缺乏、厌油、恶心、呕吐、上腹部饱胀感或轻度腹泻。少数病人以上呼吸道感染症状为主要表现，尿色逐渐加深呈浓茶色。本期持续5~7天。

（3）黄疸期：自觉症状好转，热退后黄疸出现，可见巩膜、皮肤不同程度黄染，肝区痛，肝脏肿大，有压痛和叩击痛，部分病人脾肿大。本期可有短期粪便颜色变浅，皮肤瘙痒。肝功能明显异常。持续2~6周。

（4）恢复期：黄疸逐渐消退，症状好转以至消失，肝、脾回缩到正常，肝功能逐渐恢复正常，IgG介导的免疫系统建立。本期持续2周~4个月，平均1个月。

2. 急性无黄疸型 较黄疸型少见。起病较缓，临床症状较轻，仅表现乏力、食欲减退、肝区痛和腹胀等。体征多有肝肿大、有轻压痛和叩痛，脾肿大少见。转氨酶升高。一般在3个月内恢复。

3. 淤胆型 旧称毛细胆管性肝炎，现证明其原发病变在肝细胞分泌胆汁机制而不在毛细胆管，故原病名已不用。主要是急性甲型肝炎引起的肝细胞裂解导致胆汁分泌下降，血液中胆红素水平上升和胆酸浓度增加，引起黄疸和全身皮肤瘙痒。起病类似急性黄疸性肝炎，但消化道症状较轻。该病病程较长，黄疸持续2~4个月。

本型为黄疸型的一种特殊表现,临床特点是胃肠道症状较轻,发热时间较长,肝内梗阻性黄疸持续较久(数周至数月),可有腹胀、皮肤瘙痒、一过性粪便颜色变浅,尿色深呈浓茶色,肝肿大、有压痛。需与其他肝内、外梗阻性黄疸鉴别。

4. **亚临床型** 部分病人无明显临床症状,但肝功能轻度异常。

5. **重型肝炎** 较少见,成人感染 HAV 者年龄愈大,重型肝炎发病的比例越高。

6. **暴发型甲型肝炎** 本型占全部病例的 0.1%～0.8%,但病死率甚高,达 50%。本型起病甚急,可有发热、食欲缺乏、恶心、频繁呕吐、极度乏力等明显的消化道及全身中毒症状;黄疸逐渐加深,肝脏进行性缩小,有出血倾向,中毒性鼓肠,肝臭、腹腔积液、急性肾功能衰竭和不同程度的肝性脑病表现,直至出现深度昏迷、抽搐。病人多因脑水肿、脑疝、消化道出血、肝肾功能衰竭等死亡,病程不超过 3 周。

【问题 4】甲型病毒性肝炎如何鉴别诊断?

思路:急性甲型肝炎临床上与其他病毒性肝炎难以鉴别,明确诊断主要以血清特异性抗 -HAV IgM 的检测为基础。临床上主要应与戊型病毒性肝炎鉴别,两者高度相似,鉴别点见表 15-5。

表 15-5 甲型病毒性肝炎与戊型病毒性肝炎的鉴别

	甲型病毒性肝炎	戊型病毒性肝炎
病原体	HAV	HEV
流行季节	无明显季节性	冬、春季较多
爆发原因	水源、食物污染	水源污染
病人年龄	青年居多	中老年居多
发热	较多见	较少见
皮肤瘙痒、灰白便	较少见	较多见
病理损害	不明显、恢复较快	明显、恢复慢
血清胆红素升高水平	较低	较高
病程	比戊型肝炎短	比甲型肝炎长
妊娠合并时增加致命风险	否	是

(刘 奔)

案例 15-5 急性乙型肝炎

【病史摘要】男,55 岁,汉族。

主诉:乏力、食欲缺乏、厌油 10 天,尿黄 3 天。

现病史:病人 10 天前无明显原因出现乏力、食欲缺乏、厌油,无发热、恶心、呕吐、腹痛、腹泻,自服胃药,症状无减轻。3 天前病人出现尿黄。自发病以来,无皮肤瘙痒及陶土样便,无咳嗽及咳痰,无尿频、尿急、尿痛。精神稍差,睡眠可,食欲欠佳,尿量正常,大便 1 次 /d,近期体重无减轻。为求进一步诊治收入院。

既往史:平素体健,5 个月前单位体检 HBsAg 阴性。2 个月前曾拔牙治疗。否认结核病史,否认高血压、心脏病史,否认糖尿病史,无手术及输血史,无药物过敏史,无毒物及放射物质接触史。

个人史:生于重庆渝中区,干部,无烟酒嗜好,发病前无不洁饮食史。近期无服用损肝的药物史。

家族史:家庭成员健康,无 HBsAg 阳性者。无家族遗传病史。育有 1 女,爱人和女儿健康。

体格检查：T 36.5℃，BP 115/70mmHg。发育正常，营养中等，神志清，无慢性肝病面容。全身皮肤轻度黄染，无肝掌，无蜘蛛痣，头颅外形正常。巩膜轻度黄染。其他无明显异常。

实验室检查：结果见表 15-6。

表 15-6　实验室检测结果

检测项目	英文缩写	检验结果	参考区间
血清总蛋白	TP	12g/L	60～80g/L
凝血酶原活动度	PTA	90%	75%～100%
血清谷丙转氨酶	ALT	1 400U/L	<40U/L
血清天冬氨酸氨基转移酶	AST	900U/L	<40U/L
总胆红素	TBIL	78μmol/L	3.4～17.1μmol/L
结合胆红素	DBIL	38μmol/L	0～7μmol/L
乙型肝炎表面抗原	HBsAg	阳性	阴性
乙型肝炎表面抗体	HBsAb	阴性	阴性
乙型肝炎 e 抗原	HBeAg	阴性	阴性
乙型肝炎 e 抗体	HBeAb	阳性	阴性
乙型肝炎 c 抗体	HBcAb IgM	阳性	阴性
乙肝病毒 DNA	HBV DNA	阴性	阴性
甲型肝炎病毒抗体	HAV-Ab IgM	阴性	阴性
丙型肝炎病毒抗体	HCV-Ab	阴性	阴性
戊型肝炎病毒抗体	HEV-Ab	阴性	阴性

【问题 1】根据病人情况，高度怀疑的临床诊断是什么？

思路：根据病人的非典型临床表现：乏力、食欲缺乏、厌油，考虑常见的呼吸系统、消化系统疾病；通过查体，不支持呼吸系统和消化系统疾病；结合较为特异的尿色变黄和巩膜黄染以及实验室检查，高度怀疑的疾病范围可缩小到与肝脏相关的疾病。

诊断：急性乙型肝炎。

【问题 2】实验室检查在急性肝炎诊疗中的作用是什么？为确定诊断，应进一步做哪些实验室检查？

思路 1：实验室检查可帮助临床判断是否有急性肝脏损害，明确急性肝炎的病因，了解是否导致重症肝炎以及判断是否需要抗病毒治疗。

思路 2：为了明确诊断，需要进行的检查包括：①血常规；②肝功能，包括转氨酶、胆红素和蛋白质检查等；③出凝血功能；④肝炎病毒标志物的检测，包括乙肝两对半、HBV DNA、抗 HAV IgM、抗 HEV 和抗 HCV。

该患者这些实验室检查的结果为：血常规正常；血生化：ALT 1 400U/L，AST 900U/L，TBIL 78μmol/L，DBIL 38μmol/L，PT 12s，PTA 90%，其余结果如表 15-6 所示。

【问题 3】如何解读上述实验室检查结果，可确诊为急性乙型肝炎吗？确诊依据有哪些？

思路 1：急性乙型肝炎的诊断标准：①肝功能提示有肝细胞损伤；②病毒标志物检测提示有乙型肝炎病毒感染，同时排除其他肝炎病毒感染；③实验室检查和（或）病史可提示病程小于 6 个月。

思路 2：病人入院后 ALT 1 400U/L，AST 900U/L 都超过参考区间上限 20～30 倍，提示存在急性肝细胞的损伤；结合血清胆红素测定结果：TBIL 78μmol/L，DBIL 38μmol/L 提示该病人存在肝细胞性黄疸。凝血酶原时间检测 PTA 90%，该病人没有发展到重症肝炎。乙肝两对半和乙型肝炎病毒 DNA 结果提示：该病人为"小三阳"，HBV DNA 结果也支持其处于感染的恢复期。

思路 3：诊断依据：①发病前半年内曾化验 HBsAg 阴性。发病前 2 个月有拔牙史。②急性发病，病程短，消化道症状明显，伴黄疸。③体格检查：巩膜明显黄疸，无慢性肝病面容，无肝掌及蜘蛛痣。④实验室检查：ALT 1 400U/L，AST 900U/L，TBIL 78μmol/L，DBIL 38μmol/L，HBsAg（+），抗 HBc IgM（+）。

诊断：急性乙型肝炎，黄疸型。

【问题 4】该病人需要与哪些疾病进行鉴别？

思路 1：需要进行鉴别诊断的疾病有：

（1）慢性乙型肝炎：急性肝炎病程超过半年，或原有乙型肝炎或 HBsAg 携带史，现又因同一病因再次出现肝炎症状、体征及肝功能异常者可以诊断为慢性乙型肝炎。该病人发病前半年曾实验室检查 HBsAg 阴性，此次病程仅 10 天。故可排除慢性乙型肝炎。

（2）急性甲型肝炎：发病前常有不洁饮食史，有明显消化道症状，实验室检查肝功能明显异常，多伴有黄疸。急性肝炎病人血清抗 -HAV IgM 阳性可确诊为 HAV 近期感染。该病人发病前无不洁饮食史，实验室检查抗 -HAV IgM 阴性，故可排除急性甲型肝炎。

（3）急性戊型肝炎：发病前常有不洁饮食史，有明显消化道症状，实验室检查肝功能明显异常，多伴有黄疸。急性肝炎病人血清抗 HEV 阳转或滴度由低到高，或抗 HEV 阳性 >1:20。HEV RNA 阳性可确诊为 HEV 近期感染。该病人无不洁饮食史，抗 HEV（-），故可排除急性戊型肝炎。

（4）药物性肝损害：首先必须详细询问医源性药物史、职业及工作环境。出现全身超敏反应表现的病人，有助于药物性肝炎的诊断。发热、皮疹及嗜酸性粒细胞增多，对诊断具有一定的参考意义。实验室检查首先是排除肝病的其他病因。对疑似病例宜进行肝组织学检查。药物性肝损害的诊断最终依赖于药物暴露史、相关的临床表现及实验室检查、肝组织学检查，以及停药的病情缓解或恢复等，进行综合分析判断。该病人既往无损肝的药物暴露史，可排除药物性肝病。

【问题 5】病人治疗后应如何进行跟踪监测？病情是否有慢性化可能？

思路 1：病人应定期复查乙肝病毒指标，观察 HBsAg 有无自发转阴可能。如无转阴趋势，必要时待肝功能明显好转、黄疸消退后可考虑干扰素抗病毒治疗。

思路 2：该病人在住院治疗近 3 周后，实验室检查 HBsAg 自发转阴。支持急性乙型肝炎诊断。

（刘　奔）

案例 15-6　慢性乙型肝炎

【病史摘要】男，44 岁，汉族。

主诉：发现 HBsAg 阳性 7 年，间断乏力、尿黄 3 年，腹胀、双下肢水肿半个月。

现病史：病人 7 年前体检发现 HBsAg 阳性，ALT 轻度升高（具体不详），无明显不适，未予重视。3 年前病人劳累后出现明显乏力，伴尿呈橘黄色，到医院就诊，查 ALT 88U/L，AST 17U/L，TBIL 42.6μmol/L，ALB 35.6g/L；B 超示慢性肝损害、脾大。予以休息、保肝、降酶药（具体不详）等治疗，病人症状缓解、转氨酶降至正常。此后，病人劳累后仍反复出现上述症状，休息后可减轻。半个月前病人劳累后又出现乏力、尿黄，并出现腹胀、双下肢水肿，无明显食欲缺乏、恶心、呕吐、腹痛，无少尿、尿频、尿急、尿痛，无鼻衄、牙龈出血，无呕血、黑便，无头晕、意识不清，精神、饮食、睡眠可，尿量无明显减少，大便正常，体重无明显变化。

既往史：否认高血压、糖尿病、冠心病病史，否认结核病史，无手术及输血史，无药物过敏史，无毒物及放射物质接触史。

个人史：重庆人，干部，无烟酒嗜好，适龄结婚，育有 1 子，爱人和儿子健康。

家族史：其母亲因"乙肝肝硬化，上消化道大出血"去世，弟弟患有乙肝，否认其他家族遗传病史。

体格检查：T 36.5℃，BR 17 次/min，BP 120/75mmHg。发育正常，营养中等，神志清楚，慢性肝病面容，自动体位，检查合作。全身皮肤轻度黄疸，可见肝掌、蜘蛛痣，未见出血点。腹部略膨隆，未见腹壁静脉曲张，无胃肠型、蠕动波，全腹软，无压痛、反跳痛及肌紧张，无包块，肝脏肋下和剑下均未触及，脾肋下约 1cm，质中，缘钝，无触痛，墨菲征(−)，肺肝浊音介于右锁骨中线第 5 肋间，肝区、双肾区无叩痛，移动性浊音(−)，肠鸣音 4 次/min。其他无异常发现。

实验室检查：结果见表 15-7。腹部 B 超示肝硬化、少量腹水、脾大。

表 15-7　实验室检测结果

检测项目	英文缩写	检验结果	参考区间
人血白蛋白	ALB	31.6g/L	40～55g/L
血清谷丙转氨酶	ALT	58U/L	<40U/L
血清天冬氨酸氨基转移酶	AST	77U/L	<40U/L
总胆红素	TBIL	39μmol/L	3.4～17.1μmol/L
结合胆红素	DBIL	17μmol/L	0～7μmol/L
血清γ-谷氨酰胺转移酶	GGT	72U/L	男　10～50U/L 女　7～32U/L

【问题 1】病人的病史特点是什么？体格检查的主要发现是什么？根据病人情况，临床初步诊断是什么？

思路 1：病史特点：①中年男性，隐匿起病，慢性病程，病情逐渐进展。②7 年前体格检查发现 HBsAg 阳性，ALT 升高，无不适主诉，未予诊治。3 年前开始出现乏力、尿黄，休息、治疗后症状缓解，劳累后反复出现上述症状。半月前劳累后又出现乏力、尿黄，伴腹胀，双下肢水肿。实验室检查转氨酶及胆红素升高，ALB 31.6g/L，B 超示慢性肝损害、脾大。③其母亲因"乙肝肝硬化，上消化道大出血"去世，弟弟患有乙肝。

思路 2：体格检查主要发现：①慢性肝病面容，皮肤、巩膜轻度黄染，可见肝掌、蜘蛛痣。②腹部略膨隆，未见腹壁静脉曲张，肝脏肋下和剑下均未触及，脾肋下约 1cm，移动性浊音阴性，肝区无叩痛，肠鸣音正常。③双下肢轻度水肿。

思路 3：根据病人的病史和体格检查以及实验室检查，可以初步怀疑病人为乙型肝炎肝硬化。

【问题 2】实验室检查在慢性肝病诊疗中的作用是什么？为确定诊断，应进一步做哪些检查项目？

思路 1：在慢性肝病诊疗中，实验室检查应帮助临床确定有无慢性肝脏损害的存在；确定引起慢性肝病的病因，如 HBV、HCV 感染，酒精性肝炎，自身免疫性肝病，原发性胆汁性肝硬化；了解慢性肝病的程度（代偿/失代偿；活动期/稳定期）；是否存在慢性肝病并发症（肝硬化？肝癌？肝性昏迷？消化道出血？）；治疗是否达标及药物的副作用。

思路 2：应进一步检测的项目：血常规；血生化；电解质；血凝分析；乙肝病毒性检查，其他肝炎病毒感染血清学检测；腹部 B 超检查；AFP 检查。

该患者实验室检查的结果为：血常规：WBC $3.5×10^9$/L，N 58%，L 42%；Hb 130g/L，PLT $88×10^9$/L。生化检验：ALT 58U/L，AST 77U/L，ALB 31.6g/L，γ-GT 72U/L，TBIL 39.0μmol/L，DBIL 17.1μmol/L，A/G 0.7。电解质：K^+ 4.42mmol/L，Na^+ 135.3mmol/L，Cl^- 101.6mmol/L。血凝分析：PT 16.0s，PTA 60%，FIB 172mg/dL。AFP 15.6ng/mL。HBsAg 阳性，HBeAg 阳性，抗 HBc 阳性，HBV DNA 3.635×

10^7copies/mL。抗 HAV IgG（+），抗 HAV IgM（−），抗 HCV（−），抗 HEV（−）。腹部 B 超：肝硬化，门脉扩张、脾大、少量腹水。

【问题 3】慢性乙型肝炎的诊断标准是什么？

思路：急性肝炎病程超过 6 个月就可诊断为慢性肝炎；慢性肝炎早期临床表现可能不明显，主要依靠实验室检测：超过 6 个月，病人肝功能中转氨酶不能完全恢复正常，或反复升高；肝细胞合成能力下降导致白蛋白下降，肝内长期慢性炎症的存在导致球蛋白增高；病毒复制，乙肝两对半为"大三阳"或"小三阳"，HBV DNA 反复阳性。

【问题 4】如何解读该病人的血常规变化的特点？

思路：慢性乙型肝炎病人血常规的特点通常为红细胞、白细胞和血小板三系都较低。

（1）红细胞减少主要与病人消化吸收下降、胃肠道静脉曲张导致慢性失血以及门脉高压导致脾功能亢进、红细胞破坏增多等有关。

（2）白细胞减少通常与体内长期乙型肝炎病毒的存在、抑制骨髓释放、白细胞贴壁增多等有关。

（3）血小板下降通常与脾功能亢进，导致血小板破坏过多以及分布异常有关。

【问题 5】如何通过实验室指标变化帮助临床判断慢性活动性肝炎？

思路：慢性活动性肝炎取决于病毒是否在复制。可以通过肝功能中转氨酶水平是否超过参考区间上限的两倍来判断，也可通过乙肝病毒标志物中反映肝细胞复制的指标如 HBeAg、HBV DNA 等来发现。

【问题 6】该病人的诊断思路与诊断是什么？

思路：病人为 40 岁男性，起病隐匿，慢性病程。有乙肝家族史。7 年前体格检查发现 HBsAg 阳性伴 ALT 升高，3 年前开始反复出现乏力、尿黄，半月前出现腹胀、双下肢水肿；实验室检查：血小板及白细胞减少，ALT 58U/L，AST 77U/L，ALB 31.6g/L，TBIL 39.0μmol/L，PTA 60%，HBsAg 阳性、HBeAg 阳性，HBV DNA $3.635×10^7$copies/mL。腹部 B 超：肝硬化、门脉扩张、脾大、少量腹水。根据病人有乙肝家族史，推测乙肝病毒感染病史长（可能为垂直传播），发现慢性乙型肝炎病史 7 年，逐渐出现脾大、脾功能亢进、腹水、白蛋白及 PTA 降低等肝功能失代偿表现，故乙肝肝硬化失代偿期、门脉高压症、脾大、脾功能亢进、腹水、低蛋白血症诊断明确。病人目前病毒仍复制活跃，转氨酶及胆红素高于正常，提示肝炎病毒仍在活跃。

诊断：乙肝肝硬化失代偿期（活动性）；门脉高压症；脾大；脾功能亢进；腹水；低蛋白血症。

【问题 7】慢性肝病的病人应定期复查哪些项目？慢性乙型肝炎病人抗病毒治疗的判断标准是什么？HBV 基因型和 HBV 变异检测在治疗中的意义是什么？

思路 1：慢性肝病的病人应定期复诊：每 1～3 个月复查血常规、肝功、血凝分析、AFP、乙肝病毒指标和肝纤维化指标。

思路 2：慢性乙型肝炎病人抗病毒治疗效果最理想的监测指标是 HBV DNA。治疗效果判断：①定期检查，2 周查 1 次；②HBV DNA 波动在 1 个数量级以内，说明含量没有明显变化，抗病毒治疗未必显效。

思路 3：HBV 基因型和 HBV 变异检测的意义在于对治疗 9 个月后的耐药变异的监测，以及时调整治疗方案。

（刘　奔）

案例 15-7　流行性感冒病毒感染

【病史摘要】男，10 岁。

主诉：发热、乏力 2 天。

现病史：患儿于 2 天前放学后出现发热、乏力、周身不适，体温最高达 39.0℃。在家自行服用退热药，体温有所下降，随后体温再次升高，并出现畏寒、头痛、全身肌肉关节酸痛等症状，伴鼻塞、流鼻涕、咽喉痛、干咳等局部症状。自诉近期班级中有多位同学有类似症状。

既往史：平素体健，无家族传染病史，无外伤及输血史，无药物过敏史。

个人史：小学5年级学生，发病前无不洁饮食史。近期无服用药物史。

家族史：家庭成员健康，家中无 HBsAg 阳性者，无家族遗传病史。

体格检查：T 39.0℃，PR 118 次/min，BR 26 次/min，BP 120/80mmHg，神志清楚，对答合理。无巩膜黄染及甲状腺肿大，咽部充血，扁桃体无肿大，颈软、无抵抗。皮肤黏膜无黄染，无皮下出血、皮疹等。全身浅表淋巴结无肿大，双肺呼吸音粗，未闻及明显干、湿啰音。心律齐，各瓣膜未闻及病理性杂音。腹平软，全腹无压痛、反跳痛，肝、脾肋下未触及，肝、肾脏无叩击痛。四肢肌力正常，双下肢无水肿。生理反射正常，病理反射未引出。

实验室检验：结果见表 15-8。胸部 CT：未见明显异常。

表 15-8　实验室检测结果

检测项目	英文缩写	检测结果	参考区间
白细胞总数	WBC	$3.0 \times 10^9/L$	$(3.5 \sim 9.5) \times 10^9/L$
中心粒细胞百分比	Neu	0.52	$0.5 \sim 0.7$
淋巴细胞百分比	Lym	0.48	$0.2 \sim 0.4$

【问题1】该患儿可能的诊断是什么？诊断依据是什么？

思路1：通过流行病学史、病人症状进行诊断。可能的诊断是流行性感冒病毒感染。诊断依据：①有流行病学史（发病前病人所在班级多人出现感冒、发热症状，属于聚集发病者之一）、有典型的流感症状表现，同时排除了其他可引发类似表现的疾病；②血常规检查：中性粒细胞比例降低，淋巴细胞比例升高，WBC $3 \times 10^9/L$，Neu 0.52，Lym 0.48。

思路2：流行性感冒病毒感染的典型症状一般表现为急性起病，前驱期有乏力症状，很快出现高热（可达 39～40℃）、畏寒、寒战、头痛、全身肌肉关节酸痛等全身中毒症状，可伴或不伴鼻塞、流鼻涕、咽喉痛、干咳、胸骨后不适、颜面潮红、眼结膜充血等局部症状。流感病程通常为4～7天，少数病人咳嗽可能持续数周之久。儿童发热程度通常高于成人，患乙型流感时恶心、呕吐、腹泻等消化道症状较成人多见。新生儿可表现为嗜睡、拒奶、呼吸暂停等。

在流行期结合临床症状诊断流行性感冒并不困难，但要确诊或流行监测时必须进行实验室检查，主要包括病毒分离培养、血清学诊断和快速诊断方法。

（1）病毒的分离与鉴定：通常采取发病3日内病人的咽洗液或咽拭子，经抗生素处理后接种于9～11日龄鸡胚羊膜腔和尿囊腔中，于33～35℃孵育3～4天后，收集羊水和尿囊液进行血凝试验。如血凝试验阳性，再用已知免疫血清进行血凝抑制（hemoagglutination inhibition，HI）试验，鉴定型别。若血凝试验阴性，则用鸡胚再盲目传代3次，仍不能出现血凝则判断病毒分离为阴性。也可用组织培养细胞（如人胚肾或猴肾）分离病毒，判定有无病毒增殖可用红细胞吸附方法或荧光抗体方法。

（2）血清学诊断：采取病人急性期（发病5天内）和恢复期（病程2～4周）双份血清，常用 HI 试验检测抗体。如果恢复期比急性期血清抗体效价升高4倍以上，即可做出诊断。正常人血清中常含有非特异性抑制物，因此在进行 HI 试验前可用胰蛋白酶等处理血清，以免影响 HI 试验结果。HI 试验所用的病毒应当是与当前流行密切相关的病毒株，反应结果才能确切。补体结合试验（compliment fixation，CF）只能检测 NP、MP 的抗体。这些抗体出现早、消失快。因此，CF 试验只能作为是否新近感染的指标。

（3）快速诊断：对病人进行快速诊断，主要是采用间接或直接免疫荧光法、ELISA 法检测病毒抗原。常取病人鼻甲黏膜印片或呼吸道脱落上皮细胞涂片，用荧光素标记的流感病毒免疫血清进行免疫荧光染色检查抗原，或用 ELISA 检查病人咽漱液中的抗原。用单克隆抗体经免疫酶标法仅用 24～72 小时即可快速检测甲、乙型流感病毒在感染细胞内的病毒颗粒或病毒相关抗原。此外，PCR、核酸杂交或序列分析等方法也被用于检测流感病毒核酸或进行分型。

【问题2】流行性感冒病毒感染的鉴别诊断？

思路1：需要与其他有"流感样症状"的疾病进行鉴别，仅从病人表现很难区别这些疾病，需通过进一步血液检查、影像学检查和病原学检查等作出判断。

（1）普通感冒：普通感冒传染性弱，病情较轻，以喷嚏、流涕等为主要表现；普通感冒的流感病原学检测阴性，或可找到相应的感染病原证据。

（2）其他上呼吸道感染：包括急性咽炎、扁桃体炎、鼻炎和鼻窦炎。感染与症状主要限于相应部位，局部分泌物流感病原学检查阴性。

（3）其他下呼吸道感染：流感有咳嗽症状或合并气管支气管炎时，需与急性气管支气管炎相鉴别；合并肺炎时需要与其他肺炎，包括细菌性肺炎、衣原体肺炎、支原体肺炎、病毒性肺炎、真菌性肺炎、肺结核等相鉴别。根据临床特征可做出初步判断，病原学检查及胸部 CT 可进一步鉴别。

（4）新型冠状病毒感染：新冠感染轻型、普通型可表现为发热、干咳、咽痛等与流感相似的症状；新冠感染重型、危重型同样与流感重型、危重型症状类似。需结合流行病学史与病原学检查进行鉴别。

思路2：流行性感冒病毒感染的确定诊断指标，有流感临床表现，具有以下一种或一种以上检测结果阳性即可确诊流感：①流感病毒核酸检测阳性；②流感抗原检测阳性；③流感病毒培养分离阳性；④急性期和恢复期双份血清的流感病毒特异性 IgG 抗体水平呈 4 倍或 4 倍以上升高。

【问题3】流行性感冒病毒的分类及其特点？

思路：流行性感冒病毒（influenza virus），是正黏病毒科（orthomyxoviridae）的代表种，简称流感病毒，包括人流感病毒和动物流感病毒，人流感病毒分为甲（A）、乙（B）、丙（C）三型，是流行性感冒（流感）的病原体。其中，甲型流感病毒抗原性易发生变异，多次引起世界性大流行。流感病毒抵抗力较弱，不耐热，56℃ 30 分钟即可使病毒灭活。室温下传染性很快丧失，但在 0～4℃ 能存活数周，−70℃ 以下或冻干后能长期存活。病毒对干燥、日光、紫外线以及乙醚、甲醛、乳酸等化学药物也很敏感。

传染源主要是病人，其次为隐性感染者，被感染的动物也可能是一种传染源。主要传播途径是带有流感病毒的飞沫，经呼吸道进入体内。少数也可经共用手帕、毛巾等间接接触而感染。人群普遍易感，潜伏期长短取决于侵入的病毒量和机体的免疫状态，一般为 1～4 天。起病后病人有畏寒、头痛、发热、浑身酸痛、乏力、鼻塞、流涕、咽痛及咳嗽等症状。在症状出现的 1～2 天内，随分泌物排出的病毒量较多，以后则迅速减少。无并发症病人发病后第 3～4 天就开始恢复；如有并发症，则恢复期延长。流感的特点是发病率高，病死率低，死亡通常由并发细菌性感染所致。常见的细菌有肺炎链球菌、金黄色葡萄球菌、流感嗜血杆菌等。并发症多见于婴幼儿、老人和慢性病（心血管疾病、慢性气管炎和糖尿病等）病人。

（刘　奔）

案例 15-8　麻疹病毒感染

【病史摘要】男，4岁。

主诉：发热 4 天，发现皮疹 1 天。

现病史：患儿于 4 天前出现发热，体温最高达 38.5℃，伴流鼻涕、刺激性干咳、眼结膜充血、流泪、畏光。伴精神不振、厌食，自行应用退热药，效果欠佳。2 天前出现两次呕吐现象。1 天前精神萎靡、耳后发际出现红色皮疹来诊。至就诊时已延伸到颈面部、躯干部。

既往史：无误吞误食药物史，无药物过敏史。

个人史：幼儿园中班，身体健康，无过敏史。近期无服用药物史。

家族史：家庭成员健康。无家族传染病及遗传病史。

体格检查：T 38.2℃，BP 115/70mmHg，PR 105 次 /min，神志萎靡。无巩膜黄染及甲状腺肿大，双侧瞳孔等大、等圆。伸舌居中，咽部充血，扁桃体无肿大，在口腔颊黏膜处见到典型麻疹黏膜斑，颈软、无抵抗。皮肤黏膜无黄染，无皮下出血，耳后发际可见散在红色斑丘疹。全身浅表淋巴结无肿大，双肺呼吸音清，未闻及干、湿啰音。心、腹检查未见明显异常。

实验室检验：结果见表 15-9。胸部 CT：未见明显异常。

表 15-9 实验室检测结果

检测项目	英文缩写	检验结果	参考区间
白细胞总数	WBC	$2.9 \times 10^9/L$	$(3.5 \sim 9.5) \times 10^9/L$
中心粒细胞百分比	Neu	0.46	$0.5 \sim 0.7$
淋巴细胞百分比	Lym	0.54	$0.2 \sim 0.4$

【问题1】根据患儿临床表现与体格检查，其可能的诊断是什么？

思路 1：可以通过患儿临床表现及实验室检查结果进行诊断。可能的诊断是麻疹病毒感染。诊断依据：①持续性发热，咽痛，畏光，流泪，眼结膜红肿等；②在口腔颊黏膜处见到典型麻疹黏膜斑；③耳后发际出现皮疹，至就诊时已延伸到颈面部、躯干部。

思路 2：一般典型的麻疹病毒诊断依据。发热 4 天左右全身皮肤出现红色斑丘疹；出疹顺序为耳后、颈部，而后躯干，最后遍及四肢、手和足；退疹后皮肤脱屑、并有色素沉着。如有与麻疹病人接触史则更易做出诊断。早期鼻咽分泌物中寻找多核巨细胞及尿中检测包涵体细胞有益于早期诊断。在出疹后第 1 天或第 2 天检测血清麻疹抗体，若阳性即可确诊。

思路 3：相关的实验室检查可以辅助诊断。①血常规；②疾病早期鼻、咽分泌物或尿沉渣涂片直接镜检多核巨噬细胞或包涵体细胞；③血清学检查麻疹病毒特异性 IgM 抗体；④病毒抗原检测，如 PCR 法检测麻疹病毒 RNA；⑤病毒直接分离培养。

【问题2】典型麻疹病毒感染的临床表现及分期有哪些？

思路：典型麻疹病毒感染临床表现一般分为 4 期，每期的临床表现有所不同。

（1）潜伏期：约 10 天（一般为 6～18 天）。曾经接触过麻疹患儿或在潜伏期接受被动免疫者，可延至 3～4 周。在潜伏期内可有轻度体温上升。

（2）前驱期：也称发疹前期，一般为 3～4 天。表现类似上呼吸道感染症状：①发热，见于所有病例，多为中度以上发热；②咳嗽、流涕、流泪、咽部充血等，以眼的症状突出，结膜发炎、眼睑水肿、眼泪增多、畏光、下眼睑边缘有一条明显充血横线（stimson 线），对诊断麻疹极有帮助；③麻疹黏膜斑，在发疹前 24～48 小时出现，为直径约 1.0mm 灰白色小点，外有红色晕圈，开始仅见于对着下白齿的颊黏膜上，但在 1 天内很快增多，可累及整个颊黏膜并蔓延至唇部黏膜，黏膜疹在皮疹出现后即逐渐消失，可留有暗红色小点；④偶见皮肤荨麻疹、隐约斑疹或猩红热样皮疹，在出现典型皮疹时消失；⑤部分病例可有一些非特异症状，如全身不适、食欲减退、精神不振等。但体温稍有下降。婴儿可有消化系统症状，如呕吐、腹泻等。

（3）出疹期：多在发热后 3～4 天出现皮疹，体温可突然升高至 40～40.5℃，皮疹为稀疏不规则的红色斑丘疹，疹间皮肤正常，出疹顺序也有特点：始见于耳后、颈部、沿着发际边缘，24 小时内向下发展，遍及面部、躯干及上肢，第 3 天皮疹累及下肢及足部，无痒感。病情严重者皮疹常融合，皮肤水肿，面部水肿变形。大部分皮疹压之褪色，但亦有出现瘀点者。全身有淋巴结肿大和脾肿大，并持续几周，肠系膜淋巴结肿大可引起腹痛、腹泻和呕吐。阑尾黏膜的麻疹病理改变可引起阑尾炎症状。高热时常有谵妄、激惹及嗜睡状态，多为一过性，热退后消失，与以后出现的中枢神经系统并发症无关。此期肺部有湿性啰音，X线检查可见肺纹理增多。

（4）恢复期：出疹3~4天后皮疹开始消退，消退顺序与出疹时相同；在无并发症发生的情况下，食欲、精神等其他症状也随之好转，体温减退，皮肤颜色发暗。皮疹消退后，皮肤留有糠麸状脱屑及棕色色素沉着，7~10天痊愈。

【问题3】麻疹病毒感染与其他出疹性疾病的鉴别诊断？

思路：从全身症状、皮疹特点及发热与出疹时间进行诊断，如表15-10所示。

表15-10 麻疹病毒感染与其他出疹性疾病的鉴别

疾病	病原	全身症状及其他特征	皮疹特点	发热与出疹关系
麻疹	麻疹病毒	发热、咳嗽、畏光、鼻卡他、结膜炎、Koplik斑	红色斑丘疹，自头面部至颈部、躯干、四肢出现，疹退后有色素沉着及细小脱屑	发热3~4天后出疹，出疹期为发热的高峰期
风疹	风疹病毒	全身症状轻，耳后、枕部淋巴结肿大、有触痛	自面颈部至躯干、四肢出现，斑丘疹，疹间有正常皮肤，疹退后无色素沉着及脱屑	症状出现后1~2天出疹
幼儿急疹	人疱疹病毒6型	主要见于婴幼儿，高热可有惊厥，耳后、枕部淋巴结肿大伴轻度腹泻	红色细小密集斑丘疹，头面颈及躯干部多见，四肢较少，一天出齐，次日即开始消退	高热3~5天，热退疹出
猩红热	乙型溶血性链球菌	发热、咽痛、头痛、呕吐、杨梅舌、环口苍白圈、颈部淋巴结肿大	皮肤弥漫充血，上有密集针尖大小丘疹，压之褪色，伴痒感，全身皮肤均可受累，疹退后伴脱皮	发热1~2天出疹，出疹时高热
肠道病毒感染	埃可病毒、柯萨奇病毒	发热、咽痛、流涕、结膜炎、腹泻、全身或颈枕部淋巴结肿大	散在斑疹或斑丘疹，很少融合，1~3天消退，不脱屑，有时可呈紫癜样或水泡样皮疹	发热时或退热后出疹
药物疹		原发病症状，有近期服药史	多变，斑丘疹、疱疹、猩红热样皮疹、荨麻疹等，痒感，摩擦及受压部位多见	发热多为原发病引起

（刘 奔）

案例15-9 脊髓灰质炎病毒感染

脊髓灰质炎（poliomyelitis）是由脊髓灰质炎病毒（poliovirus）引起，通过粪口途径传播，浸润肠道的淋巴细胞进入血液循环而影响全身，主要损害脊髓前角灰质的运动神经细胞，表现为肌肉瘫痪和下肢发育不全，严重病人终身瘫痪，易发于5岁以下儿童，故俗称小儿麻痹，潜伏期一般为7~14天。中国现已成为无脊髓灰质炎国家，但是在全球消灭脊髓灰质炎前，我国可能存在输入性脊髓灰质炎野病毒及脊髓灰质炎疫苗衍生病毒引起脊髓灰质炎的病例。

【病史摘要】男，3岁。

主诉：反复发热6天，右下肢不能站立半天。

现病史：6天前患儿无明显诱因开始发热，用药后热退。3天前再次发热，表现为高热，同时伴有头痛、颈强直、颈背及四肢肌肉疼痛及感觉过敏。烦躁不安、拒抱，半天前右下肢不能站立。未经治疗来我院就诊。

既往史：患儿未服过脊髓灰质炎疫苗糖丸。

个人史：幼儿园小班，身体健康，无药物过敏史，近期无外伤史。

家族史：家庭成员健康。无家族病、传染病及遗传病史。

体格检查：T 38.6℃，PR 120 次 /min，BR 38 次 /min。发育营养中等，神志清，烦躁，咽红；心、肺无异常。腹软，腹壁和提睾反射存在，右下肢肌力Ⅰ级，膝反射未引出。

实验室检查：见表 15-11。

表 15-11　实验室检查结果

检测项目	英文缩写	检测结果	参考区间
血常规检查			
红细胞数	RBC	$4.2 \times 10^{12}/L$	男　$(4.3 \sim 5.8) \times 10^{12}/L$ 女　$(3.8 \sim 5.1) \times 10^{12}/L$
血红蛋白	Hb	123g/L	男　$120 \sim 160g/L$ 女　$110 \sim 150g/L$
白细胞数	WBC	$9.1 \times 10^9/L$	成人　$(3.5 \sim 9.5) \times 10^9/L$ 儿童　$(5 \sim 12) \times 10^9/L$
中性粒细胞	Neu	0.38	$0.5 \sim 0.7$
淋巴细胞	Lym	0.62	$0.2 \sim 0.4$
血小板	PLT	$352 \times 10^9/L$	$(100 \sim 300) \times 10^9/L$
血清学检查			
脊髓灰质炎特异性抗体	Poliomyelitis IgM	阳性	阴性
脑脊液检查			
细胞数		$500 \times 10^6/L$	儿童　$(0 \sim 15) \times 10^6/L$
蛋白定性		阳性	阴性

【问题 1】通过上述问诊与检查，该患儿可能的诊断是什么？需与哪些疾病鉴别诊断？如何预防？

思路 1：患儿 3 岁。①反复发热 6 天，右下肢不能站立半天，未服过脊髓灰质炎疫苗糖丸病史。②查体：腹壁和提睾反射存在，右下肢肌力Ⅰ级，膝反射未引出。③脑脊液检查：细胞计数 $500 \times 10^6/L$，蛋白定性（+）。脊髓灰质炎特异性 IgM 抗体阳性。根据上述特点，本病例诊断为：脊髓灰质炎。

思路 2：鉴别诊断：①感染性多发性神经炎。②周围神经炎。③家族性周期性瘫痪。

思路 3：脊髓灰质炎疫苗有两种：①减活疫苗，即将脊髓灰质炎病毒的致病力减弱，做成活的脊髓灰质炎疫苗，称为脊灰减活疫苗，并将其做成糖丸状，儿童口服起来比较方便，这就是人们常说的"糖丸疫苗"（oral polio vaccine，OPV）。②灭活疫苗，即将脊髓灰质炎病毒灭活后做成疫苗，称为脊灰灭活疫苗（inactivated poliovirus vaccine，IPV）。

【问题 2】我国现在是无脊髓灰质炎国家吗？在我国被称为"糖丸之父"的是哪位科学家？

思路 1：脊髓灰质炎疫苗是预防和消灭脊髓灰质炎的有效手段。该病是人类消灭天花后，世界卫生组织列为第二个在全球被消灭的病毒感染性疾病。我国著名医学科学家、病毒学专家，中国医学科学院原院长顾方舟教授被称为"糖丸之父"，他主持研制脊髓灰质炎糖丸疫苗的广泛使用以来，脊髓灰质炎的发病率和死亡率迅速大幅度下降。

思路 2：2000 年世界卫生组织（WHO）证实，中国本土脊髓灰质炎野病毒的传播已被阻断，成为无脊髓灰质炎国家。2013 年 5 月第 66 届 WHO 通过了《2013—2018 年全球消灭脊髓灰质炎终结战略计划》，为响应世界卫生组织消灭脊髓灰质炎终结战略计划的整体安排，我国于 2015 年成功自主研发 Sabin 株脊髓灰质炎灭活疫苗，并将脊髓灰质炎灭活疫苗纳入国家免疫规划，为我国和全球消灭脊髓灰质炎做出了重大贡献。但是在全球消灭脊髓灰质炎前，我国可能存在输入性脊髓灰质炎野病毒及脊髓灰质炎疫苗衍生病毒引起脊髓灰质炎的病例。

（李　艳　陈小勇）

案例 15-10　轮状病毒感染

人类轮状病毒是 1973 年澳大利亚学者 Bishop 等在急性非细菌性胃肠炎儿童十二指肠黏膜超薄切片中首次发现的，是人类、哺乳动物和鸟类腹泻的病原体。1983 年，我国病毒学家洪涛又发现了成人腹泻轮状病毒（adult diarrhea rotavirus）。轮状病毒（rotavirus）属于呼肠孤病毒科轮状病毒属，不属于肠道病毒。

【病史摘要】11 个月。

主诉：发热、呕吐、腹泻 2 天。

现病史：2 天前患儿先有发热，体温最高达 39℃，服退热药后发热可消退。随之出现呕吐，呕吐物为胃内容，每日 3～5 次。大便变稀，量多，淡黄色蛋花汤样，渐转为水样，无特殊臭味，每日 10 余次。无咳嗽，无喘促，每日排尿 1 次。口渴多饮，不进食物。曾给予口服蒙脱石散等，患儿大便未明显好转，遂前来我院就诊。

既往史：身体健康，无药物过敏史。

个人史：正常足月顺产。

家族史：家庭成员健康。无家族传染病及遗传病史。

体格检查：T 38℃。神志清楚，精神萎靡。皮肤弹性较差，干燥。浅表淋巴结无肿大。前囟已闭。眼窝明显凹陷，哭时少泪。口唇干燥。心音有力，节律规则，心律 136 次/min，无气喘，无紫绀，无抽搐等不适，双肺呼吸音无异常。腹平软，未触及包块，无压痛及反跳痛，肝脏于肋下 2.0cm，脾脏未触及，肠鸣音活跃。四肢活动自如，双手指较凉。神经系统无阳性体征。

实验室检查：见表 15-12。

表 15-12　实验室检测结果

检测项目	英文缩写	检测结果	参考区间
血常规			
红细胞数	RBC	$4.2 \times 10^{12}/L$	婴儿　$(4.0～4.3) \times 10^{12}/L$
血红蛋白	Hb	123g/L	婴儿　110～120g/L
白细胞数	WBC	$8.5 \times 10^9/L$	婴儿　$(11～12) \times 10^9/L$
中性粒细胞	Neu	0.45	婴儿　0.31～0.4
淋巴细胞	Lym	0.55	婴儿　0.4～0.6
血小板	PLT	$252 \times 10^9/L$	$(100～300) \times 10^9/L$
粪便常规			
黄色蛋花汤样便，无黏液脓血便，白细胞 0～3 个/HP			黄色，成形软便，无黏液脓血便白细胞 0/HP
血生化			
碳酸氢盐	HCO_3^-	20mmol/L	22～27mmol/L

【问题1】该病例最可能的诊断是什么？需与哪些疾病鉴别诊断？

思路1：最可能的诊断为秋季腹泻。诊断依据：①患儿年龄为11个月，秋季发病；②呕吐，随之腹泻，水样及蛋花汤样便，无异味，尿量明显减少；③精神萎靡，眼窝明显凹陷，少泪，口唇干燥，双手指凉；④粪便常规：白细胞数0～3个/HP。⑤血 HCO_3^- 20mmol/L。

思路2：生理性腹泻、细菌性痢疾、食物过敏性腹泻的鉴别诊断。

（1）生理性腹泻：多见于6个月以内婴儿，外观虚胖，常有湿疹，生后不久即出现腹泻，除大便次数增多外，无其他症状，食欲好，不影响生长发育。近年来发现此类腹泻可能为乳糖不耐受的一种特殊类型，添加辅食后大便即逐渐转为正常。

（2）细菌性痢疾：常有流行病学史，起病急，全身症状重。便次多，量少，排脓血便，伴里急后重，大便镜检有较多脓细胞、红细胞和吞噬细胞，大便细菌培养有志贺痢疾杆菌生长可确诊。

（3）食物过敏性腹泻：是由于小儿对于牛奶或者大豆等食物过敏而引起的腹泻。过敏性腹泻的时候，主要的症状就是出现水样便，大便可以较稀，也可以呈爆发性水样，便里面有时还会带有黏液及出血。有时还伴有其他全身症状，包括湿疹、过敏性鼻炎及哮喘等。

【问题2】何谓"秋季腹泻"？其传播途径和发病的机制是什么？

思路1：由轮状病毒引起的婴幼儿急性腹泻是一种发病率很高的传染病，呈世界性分布。其发病率和致婴幼儿死亡率仅次于呼吸道感染，居第二位。轮状病毒具有高度传染性，一年四季都会发生，秋冬季是感染高峰期，又称"秋季腹泻"。轮状病毒主要经粪口途径传播。发病多见于6～24个月的婴幼儿，以6～12个月婴儿感染率最高。

思路2：病毒侵入人体后在小肠黏膜绒毛细胞内增殖。由于绒毛细胞损伤和破坏，使细胞渗透压发生改变，导致电解质平衡失调，大量水分进入肠腔，出现以急性胃肠炎为主的临床症状，即水样腹泻，伴有发热、呕吐和腹痛，腹泻物多为白色米汤样或黄绿色蛋花样稀水便，有恶臭，严重者如不及时补充液体，可发生脱水、酸中毒而导致死亡。本病为自限性疾病，腹泻多在病后4～7天自愈。病后机体很快产生多种抗体，但起主要保护作用的抗体是肠道 SIgA。由于抗体只对同型病毒具有中和作用，病后可重复感染。

【问题3】该患儿还应做哪些方面的实验室检查？

思路1：脱水性质判断：需要做血清电解质和酸碱平衡的测定，通过检测血清钠含量来区别脱水的性质，血清钾的检测来判断是否存在低血钾，指导临床纠正水电解质紊乱及酸碱平衡失调的治疗。

思路2：进一步确定轮状病毒感染：PCR 和核酸探针技术检测病毒抗原，临床 ELISA 法或胶体金法检测粪便中病毒抗原。

（李　艳　陈小勇）

案例 15-11　单纯疱疹病毒感染

单纯疱疹（herpes simplex）是由单纯疱疹病毒（herpes simplex virus，HSV）引起的，临床以簇集性水疱为特征，由于在感染急性期发生水疱性皮疹即所谓的单纯疱疹而得名。该病有自限性，但易复发，是世界范围内流行最广泛的感染性疾病之一。

【病史摘要】女，30岁。

主诉：脐平面以下麻木伴双下肢乏力6天。

现病史：2个月前出现咳嗽，迁延不愈，于10天前出现发热、肘部出现疱疹，6天前发热及疱疹消退，之后即出现脐平面以下感觉麻木，左上肢及双下肢远端乏力。

既往史：无高血压、糖尿病及心脑血管疾病史，否认输血史、药敏史。二年前曾有口周簇集性水疱，没用药物，自愈。

个人史：生于成都并居住，科员，无烟酒嗜好。近期无服用伤肝的药物史。

家族史：家庭成员健康，无家族遗传病史。育有 1 女，爱人及女儿健康。

体格检查：精神、神智正常，颅神经正常；左上肢远端夹纸阳性，四肢肌张力正常，四肢腱反射对称活跃。脐平面以下（包括背部）麻木，针刺觉减退，左上肢及双下肢远端乏力，右下肢麻木。双巴氏征入院时阴性，入院 4 天后阳性，目前为弱阳性。

实验室检查：血常规、血沉、女性肿瘤标志物、抗可溶性抗原（ENA）抗体、心肌酶均正常。凝血项、甲状腺功能、尿粪常规、肝肾功能等检验正常。

脑脊液检查：脑脊液压力 270mmH$_2$O（参考区间为 70～200mmH$_2$O）；①脑脊液常规：有核细胞数 13×10^6 个/L（参考区间 <5×10^6/L）。②脑脊液生化：脑脊液蛋白 726mg/L（参考区间为 150～450mg/L）。③细胞学：未发现恶性细胞团。④脑脊液清蛋白/血清清蛋白比值升高（11.1×10^{-3}），提示存在血脑屏障功能受损。⑤脑脊液单纯疱疹病毒Ⅰ型抗体 IgG 阳性。

影像检查：头颅、胸椎增强核磁及颈椎、腰椎 MR 均正常。脑电图正常。腹部彩超：未见异常。

【问题 1】通过上述问诊、查体与检查，该病例最可能的诊断是什么？需与哪些疾病鉴别诊断？

思路 1：病人诊断为单纯疱疹病毒感染。诊断依据：10 天前出现发热、肘部出现疱疹、6 天前发热和疱疹消退，之后即出现脐平面以下感觉麻木，左上肢及双下肢远端乏力。体格检查：左上肢远端夹纸阳性，双巴氏征目前弱阳性。脐平面以下（包括背部）针刺觉减退，以右下肢麻木为主。病人二年前曾有口周簇集性水疱，没用药物，自愈。实验室检查：脑脊液清蛋白/血清清蛋白比值升高，脑脊液单纯疱疹病毒Ⅰ型抗体 IgG 阳性。

思路 2：与带状疱疹、脓疱疹、急性炎症性脱髓鞘性多发性神经病的鉴别诊断。

（1）带状疱疹：成人多见，疱疹常沿身体单侧体表神经分布的相应皮肤出现呈带状分布成簇水疱，不对称，局部灼痛明显。

（2）脓疱疹：为儿童常见的细菌感染性疾病。常发于口唇周围或四肢暴露部位，初为疱疹，继成脓疱，最后结痂，皮疹无分批出现特点，无全身症状。

（3）急性炎症性脱髓鞘性多发性神经病：病人腱反射对称活跃，脑脊液未见蛋白细胞分离。

【问题 2】单纯疱疹病毒的分型、传播途径及实验室检查。

思路 1：单纯疱疹病毒分为两型：HSV-1 型，分泌物经口腔、呼吸道、破损的皮肤感染，引起头面部以及腰以上皮肤的疱疹，多见于婴幼儿及儿童，90% 以上为隐性感染，表现为龈口炎、疱疹性角膜炎、疱疹性湿疹、疱疹性脑炎，潜伏于三叉神经节。HSV-2 型，可通过性接触、胎盘感染、生殖道感染、先天性感染（腰以下）皮肤疱疹，潜伏于骶神经节。

思路 2：实验室检查：病毒培养鉴定是诊断 HSV 感染的金标准；皮损处刮片做细胞学检查（Tzanck 涂片），可见到多核巨细胞和核内嗜酸性包涵体；用免疫荧光法和 PCR 分别检测疱液中病毒抗原和 HSV-DNA，有助于明确诊断；血清 HSV-IgM 型抗体检测有辅助诊断价值，IgG 型抗体检验常用于流行病学调查。

【问题 3】HSV 存在部位？单纯疱疹病毒感染的发病机制？

思路 1：HSV 可存在于感染者的疱液、口鼻和生殖器分泌物中。HSV 感染主要通过接触传播，经过破损的皮肤或黏膜进入感染者体内引起疱疹性疾病。HSV 对外界抵抗力不强，56℃ 加热 30 分钟、紫外线照射 5 分钟或乙醚等脂溶剂均可使之灭活。

思路 2：HSV-1 型初发感染多发生在 5 岁以下幼儿，通过接吻或其他生活密切接触感染，主要引起生殖器以外的皮肤黏膜及脑部感染；HSV-2 型初发感染主要发生在青年人或成人，通过密切性接触传播，引起生殖器部位感染。初次感染 HSV 后，病毒会以一种非复制的状态潜伏在宿主背侧根神经节的神经元细胞中，建立 HSV 的潜伏感染，HSV-1 常潜伏在三叉神经节，HSV-2 则潜伏在骶神经节。当潜伏感染个体受到某些非特异性因素的刺激，如神经轴损伤、发热、生理或者心理压力过重、紫外线暴露、月经等，病毒可沿着感觉神经纤维轴索下行至末梢，在皮肤或者黏膜增殖排放病毒。由于宿主的免疫力限制局部的病毒增殖，通常复发感染比较局限并且症状较轻，许多复发感染无症状，只表现为从分泌物排放病毒。在有症状的个体，通常表现为唇疱疹或者生殖器疱疹。

（李　艳　陈小勇）

案例 15-12　巨细胞病毒感染

巨细胞病毒感染（cytomegalovirus infection，CMV）是由人巨细胞病毒（human cytomegalovirus，HCMV）引起的先天性或后天获得性感染。CMV 是人类先天性病毒感染中最常见的病原体，属于疱疹病毒，为双链 DNA 病毒，因病毒感染细胞后，在细胞内复制时产生典型的巨细胞包涵体而得名。人群普遍易感，人是其唯一宿主。我国是 CMV 感染高度流行的国家，健康人群抗体阳性率可达 60%～90%，多数人感染后呈现隐性感染、潜伏感染，并长期携带病毒。病毒存在于人体唾液腺、乳腺、肾脏、白细胞和其他腺体中，可随口咽部、乳汁、尿液、宫颈和阴道分泌物排出体外，造成 HCMV 的广泛传播。病人的预后取决于其年龄和免疫功能状态。一般成人和儿童感染巨细胞病毒后，病情常为自限性。

【病历摘要】男，30 天。

主诉：发热 2 天。

现病史：患儿昨天体温最高达 38.7℃，给予物理降温后可降至正常，间隔 6～12 小时复升。无皮疹、皮肤黄染，无鼻塞、咳嗽，无呕吐、腹胀及抽搐等，精神反应可，吃奶好，尿色黄清，大便黄稠。否认传染病接触史。

既往史：第 1 胎，第 1 产，孕 39 周因"高龄产妇"行剖宫产娩出。

个人史：出生后混合喂养，以母乳为主；出生后未发现明显皮肤黄染，出生体质量 2.8kg。

家族史：父母平素体健，否认家族遗传病史。

体格检查：神清，精神反应尚可，营养中等，体质量 3.14kg，身长 53cm，头围 36cm，呼吸平稳，无皮肤黄染及皮疹，前囟平软，双肺呼吸音粗，可闻及痰鸣音，心音有力，心律 140 次/min，律齐，心前区未闻及杂音，腹软不胀，未见肠型，未扪及包块，肝、脾未及肿大，肠鸣音存在，四肢活动尚可，肌张力正常，原始反射可引出，末梢循环好，血压 75/40mmHg。

影像学检查：心电图和超声心动未见明显异常。胸腹片：双肺纹理重，心、膈及腹部未见异常。

B 超：肝、脾、肾、脑、睾丸未见异常，胆囊充盈不良。视觉诱发电位：双侧视觉通路异常闪光视觉诱发电位检测，右侧 P100 可引出，其潜伏期正常，波幅明显降低；左侧 P100 未引出肯定波形。脑干电测听：左侧脑干段异常，右侧外周段异常，右耳听力中 - 轻度下降。

实验室检查：见表 15-13。

血气分析、电解质及凝血功能正常。血及尿遗传代谢病筛查未见异常。尿、粪常规未见异常。淋巴细胞亚型检测未见异常。

患儿母亲 ANA 与 ENA 检验均阴性，母乳 CMV-DNA 1.5×10^8copies/L。

【问题1】通过上述问诊、查体与检查，该病例最可能的诊断是什么？需与哪些疾病鉴别诊断？

思路 1：综合病史及辅助检查诊断：新生儿 HCMV 感染。患儿的母亲于妊娠期有可疑巨细胞病毒感染史（表现为异常淋巴细胞增多等），ANA＋ENA 均阴性，母乳 CMV-DNA 1.5×10^8copies/L。患儿发热 2 天，白细胞增多伴异常淋巴细胞增多；血 CMV-DNA 6.0×10^7copies/L，血 CMV-IgM 阴性，尿 CMV-DNA 1.0×10^9copies/L，血 CMV-pp65 检查阳性，IgA 380mg/L，IgM 0.91g/L。

思路 2：与弓形虫病、风疹、单纯疱疹等鉴别诊断。

（1）新生儿单纯疱疹：70% 病人由 HSV-2 型所致，多经产道感染。一般出生后 5～7 天发病，表现为皮肤（尤其头皮）、口腔黏膜、结膜出现水疱、糜烂，严重者可伴发热、呼吸困难、黄疸、肝脾肿大、意识障碍等。病毒培养鉴定是诊断 HSV 感染的金标准；皮损处刮片做细胞学检查（Tzanck 涂片），可见到多核巨细胞和核内嗜酸性包涵体；用免疫荧光法和 PCR 分别检测疱液中病毒抗原和 HSV-DNA，有助于明确诊断。

表 15-13　实验室检查结果

检测项目	英文缩写	检验结果	参考区间
血常规检验			
白细胞	WBC	$15.24 \times 10^9/L$	$20 \times 10^9/L$
中性粒细胞	Neu	0.26	0.31～0.40
淋巴细胞	Lym	0.66	0.40～0.60
单核细胞	Mon	0.08	0.01～0.08
异型淋巴细胞		0.24	偶见
血清生化检验			
丙氨酸氨基转移酶	ALT	220U/L	<40U/L
天冬氨酸氨基转移酶	AST	685U/L	<40U/L
线粒体天冬氨酸氨基转移酶	mAST	127U/L	2.8～6.2U/L
碱性磷酸酶	ALP	342U/L	34～140U/L
γ- 谷氨酰转移酶	GGT	113U/L	0～50U/L
亮氨酸氨基肽酶	LAP	97U/L	30～70U/L
乳酸脱氢酶	LD	797U/L	150～450U/L
乳酸	La	4.66mmol/L	<4mmol/L
C 反应蛋白	CRP	12.8mg/L	0～10mg/L
铜蓝蛋白	CER	343.73mg/L	210～530mg/L
白细胞介素 -6	IL-6	25.91ng/L	<7ng/L
降钙素原	PCT	0.16μg/L	<0.1μg/L
血氨		142μmol/L	20～60μmol/L
巨细胞病毒 -DNA	CMV-DNA	$6.0 \times 10^7 copies/L$	0copies/L
巨细胞病毒免疫球蛋白 M	CMV-IgM	阴性	阴性
巨细胞病毒 PP65 抗原	CMV-pp65	阳性	阴性
尿巨细胞病毒 -DNA	尿 MV-DNA	$1.0 \times 10^9 copies/L$	0copies/L
血液免疫学检验			
抗核抗体	ANA	阳性	阴性
抗双链 DNA 抗体	dsDNA	阳性	阴性
抗可溶性抗原抗体	ENA	阳性	阴性
抗 SSA 抗体性	SSA	弱阳性	阴性
抗核小体抗体	Nuc	弱阳性	阴性
免疫球蛋白 A	IgA	0.38g/L	0.8～0.34g/L
免疫球蛋白 G	IgG	7.82g/L	3.11～5.49g/L
免疫球蛋白 M	IgM	0.91g/L	0.16～0.41g/L
免疫球蛋白 E	IgE	138.1U/mL	0～358U/mL

（2）新生儿先天性弓形虫病：表现为黄疸，皮疹，肝脾肿大，特征性的四联异常（双侧脉络膜视网膜炎、大脑钙化、脑积水和小头畸形、精神活动迟缓）。病原及抗体的实验学检查可以确诊。

（3）风疹：与确诊的风疹病人在 14～21 天内有接触史。主要临床症状：发热，全身皮肤在起病 1～2 天内出现红色斑丘疹，耳后、枕后、颈部淋巴结肿大；结膜炎；或伴有关节痛。实验室诊断：咽拭子标本分离到风疹病毒，或检测到风疹病毒核酸。1 个月内未接种过风疹减毒活疫苗而在血清中查到风疹 IgM 抗体。恢复期病人血清风疹 IgG 抗体滴度较急性期有 4 倍或 4 倍以上升高，或急性期抗体阴性而恢复期抗体阳转。

【问题 2】新生儿 HCMV 感染的传染源、传播途径及分型有哪些？

思路 1：传染源：感染者是唯一传染源，HCMV 存在于鼻咽分泌物、尿、宫颈及阴道分泌物、乳汁、精液、眼泪和血中。原发感染尤其是先天感染者可持续排毒数年之久，再发感染者可间歇排毒。

思路 2：HCMV 传播途径：①垂直传播，通过胎盘传播是宫内感染最常见的病毒之一；分娩时经产道传播给新生儿；母乳喂养。②水平传播：唾液、乳汁、尿液等。③医源性感染：输入血制品，器官或骨髓移植等。④性接触传播：精液、阴道分泌物等传播。因婴幼儿期存在高感染率和高排病毒率，故易发生托幼机构内传播。

思路 3：新生儿 HCMV 感染分型：①先天性感染（宫内感染）：病毒通过胎盘感染胎儿。②出生时感染：新生儿出生时经产道而感染。③出生后感染：出生后不久接触母亲含有 CMV 的唾液、尿液、母乳、输血的感染。

【问题 3】CMV 嗜细胞性、组织嗜性与年龄的关系、排毒量最多是哪个系统？

思路 1：CMV 嗜细胞性，主要靶细胞有上皮细胞、内皮细胞、成纤维细胞，易感细胞有白细胞，特殊实质细胞包括神经细胞、平滑肌细胞、肝细胞等。

思路 2：CMV 组织嗜性与年龄的关系：胎儿和婴儿期组织嗜性有神经系统、唾液腺、单核 - 巨噬细胞系统；年长儿有嗜唾液腺和肾脏。

思路 3：CMV 感染者排毒部位和排毒量最多的是唾液腺和泌尿系统。

【问题 4】如何进行 HCMV 感染的预防？

思路 1：一般预防：避免暴露是最主要的预防方法。医护保健人员按标准预防措施护理 HCMV 感染婴儿，手部卫生是预防的主要措施。使用 HCMV 抗体阴性血制品或冰冻去甘油红细胞（去除活粒细胞）或洗涤红细胞（去除白细胞组分）以减少输血后感染。

思路 2：阻断垂直传播：①易感孕妇应避免接触已知排病毒儿童的分泌物；仔细遵守标准预防措施，特别注意接触婴幼儿和免疫抑制者尿和唾液后的手部卫生是预防孕妇原发感染最有效方法。②带病毒母乳的处理：已感染 HCMV 婴儿可继续母乳喂养，无须处理；早产和低出生体重儿需将带病毒的母乳处理后再喂养。带病毒母乳 -20℃冻存 1～3 天以上可明显降低 HCMV 滴度，再加巴斯德灭菌法（62.5℃）可消除病毒感染性。

思路 3：药物预防：建议对严重支气管肺发育不良需用激素治疗的 HCMV 感染早产儿应考虑 GCV 预防。骨髓移植和器官移植病人的预防：可采用伐昔洛韦、缬更昔洛韦和更昔洛韦。有建议可静脉用免疫球蛋白或高效价 HCMV 免疫球蛋白预防。

（李　艳　陈小勇）

案例 15-13　EB 病毒感染

EB 病毒（Epstein-Barr virus，EBV）是一种嗜淋巴细胞的 DNA 病毒，属疱疹病毒属。1964 年由 Epstein 和 Barr 等在非洲儿童的恶性淋巴瘤组织培养中发现，电镜观察形态结构与疱疹病毒相似，抗原性不同，具有嗜 B 淋巴细胞的特性，命名为 EB 病毒。EBV 属于疱疹病毒属，具有潜伏及转化的特征。EB 病毒引起的传染性单核细胞增多症（infectious mononucleosis，IM）是急性感染性疾病，主要发生在儿童和青少年。典型临床三联症为发热、咽喉痛、淋巴结肿大，可合并肝、脾肿大，外周淋巴细胞及异型淋巴细胞增高。病程常呈自限性。多数预后良好，少数可出现噬血综合征等严重并发症。由于其症状、体征的多样化和不典型病例在临床上逐渐增多，给诊断、治疗带来一定困难。

【病史摘要】男，4岁。

主诉：咽部疼痛5天，发热3天。

现病史：5天前无明显诱因出现咽部疼痛，伴睡眠打鼾，无发热、咳嗽等不适，3天前出现发热，达38.0℃，于当地诊所就诊，给予小儿柴胡颗粒冲服，体温可降至正常，3天来体温反复，为求进一步诊治至我院。

既往史：平时身体健康。既往无类似病史，否认肝炎、结核、伤寒等传染病史及接触史，否认心、肺、肝、肾等重要脏器疾病史。否认外伤史，否认手术史，无输血史，否认药物过敏史、否认食物过敏史。预防接种按计划进行，已接种卡介苗、乙肝疫苗、百白破疫苗、脊髓灰质炎疫苗、麻疹疫苗、乙脑疫苗。

既往史：足月正常产，身体健康。

家族史：家庭成员健康。无家族传染病及遗传病史。

体格检查：精神尚可，无皮疹及出血点，双侧颌下肿胀，无压痛，口唇红，咽部充血，双侧扁桃体Ⅱ度肿大，可见扁桃体渗出物和灰白色片状膜，心肺未见异常，腹平软，无腹壁静脉曲张，肝肋下未触及，脾脏于左肋下2cm可触及。

实验室检查：血常规、血生化及血清学检验见表15-14。腹部彩超示肝肋下1cm，脾大。

表15-14 实验室检测结果

检测项目	英文缩写	检测结果	参考区间
血常规			
红细胞数	RBC	4.1×10^{12}/L	儿童 $(4.0 \sim 4.3) \times 10^{12}$/L
血红蛋白	Hb	124g/L	儿童 120～140g/L
白细胞数	WBC	21.1×10^9/L	儿童 $(8 \sim 10) \times 10^9$/L
中性粒细胞	Neu	0.19	0.5～0.7
淋巴细胞	Lym	0.44	0.2～0.4
单核细胞	Mon	0.04	0.01～0.08
异型淋巴细胞		0.33	偶见
血小板	PLT	97×10^9/L	$(100 \sim 300) \times 10^9$/L
肝功			
丙氨酸氨基转移酶	ALT	109U/L	<40U/L
天冬氨酸氨基转移酶	AST	64U/L	<40U/L
血清学检查			
嗜异凝集试验	HTA	阳性	阴性
EBV 特异性抗体	EA-IgM	阳性	阴性
EB 病毒衣壳抗体	VCA-IgG	阳性	阴性
EB 病毒-DNA	EBV-DNA	阳性	阴性

【问题1】通过上述问诊查体与检查，该病例最可能的诊断是什么？需与哪些疾病鉴别诊断？

思路1：诊断为传染性单核细胞增多症。典型的临床表现，包括发热、咽炎、扁桃体炎、颈部淋巴结肿大、肝脾肿大,异型淋巴细胞≥10%,EB 病毒特异性抗体(VCA-IgM、EA-IgG)和 EBV-DNA 检测阳性可做出临床诊断。

思路 2:本病需要与急性扁桃体炎、淋巴瘤、川崎病进行鉴别诊断。

(1)急性扁桃体炎:患儿可有发热,咽、扁桃体充血,甚至化脓,但常为黄白色脓性渗出物或斑块,而传染性单核细胞增多症的患儿扁桃体渗出物或假膜为灰白色;且化脓性扁桃体患儿无全身淋巴结肿大,亦无肝、脾肿大,外周血细胞总数增高以粒细胞为主,无变异淋巴细胞,血清 EBV-IgM 阴性。

(2)淋巴瘤:颈淋巴结肿大显著者应与本病鉴别,本病可有发热,多为颈部、锁骨上淋巴结呈进行性无痛性肿大,可有深部淋巴结肿大,后期可出现肝、脾肿大,鉴别困难时,应及时做肿大淋巴结活检、LDH 活性、骨髓检查等协助诊断。

(3)川崎病:临床表现为发热、皮疹、颈部淋巴结肿大、球结膜充血、杨梅舌、手足硬性红斑等;患儿有发热,无颈部淋巴结肿大,无皮疹及球结膜充血,暂不支持。

【问题 2】简述 EBV 的抗原与抗体、EBV 的流行病学。

思路 1:EBV 基因组编码 5 个抗原蛋白:①衣壳抗原(viral capsid antigen,VCA),存在于细胞质和细胞核内,可产生 IgM 和 IgG 抗体,IgM 抗体在早期出现,持续 1~2 个月,提示新近感染,IgG 出现稍迟,可持续数年,不能区别既往或新近感染;②早期抗原(early antigen,EA),是病毒的非结构蛋白,具有 DNA 聚合酶活性,EA 表达是 EBV 活跃增殖的标志,感染病毒进入增殖活跃期,其 IgG 抗体于发病后 3~4 周达高峰,持续 3~6 个月,是新近感染或增殖活跃的标志;③膜抗原(membrane antigen,MA),存在于病毒包膜和感染细胞的表面,MA-IgM 用于早期诊断,MA-IgG 可持续存在;④ EBV 核抗原(EBV nuclear antigen,EBNA),存在于感染的 B 淋巴细胞核内,为 DNA 结合蛋白,EBNA 抗体出现在感染的晚期;⑤淋巴细胞决定性膜抗原(lymphocyte detected membrane antigen,LYDM A),存在 B 淋巴细胞膜表面,是细胞毒性 T 细胞攻击的靶细胞,其抗体为补体结合抗体,出现和持续时间与 EBNA-IgG 相同,也是既往感染的标志。EBNA、LYDMA 和 MA 的 IgG 抗体均于发病后 3~4 周出现,持续终身,是既往感染的标志。

思路 2:EBV 原发感染后,机体产生特异性中和抗体和细胞免疫应答。首先出现 EBV 衣壳蛋白抗体(VCA 抗体)和包膜糖蛋白抗体(MA 抗体),其后出现 EA 抗体。随着感染的细胞溶解和疾病的恢复,产生 EBNA 抗体。中和抗体可防止外源性 EBA 再感染,但不能清除细胞内潜伏的 EBV。细胞免疫在限制原发性感染和慢性感染中发挥重要作用。在体内潜伏的病毒与宿主保持相对平衡状态,EBV 可以口咽部细胞低滴度的增殖感染,持续终生。

思路 3:EB 病毒在人群中广泛感染,中国 3~5 岁儿童 EB 病毒 VCA-IgG 抗体阳性率达 90% 以上,幼儿感染后多数无明显症状,或引起轻症咽炎和上呼吸道感染。青年期发生原发感染,约有 50% 出现传染性单核细胞增多症,并与伯基特(Burkitt)淋巴瘤、鼻咽癌以及多种淋巴瘤的发生有密切关系。病毒携带者和病人是本病的传染源,经口腔唾液密切接触为主要传播途径,也可经输血传播。EB 病毒在口咽部上皮细胞内增殖,然后感染 B 淋巴细胞,这些细胞大量进入血液循环而造成全身性感染,并可长期潜伏在人体淋巴组织中,当机体免疫功能低下时,潜伏的 EB 病毒活化可致复发。一次患病后可获较持久的免疫力。

(李 艳 陈小勇)

案例 15-14 人乳头瘤病毒感染

人乳头瘤病毒(human papillomavirus,HPV)是一类小 DNA 病毒,无包膜。人类是 HPV 的唯一自然宿主。HPV 主要侵犯人的皮肤和黏膜,不产生病毒血症,易形成持续性感染,引起不同程度的增生性病变。根据病毒核苷酸序列的不同,现已发现 HPV 有 100 多型,各型之间的 DMA 同源性均小于 50%。不同型别的 HPV 侵犯部位和所致疾病不同,其中以尖锐湿疣和宫颈癌危害最大。高危性 HPV16 型、18 型等与宫颈癌等恶性肿瘤的发生密切相关。低危性 HPV6、11 型等引起生殖器尖锐湿疣,又称生殖器疣、性病疣,是一种性传播性疾病,占我国性病的第二位,传播途径主要是性接触传染。

【病史摘要】女,35 岁。

主诉:接触性阴道出血 2 周。

现病史:2 周前同房后阴道不规则出血,色淡红,量少,有血块。一个多月来阴道分泌物增加,色黄,呈脓性,有异味;并有下腹部隐痛坠感,偶有腰酸,未检查治疗。

既往史:有慢性宫颈炎伴黏膜糜烂病史 15 余年,曾在当地诊断为宫颈非典型增生,宫颈上皮内瘤变病理学分级 Ⅲ 级,未予治疗。否认结核、肿瘤病史。

个人史:出生于吉林省白城农村,生长于当地,未久居外地。20 岁结婚,离异,25 岁再婚,否认近亲结婚。孕 3 产 3,经期、经量正常。16 岁起吸烟至今。

家族史:姐姐子宫颈癌病逝。否认家族中传染性、遗传性、家族性病史。

体格检查:T 36.1℃,PR 72 次/min,BR 18 次/min,BP 108/70mmHg。发育正常,营养中等,全身皮肤无黄染、皮疹及出血点。双肺呼吸音清,未闻及干、湿性啰音及哮鸣音。心脏浊音界不扩大,心率 88 次/min,节律规整,各瓣膜听诊区未闻及明显杂音。腹软,腹部平坦,未触及包块,肝、脾肋下未触及,无压痛,无移动性浊音,肠鸣音正常。

妇科检查:外阴正常,阴道通畅,内见少许分泌物,色黄有异味,宫颈口肥大、变形并糜烂,宫颈后唇 3~6 点钟可见一赘生物隆起肿物,约 2.5cm×2.5cm×2cm,菜花样,组织糟脆,触之容易出血,宫体后位,正常大小,活动好,无压痛,双侧附件区未及明显异常。

影像学检查:妇科超声示子宫前位,大小约 5.5cm×5.6cm×4.3cm,内部回声均匀,内膜厚约 8mm,直肠窝可见范围约 2.9cm×5.2cm×2.3cm 液性暗区。提示:盆腔积液、子宫及双侧附件未见明显异常。

实验室检查:血清鳞状细胞癌抗原(SCCA)3.5ng/mL(参考区间 <1.5ng/mL)。宫颈脱落细胞学检查,高危型 HPV-DNA(15 种):阳性。宫颈后唇隆起肿物病理活检报告:宫颈鳞状细胞癌。宫颈液基薄层细胞检测(TCT)提示非典型鳞状细胞,倾向上皮内低度病变。

【问题1】通过上述问诊与检查,该病人最可能的诊断是什么?需与哪些疾病鉴别诊断?

思路 1:最可能的诊断是宫颈浸润性鳞状细胞癌。诊断依据:①子宫颈糜烂,接触性阴道出血,阴道分泌物黄色有异味。②宫颈菜花样赘生物隆起肿物。③高危型 HPV-DNA 阳性。病理活检报告:宫颈浸润性鳞状细胞癌。

思路 2:鉴别诊断:①子宫颈良性病变;②子宫颈黏膜下肌瘤。

宫颈糜烂和宫颈息肉:可出现接触性出血和白带增多,外观上有时与 CIN 或宫颈癌难以鉴别,应做宫颈刮片或活检进行病理检查。

子宫黏膜下肌瘤:表面如有感染坏死,有时可误诊为宫颈癌。但肌瘤多为圆形,来自宫颈或宫腔,常有蒂,可见正常的宫颈包绕肌瘤。

其他宫颈一些少见病变如宫颈结核、妊娠期宫颈乳头状瘤、宫颈尖锐湿疣等也易误诊为宫颈癌,需取宫颈活组织检查进行鉴别。

【问题2】简述 HPV 疫苗产生抗体的机制及分型。

思路 1:HPV 疫苗以 HPV 病毒的主要衣壳蛋白 L1 作为靶点,利用基因重组技术,以杆状病毒、酵母菌作为表达载体生产 L1 蛋白,自我组装成类似 HPV 病毒样颗粒(VLP),颗粒内不含病毒遗传性物质,可以诱导机体产生特异性抗体。

思路 2:HPV 疫苗分为预防性和治疗性两类:①预防性疫苗是一种类病毒蛋白颗粒,刺激机体产生高滴度、高亲和力的 L1 多克隆中和抗体,中和抗体能够透过血管壁在局部上皮组织中达到较高浓度。当 HPV 通过黏膜上皮的细微伤口感染机体并到达基底细胞层时，中和抗体可以特异性免疫识别 HPV 病毒并与其结合，从而发挥中和作用清除 HPV 感染，防止感染 HPV，继而避免后续 HPV 相关疾病的发生。预防性疫苗可降低宫颈癌的发生率，但对已感染病毒的病人可能无效或者作用甚微。②治疗性疫苗，以 HPV 转录蛋白为靶抗原，可激发机体的体液免疫，减少或消除体内被 HPV 感染的细胞。

思路 3：目前已经上市的 HPV 疫苗均为预防性疫苗，HPV 疫苗包括二价、四价和九价疫苗。①二价疫苗：可以预防由 HPV16、18 型病变引起的宫颈癌；②四价疫苗：可以预防 HPV6、11、16、18 型，虽然 HPV6、11 型不属于宫颈癌高危病毒，但可引起尖锐湿疣和外阴癌；③九价疫苗：针对 HPV6、11、16、18、31、33、45、52、58 九种亚型，由于可以预防 92.1% 的宫颈癌，故被称为宫颈癌克星。

【问题 3】HPV 致病性及一级预防包括哪些？

思路 1：HPV 对皮肤和黏膜上皮细胞具有高亲嗜性，病毒 DNA 复制主要发生在表皮棘细胞层和颗粒层，并诱导上皮增殖，表皮增厚，伴有棘细胞增生和表皮角化。上皮的增殖形成乳头状瘤，也称为疣（wart）。HPV 由于型别及感染的部位不同，所致疾病不尽相同，包括皮肤疣、跖疣、扁平疣、生殖道湿疣和喉部乳头瘤等。

思路 2：皮肤疣包括扁平疣（common wart）和跖疣（plantar wart）多属于自限性和一过性损害而且病毒仅停留于局部皮肤和黏膜中，不产生病毒血症。HPV1、2、3 和 4 型主要引起手和足部角化上皮细胞感染，引起寻常疣，多见于少年和青春期。扁平疣常由 HPV3、10 型引起，多发于青少年颜面、手背与前臂等处。

尖锐湿疣（condyloma acuminatum）主要由 HPV6、11 型感染泌尿生殖道上皮细胞而引起，也称为生殖器疣（genital wart，GW），属于性传播疾病，占我国性病的第二位。女性感染部位主要是阴道、阴唇和宫颈，男性多见于外生殖器及肛周等部位。尖锐湿疣很少癌变，故 HPV6、11 属低危性 HPV。HPV6、11 型还可引起儿童咽喉乳头瘤，虽然属良性瘤，但严重者可阻塞气道而危及生命。

思路 3：在女性恶性肿瘤中，宫颈癌的发病率仅次于乳腺癌，99.7% 的宫颈癌中可检测到高危性 HPV16、18 型阳性。病毒感染引起的宫颈、外阴及阴颈等生殖道上皮内瘤样变，长期发展可成为恶性肿瘤，最常见为子宫颈癌。目前认为 HPV 感染正常宫颈鳞状上皮是引发子宫颈癌的始动因素，HPV 感染经过一段潜伏后，E6、E7 基因表达增加，并分别与 p53 和 pRB 蛋白结合促使降解，阻断 p53 和 pRB 对细胞周期的负调节作用，诱导细胞永生化使被感染细胞发生转化。与子宫颈癌发生最相关的是 HPV16、18 型，其次是 31、45、33、35、39、51、52 和 56 型。HPV57b 与鼻腔良、恶性肿瘤有关，HPV12、32 型等与口腔癌有关。

HPV 感染有典型临床损害时，可根据临床表现迅速做出诊断，但亚临床感染时则需要进行 HPV 检测。检查方法包括细胞学方法、免疫组化、原位杂交、斑点杂交、核酸印迹和 PCR 等，其中以 PCR 方法的敏感性最高、应用最多。

思路 4：一级预防：社会动员、健康教育及咨询。其他一级预防措施：建立安全性行为，预防和治疗生殖道感染及性传播疾病，禁烟等。

（李　艳　陈小勇）

第十六章　抗菌药物体外敏感性检验案例分析

案例 16-1　铜绿假单胞菌肺炎

【病史摘要】男，69 岁，汉族。

主诉：反复咳嗽、咳痰、喘息 50 余年，加重 3 天。

现病史：病人 50 年前出现咳嗽、咳痰、喘息，后每年发作 1 次。3 天前受凉后咳黄绿色黏稠状痰，有咯血，伴发热、畏寒、胸痛、心慌、喘息、乏力等不适症状入院。

既往史：有支气管哮喘急性发作和支气管扩张伴肺部感染等住院史。

个人史：出生于原籍，干部，无烟酒嗜好，发病前有感冒。

家族史：家庭成员健康，无家族遗传病史。

体格检查：T 39.2℃，PR 89 次/min，BR 32 次/min，BP 120/80mmHg。胸廓无畸形，双肺可闻及大量湿啰音及散在哮鸣音，心律齐，未及杂音，腹软，无压痛、反跳痛，肝、脾未扪及。

实验室检查：白细胞计数（white blood cell count，WBC）10.9×10⁹/L（参考范围：3.5×10⁹/L～9.5×10⁹/L），中性粒细胞（neutrophil，Neu）% 88.0%（参考区间：40%～75%）。胸部 CT 显示：双肺大片密度不均块影，有透亮区，边缘模糊。

【问题 1】通过上述问诊与检查，该病人可能的诊断是什么？

思路 1：病人 69 岁，男，T 39.2℃，有咳嗽和双肺湿啰音等明显的呼吸道症状，既往有支气管哮喘急性发作和支气管扩张伴肺部感染等住院史（危险因素）。根据病人的主诉、症状和实验室检查特点，高度怀疑肺部感染。

思路 2：鉴别诊断：肺结核、肺癌。

【问题 2】为明确诊断，应进行哪些检查？

根据体温升高、WBC 10.9×10⁹/L，Neu% 88.0% 及胸部 CT 检测结果，可初步怀疑细菌性肺炎，如需确定诊断，需要分离出致病菌，以排除其他病原体感染和肺癌。

实验室检查：结核分枝杆菌 γ 干扰素释放试验（interferon-gamma release assay，IGRA）阴性。结核抗体阴性。C 反应蛋白 140.2mg/L（参考区间：0～6mg/L），降钙素原 2.02ng/mL（参考区间：0～0.05ng/mL）。胸腔积液癌胚抗原、细胞角蛋白 19 片段、鳞癌细胞抗原等阴性。支气管刷检、支气管灌洗液和胸腔积液均未发现肿瘤细胞。

细菌学检查：支气管刷检及灌洗液涂片未找到抗酸杆菌，胸腔积液需氧和厌氧菌培养，未检出病原菌和肿瘤细胞。痰标本直接涂片，多形核白细胞 >25/ 低倍视野，上皮细胞 <10/ 低倍视野，大量革兰氏阴性杆菌，白细胞内有吞噬。痰和支气管灌洗液的细菌培养中多次检出黏液型铜绿假单胞菌，其中支气管灌洗液定量培养 ≥10⁴CFU/mL，药敏试验显示对阿米卡星、庆大霉素、头孢他啶、亚胺培南、左旋氧氟沙星、哌拉西林/他唑巴坦和头孢吡肟等敏感。

思路 1：痰标本性状对推测感染病原体具有一定意义：黄绿色或翠绿色痰提示铜绿假单胞菌感染，铁锈色痰可能为典型肺炎链球菌感染，血性或非血性干酪样痰提示结核分枝杆菌感染。

思路 2：铜绿假单胞菌是人体呼吸道的一种常见定植菌，区分定植和感染的依据主要包括：①是否存在呼吸道感染的症状、体征和相应的肺部影像学表现。②是否存在感染的危险因素。③痰标本是否合格，是否有上呼吸道杂菌污染，涂片镜检是否能发现白细胞内细菌吞噬或病原菌与白细胞伴行现象。④细菌定量培养结果是否能达到以下阈值，气管内吸引物≥10^5CFU/mL、支气管灌洗液≥10^4CFU/mL 和防污染保护性气管镜毛刷标本≥10^3CFU/mL。⑤ C 反应蛋白和降钙素原等细菌性感染指标是否异常等。

思路 3：根据病人的基本情况、既往病史和实验室检验结果，可判断为铜绿假单胞菌感染，依据如下：①病人的呼吸道感染症状明显，肺部 CT 有炎症表现。②病人年龄 69 岁，既往反复咳痰、喘息 50 余年，有支气管哮喘急性发作和支气管扩张伴肺部感染等住院史，是铜绿假单胞菌肺炎的高危人群。③痰标本直接涂片，多形核白细胞 >25/ 低倍视野，上皮细胞 <10/ 低倍视野，提示为合格痰标本。④痰涂片镜检示大量革兰氏阴性杆菌，且白细胞内有细菌吞噬现象，提示细菌性感染的可能性大。⑤支气管灌洗液定量培养，检出铜绿假单胞菌≥10^4CFU/mL，有诊断意义。⑥细菌性感染指标中，C 反应蛋白（140.2mg/L）和降钙素原（2.02ng/mL）均显著升高。综上所述，结合痰培养多次检出铜绿假单胞菌、临床症状、影像学证据和其他辅助诊断指标，可诊断为铜绿假单胞菌肺炎。

【问题 3】如何对该病人进行针对性的抗感染治疗？治疗时需注意哪些问题？

近年来，铜绿假单胞菌对抗菌药物的耐药性呈上升趋势，故最好根据药敏试验结果进行选择性用药，同时监测耐药性变化，及时调整用药方案。同时，对于支气管扩张和相关性肺炎，还应该改善气道环境、促进排痰、防止二次感染。

思路 1：黏液型铜绿假单胞菌的生物被膜保护机制：黏液型铜绿假单胞菌是一种含有保护性生物被膜的特殊自然表型，其保护性作用机制包括如下：①弥散屏障：可阻挡抗生素药物的渗透，使进入细菌内的抗菌药物浓度降低，以及药物有效作用的最低抑菌浓度大大增加。②微环境梯度：生物被膜中的营养成分、代谢产物浓度、渗透压和氧浓度等由外向内呈梯度下降，受环境条件影响，处于生物被膜内部的细菌进入"半休眠状态"，故抑制细菌生长代谢和核酸合成的抗菌药物无法发挥相应的抗菌作用。

思路 2：大环内酯类抗菌药物抑制生物被膜形成的机制：大环内酯类抗菌药物，如红霉素、克拉霉素、阿奇霉素和罗红霉素等，本身对铜绿假单胞菌没有抗菌作用，但对于黏液型铜绿假单胞菌感染的治疗有独到的作用：①对形成生物被膜的藻酸盐有抑制作用；②有调节免疫、增强吞噬细胞的吞噬作用；③增强纤毛的清扫作用，降低细菌在呼吸道的黏附。在大环内酯类药物中，又以阿奇霉素对于黏液型细菌的抑菌能力最强。除大环内酯类抗菌药物外，氟喹诺酮类也有类似的抑制生物被膜形成的功能。

思路 3：黏液型铜绿假单胞菌的治疗方案：由于受生物被膜保护，黏液型铜绿假单胞菌难于清除，且可能出现体外药敏试验敏感而体内治疗效果不佳的情况。对于黏液型铜绿假单胞菌的临床治疗，建议采用大环内酯类药物与药敏试验的敏感药物进行联合用药。如病人对大环内酯类药物过敏，可考虑氟喹诺酮类抗菌药物与药敏试验敏感药物联合治疗。

思路 4：药敏情况的定期监测：铜绿假单胞菌在抗菌药物治疗的过程中可产生诱导性耐药，其诱导性耐药的机制主要包括：①通过质粒或染色体介导，产生金属酶、超广谱 β 内酰胺酶、碳青霉烯酶、头孢菌素酶等多种水解酶，使抗菌药物失活；②改变抗菌药物的作用靶点，使得抗菌药物与细菌结合的亲和力下降；③主动外排系统过表达，将抗菌药物泵出细胞外。临床上，对于铜绿假单胞菌引起的感染，应定期监测药敏情况，并根据药敏结果调整用药方案。

思路 5：改善气道环境、促进排痰和相关抗感染治疗措施：对于支气管扩张和相关性肺炎病人，改善气道环境、促进排痰，有利于缓解病人气短和胸痛等临床症状，防止气管血管破裂、大咯血所引起的气管堵塞和窒息等，防止病原菌长期定植和诱发二次感染（尤其防止病原菌入血引发脓毒血症）等，具体措施包括：①通过呼吸训练、震动击拍、引流和雾化祛痰等多种方式，促进痰液的排出；②吸入黏液溶解剂，促进痰液的液化和排出，改善气道环境；③使用支气管舒张剂，促进气道通畅；④吸入糖皮质激素，减少排痰量，提高生活质量。⑤在静脉注射治疗的同时，进行局部的抗菌药物的雾化吸入治疗，提高肺内的局部药物浓度，防止病原菌长期定植和诱发二次感染。

（陈 茶）

案例 16-2　妊娠晚期下肢皮肤感染

【病史摘要】女，29 岁，汉族。

主诉：孕 37 周，双下肢水肿 3 周，出现红斑 2 天。

现病史：3 周前出现双下肢水肿，随孕期进行性加重。2 天前，右脚踝内侧裤管摩擦处出现红斑，进行性扩大，数小时内迅速波及整个小腿，红斑部位有发热、触痛、灼痛。

既往史：平素体健，否认传染病史。

个人史：生于原籍，既往有脚趾真菌感染。

家族史：家庭成员健康，无家族遗传病史。

体格检查：T 36.8℃，PR 80 次 /min，BR 25 次 /min，BP 110/78mmHg。双肺呼吸音清，未及干、湿性啰音，心律齐，未及杂音，腹部膨隆，宫高 32cm，腹围 106cm。双下肢水肿，右脚踝内侧红斑处水肿尤为明显，边界清晰，有结节，靠近右足背处有水疱。

实验室检查：WBC 11.2×10⁹/L，Neu% 53.1%，淋巴细胞（lymphocyte，Lym）% 17.4%（参考区间：20%～50%），嗜酸性粒细胞（eosinophil，EOS）% 21.5%（参考区间：0.4%～8%）。

【问题 1】通过上述问诊与检查，该病人的可能诊断是什么？需与哪些疾病鉴别诊断？

思路 1：病人 29 岁，女，孕 37 周，右腿皮损处出现红斑，进展迅速，结合病人病史特点，高度怀疑为妊娠晚期丹毒。

思路 2：患处皮肤体征，对于感染的病原菌种类有诊断意义。鉴别诊断：典型的链球菌感染，局部皮肤突然变赤，色如丹涂脂染，红、热、肿胀，进展迅速，称为丹毒。典型的金黄色葡萄球菌感染，大片皮肤泛发红斑，后以松弛性烫伤样大疱及大片表皮剥脱为特征，即皮肤烫伤样综合征。水痘 - 带状疱疹病毒引起的急性感染性皮肤病，皮疹一般有单侧性和按神经节段分布的特点，伴有难以忍受的神经疼痛。

【问题 2】为明确诊断，应进一步做哪些检查？

根据病人红斑部位发热、触痛、灼痛，结合白细胞升高和嗜酸性粒细胞比例升高等症状，怀疑为妊娠晚期丹毒，同时应进一步完善实验室检查，排除妊娠相关的特异性皮炎。

实验室检查：天疱疮抗体阴性，抗链球菌溶血素"O"（anti- streptolysin "O"，ASO）593U/mL（参考区间：0～200U/mL），C 反应蛋白 9.6mg/L（参考区间：0～6mg/L）；取刺破的水疱渗液直接涂片，革兰氏染色涂片镜检发现革兰氏阳性球菌，水疱渗液细菌培养检出停乳链球菌（95%）和耐甲氧西林金黄色葡萄球菌（5%）。

思路 1：丹毒的发病因素：①皮肤损伤破裂。②有感染性病灶，或皮肤萎缩、细胞增生、痤疮、皮肤角质化和皮肤癣病的病人。③赤脚蹚水，皮肤浸泡，或长期居住于阴湿环境。④有高血压、糖尿病、肝硬化和动脉硬化等基础病史的病人。⑤孕妇。⑥下肢循环差，深部静脉血栓、脉管炎的病人。

思路 2：妊娠晚期合并丹毒的易发因素：①妊娠晚期血容量增加，血液处于高凝状态。②增大的子宫压迫下腔静脉使血流受阻，下肢静脉管壁扩张。③肾上腺皮质激素分泌增加，皮肤弹力增大，弹力纤维易出现断裂和损伤。④下肢组织水肿及脂肪堆积，皮肤黏膜抵抗力下降，易受外来细菌的侵扰。且子宫右旋，故右下肢循环相对更差，其发病率比左下肢更高。

思路 3：根据病人症状和实验室检验结果，可诊断为停乳链球菌感染引起的丹毒，局部混合金黄色葡萄球菌感染,依据如下:①有感染的危险因素。②有典型的临床感染症状。③ ASO 升高,可辅助诊断。④水疱渗液革兰氏染色涂片发现革兰氏阳性球菌,细菌培养检出停乳链球菌。⑤对于皮肤和软组织的感染,混合感染和继发其他病原菌感染的可能性较大,该病人水疱渗液同时培养到金黄色葡萄球菌,可做诊断。

【问题3】该病人的治疗需要注意哪些问题?

思路1:要充分考虑妊娠和对胎儿的影响:①妊娠是丹毒的易发因素。②妊娠期用药有一定的限制。③妊娠期的生理变化,直接影响抗感染的治疗效果。④对于胎儿已成熟的孕妇应果断终止妊娠,以解除对胎儿的影响,降低孕产妇及围产儿死亡率。

思路2:丹毒的抗菌药物治疗思路:①可根据药敏试验结果进行抗菌药物治疗,首选青霉素 G、头孢菌素。②对患肢要制动和加强休息,局部可行硫酸镁或中药热敷。③《热病——桑福德抗微生物治疗指南》(第 48 版)推荐疗程至急性炎症消退后 3 天。

思路3:金黄色葡萄球菌的抗菌药物治疗:金黄色葡萄球菌广泛存在于医院环境、人体皮肤表面和开放性体腔中,是引起人类感染的重要病原菌。在本病例中,分离病原菌为耐甲氧西林金黄色葡萄球菌(MRSA),其主要耐药机制是青霉素结合蛋白靶位的改变,故对所有的 β- 内酰胺类抗生素耐药,同时还可能对大环内酯类抗生素、氨基糖苷类抗生素等多种抗菌药物表现出耐药性。目前疗效最肯定、最常用的抗菌药物是万古霉素和替考拉宁等。

(张海方)

案例 16-3　肺　结　核

【病史摘要】男,50 岁,满族。

主诉:发热、咳嗽、咳痰 7 天。

现病史:7 天前饮酒后突起发热,38.5℃,寒战、咳嗽、咳黄痰,痰中带血。发热后在家物理降温未见明显好转,次日就诊于社区医院,应用亚胺培南抗感染治疗 6 天,不适症状加重。

既往史:自述家庭成员有结核病史,病人与其有密切接触。

个人史:生于原籍,工人,嗜烟酒。

家族史:无家族遗传病史。育有 1 子 1 女,配偶及子女均健康。父亲有结核病史。

体格检查:T 39.4℃,PR 87 次 /min,BR 28 次 /min,BP 120/84mmHg。神志清楚,双肺呼吸音清,未及干、湿性啰音,心律齐,未及杂音,腹软,无压痛、反跳痛,肝、脾未及,双下肢无水肿。

实验室检查:WBC 10.6×10^9/L。CT 提示右肺炎症改变、双侧泡性肺气肿、左肺上叶纤维灶,右侧胸腔积液少量,伴局部肺组织膨胀改变。人血白蛋白降低,肝功酶类均轻度升高。单次痰标本抗酸染色阴性。

【问题1】通过上述问诊与检查,该病人可能的诊断是什么?需与哪些疾病鉴别诊断?

思路1:病人 50 岁,男。T 39.4℃,WBC 10.6×10^9/L。CT 提示右肺炎症改变、肺气肿、左肺上叶慢性炎症。根据病人的主诉、症状和检查特点,提示肺气肿合并肺炎、胸膜炎。

思路2:亚胺培南抗感染治疗 6 天,感染症状未见明显好转;且家庭成员有结核病史,需怀疑结核性肺炎和胸膜炎。

思路3:鉴别诊断:①非结核分枝杆菌、丝状真菌及其他少见病原菌引起的肺炎和胸膜炎;②恶性胸腔积液。

【问题2】为明确诊断,应进行哪些检查?

我国是结核病的高负担国家,结核病的早诊断、早治疗对于控制病情和防止传播尤为重要。病人家庭成员有结核病接触史(诱因),常规抗菌药物治疗效果不明显,应进一步完善相关检查,以确诊或排除结核病。

实验室检查：结核菌素（the purified protein derivative of tuberculin，PPD）阴性；痰涂片连续 3 天未找到抗酸杆菌；胸腔积液常规：李凡他试验阳性，有核细胞计数 360/μL；胸腔积液生化：TP 46.2g/L，LDH 650U/L，ADA 72U/L；胸腔积液癌胚抗原、细胞角蛋白 19 片段、鳞癌细胞抗原等阴性；胸腔积液需氧和厌氧菌培养阴性；胸腔积液涂片找到抗酸杆菌；胸腔积液结核分枝杆菌荧光定量 PCR 检测阳性，为 2.0 E4 Cps/mL；胸腔积液快速 T 细胞计数体外酶联免疫斑点技术（T-SPOT.TB）检测结果显示结核分枝杆菌 T 细胞为阳性。采用抗结核治疗 3 周，症状好转，胸腔积液培养检出结核分枝杆菌。

思路 1：痰涂片找抗酸杆菌操作简便、快速，但阳性率较低，漏检率高。对于可疑病人，一般要求至少采集三份痰标本，连续送检三天。

思路 2：结核分枝杆菌荧光定量 PCR 法具有快速和灵敏的特点，其检测的阳性率较高，可辅助诊断结核病；T-SPOT.TB 则是一项新的结核感染诊断指标，其应用酶联免疫斑点技术检测结核特异性 RD1 区编码抗原 EAST-6 和 CFP-10 肽段刺激后释放干扰素的特异性 T 细胞数量，诊断的特异性和敏感性均较高。对于隐匿性结核，分子生物学技术能够提供有价值的诊断。

诊断：可以诊断为结核性胸膜炎，同时高度怀疑菌阴肺结核。

思路 1：根据 2001 年由中华医学会结核分会制定颁发的《肺结核诊断和治疗指南》，菌阴肺结核（即 3 次痰涂片阴性及一次培养阴性的肺结核）诊断标准为：①典型肺结核临床症状和胸部 X 线表现。②抗结核治疗有效。③临床可排除其他非结核性肺部疾患。④ PPD（5TU）强阳性；血清抗结核抗体阳性。⑤痰结核菌 PCR+ 探针检测呈阳性。⑥肺外组织病理证实结核病变。⑦支气管肺泡灌洗液检出抗酸分枝杆菌。⑧支气管或肺部组织病理证实结核病变。具备①～⑥中的 3 项或⑦⑧中任何一项可确诊。

思路 2：本案例病人有结核病接触史，且有肺部炎症和局部肺组织膨胀等类似的结核病灶。虽然 PPD、痰涂片和胸腔积液涂片均不能明确诊断结核，但胸腔积液 ADA 升高，对结核性胸膜炎诊断具有高敏感性和特异性，可作为一项客观诊断指标；再结合荧光 PCR 和 T-SPOT.TB 试验结果，可以诊断为结核性胸膜炎，同时高度怀疑菌阴肺结核。

【问题3】请试述结核分枝杆菌感染的治疗措施。

思路 1：抗结核药物包括第一线抗结核病药和第二线抗结核病药两大类。通常疗效高、不良反应较少，病人较易耐受的称为第一线抗结核病药，包括异烟肼、利福平、乙胺丁醇、链霉素、吡嗪酰胺等；毒性较大、疗效较差，主要用于对一线抗结核药产生耐药性或用于与其他抗结核药配伍使用的称为第二线抗结核病药，包括对氨基水杨酸、氨硫脲、卡那霉素、乙硫异烟胺、卷曲霉素、环丝氨酸等。此外，近几年又研发出一些疗效较好、毒性作用相对较小的新一代的抗结核药，如利福喷丁、利福定和司帕沙星等。

思路 2：抗结核药物使用应遵循早期、适量、联合、规律及全程用药原则。目前，我国推荐病人全疗程接受直接面试下督导治疗（directly observed treatment，DOT），确保肺结核病人在全疗程中规律、联合、足量和不间断地实施规范化治疗，减少耐药性的产生，最终获得治愈。对于肺结核病人，需要考虑痰中是否有排菌，既往是否有抗结核治疗过程，既往治疗时间，现阶段的病情和肝肾功能情况，以及是否出现多重耐药结核分枝杆菌等，以便制定个体化的治疗方案。

思路 3：对于从未接受过结核病治疗，或服用抗结核药物不足一个月的初治病人，建议第一线抗结核病药治疗 6 个月，包括强化期治疗 2 个月和巩固期治疗 4 个月。对于既往治疗失败的病人，复治方案为第一线抗结核病药治疗 8 个月，包括第一线抗结核病药强化期治疗 3 个月和巩固期治疗 5 个月。对于耐多药肺结核病人，疗程要延长至 21 个月为宜，推荐一线敏感药物和二线抗结核药物联合治疗。本病例为初治，建议异烟肼、利福平、吡嗪酰胺和乙胺丁醇强化治疗 2 个月，异烟肼和利福平巩固治疗 4 个月。

（张海方）

案例 16-4　真菌性胆囊炎

【病史摘要】男，77 岁，汉族。

主诉：右上腹胀痛 7 天，加重 1 天。

现病史：病人 7 天前无明显诱因出现右上腹胀痛，呈持续性，伴高热，畏寒，背部放射痛。于下级医院就诊，急诊 B 超提示胆囊高密度回声影，给予头孢哌酮 / 舒巴坦、左氧氟沙星、亚胺培南等抗感染治疗后症状稍缓解，1 天前疼痛加剧，不能缓解，为求诊治入院。

既往史：平素体健，否认传染病史，糖尿病史 5 年余，规律服用"拜糖平"控制血糖，具体效果不详。

个人史：生于原籍，农民，嗜烟酒。

家族史：无家族遗传病史。育有 2 子 3 女，配偶及子女均健康。

体格检查：T 39.2℃，PR 82 次 /min，BR 30 次 /min，BP 165/100mmHg。神志清楚，双肺呼吸音清，未及干、湿性啰音。心律齐，未及杂音。腹软，右上腹压痛，墨菲征（+），无反跳痛。肝、脾未及。

实验室检查：WBC 10.9×10^9/L，Neu% 88.0%。B 超提示胆囊高密度回声影。

【问题 1】通过上述问诊与检查，该病人可能的诊断是什么？需与哪些疾病鉴别诊断？

思路 1：病人 77 岁，男，T 39.2℃，BP 165/100mmHg，WBC 10.9×10^9/L，Neu% 88%。B 超提示胆囊高密度回声影。根据病人的主诉、年龄、性别、症状和检查特点，病人有可能为胆囊结石伴急性胆囊炎。

思路 2：腹痛的鉴别诊断，主要是应该与急性胰腺炎、急性肠梗阻、急性腹膜炎进行鉴别诊断。与急性胰腺炎的鉴别，可以通过血液淀粉酶与尿液淀粉酶检测进行区别；急性肠梗阻可以通过腹部 CT 进行鉴别；急性腹膜炎可以通过血常规、腹水病原学检查加以鉴别。

【问题 2】为明确诊断，应进行哪些检查？

为了明确诊断，可以选择血清淀粉酶和尿液淀粉酶检测、腹部 CT、血常规、肝功能及腹部 B 超检查，以明确是否为单纯的胆石症，以及结石的性质与大小。必要时可以通过腹部穿刺抽取腹水进行常规与生化检查，同时可送病原学检查。

【问题 3】检查显示：病人胆总管扩张，两次胆汁引流液培养为：近平滑念珠菌。根据实验室及其他检查结果，应做出怎样的诊断？依据是什么？

诊断：胆囊结石伴急性胆囊炎，合并真菌胆道感染。

诊断依据：①右上腹胀痛 7 天，加重 1 天，出现发热等症状，B 超提示胆囊高密度回声影，血常规显示中性粒细胞增加；②抗细菌治疗起初有效，后无明显效果；③胆汁引流液培养 2 次均为近平滑念珠菌；④病人有糖尿病史。

【问题 4】为有效选择药物治疗，应进行哪些检查？

思路 1：近年来，随着医学技术的不断发展，广谱抗菌药物的大量应用，导管、引流管、介入治疗、器官移植的广泛应用，侵袭性真菌病的发病率持续上升，抗真菌药物的耐药现象也愈严重，抗真菌治疗常常是一个相对较长的过程，在治疗过程中有可能发生耐药或敏感性降低。

思路 2：常规抗真菌药敏试验主要针对的是念珠菌，菌种的鉴定仍是最为关键的一步，有助于临床选择抗真菌药物。此病人血液、尿液中均分离出近平滑念珠菌。通常情况下，白念珠菌、热带念珠菌和近平滑念珠菌感染，临床可经验性选用两性霉素 B、氟康唑或卡泊芬净。

思路 3：真菌药敏试验结果：氟康唑、伏立康唑耐药，伊曲康唑、两性霉素、氟胞嘧啶敏感，卡泊芬净的最低抑菌浓度为 8.0μg/mL。细菌药敏试验结果：莫西沙星与头孢哌酮 / 舒巴坦具有相加作用。

思路 4：抗真菌体外药敏试验远不如细菌体外药敏试验完善，并非所有的体外药敏试验都与体内抗真菌药物的疗效一致，因为机体自身的免疫防御机制在真菌感染中发挥十分重要的作用。成功的临床治疗不仅取决于致病真菌对药物的敏感性，还取决于宿主的免疫状态、药物分布、药代动力学特点、药物之间的相互作用等。国际上较公认的"90～60"原则，即体外药敏试验结果敏感者约有90%的临床效果较好，体外药敏试验结果耐药者约60%仍然对治疗有效。

（陈　茶）

第十七章　神经精神疾病检验案例分析

案例 17-1　结核性脑炎

【病史摘要】男，52 岁。

主诉：发热、头痛 1 个月，加重 2 周，意识模糊 1 周。

现病史：病人于 1 个月前出现无明显诱因发热，起初为间断性，体温 37.5℃左右，伴轻度头痛，以前额、双颞部疼痛为主。2 周前发热转为持续性，最高体温达 38.5℃；头痛加重，转为全头痛，伴呕吐胃内容物 2 次，抗生素治疗症状无明显好转。1 周前出现意识模糊，无肢体抽搐。病人自发病以来食欲减退，体重明显下降约 10kg。

既往史：平素体健，无不良嗜好，其妻 6 年前患肺结核，治愈。家族史无特殊。

体格检查：T 38.2℃，PR 97 次 /min，BR 22 次 /min，BP 130/80mmHg。意识模糊，查体欠配合，言语尚流利，智力检查不配合。双侧瞳孔等大正圆，直径约 3mm，对光反射灵敏，眼底可见视盘边界不清，中央凹陷消失。右眼内收位，外展不能。双侧面部感觉对称存在，张口下颌不偏。双侧面纹对称，口角无歪斜。听力粗测正常。悬雍垂居中，双侧咽反射存在。双侧转头耸肩有力。伸舌居中。四肢肌力 5 级，肌张力正常，指鼻试验稳准。感觉检查不配合。双侧腱反射对称，双侧 Babinski 征（+）。颈强直，距胸 3 横指，双侧 Kernig 征（+）。

实验室检查：血常规：WBC 10.5×10^9/L，白细胞分类中 GRN 62%，LYM 25%，RBC 及 Hb 含量未见异常。尿、粪常规正常。血清生化 Na^+ 120mmol/L。脑脊液检查压力 230mmH$_2$O，外观清亮，其中白细胞数 220×10^8/L，分类计数单个核细胞 80%，多核细胞 20%；总蛋白 4g/L，葡萄糖 1.8mmol/L，氯化物 102mmol/L；脑脊液革兰氏染色阴性，抗酸染色阳性，墨汁染色阴性。

EEG 示弥漫性慢波。头 CT 未见明显异常。头 MRI 平扫未见异常，增强扫描显示基底部脑干周围脑膜增厚级强化。

【问题1】通过上述问诊与检查，该病人可能的诊断是什么？需与哪些疾病鉴别诊断？

思路 1：根据病人颈强直，双侧 Kernig 征（+），右眼内收位，外展不能，意识模糊，考虑定位于上行网状激活系统或广泛大脑皮质受损；双侧 Babinski 征（+），考虑定位于双侧皮质脊髓束，综合临床表现考虑脑神经、脑膜及脑实质受损。

思路 2：鉴别诊断需要与①化脓性脑膜炎；②急性脱髓鞘脑病；③隐球菌性脑膜炎进行鉴别。

【问题2】为明确诊断，应进行哪些检查？

病人有结核接触史；亚急性起病，出现中枢神经系统感染的症状体征；且颅底脑膜受累明显；需要检查①脑脊液常规、生化；②结核菌素纯蛋白衍生物实验、T 细胞斑点试验（T-SPOT 试验）；③抗酸染色和结核菌培养或 PCR 检测。

思路 1：病人出现持续加重的头痛、发热，临床出现脑膜刺激征和颅内高压的症状体征，脑脊液检查示炎性改变，病人有结核密切接触史，亚急性起病，颅底脑膜和神经受累明显，脑脊液白细胞数百个，以单个核细胞为主，蛋白增高，葡萄糖、氯化物水平降低明显，高度怀疑结核性脑膜炎。

思路 2：依据临床表现、上述临床检测结果，结核菌素纯蛋白衍生物实验阳性、T 细胞斑点试验

（T-SPOT 试验）阳性及结合脑脊液抗酸染色阳性，可诊断为结核性脑膜炎。

【问题 3】根据实验室及其他检查结果，应做出怎样的诊断？依据是什么？

思路 1：典型的结核性脑膜炎与其他颅内感染性疾病，如化脓性脑膜炎、隐球菌性脑膜炎、病毒性脑膜炎以及脑膜癌病相鉴别，然而脑脊液中抗酸染色及结核菌培养的阳性率较低，且近年来不典型的结核性脑膜炎增多，给结核性脑膜炎确诊带来一定的困难，有时需要反复脑脊液检查，寻找结核病原学的证据。

思路 2：结核性脑膜炎预后与早期诊断以及早期抗结核治疗密切相关，因此一旦临床症状及脑脊液检查提示结核性脑膜炎，应立即开始抗结核治疗，并遵循早期给药、合理选药、联合用药及系统治疗的给药的治疗原则。

（孙续国）

案例 17-2　细菌性脑炎

【病史摘要】男，1 岁。

主诉：反复发热、头痛 10 天，加重伴呕吐 8 天。

现病史：患儿于 10 天前，无明显原因发热，起初为间断性，体温 37.5℃左右，伴轻度头痛，前额、双颞部疼痛为主。近 8 天来发热转为持续性，最高体温达 39.5℃及以上；头痛加重，转为全头痛，伴轻度咳嗽，曾呕吐数次，呕吐胃内容物，非呈现喷射性，无惊厥，曾化验血 WBC 14×10^9/L，细胞形态学分类，中性粒细胞占 81%，按"上感"治疗病情好转。3 天前又发热 39℃以上，伴有哭闹、易激惹等表现，以"发热待查"入院。

既往史：平素体健，有时出现发热，曾因发热住院，家族史无特殊。

体格检查：T 38.2℃，PR 140 次/min，BR 44 次/min，BP 80/65mmHg。体重 11.2kg，身长 89cm，头围 55cm，神清、精神差、易激惹，眼神欠灵活、巩膜无黄染，双瞳孔等大、圆，对光反射存在，颈部稍有抵抗，心率及腹部无异常，Kernig 征（+）、Babinski 征（−）。

实验室检查：血常规 WBC 29.5×10^9/L，白细胞分类中 GRN 77%，LYM 20%，Mon 3%，RBC 及血 Hb 含量未见异常。大便检查（−）。腰穿：滴速 62 滴/min，血性浑浊，常规检查：细胞总数 $5\,760 \times 10^6$/L，白细胞数 360×10^6/L，多核占 86%，生化检测：糖 2.5mol/L，蛋白 1.3g/L，氯化物 110mmol/L。EEG 示弥漫性慢波。头 CT 和 MRI 平扫未见异常，MRI 增强扫描显示基底部脑干周围脑膜增厚及强化。

【问题 1】通过上述问诊与检查，该病人可能的诊断是什么？需与哪些疾病鉴别诊断？

思路 1：根据病人颈强直，双侧 Kernig 征（+）；右眼内收位，外展不能；意识模糊考虑定位于上行网状激活系统或广泛大脑皮质受损；双侧 Babinski 征（−），考虑定位于双侧皮质脊髓束，综合临床表现考虑脑神经、脑膜及脑实质受损。

思路 2：鉴别诊断：需要与①化脓性脑膜炎；②急性脱髓鞘脑病；③隐球菌性脑膜炎疾病进行鉴别。

【问题 2】为明确诊断，应进行哪些检查？

病人有前期发热史；急性起病，出现中枢神经系统感染的症状和体征；且颅底脑膜受累明显。需要检查①脑脊液常规、生化；②血液 C 反应蛋白和降钙素原水平测定；③抗酸染色和结核菌培养或 PCR 检测。

思路 1：病人出现持续加重的头痛和发热，临床出现脑膜刺激征和颅内高压的症状和体征，脑脊液检查示炎性改变，病人有结核病密切接触史，亚急性起病，颅底脑膜和神经受累明显，脑脊液白细胞数百个，以多个核细胞为主，蛋白增高，葡萄糖、氯化物水平降低明显，高度怀疑化脓性脑膜炎。

思路 2：依据临床发病较急和临床检测结果，结合脑脊液革兰氏染色，可诊断为细菌性脑膜炎。

【问题3】根据实验室及其他检查结果，应做出怎样的诊断？依据是什么？

思路1：典型的化脓性脑膜炎与其他颅内感染性疾病，如结核性脑膜炎、隐球菌性脑膜炎、病毒性脑膜炎以及脑膜癌病相鉴别，然而脑脊液中革兰氏染色及培养的阳性率较低，且近年来不典型的脑膜炎增多，给化脓性脑膜炎确诊带来一定的困难，有时需要反复脑脊液检查，寻找结核病原学的证据。

思路2：诊断依据：起病较急，现有咳嗽和呕吐等上感和消化道症状，并且有发热、易激惹。

体检：精神差、前囟张力高、颈部有抵抗，克氏征(+)、抬高小腿伸膝关节受阻或疼痛。

脑脊液检查符合化脓性脑膜炎变化，腰穿压力高，血液WBC数和中性粒细胞比例增高及血液C反应蛋白和降钙素原水平升高。

（孙续国）

案例 17-3　隐球菌性脑炎

【病史摘要】女，48岁。

主诉：发热、头痛、食欲缺乏、记忆力减退40天。

现病史：病人于40天前受凉后出现发热，以中、低度发热为主，无畏寒及寒战，无明显规律性，伴有头痛及食欲缺乏。头痛以双颞部和头顶部为主，持续性跳痛，后逐渐转为夜间疼痛为主，与发热无明显相关，热退后仍有头痛。并自诉记忆力有所减退，健忘等症状。肝功和血生化指标示未见异常；头颅CT未见异常；经颅多普勒超声检查示"脑动脉硬化改变"，脑电图示"轻-中度异常"。自发病以来无头晕、视物模糊、抽搐及意识障碍，无恶心、呕吐、腹痛及腹泻，无咳嗽、咳痰、盗汗，无四肢关节疼痛，无明显性格行为改变。

既往史：体健，否认外伤史，否认烟酒嗜好。家中养有鸽子。家族史无特殊。

体格检查：T 38℃，PR 73次/min，BR 22次/min，BP 140/80mmHg。体形偏瘦，神清，精神弱。查体合作，自动体位，扶入病房。心、肺及腹部未见明显异常。言语流利，近记忆力减退，判断力、计算力及认知力尚可。双瞳孔等大正圆，直径约3mm，对光反射灵敏，眼底视盘边界欠清。双眼球各向活动正常，无眼震及复视。双侧面部感觉对称存在，张口下颌不偏。额纹对称，鼻唇沟等深。听力粗测正常。悬雍垂居中，双侧软腭上抬有力，双侧咽反射正常。双侧转头耸肩有力。伸舌居中。四肢肌力及肌张力正常。感觉及共济查体未见异常。双侧腱反射对称，双侧病理征未引出。颈抵抗，距胸约2横指，Kernig征(+)，Brudzinski征(+)。

实验室检查：脑脊液无色透明，压力310mmH$_2$O，白细胞180×10^{6}个/L，单个核细胞为主，蛋白1.2g/L，葡萄糖1.1mmol/L，氯化物100mmol/L。脑脊液涂片墨汁染色可见新型隐球菌；脑脊液抗酸染色及结核抗体检查阴性。

胸片：右下肺小片状模糊影，考虑为炎症。

头颅CT平扫及增强未见明确颅内炎性改变。

【问题1】通过上述问诊与检查，该病人可能的诊断是什么？需与哪些疾病鉴别诊断？

思路1：病人慢性起病，家中有养鸽子史；主要表现为发热、头痛、食欲缺乏、记忆力减退，发热为中低热，无规律，头痛为持续性，与发热无关；主要阳性体征为近记忆力减退，视盘边界欠清，脑膜刺激征阳性。可考虑脑膜损害。

思路2：鉴别诊断：需要与①化脓性脑膜炎；②急性脱髓鞘脑病；③结核性脑膜炎；④病毒性脑膜炎鉴别。

【问题2】为明确诊断，应进行哪些检查？

思路1：诊断本病需要检查①血常规；②脑脊液常规；③脑脊液生化；④脑脊液涂片染色及细菌培养。

思路 2：同时也需要胸部 X 线检查及头颅 CT 检查。

【问题 3】根据检查结果，应得出怎样的诊断？依据是什么？

思路 1：腰穿刺检查示脑脊液压力增高，蛋白质含量和白细胞数量增高，葡萄糖、氯化物水平降低，脑脊液墨汁染色阳性；胸片示右下肺小片状模糊影，考虑为炎症；头颅 CT 未见明确病变。高度怀疑本病。

思路 2：隐球菌脑膜炎诊断要点：①脑膜刺激征阳性可定位于脑膜；②病人表现为持续加重的发热、头痛，临床出现脑膜刺激征和颅内高压的症状体征，脑脊液检查显示有炎性改变，考虑中枢神经系统感染；③病人有养鸽史，慢性起病，脑脊液白细胞 180×10^6 个 /L，以单个核细胞为主，蛋白含量增高，葡萄糖、氯化物水平降低，符合新型隐球菌脑膜炎的表现；④脑脊液抗酸染色阴性，墨汁染色新型隐球菌阳性，可以排除结核性脑膜炎，确诊隐球菌脑膜炎。

思路 3：鉴别诊断。

（1）结核性脑膜炎：结核性脑膜炎和隐球菌性脑膜炎的主要区别在于病原学证据，包括抗酸染色、墨汁染色、结核或隐球菌的抗原抗体等。本病人脑脊液涂片墨汁染色（+），并且脑脊液结核抗酸染色及抗体检查阴性，可以除外诊断。

（2）急性化脓性脑膜炎：急性或暴发起病，通常脑脊液白细胞计数明显升高，一般（1 000～10 000）$\times 10^6$/L，细菌涂片或培养可检测出致病菌。此病人慢性起病，脑脊液病原学检查不符，可以排除诊断。

（3）病毒性脑膜炎：多急性起病，主要表现为脑膜刺激症状及体征，脑脊液糖、氯化物通常正常或稍低，蛋白和细胞稍高或正常，病程 2～3 周左右。此病人慢性起病，结合脑脊液生化特点及病原学检查可鉴别诊断。

（孙续国）

案例 17-4 病毒性脑炎

【病史摘要】男，32 岁。

主诉：发热、头痛 20 天，昏迷 2 周。

现病史：病人 20 天前受凉后出现低热、咽痛，体温 37.8℃，无其他不适，按"上呼吸道感染"处理。3 天后，头痛逐渐加重，伴恶心、呕吐，且家人发现其精神情绪异常，出现恐怖、幻觉、奇异等行为及口周不自主抽动。1 周后病情进行性加重，很快昏迷。头颅 CT 及胸部 X 线检查未见异常，腰穿提示颅内感染，予头孢曲松治疗 1 周无好转，高热 40℃左右，并持续昏迷，故入院。

既往史、个人史及家族史均无特殊。

体格检查：T 39.4℃，PR 100 次 /min，BR 20 次 /min，BP 120/90mmHg。咽喉及心、肺查体未见异常。神志浅～重度昏迷，瞳孔直径 3mm，等大、等圆，对光反射灵敏，双眼底视盘水肿。侧面纹对称，口角无歪斜，四肢痛觉刺激可动，四肢肌张力低，感觉及共济运动查体不配合。双侧腱反射对称，双侧 Babinski 征（-），颈抵抗，Kernig 征（+），Brudzinski 征（+）。

实验室检查：WBC 11.5×10^6/L，白细胞分类中 GRN 85%，LYM 15%，其中 RBC 和 Hb 无异常；肝、肾功能，电解质及凝血检查项目结果正常；血培养阴性；脑脊液检查：压力 230mmH$_2$O；白细胞 77×10^6/L，RBC 少量；蛋白 7.4g/L，葡萄糖、氯化物正常范围；脑脊液细菌培养阴性；脑脊液 HSV-1 病毒 IgM 抗体阳性。

入院后做 3 次 EEG 检查示颞区周期性棘波伴高波幅慢波。头颅 MRI 图像示内侧颞叶和岛叶病变，左侧严重。

【问题 1】通过上述问诊与检查，该病人可能的诊断是什么？需与哪些疾病鉴别诊断？

思路 1：病人急性起病，有发热、头痛，精神及情绪异常伴口周不自主抽动表现，主要阳性体征为意识障碍、高颅压症状和脑膜刺激征；脑电图检查显示重度异常；MRI Flair 像表现为左侧额叶、岛叶高信号，伴轻度占位效应，病灶不符合血管分布。

思路 2：诊断和鉴别诊断：需要与①化脓性脑膜炎；②急性脱髓鞘脑病；③结核性脑膜炎；④隐球菌性脑膜炎疾病进行鉴别。

【问题 2】为明确诊断，应进行哪些检查？

思路：实验室检查：①血常规；②脑脊液压力；③脑脊液常规；④脑脊液生化；⑤脑脊液抗酸及墨汁染；⑥单纯疱疹病毒抗体及基因。

【问题 3】根据实验室及其他检查结果，应做出怎样的诊断？依据是什么？

病人血常规结果显示感染像；脑脊液压力增高，细胞总数和蛋白含量轻度增高，并出现红细胞，细菌培养、抗酸及墨汁染色阴性；根据临床表现高度怀疑为病毒性脑膜炎。进一步脑脊液病毒免疫学检查 HSV-1 病毒 IgM 抗体或 PCR 基因扩增检查病毒基因。

思路 1：本例病人起病急，出现发热、脑膜和脑实质受累症状体征，脑脊液检查各项指标轻度异常，病人症状和影像学符合病毒性脑炎特征。对所有疑似脑炎的病人建议 PCR 检测脑脊液 HSV（1 和 2）、VZV 和肠道病毒，这些检查可以排除 90% 的已知病毒性感染。另外，依据病人有旅行史和动物或昆虫接触史，对特定病原体进行进一步检测。免疫力正常的成人 HSV 脑炎病人，在症状出现 2～10 天，脑脊液 HSV PCR 诊断的总体敏感性和特异性大于 95%，而且即使最初几天 HSV PCR 是阴性，并且已开始阿昔洛韦治疗，2～7 天后 2 次脑脊液 PCR 检查 HSV 也往往呈阳性。需进一步检查行脑脊液 HSE-1 的 IgM 抗体。

思路 2：鉴别诊断。

(1) 化脓性脑膜炎：通常起病更急，全身感染症状重，脑脊液外观浑浊或呈脓性，脑脊液细胞总数明显升高，以中性粒细胞为主，通常（1 000～10 000）×10^6/L，蛋白明显升高，葡萄糖、氧化物水平降低，细菌涂片或细菌培养可阳性。本病人脑脊液检查结果与上述检查不符，细菌培养阴性，单纯抗菌治疗不见好转，考虑排除本病的诊断。

(2) 急性脱髓鞘脑病：病变主要在脑白质，影像学显示皮质下白质多发病灶，多在脑室周围，分布不均，大小不一，新旧并存，脱髓鞘斑块有强化效应。免疫抑制治疗有效，病毒学与相关检查阴性。该病人的病变位于皮质，脑脊液标本 HSV-1 病毒 IgM 抗体阳性，不支持本病的诊断。

(3) 结核性脑膜炎：常亚急性起病，病程较长，多有结核接触史，临床颅内高压症状更明显，脑神经常受累，脑脊液中细胞总数中度升高（10～500）×10^6/L，以淋巴细胞为主，脑脊液生化检查蛋白多升高，葡萄糖、氧化物多降低，抗酸染色阳性。该患者急性起病，无结核接触史，无免疫缺陷相关疾病，脑脊液压力轻度升高，检查无糖、氧化物降低，抗酸染色阴性，不支持结核性脑膜炎的诊断。

（孙续国）

案例 17-5　阿尔茨海默病

【病史摘要】女，74 岁。

主诉：记忆力减退 4 年余。

现病史：4 年前，家属发现病人记忆力减退，主要为近记忆力减退，经常"丢三落四"。近 2 年记不住自己家的电话号码，常反复诉说一件事情或者反复询问同一个问题，或重复购买同一种东西。逐渐出现不能到离家较远的地方活动，曾有一次迷路，可以在居住的小区内活动。不能做复杂的家务，只能在家属的要求下做一些简单的家务，如扫地等。生活尚可自理。近 1 年性格逐渐孤僻，对家人漠不关心，情绪不稳，易激惹，常常因小事而暴怒，无故骂家人。无明显的幻觉。饮食二便正常。

既往史：高血压病史 6 年，平日规律口服降压药，血压控制在 130/80mmHg 左右。否认脑血管病史。

家族史：母亲 78 岁时曾出现记忆力下降，82 岁完全糊涂，生活不能自理。

体格检查：T 36.5℃，PR 72 次 /min，BR 18 次 /min，BP 135/70mmHg。一般内科查体无异常。神经系统查体：神志清楚，表情呆滞，言语清晰但缓慢，语言空洞，对医生的提问漫不经心。记忆力减退，不知道自己家的电话号码，不记得早餐所进食物。计算力差（100－7＝97，再减 7＝92，再减 7＝?）。时间定向力差，知道是哪一年但不知道是几月几号，地点和人物定向力基本正常。理解判断力差，不能概括总结两种事物的相同点和不同点。神经系统查体无局灶性阳性体征。

实验室检查：血和尿常规、血糖、血脂、肝和肾功能、甲状腺功能均在正常范围。神经心理学检查：MMSE 测查 20 分；CDR 评定为 1 分；Hachinski 缺血量表积分 2 分。头颅 MRI 检查示脑萎缩，内侧颞叶和海马萎缩明显，脑室轻度扩大，脑沟和脑池轻度增宽。

【问题 1】该病人可能的诊断是什么？需要与哪些疾病做鉴别诊断？

思路 1：

1. 定位诊断 病人有记忆力、逻辑思维、定向力和计算力在内的认知障碍和情绪不稳、行为异常等精神障碍，无明显的局灶性神经功能缺损，定位于大脑皮层广泛受损，以颞叶、额叶和顶叶为主。

2. 定性诊断 分析如下：

（1）病人的神经心理学症状：①认知障碍，病人有多种认知能力障碍，包括记忆力、定向力、计算力、视空间、概括抽象等。②日常能力减退，认知障碍导致病人日常能力严重减退，不能去离家较远的地方，不能购物、做饭等。③神经心理学检查证实病人认知异常。根据以上 3 条，痴呆诊断成立。

（2）隐袭起病，持续进展，病情无缓解和波动，以记忆减退为首发症状，随病情进展，智能全面衰退，精神行为症状早期不突出，结合影像学显示颞叶内侧和海马萎缩明显，符合阿尔茨海默病（AD）的特征。

（3）无神经系统局灶体征，病史、体检和辅助检查排除其他导致痴呆的疾病。最终诊断为 AD（轻度）。

思路 2：鉴别诊断：其他可以解释病人记忆障碍和相关症状的疾病，如血管性痴呆和额颞叶痴呆、抑郁症、脑血管病等。

【问题 2】阿尔茨海默病的实验性诊断性标志物和进展性标志物有哪些？

思路 1：能够用于阿尔茨海默病诊断的标志物应具备的特征：①病理性特征标志物；②存在于疾病所有阶段；③在阿尔茨海默病前期无症状期也能够检测到标志物的存在；④能够反映病理性特征性质的存在。

思路 2：能够预示阿尔茨海默病进展的标志物水平应该与病程相关。目前临床检测相关的标志物主要包括：β 淀粉样变蛋白 42、总 tau 蛋白、磷酸化 tau 蛋白、神经细胞膜蛋白 APP、早老蛋白 1（PS-1）、载脂蛋白 E（ApoE）等标志物。

（张春晶）

案例 17-6 肌萎缩侧索硬化

【病史摘要】女，45 岁。

主诉：进行性双上肢无力 1 年半，言语不清半年。

现病史：该病人于 1 年半前无明显诱因出现左上肢无力，逐渐加重，上举困难，持物费力；1 年前累及右上肢，并发现双手部肌肉萎缩，左侧肢体重于右侧。伴有双上肢肌肉跳动，有时双下肢抽筋。半年前开始言语不清，偶有饮水呛咳。无肢体麻木、疼痛，无呼吸困难。睡眠尚可，二便正常，发病后体重减轻约3kg。

既往史：平素体健，无小儿麻痹等病史，无家族遗传病史。

体格检查：T 36.3℃，PR 70次/min，BR 18次/min，BP 120/75mmHg。一般内科查体无异常。神志清楚，构音障碍。计算力、记忆力及定向力均正常。双眼球各方向运动正常，无眼震，双侧瞳孔等大、等圆，对光反应灵敏。双侧面部痛觉对称存在，张口下颌不偏。双侧额纹对称，鼻唇沟等深。悬雍垂居中，双侧软腭上抬力弱，咽反射减弱，转颈耸肩力可，但颈前屈力弱，双侧舌肌萎缩，可见束颤。双上肢肌张力正常，双侧肩带肌、上臂肌肉、双侧大、小鱼际肌、骨间肌均萎缩，左侧肢体明显，左侧肢体可见肌束颤动。左上肢近端、上臂肌力3⁻级，右上肢近端、上臂肌力3⁺级，双手分指并指力弱。双下肢肌张力略增高，双下肢肌肉无萎缩，双下肢肌力5级。双下肢共济运动正常。双侧肢体痛觉、音叉振动觉、关节位置觉正常。双上肢腱反射（+++），双下肢膝腱反射（+++），跟腱反射（++），踝阵挛（+）。双侧Hoffmann征（−），双侧Babinski征，Chaddock征均（+），颈软，Kernig征（−）。

实验室检查：血清肌酸激酶正常。头颅MRI未见异常。颈椎MRI可见第4～5颈椎间盘轻度膨出，脊髓信号未见异常。肌电图示右侧拇短展肌、右侧胸12椎旁肌及左侧胸锁乳突肌可见纤颤电位，右侧拇短展肌、左侧第一骨间肌、右侧胸12椎旁肌及左侧胸锁乳突肌运动单位减少，运动单位电位时限增宽、波幅增高，多相波增多。右侧拇短展肌、左侧第一骨间肌大力收缩时呈巨大电位。神经传导测定示左侧正中神经波幅下降，其余运动和感觉神经传导速度正常。

【问题1】该病人可能的诊断是什么？需要与哪些疾病做鉴别诊断？

思路1：肌萎缩侧索硬化（amyotrophic lateral sclerosis，ALS）的临床特点：为最多见的运动神经元病（MND）类型，90%以上为散发性，5%～10%有家族史。起病年龄多数在40～70岁。首发症状约75%病人位于上肢，而25%以球部症状起病。多数病人以不对称的局部肢体无力起病，如肩部无力、走路僵硬、跛行、易跌倒，手指活动不灵活（如持筷、开门、系扣）等。少数以吞咽困难、构音障碍等症状起病。极少数病人以呼吸系统症状起病。随着病情的进展，逐渐出现肌肉萎缩、"肉跳"感（即肌束震颤）抽筋，并扩展至全身肌肉。进入病程后期，除眼球活动肌外，全身运动系统均受累，累及呼吸肌，出现呼吸困难、呼吸衰竭等。多数病人死于呼吸衰竭或其他并发症。约10%病人可有肢体远端感觉异常和麻木，但客观检查一般没有感觉异常。一般无大、小便障碍。5% ALS病人出现认知功能障碍。

问诊时应特别注意肌肉无力。萎缩的发生、发展过程，有无肌肉跳动、肢体痉挛、吞咽困难、构音障碍，有无呼吸费力、憋气，还应注意有无感觉障碍、尿便障碍。还应注意既往史、家族史的收集。

思路2：诊断依据：根据病人为中年女性，隐袭起病，病情进行性发展。言语不清，伴有饮水呛咳，查体可见构音障碍，双侧软腭上抬力弱，咽反射减弱，颈前屈力弱，双侧舌肌萎缩伴束颤，考虑脑干运动神经核损害；双上肢近端、远端肌肉、手部肌肉萎缩，肌力减退，考虑脊髓前角（颈段）运动神经元损害；双下肢肌张力增高，膝腱反射活跃，跟腱反射亢进，双侧下肢病理征阳性，考虑双侧锥体束损害；肌电图显示胸锁乳突肌、上肢肌肉、胸段椎旁肌神经源性损害，且神经传导速度正常，考虑脑干运动神经核、颈段和胸段脊髓前角细胞损害。综合定位为上、下运动神经元损害，可临床诊断ALS。

思路3：鉴别诊断：MND根据累及上运动神经元和（或）下运动神经元的不同，可分为ALS、进行性肌肉萎缩（PMA）、进行性延髓麻痹（PBP）和原发性侧索硬化（PLS）等类型。不同类型的MND，其临床表现不完全相同，但随着疾病进展，多数病例可发展成为ALS。近年来的研究显示，额颞叶痴呆（FTD）与ALS在临床、影像、病理学和遗传特点上均存在重叠性。约5% ALS病人符合FTD的诊断标准，而30%～50%的ALS病人虽然未达到FTD诊断标准，但也出现了执行功能减退的表现。在 ALS 的诊断中，强调要除外脊髓性肌萎缩、肯尼迪病、平山病、脊髓灰质炎后综合征、遗传性痉挛性截瘫等疾病。

【问题2】为明确诊断，入院后还应该采取什么检查？

思路：MND 病人入院后的常规检查除了神经电生理检查外，缺乏可靠的生物学标志。其他检查主要是排除其他疾病，进一步确定 MND 的诊断。

（1）包括血常规、血生化、红细胞沉降率及风湿免疫学指标、甲状腺功能、蛋白电泳、神经节苷脂（GM-1）抗体、肿瘤标志物、同型半胱氨酸、维生素 B_{12}、叶酸等。

（2）脑脊液检查包括常规、生化、神经节苷脂（GM-1）抗体、抗脑组织抗体、寡克隆带、病理细胞学等。

（3）胸部 X 片、CT，必要时行全身 PET-CT。

（4）脑与脊髓 MRI 检查.

【问题3】该病人应该用什么样的治疗方法？

思路：

（1）谷氨酸兴奋性毒性拮抗剂利鲁唑 50mg，每日 2 次口服。

（2）大剂量维生素 B_{12}、维生素 B_1 及其他神经营养药物。

（3）加强营养，采用高蛋白、高热量、富含维生素的食物，适当的康复锻炼。

（4）针对病人的焦虑，给予抗焦虑药物及其他心理治疗。

（张春晶）

案例 17-7　癫　痫

【病史摘要】男，42 岁。

主诉：反复发作性意识丧失、四肢抽搐 2 年余。

现病史：病人于 2 年前中午吃饭时无明显诱因突发意识丧失、四肢抽搐，伴口吐白沫，无大小便失禁、舌咬伤，约 3～5 分钟后抽搐停止，意识恢复后自觉头昏、头痛、乏力，至医院诊断为"癫痫"。2 年来，病人上述情况反复发作，并因漏服抗癫痫药致癫痫发作，发作类型同前。3 个月前出现反应慢，记不起家人名字和药名，遂入院治疗。入院时精神、睡眠、饮食尚可，半年体重下降 10kg。

既往史：否认既往病史。

急诊查体：T 36.0℃，PR 91 次 /min，BR 20 次 /min，BP 123/94mmHg，心、肺、腹查体未见异常。神经系统查体：意识清楚，言语流利，高级皮层功能未见明显异常。脑神经查体正常。四肢肌容积、肌张力、肌力正常，共济检查正常。双侧深浅感觉对称，四肢腱反射正常，双下肢巴氏征阴性，脑膜刺激征阴性。

实验室检查：脑脊液常规：蛋白定性试验阴性；脑脊液生化：葡萄糖 3.5mmol/L，氯化物 122.5mmol/L，蛋白 340.3mg/L；脑脊液涂片未找到细菌、真菌、抗酸杆菌和新型隐球菌；癌肿相关检查：肿瘤标志物和超声检查阴性。自身免疫性脑病相关血液及脑脊液检查阴性。

核医学（PET/CT）检查：

（1）双侧额颞叶交界区、双侧额叶（内侧回、直回）、双侧颞叶皮层葡萄糖代谢减低。

（2）前后扣带回、楔前叶及双侧顶叶皮层葡萄糖代谢减低，考虑功能性改变。

（3）两侧小脑对称性葡萄糖代谢减低，考虑治疗后改变。

颅脑 MRI 检查：双侧额叶小缺血灶。左侧顶骨板障异常信号。

【问题1】入院后首要的诊治方案是什么？

思路 1：发作性疾病的病史询问重点。

思路 2：频繁癫痫发作与癫痫持续状态的区别。

思路 3：病人癫痫频繁发作，曾因漏服抗癫痫药物，致使癫痫发作，入院后治疗的首要任务是予以规范的抗癫痫治疗。

【问题 2】为明确诊断，应该采取什么检查？

思路 1：癫痫的诊断：主要依靠临床表现、脑电图波形和抗癫痫药物治疗反应（AEDs 治疗）。对一位病人来说，初步的诊断并非要求三项条件必备，但在诊断的过程中，对不同的病人，三者都是重要的，尤其是最后诊断的确立，对多数病人来说，三项条件都是必不可少的。

思路 2：医学检验指标与癫痫的关系：

1. 生化检验　血液和脑脊液检查一般无明显的改变。在发作后，有的病人可见血糖和血钙等下降，考虑可能与发作前后身体状态改变有关。

2. 脑电图　脑电图检查已成为癫痫的诊断和分型必不可少的检查方法。视频脑电图（video、EEG、V-EEG）监测对癫痫的诊断有非常重要的意义，大多可以获得有助于诊断的信息，同时有助于鉴别非癫痫性发作和假性发作。

3. 神经影像学检查　常规 X 线检查、脑血管造影、CT、MRI、PET、SPECT、功能 MRI 成像、MRS 等。MRI 已经成为评价癫痫病人（尤其是部分性发作的癫痫病人）最重要的影像学检查技术。结合 EEG，综合应用 MRI、MRS、PET 等手段可以提高癫痫、特别是顽固性癫痫致痫灶切除术前定位诊断的准确率。

4. 脑磁图　神经元膜的离子流动不仅产生电场，还产生磁场，形成脑磁图（MEG）。脑磁图是测量颅外磁场的方法。

5. 其他实验室检查

（1）催乳素（PRL）：癫痫发作，特别在强直阵挛发作后，血清 PRL 的水平明显升高，在发作后 20～30 分钟到达峰值，随后 1 小时内逐渐降低回到基线。另外，垂体病变、药物使用、外伤、中毒等都可能影响 PRL 水平，需注意假阳性。

（2）神经元特异性烯醇化酶（NSE）：NSE 特异定位于神经元和神经内分泌细胞，主要参与糖酵解，在神经元坏死或损伤时进入脑脊液和血流，在癫痫发作后 NSE 明显升高。

【问题 3】癫痫的治疗方法与原则是什么？

思路 1：抗癫痫药物（AEDs）仍是最主要和最常见的方法。目前癫痫的治疗方法仍然是以药物为主，药物治疗的目标是在无明显副作用的情况下，完全控制临床发作，使病人保持或恢复其原有的生理、心理状态与生活工作能力。

思路 2：癫痫疾病药物治疗的选择：一旦病人的癫痫诊断成立，即可开始予以 AEDs 进行治疗，选择药物应当根据发作类型与综合征分类。目前对于抗癫痫药物的应用仍强调单药治疗的原则，如两次单药治疗无效，预示属于难治性癫痫的可能性较大，可考虑合理的多药联合治疗。

（张春晶）

第十八章 自身免疫病检验案例分析

案例 18-1 系统性红斑狼疮

【病史摘要】女，26 岁。

主诉：关节肿痛 3 个月，发热伴面部皮疹 1 周。

现病史：病人 3 个月前无明显诱因出现双侧腕关节肿胀，伴轻度疼痛，晨僵约 10 分钟，近 1 周关节肿胀加重，病人自觉脱发明显，体重 3 个月下降约 2kg，尿中泡沫多。发病以来，病人食欲好，无腹痛、头晕、头痛、腹泻，无尿频、尿急、尿痛，无口干、眼干。2 年前体检发现外周血白细胞减少，未予诊治。

既往史：平素体健。否认感染性疾病、高血压、心脏病及糖尿病史，无输血及使用血制品史。无药物、食物过敏史，无特殊服药史，无严重外伤史。无毒物及放射物质接触史。

家族史：否认家族感染性疾病、高血压、心脏病及糖尿病史。

体格检查：T 37.8℃，PR 80 次 /min，BR 18 次 /min，BP 125/80mmHg。神志清楚，自动体位。双侧面部红斑，直径 1cm 左右，略高出皮面，边界清晰。浅表淋巴结未触及肿大。头发略稀疏，双眼睑水肿，巩膜无黄染，舌面及颊黏膜未见溃疡。双肺未闻及干、湿啰音。心率 80 次 /min，心律整齐，未闻及杂音。肝、脾肋下未触及，移动性浊音（－）。双踝关节肿胀，双手及双腕关节弥漫性肿胀，双下肢轻度凹陷性水肿。

实验室检查：血常规：Hb 120g/L（参考区间：110～150g/L），WBC 3.0×10^9/L（参考区间：3.5×10^9/L～9.5×10^9/L），PLT 200×10^9/L（参考区间：125×10^9/L～350×10^9/L）。尿常规：蛋白（+++），潜血（++），尿沉渣镜检红细胞 7～10 个 /HP，尿蛋白量 2.06g/24h。肝和肾功能、血脂、血糖、电解质均（－）。

【问题 1】通过上述问诊、查体与实验室检查，该病人的初步诊断是什么？

思路：病人青年女性，出现关节肿痛、面部红斑、发热、脱发，根据病人的主诉、年龄、性别、病史及临床表现特点，初步诊断系统性红斑狼疮（systemic lupus erythematosus，SLE）。

【问题 2】为明确诊断，应进一步做哪些检查？

思路 1：根据 2019 年欧洲抗风湿病联盟（EULAR）/ 美国风湿病学院（ACR）制定的 SLE 分类标准，对疑似 SLE 者进行诊断。该标准包括 1 条入围标准：ANA 阳性。还包括 10 项临床标准：抗心磷脂抗体 / 抗 β2 糖蛋白 1 抗体 / 狼疮抗凝物实验阳性；低补体：C3/C4；抗 dsDNA 抗体 / 抗 Sm 抗体阳性；排除感染、恶性肿瘤、药物因素，总分≥10 可诊断为 SLE。

思路 2：根据 SLE 诊断标准指南，结合临床路径，需要进一步做如下检查：

（1）排除感染性疾病需要进行乙肝、丙肝、梅毒、艾滋病等项目的筛查。

（2）进行免疫球蛋白、补体、ANA、ds-DNA、ENA 谱、抗磷脂抗体、类风湿性关节炎相关抗体检查、ANCA 等项目检查确诊。

（3）检查结果：感染性疾病标志物（－），抗心磷脂抗体（+），抗 β2 糖蛋白 1 抗体（+），抗核抗体 ANA 1:1 000（+）核均质型（参考区间 <1:100），抗 dsDNA 抗体 1:10（+），抗 nRNP/Sm 抗体（+），

抗 Sm 抗体（+），抗 SSA 抗体（+），抗核小体抗体（+），抗核糖体 P 蛋白（+），ANCA（−），RF（−），补体 C3 0.2g/L（参考区间 0.8～1.5g/L）、C4 0.03g/L（参考区间 0.2～0.6g/L）。免疫荧光形态学检查结果见图 18-1 和图 18-2。以绿蝇短膜虫为基质 IIF 抗 dsDNA 抗体检测是 SLE 诊断条件之一（诊断特异度 95%），抗体滴度与病情活动程度、肾损害相关。抗 dsDNA 抗体在动基体与细胞核表现为均匀的、边缘增强的荧光。其中细胞核与鞭毛基体的反应没有任何意义，可不作结果判断。

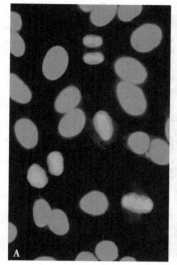 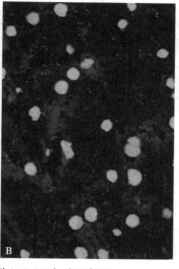

图 18-1　ANA 核均质型 1∶1 000(+)示意图

A：HEp-2 细胞，间期细胞核阳性，呈均匀的荧光；分裂期细胞浓缩染色体阳性，呈均匀的荧光，荧光更强；B：猴肝，肝细胞核阳性，呈均匀或粗块状荧光，荧光强度与 HEp-2 细胞基本一致

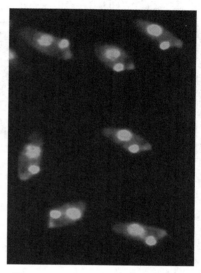

图 18-2　dsDNA 1∶10(+)示意图

【问题3】根据实验室及其他检查结果，应做出怎样的诊断？依据是什么？

诊断：SLE。

思路 1：诊断依据：病人青年女性，出现关节肿痛、面部红斑、发热、脱发，白细胞、血尿、蛋白尿。抗核抗体 ANA 1∶1 000（+）核均质型，抗 dsDNA 抗体 1∶10（+），抗 nRNP/Sm 抗体（+），抗 Sm 抗体（+），抗 SSA 抗体（+），抗核小体抗体（+），抗核糖体 P 蛋白（+），补体 C3、C4 降低。根据 2019 年 SLE 诊断标准，阳性指标符合临床与免疫学标准，评分≥10，符合 SLE 诊断。

思路 2：SLE 病人血清中出现以抗核抗体为代表的多种自身抗体和多系统受累是 SLE 的两个主要临床特征。ANA 荧光模型分为 3 类：细胞核荧光模型（14 种）、细胞质荧光模型（9 种）和细胞有丝分裂荧光模型（5 种），见图 18-3。该病人抗核抗体特定荧光模型与靶抗原的特异性自身抗体的检测结果对 SLE 诊断都具有一定的指导意义。

【问题4】该病人还需要与哪些疾病进行鉴别诊断？

思路 1：皮肌炎：也可表现为面部红斑，甚至表现为面部蝶形红斑、肌无力、肌痛，但多数病例有血肌酶升高，肌肉活检有特异性炎症。

思路 2：类风湿关节炎：RF 阳性，补体水平正常或升高，抗 ds-DNA 抗体和抗 Sm 抗体均阴性，且 X 线骨关节特征性变化与 SLE 不同。

思路 3：结节性多动脉炎：临床表现也是变化多端、多系统损害，但其自身抗体检查多为阴性，组织病理改变也与 SLE 显著不同。

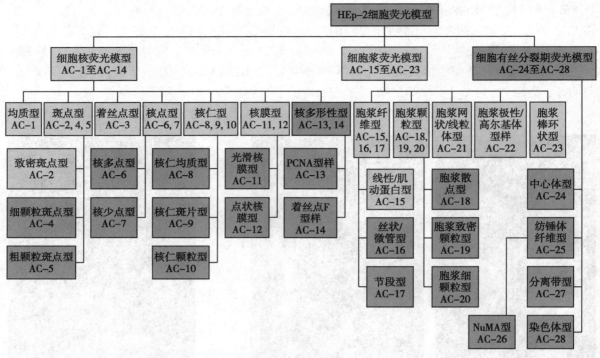

图18-3 荧光模型分类

AC: anti-cell，基于ANA的国际分类和命名原则结合我国目前检测临床现状，建议黄色部分为必报荧光模型，绿色部分为选报荧光模型

（江 华 梁文杰）

案例18-2 干燥综合征

【病史摘要】女，44岁。

主诉：口干舌燥3年，四肢乏力1年。

现病史：病人于4年前冬天发现双手指遇冷后发白、发紫，伴远端指关节疼痛、足跟及手指端干裂。当地医院就诊并诊断为"雷诺综合征"，未予以特殊诊治。3年前无明显诱因出现眼干、口干，以口干为首发表现，需频繁饮水。部分牙齿呈小片状脱落，反复口腔感染，表现为牙龈炎、牙周脓肿，皮肤干燥，反复腮腺肿大。近1年来无明显诱因出现四肢无力，可自发缓解。近来病人自觉全身乏力较前加重，夜尿频繁，口干、眼干较之前的程度加重。

既往史：平素体健，否认心血管病、糖尿病及肾病病史，否认肝炎、结核等传染病史，无外伤、手术及输血史，无药物过敏史，近期无毒物及放射物质接触史。

个人史：无外地长期居住史，无疫区居住史，无烟酒嗜好，适龄婚配，育有1子1女，配偶及子女体健。

家族史：家族成员健康，家中其他人无干燥综合征病史，无家族遗传病史。

体格检查：T 36.4℃，PR 80次/min，BR 19次/min，BP 104/59mmHg，神志清楚，全身无皮疹，皮肤黏膜无黄染，浅表淋巴结未及，双肺呼吸音清晰，未闻及干、湿性啰音，心率80次/min，律齐，腹平软，无压痛及反跳痛，肝、脾肋下未及，四肢关节无肿胀、压痛及变形。

实验室检查：尿常规：pH 7.5，尿比重1.005，尿蛋白0.25g/L；肝和肾功能、血糖、血脂、电解质均（−）。

【问题1】通过上述问诊、查体与实验室检查，该病人的初步诊断是什么？

思路：病人女性，每日感口干、眼干持续 3 个月以上，皮肤干燥，反复腮腺肿大，根据病人的主诉、年龄、性别、病史及临床表现特点，初步诊断原发性干燥综合征（primary Sjögren's syndrome, pSS）。

【问题 2】为明确诊断，应进一步做哪些检查？

思路 1：依据 2016 年美国风湿病学会（ACR）/ 欧洲抗风湿病联盟（EULAR）制定的 pSS 诊断标准。

（1）纳入标准：至少有眼干或口干症状之一者，即下述至少一项为阳性：①每日感到不能忍受的眼干，持续 3 个月以上；②眼中反复沙砾感；③每日需用人工泪液 3 次或 3 次以上；④每日感到口干，持续 3 个月以上；⑤吞咽干性食物需频繁饮水帮助。或在 EULAR 的 SS 疾病活动度指数（ESSDAI）问卷中出现至少一个系统阳性的可疑 SS 者。

（2）排除标准：①头颈部放疗史；②活动性丙型肝炎病毒感染；③艾滋病；④结节病；⑤淀粉样变性；⑥移植物抗宿主病；⑦IgG4 相关性疾病。

（3）满足纳入标准并除外排除标准者，且下述 5 项评分总和≥4 者诊断为 pSS：①唇腺灶性淋巴细胞浸润，且灶性指数≥1 个灶 /4mm²，为 3 分；②血清抗 SSA 抗体阳性，为 3 分；③至少单眼角膜染色计分（OSS）≥5 或 Van Bijsterveld 评分≥4 分，为 1 分；④至少单眼泪液分泌试验（Schirmer 试验）≤5mm/5min，为 1 分；⑤未刺激的全唾液流率≤0.1mL/min（Navazesh 和 Kumar 测定法），为 1 分。常规使用胆碱能药物者应充分停药后再行上述③、④、⑤项评估口眼干燥的检查。

思路 2：根据干燥综合征诊断标准指南，结合临床路径，需要进一步做如下检查：

（1）为排除感染性疾病，需要进行乙肝、丙肝、梅毒、艾滋病等项目的筛查。

（2）需要做抗核抗体谱、类风湿因子、抗 CCP 抗体等项目明确诊断。

（3）检查结果为：感染性疾病标志物（−），抗核抗体 ANA 1∶320（+）核颗粒型（参考区间 <1∶100），抗 dsDNA 抗体 1∶10（−），抗核抗体谱中抗 SSA 抗体（+），抗 SSB 抗体（+），抗着丝点抗体（+），抗核小体抗体（−），抗核糖体 P 蛋白（−），抗 Jo-1 抗体（−）。ANCA（−），抗 CCP（−），AKA（−），APF（−）。眼科 Schirmer 试验 3mm/5min。

免疫荧光形态学检查结果见图 18-4。抗核抗体 ANA 1∶320（+）核细颗粒型。

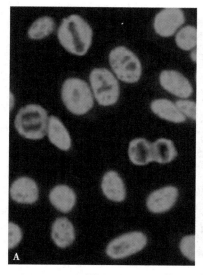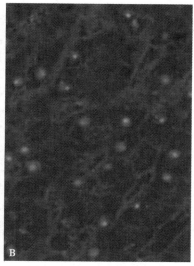

图 18-4　ANA 核细颗粒型 1∶320(+)示意图

A：HEp-2 细胞，间期细胞核阳性，呈细颗粒样荧光，部分核仁阳性；分裂期细胞浓缩染色体阴性，染色体周围区域呈颗粒样荧光；B：猴肝，肝细胞核呈颗粒样荧光，部分核仁阳性。荧光强度比 HEp-2 细胞弱

【问题3】根据实验室和其他检查结果,应做出怎样的诊断?依据是什么?

诊断:pSS。

思路1:pSS 是一种主要累及外分泌腺体的慢性炎症性自身免疫病,同时伴淋巴瘤发生率增高。起病多隐匿,病程长,临床表现轻重不一。部分病人仅有口、眼干的局部症状,而部分病人则以重要脏器损害为首发症状。80% 以上的病人会出现干燥、疲乏和疼痛等表现。该病人临床症状符合指南纳入标准。

思路2:pSS 病人血清中可检测到多种自身抗体,抗核抗体(ANA)阳性率达 80%,抗核抗体谱中抗 SSA 抗体阳性率最高,抗 SSB 抗体是诊断 SS 的标记性抗体,前者对本病的诊断敏感性高,后者则诊断特异性较强,尤其是在有系统性损害的病人,两者阳性率更高。该病人血清中检测出 SS 标记性抗体指标 SSA、SSB,符合 SS 诊断标准。

思路3:pSS 可累及其他多个器官和系统,需进一步评价病人有无呼吸、消化、血液和神经系统的损害,以便早期发现和尽早治疗。①生化:肝功能检验和血清清蛋白测定用以评估肝脏有无损害;②体液免疫:检测免疫球蛋白 IgG、IgA 和 IgM,分析病人有无高球蛋白血症;③血常规:计数白细胞、红细胞和血小板,测定血红蛋白浓度,分析病人有无血液系统损害;④测定 ESR 和 CRP,判断疾病的活动度。

【问题4】该病人还需要与哪些疾病进行鉴别诊断?

(1)系统性红斑狼疮:pSS 多出现在中老年妇女,发热,尤其是高热不多见,无蝶形红斑,口、眼干明显,肾小管酸中毒为其常见而主要的肾损害,高球蛋白血症明显,低补体血症少见,预后良好。

(2)类风湿关节炎:pSS 关节炎症状远不如类风湿关节炎明显和严重,极少有关节骨破坏、畸形和功能受限。类风湿关节炎很少出现抗 SSA 和抗 SSB 抗体。

(3)其他原因引起的口干:如老年性腺体功能下降、糖尿病性或药物性,有赖于病史及各个病自身特点加以鉴别。

(4)IgG4 相关疾病:是一组与 IgG4 升高有关的疾病,发病年龄多在 45 岁以上。包括自身免疫性胰腺炎、原发性硬化性胆管炎、腹膜后纤维化等。诊断需血清 IgG4 > 135mg/dL,且组织中 IgG4+ 浆细胞浸润伴典型纤维化。

(江 华 梁文杰)

案例 18-3 类风湿关节炎

【病史摘要】女,39 岁。

主诉:多关节肿痛 3 个月。

现病史:病人 3 个月前开始无明显原因出现双手、双膝关节肿胀、疼痛,以双手指关节为主,伴有明显晨僵,时间 >1 小时。2 个月前曾因乏力、关节痛到医院检查,诊断为关节炎、贫血(具体不详),未予治疗。发病以来无发热,无皮疹,偶有口腔溃疡,无光过敏,无口干、眼干症状,大小便及睡眠均正常。

既往史:体健,无胃病和痔疮史,无银屑病病史,无外伤史。无烟酒嗜好,不偏食。

家族史:家庭成员健康。无家族遗传病史。

体格检查:T 36℃,PR 96 次/min,BP 120/70mmHg。神志清楚,自动体位。轻度贫血貌,皮肤未见出血点和皮疹,浅表淋巴结未触及肿大,睑结膜略苍白,巩膜无黄染,甲状腺无肿大,双肺未闻及干、湿啰音,心界正常大小,心律整齐,未闻及杂音,腹平软,无压痛,肝、脾肋下未触及,移动性浊音(-),双下肢无水肿。左髋关节肿胀,压痛(+);双手第 2、第 3 掌指关节肿胀,压痛(+);双膝关节轻度肿胀,浮髌试验(-),余关节正常。双侧第 2~5 近端指间关节梭形肿胀、压痛(+),双侧第2~4掌指关节肿胀,压痛(+),伸直受限,双侧腕关节红肿,皮温高,压痛(+),活动受限,局部皮温高,压痛(+),双踝关节压痛(+)。

实验室检查:血常规:RBC $3.3×10^{12}$/L,WBC $7.5×10^9$/L,Hb 80g/L,PLT $343×10^9$/L。尿、粪常规及粪便潜血正常,电解质、肝和肾功能、血糖、血脂、尿酸、免疫球蛋白正常。

【问题1】通过上述问诊、查体与实验室检查,该病人的初步诊断是什么?

思路:病人女性,对称性多关节肿痛,累及掌指关节、近端指间关节、腕关节、髋关节、膝关节、踝关节,受累小关节数>10个,伴晨僵,病程3个月。根据病人的主诉、年龄、性别、病史及临床表现特点,初步诊断为类风湿关节炎(rheumatoid arthritis,RA)。

【问题2】为明确诊断,应进一步进行哪些检查?

思路:根据2010年ACR/EULAR类风湿关节炎诊断标准,结合临床路径,需要进行RA的相关自身抗体谱(含RF、抗CCP,AKA、APF、抗MCV)及炎性指标(CRP、ESR)与其他自身抗体检查(包括ANA、抗ENA和ds-DNA抗体),以明确诊断。

检查结果为:ESR 62mm/h(参考区间:0~15mm/h),CRP 5.4mg/dL(参考区间:<1.0mg/dL),RF 605IU/mL(参考区间:0~20U/mL),抗CCP抗体89RU/mL(参考区间:0~5RU/mL),抗角蛋白抗体AKA(+),抗核周因子抗体APF(+),抗MCV抗体(+),ANA(-),ds-DNA抗体(-),抗ENA抗体(-)。影像学检查:胸片(-),关节超声显示病变部位表现为低回声区,双手磁共振成像(MRI)显示桡腕关节滑膜增强,X线检查显示双手近端指间关节骨质增生。

免疫荧光形态学检查结果,见图18-5和图18-6。

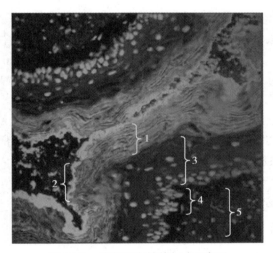

图18-5 抗角蛋白抗体(+)示意图

标准基质:大鼠食管,靶抗原:食管表皮中丝集蛋白和前丝集蛋白相关蛋白。食管黏膜上皮层分层:"1":角质层,出现特征性荧光;"2":经常会出现非特异性线性荧光,不属于判读标准;"3":棘细胞层;"4":结缔组织间隙;"5":肌肉层。阳性荧光模式:在大鼠食管腔侧的角质层呈典型的板层状、线状分层的均质荧光染色

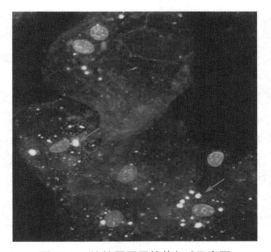

图18-6 抗核周因子抗体(+)示意图

标准基质:人颊黏膜上皮细胞,靶抗原:前丝集蛋白。阳性荧光模式:人颊黏膜上皮细胞核周出现大小和数量不一的均质圆形、椭圆形荧光颗粒

【问题3】根据实验室及其他检查结果,应做出怎样的诊断?依据是什么?

诊断:RA。

思路1:RA是一种以侵蚀性关节炎为主要表现的全身性自身免疫病。女性多发。多以缓慢隐匿的方式起病,在出现明显关节症状前可有数周低热,关节表现包括:①晨僵:出现在95%以上的RA病人;②关节痛与关节压痛:往往是最早出现的症状,最常出现的部位为腕、掌指等,呈对称

性、持续性。③受累关节均可出现肿胀。④关节畸形和功能障碍：见于晚期病人。关节外表现有类风湿结节、类血管炎及肺受累等。影像学表现：①X线：早期可见关节周围软组织肿胀及骨质疏松，随病情进展可出现关节面破坏、关节间隙狭窄、关节融合。②MRI：提示炎症反应初期的滑膜增厚、骨髓水肿和轻度关节面侵蚀，有助于RA的早期诊断。该病人女性，对称性多关节肿痛，累及掌指关节、近端指间关节、腕关节、膝关节、踝关节，伴晨僵，病程3个月>6周，符合RA的临床表现。

思路2：

（1）AKA为RA的特异性自身抗体，对RA的诊断敏感性为36%～59%，特异性为88%～99%。AKA与RA病人的关节痛、晨僵及CRP有关。还与RA疾病严重程度和活动性相关，在RA早期甚至临床症状出现之前即可出现，是RA早期诊断和预后判断的指标之一。

（2）APF为RA的特异性自身抗体，在RA病人中有较高的阳性率，对RA诊断的特异性高达90%以上，是早期诊断RA的实验室指标之一。此外，APF与RA的多关节痛、晨僵及X线骨破坏之间呈明显相关性，而与发病年龄、病程长短、性别无关。

（3）RF和ACPA作为2010年ACR/EULAR颁布的RA分类标准中的实验室指标，在RA早期诊断中具有重要意义，并可作为关节损害进展的预测因素。单独检测RF诊断RA的敏感度低于单独检测ACPA，RF和ACPA联合检测可提高RA诊断的敏感度。该病人ESR增快，CRP升高，RF（+），抗CCP抗体异常升高，抗MCV抗体（+），AKA（+），APF抗体（+）。根据ACR/EULAR 2010年RA诊断标准，对关节受累、血清学指标、滑膜炎持续时间和急性时相反应物4个部分进行评分，总分6分以上，可诊断RA。

【问题4】该病人还需要与哪些疾病进行鉴别诊断？

（1）骨关节炎：多见于50岁以上者。主要累及膝、脊柱等负重关节。活动时关节痛加重，可有关节肿、积液。手骨关节炎常多影响远端指间关节，尤其在远端指间关节出现赫伯登（Heberden）结节和近端指关节出现布夏尔（Bouchard）结节时有助于诊断。大多数病人ESR正常，RF阴性或低滴度阳性。X线示关节边缘呈唇样增生或骨疣形成，如出现关节间隙狭窄多为非对称性。

（2）强直性脊柱炎：主要侵犯骶髂及脊柱关节，当周围关节受累，特别是以膝、踝、髋关节为首发症状者，需与RA相鉴别。强直性脊柱炎多见于青壮年男性，外周关节受累以非对称性的下肢大关节炎为主，极少累及手关节，骶髂关节炎具有典型的X线改变。可有家族史，90%以上病人HLA-B27阳性，血清RF阴性。

（3）银屑病关节炎：本病多于银屑病若干年后发生，部分病人表现为对称性多关节炎，与RA相似。但本病以手指或足趾远端关节受累更为常见。同时，可有骶髂关节炎和脊柱炎，血清RF多阴性。

（4）系统性红斑狼疮：部分病人以指关节肿痛为首发症状，也可有RF阳性、ESR和CRP增高，而被误诊为RA。然而，本病的关节病变一般为非侵蚀性，且关节外的系统性症状如蝶形红斑、脱发、皮疹、蛋白尿等较突出。血清抗核抗体、抗双链DNA抗体等多种自身抗体阳性。

（江 华 梁文杰）

案例18-4 自身免疫性肝炎

【病史摘要】女，41岁。

主诉：皮肤、巩膜黄染，伴尿黄、乏力8个月。

现病史：8个月前病人无明显诱因出现皮肤、巩膜黄染，伴尿黄，呈浓茶水样，伴乏力，无明显食欲缺乏，无恶心、呕吐，无腹胀、腹痛，无发热，无腰痛，无皮肤瘙痒，无腹泻、便秘，无黑便，无陶土样大便等不适。半年前体检查肝功能示：ALT 182.9U/L，AST 117.1U/L，ALP 680U/L，于县人民医院就诊，服用护肝药物（具体不详）后症状较前缓解。近 1 个月来上述症状加重，为进一步诊治入院治疗。

既往史：否认高血压、心脏病史及糖尿病史，无输血及使用血制品史。无药物、食物过敏史，无严重外伤史。无毒物及放射物质接触史。

家族史：否认家族感染性疾病史、高血压、心脏病史及糖尿病史。

体格检查：T 36.2℃，BP 113/76mmHg，BR 19 次 /min，PR 69 次 /min；一般情况尚可，神清，精神可；皮肤、巩膜黄染，肝掌（−），蜘蛛痣（−）双肺呼吸音清，无啰音；心率 69 次 /min，心律齐，无杂音；腹平软，无压痛，无反跳痛，肝、脾肋下未触及，移动性浊音阴性，肠鸣音正常；双下肢不肿。

实验室检查：肝功能：ALT 212.6U/L，AST 123.2U/L，ALP 698U/L，TBIL 147.6μmol/L，DBIL 111.3μmol/L；肾功能、血脂、血糖、电解质均（−）。

【问题 1】通过上述问诊、查体与实验室检查，该病人的初步诊断是什么？

思路：病人女性，出现皮肤巩膜黄染，伴尿黄，呈浓茶水样，伴乏力，根据病人的主诉、年龄、性别、病史及临床表现特点，初步诊断为自身免疫性肝炎（autoimmune hepatitis，AIH）。

【问题 2】为明确诊断，应进一步做哪些检查？

思路：根据 AIH 的诊断标准指南，结合临床路径，需要进行①肝炎病毒标志物检测以排除病毒性肝炎；②肝癌、肝硬化相关指标以排除相关疾病；③血清蛋白电泳、免疫球蛋白、自身抗体（ANA、ASMA、AMA、抗 LKM1、抗 LC1 和 ANCA 等）的检查；检查结果为：IgG 23.7g/L，γ- 球蛋白 29.6%，AFP 26ng/mL；抗核抗体 ANA 1∶320（+）核膜型（参考区间 <1∶100），ASMA（+），SLA/LP（+），LKM-1（−），LC-1（−），sp100（−），gp210（−），抗 AMA-M2 抗体（−），抗 dsDNA 抗体 1∶10（−），抗 nRNP/Sm 抗体（−），抗 Sm 抗体（−），抗 SSA/SSB 抗体（−），抗核小体抗体（−），抗核糖体 P 蛋白（−），ANCA（−），RF（−），铜蓝蛋白、甲状腺功能、HIV、RPR 与病毒性肝炎指标 HAV、HBV、HCV、HDV、HEV 都正常。

免疫荧光形态学检查结果：①抗核抗体 1∶320（+）核膜型，见图 18-7。②抗平滑肌抗体（+），见图 18-8。③抗肌动蛋白抗体（+），见图 18-9。

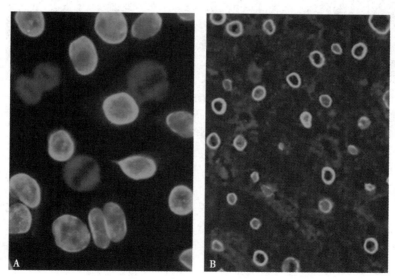

图 18-7　ANA 核膜型 1∶320(+)示意图

HEp-2 细胞（A）：间期细胞核呈现均匀的荧光，核周增强；分裂期细胞染色体阴性。猴肝（B）：肝细胞呈现特征性环状荧光

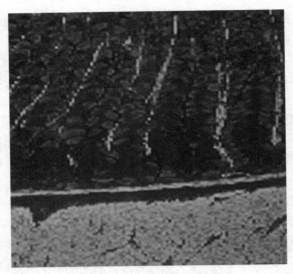

图 18-8 ASMA(+)示意图
荧光模型：大鼠胃组织中呈现肌膜、黏膜肌层和肌膜腺体
间收缩纤维明显的细胞质荧光

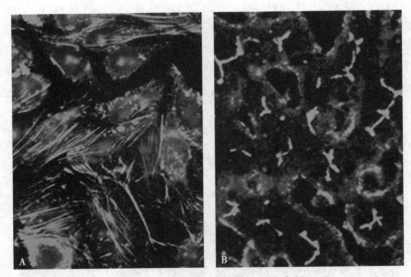

图 18-9 抗肌动蛋白抗体(+)示意图
荧光模型：在 HEp-2 细胞质中可观察到无数束状纤维性结构，有时伸展到细
胞核（A）；肝组织切片中可见围绕肝细胞的胆小管有荧光（B）

【问题3】根据实验室及其他检查结果，应做出怎样的诊断？依据是什么？

诊断：I 型 AIH。

思路 1：AIH 是一种慢性进展性自身免疫性肝病，女性多见，主要临床表现为血清转氨酶升高、高丙种球蛋白血症和自身抗体阳性等，组织病理学检查主要表现为界面性肝炎和门管区浆细胞浸润。根据 2015 年自身免疫性肝炎的诊断和治疗共识，该病人具有肝病的临床症状与体征，转氨酶（ALT、AST）升高，免疫球蛋白 IgG 或 γ- 球蛋白水平升高，排除其他导致慢性肝炎的病因，如病毒性、药物性等。

思路 2：大多数 AIH 病人血清中存在一种或多种高效价的自身抗体，但这些自身抗体大多缺乏疾病特异性。病程中抗体效价可发生波动，但自身抗体效价并不能可靠地反映疾病的严重程度。根据血清学特征，自身免疫性肝炎通常分为两型：I 型的特征性抗体为 ANA 和 ASMA 阳性，任何年龄均可发病。Ⅱ型特征性抗体为抗 LKM1 和抗 LC1 阳性,Ⅱ型相对少见,一般见于儿童。该病人血清自身抗体 ANA、ASMA、SLA/LP 都为阳性,并排除其他可能病因,可确诊为Ⅰ型 AIH。自身免疫性肝病相关免疫学检查的临床意义,见图 18-10。

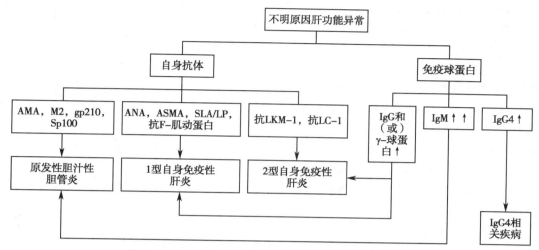

图 18-10　自身免疫性肝病相关免疫学检查的临床意义

AMA 为抗线粒体抗体;抗 LKM1 为抗肝肾微拉体抗体 1 型;抗 LC1 为抗肝细胞溶质抗原 1 型;ANA 为抗核抗体;ASMA 为抗平滑肌抗体;SLA/LP 为可溶性肝抗原/肝胰抗原抗体;↑为升高;↑↑为明显升高

【问题 4】该病还需要与哪些疾病进行鉴别诊断?

(1)肝遗传性疾病:如 Wilson 病、血色病、α1-抗胰蛋白酶缺陷。

(2)药物诱导的肝病:药物史明确,停用药物后好转;血清转氨酶水平升高和(或)胆汁淤积表现。

(3)慢性病毒(如 HCV、HBV)感染。

(4)酒精性肝病。

(5)其他自身免疫性肝病或重叠。

(江　华　梁文杰)

案例 18-5　混合性结缔组织病

【病史摘要】女,49 岁。

主诉:双手颜色发白、变紫 4 年,双手指肿痛、僵硬 1 年。

现病史:4 年前发现当受冷或情绪紧张时出现双手颜色发白、变紫,未诊治。1 年前出现双手指近端指间关节疼痛伴晨僵,双手指肿、硬、厚,面部自觉紧绷感,四肢肌肉酸痛,活动后胸闷、气短。

既往史:否认高血压、糖尿病、冠心病病史。

个人史:原籍居住,个体,无烟酒等不良嗜好。

家族史:母亲患有干燥综合征,父亲患有冠心病。有 1 个哥哥,2 个妹妹,无结缔组织病病史。

体格检查:T 36.5℃,BR 19 次/min,BP 118/72mmHg。颜面部皮肤紧硬,可见轻度蜡样光泽,全身浅表淋巴结无肿大。颈软,颈静脉无怒张,肝颈静脉回流征阴性。双肺呼吸音清,双下肺可闻及 Velcor 啰音。PR 82 次/min,律齐,各瓣膜听诊区未闻及病理性杂音。腹软,无压痛及反跳痛。双手指近端指间关节肿胀伴压痛,双手指肿、硬、厚,四肢肌肉压痛,双下肢无水肿。

实验室检查:①自身抗体谱:ANA 阳性(斑点型 +++);抗 U1-RNP 抗体:阳性。②血常规:WBC 3.7×10⁹/L, Hb 105g/L, PLT 198×10⁹/L。③尿常规未见异常。④肝、肾功能未见异常。⑤ CRP 未见异常。⑥血沉未见异常。

【问题1】通过上述问诊、查体与实验室检查，该病人的初步诊断是什么？

思路：①症状诊断：病人中年女性，双手雷诺现象，双手指肿痛僵硬，四肢肌肉酸痛，活动后胸闷、气短。②检体诊断：颜面部皮肤紧硬，可见轻度蜡样光泽，双下肺可闻及 Velcor 啰音，双手指近端指间关节肿胀伴压痛，四肢肌肉压痛，双下肢无水肿。③实验诊断：ANA 阳性，抗 U1-RNP 阳性。④家族史：母亲患有干燥综合征。根据病人的主诉、年龄、性别、症状、体征和家族史，初步诊断：结缔组织病，混合性结缔组织病可能性大。

【问题2】为明确诊断，应进一步进行哪些检查？

思路1：为排除其他自身免疫疾病，需要进一步检查其他自身抗体，如抗 dsDNA 抗体、抗 Sm 抗体、抗 SCL-70 抗体、类风湿因子、抗角蛋白抗体、抗核周因子、抗环瓜氨酸肽抗体；并检查血清肌酸激酶。检查结果如下：

血抗 dsDNA 抗体、抗 Sm 抗体、抗 SCL-70 抗体、类风湿因子、抗角蛋白抗体、抗核周因子、抗环瓜氨酸肽抗体均阴性。血清肌酸激酶正常。

思路2：为明确各脏器有无受损及损害程度，需进一步检查双手 X 线片、胸部 CT、肺功能、心电图、心脏彩超等。检查结果如下：

双手 X 线片：双手骨质未见破坏。

胸部 CT 示双肺间质改变；肺功能示肺活量减低，中重度混合性通气功能障碍，小气道功能异常，MVV 减低。

心电图：窦性心律，大致正常心电图。

心脏彩超：二尖瓣轻度反流，左室收缩功能正常，舒张功能减低，估测肺动脉压力 15mmHg。

【问题3】根据实验室及其他检查结果，应做出怎样的诊断？依据是什么？

诊断：混合性结缔组织病（mixed connective tissue disease，MCTD）。

思路1：MCTD 是一种血清中高滴度的斑点型 ANA 和抗 U1-RNP 抗体，临床上有系统性红斑狼疮、系统性硬化症、多发性肌炎/皮肌炎及类风湿关节炎等疾病混合表现的临床综合征。1972 年 Sharp 等首先提出并命名。MCTD 主要表现为雷诺现象、手指肿胀、皮疹、关节及肺部损害等病变，血中可检测到高滴度 ANA 及 U1-RNP 抗体。诊断依据为 Sharp 标准，见表 18-1。

表 18-1　混合结缔组织病 Sharp 诊断标准（美国）

主要标准	次要标准
①严重肌炎	①脱发
②肺部受累：CO 弥散功能 <70% 和（或）肺动脉高压和（或）肺活检显示增生性血管病变	②白细胞减少
	③贫血
③雷诺现象或食管蠕动功能减低	④胸膜炎
④手指肿胀或手指硬化	⑤心包炎
⑤抗 ENA≥1:10 000（血凝法）和抗 U_1-RNP 阳性和抗 Sm 阴性	⑥关节炎
	⑦三叉神经病
	⑧颊部红斑
	⑨血小板减少
	⑩轻度肌炎
	⑪手肿胀

①肯定诊断：符合 4 条主要标准，抗 U1-RNP 滴度≥1:4 000（血凝法）及抗 Sm 阴性；②可能诊断：符合 3 条主要标准及抗 Sm 阴性；或 2 条主要标准和 2 条次要标准，抗 U1-RNP 滴度 >1:1 000（血凝法）；③可疑诊断：符合 3 条主要标准，但抗 U1-RNP 阴性；或 2 条主要标准，伴抗 U1-RNP>1:100；或 1 条主要标准和 3 条次要标准，伴有抗 U1-RNP≥1:100。

　　该病人肺部间质性改变、雷诺现象、双手关节肿胀及压痛、ANA 阳性斑点。病人抗 U1-RNP 阳性，且排除系统性红斑狼疮、系统性硬化症、类风湿性关节炎等其他免疫疾病，故诊断为混合性结缔组织病。

　　思路 2：可提取性核抗原（extractable nuclear antigen，ENA）指在盐水中可溶解的部分核抗原。RNP 是一种重要的 ENA，包括 U1～U6-RNP。抗 U1-RNP 抗体可见于多种自身免疫病，如系统性红斑狼疮、系统性硬化症、多发性肌炎 / 皮肌炎等，但 MCTD 病人阳性率可达 95%～100%。抗 U1-RNP 抗体对于诊断 MCTD 有较大价值。

　　【问题 4】该病人需要与哪些疾病进行鉴别诊断？

　　思路 1：MCTD 与 SLE。

　　SLE 与 MCTD 均可见 ANA 和抗 U1-RNP 抗体阳性。SLE 以年轻女性多见，常有发热、关节炎、面部蝶形红斑、脱发、光过敏及口腔溃疡等典型表现，多数病人有肾损害、白细胞或血小板减少等；dsDNA 抗体多阳性，抗 Sm 抗体为其标志抗体。该病人 dsDNA 抗体、抗 Sm 抗体均阴性，且抗 U1-RNP 抗体高滴度阳性，无典型皮疹、无血液系统及肾脏受累，故可除外。

　　思路 2：MCTD 与系统性硬化症（systemic sclerosis，SSc）。

　　SSc 与 MCTD 均可见雷诺现象及 ANA 阳性。SSc 可以雷诺现象为首发或常见表现，有颜面部手指皮肤硬化、内脏受累，可有 ANA 及 SCL-70 抗体阳性。该病人具有硬皮、雷诺现象、内脏受累，但除此之外有双手指近端指间关节肿痛伴晨僵；SCL-70 抗体阴性，抗 U1-RNP 抗体阳性，故诊断 MCTD。

　　思路 3：MCTD 与 RA。

　　RA 与 MCTD 均可见手指肿胀、关节病变等。RA 以双手、双腕等小关节的对称性、持续性关节炎为特征，晨僵较明显，血清中类风湿因子、抗角蛋白抗体、抗核周因子及抗环瓜氨酸肽抗体阳性，X 线片显示关节破坏性改变。而 MCTD 病人的关节炎症和骨破坏的进展远不如 RA 明显和严重，该病人进一步检测类风湿因子、抗角蛋白抗体、抗核周因子、抗环瓜氨酸肽抗体均阴性，并拍双手 X 线片无关节破坏性改变，故可除外。

　　思路 4：MCTD 与多发性肌炎（polymyositis，PM）。

　　PM 与 MCTD 均可见肌肉疼痛。PM 特点为对称性近端肌肉无力，血清肌酸激酶升高，肌电图有肌源性损害，肌活检异常，该病人有肌肉疼痛，但无四肢近端肌肉无力，血清肌酸激酶正常，抗 U1-RNP 阳性，故可除外。

（梁文杰　江　华）

案例 18-6　重症肌无力

　　【病史摘要】男，59 岁。

　　主诉：眼睑下垂 2 年余，加重半个月。

　　现病史：病人 2 年前无明显诱因出现复视，劳累后加重，继而出现双侧眼睑下垂，症状晨轻暮重，休息后减轻，劳累后加重，曾就诊于当地医院，未明确诊断。近半个月来病人无明显诱因上述症状加重，遂来就诊。

　　既往史：否认高血压、心脏病史，否认糖尿病史。

　　个人史：原籍居住，务农，无烟酒嗜好。

　　家族史：母亲患有冠心病，父亲患有脑血管病。

　　体格检查：T 36.7℃，BR 25 次 /min，BP 135/85mmHg。发育正常，营养良好，神志清楚，缓慢步入病房，查体合作。眼睑下垂。咽无充血，双侧扁桃体无肿大。颈软，无抵抗感。气管居中，甲状腺无肿大。双肺呼吸音清，未闻及干、湿啰音。PR 105 次 /min，律齐，心音有力，各瓣膜区未闻及病理性杂音。腹部平坦,无压痛及反跳痛。双下肢无水肿。

专科检查:神志清,构音尚清晰,双侧瞳孔正大等圆,对光反射灵敏,双侧眼睑下垂,左侧上睑处于 10~2 点水平,右侧上睑处于 10~2 点水平,双眼球活动欠灵活,双耳听力正常。软腭抬举尚有力,鼓腮、示齿有力。颈部肌力 5 级,双上肢肌力 4 级,双下肢肌力 4 级,四肢肌张力正常,肱二、三头肌腱反射(+),跟腱反射(+),霍氏征(−),巴氏征(−),深浅感觉无异常。疲劳试验阳性。

实验室检查:血常规、尿常规、便常规及生化检验和血糖均未见异常。

【问题 1】通过上述问诊、查体与实验室检查,该病人的初步诊断是什么?

思路:病人老年男性,双侧眼睑下垂,症状晨轻暮重,休息后减轻,劳累后加重,复视。初步诊断:①眼外肌麻痹,原因待查。②重症肌无力可能性大。

【问题 2】为明确诊断,应进一步进行哪些检查?

思路 1:是否脑血管病变、脑占位病变? 需进一步检查头部核磁共振。

思路 2:是否重症肌无力? 需进一步检查血液乙酰胆碱受体(acetylcholine receptor,AChR)抗体、新斯的明试验、神经重复电刺激试验等。

检查结果:① AChR 抗体:2.20nmol/L(参考区间:≤0.5nmol/L)。②新斯的明试验:阳性,重症肌无力绝对评分:19 分。③神经重复电刺激试验:低频明显衰减,高频无递增。④头部核磁共振:未见异常。

【问题 3】根据实验室及其他检查结果,应做出怎样的诊断?依据是什么?

诊断:重症肌无力(myasthenia gravis,MG)(眼肌型)。

思路 1:①症状诊断:双侧眼睑下垂,症状晨轻暮重,休息后减轻,劳累后加重,复视,四肢无力。②检体诊断:双侧眼睑下垂,左侧上睑处于 10~2 点水平,右侧上睑处于 10~2 点水平,双眼球活动欠灵活,疲劳试验阳性。③实验诊断:AChR 抗体水平增高。神经重复电刺激示:低频明显衰减,高频无递增。新斯的明试验阳性,MG 绝对评分:19 分。

思路 2:MG 是一种获得性自身免疫性疾病,神经 - 肌肉接头的突触后膜发生病变导致神经肌肉接头传递障碍。AChR 抗体是 MG 发生发展的重要原因之一。AChR 抗体与突触后膜的 AChR 产生免疫应答,激活补体系统,使 AChR 受到损害,不能产生足够的终板电位,突触后膜传递障碍而产生肌无力。临床表现具有不耐疲劳性,症状时轻时重。AchR 抗体是 MG 的主要自身抗体,MG 病人 AchR 抗体总阳性率在 63%~90% 之间。AchR 抗体水平基本上与病情严重程度相关。

【问题 4】该病人还需要与哪些疾病进行鉴别诊断?

思路:MG 与肌无力综合征。两者均为自身免疫病,均可导致肌无力。肌无力综合征又称 Lambert-Eaton 肌无力综合征(Lambert-Eaton myasthenic syndrome,LEMS),是一种累及神经 - 肌肉接头突触前膜的自身免疫性疾病。本病多见于老年男性,特征是肢体近端肌群无力和易疲劳,半数 LEMS 病人与肿瘤相关,肌电图示高频递增,血清电压门控钙通道(voltage-gated calcium channels,VGCC)抗体阳性,VGCC 抗体抑制了神经末梢突触前的 VGCC 导致了肌无力症状。LEMS 无晨轻暮重特点,少见眼睑下垂,甚至活动症状减轻,AChR 抗体阴性。此病人眼睑下垂、晨轻暮重症状,AChR 抗体阳性,VGCC 抗体阴性可与之鉴别。

(梁文杰 江 华)

案例 18-7 视神经脊髓炎疾病

【病史摘要】女,63 岁。

主诉:脐水平下躯体麻木 5 个月,加重伴双下肢无力 1 个月。

现病史:病人于 5 个月前无明显诱因出现双足麻木,逐渐上升至脐部以下,以双侧下肢外侧为著,自觉脐部以下躯体发凉,有过电样疼痛,伴发褶皱、发硬感,伴双下肢轻度无力,尚能独自行走。1个月前病人双下肢无力症状加重，不能独自行走，蹲下后需扶物方能站起，症状持续不缓解。

既往史：高血压病史半年，最高155/95mmHg，规律口服苯磺酸左旋氨氯地平片2.5mg/日，平素血压控制可；右侧面神经炎病史半年；球后视神经炎病史5年，遗留右眼视物不清；否认"冠心病、糖尿病"病史。

个人史：生于原籍，久居当地；无烟酒嗜好。

家族史：父母健在，家族中无类似疾病，否认血友病等家族性遗传性疾病史。

体格检查：T 36.7℃，BR 22次/min，BP 135/85mmHg。神清语利。双侧瞳孔正大等圆，对光反射存在，双眼球各方向活动可，无复视及眼震。右侧额纹稍浅，右侧鼻唇沟稍变浅，示齿口角稍左偏，伸舌居中。颈无抵抗。无颈静脉怒张。双肺呼吸音清，未闻及干湿性啰音。PR 90次/min，律齐。腹软无压痛，肝、脾不大。双下肢无水肿。四肢肌容积及肌张力正常，双上肢肌力Ⅴ级，左下肢肌力Ⅳ级，右下肢肌力Ⅳ级。双上肢痛、温觉、音叉振动觉对称正常，双下肢音叉振动觉消失，脐部以下浅感觉减退，双下肢浅感觉减弱。双侧肱二、三头肌腱反射对称，双侧跟腱、膝腱反射减弱，双侧指鼻试验及跟膝胫试验稳准，双侧病理征阳性，脑膜刺激征阴性。

实验室检查：血液分析：RBC 3.45×10^{12}/L；Hb 118g/L；Hct 0.32L/L。尿液分析：WBC 145.82/μL，25.56个/HPF；细菌7 212.35/μL，1 290.25个/HPF。凝血全项：D-D 1.35mg/L。生化全项：TG 2.39mmol/L；LDL-C 3.69mmol/L；ALT 48.8U/L；AST 39.5U/L。

【问题1】通过上述问诊、查体与实验室检查，该病人的初步诊断是什么？

思路：症状诊断：①老年女性，亚急性病程；②既往高血压、面神经炎、视神经炎病史；③主要表现为脐部水平以下躯体麻木无力，伴大便障碍。检体诊断：右侧周围性面瘫（考虑既往面神经炎遗留）；左下肢肌力Ⅳ级，右下肢肌力Ⅳ级，双侧病理征阳性；双下肢音叉振动觉消失，双下肢浅感觉减弱；双侧跟腱、膝腱反射减弱，存在神经系统定位体征。初步诊断为脊髓病变。

【问题2】为明确诊断，应进一步进行哪些检查？

思路1：根据病人的病史、体征和实验室检查结果，可确定为脊髓病变，但仍需明确其病因，是免疫相关因素引起，还是感染、压迫等因素引起？

思路2：追问病史，起病前无前驱感染病史，为亚急性起病，血液分析未提示感染，结合既往球后视神经炎病史，考虑视神经脊髓炎可能性大，需进一步检查抗核抗体、抗核抗体谱、血沉、免疫球蛋白、抗链球菌溶血素"O"抗体、C反应蛋白、类风湿因子、抗水通道蛋白AQP4抗体、血管炎筛查、脑脊液检查、胸椎MRI、头颅MRA等。

检查结果如下：

（1）血液检查报告：①抗水通道蛋白AQP4抗体阳性；②免疫球蛋白G 16.15g/L；免疫球蛋白A 4.32g/L。③抗核抗体：阳性1:100。④血沉46mm/h。⑤抗核抗体谱、抗链球菌溶血素"O"抗体、C反应蛋白、类风湿因子、血管炎筛查未见异常。

（2）脑脊液检查报告：异常脑脊液细胞学，以淋巴细胞反应为主，可见1%的激活性淋巴细胞及2%的激活性单核细胞。脑脊液白细胞：16×10^6/L；淋巴细胞88%，单核细胞9%，激活性淋巴细胞1%，激活性单核细胞2%；脑脊液生化未见异常。

（3）影像诊断：①胸椎MRI平扫+增强：T7椎体下缘至T10椎体层面、T12椎体水平脊髓节段性增粗并见异常信号，考虑炎性病变。胸椎骨质增生。T7椎体小血管瘤。T11～12椎间盘轻度突出。②头颅MRI平扫+增强+MRA：慢性缺血性脑改变。左侧上颌窦囊肿。头颅MRI增强未见异常强化。头部MRA成像伪影较重，所见颅内血管无明显狭窄。

【问题3】根据实验室及其他检查结果，应做出怎样的诊断？依据是什么？

诊断：视神经脊髓炎（neuromyelitis optica，NMO）。

思路1：诊断依据：①外周血清免疫抗核抗体、血沉、免疫球蛋白异常，提示病人可能存在免疫损伤；②胸椎 MRI 可见 T7 椎体下缘至 T10 椎体层面、T12 椎体水平脊髓节段性增粗并异常信号，累及 3 个或 3 个以上椎体节段，病灶部分强化，头颅 MRI 不符合 MS 影像学诊断；③腰穿提示细胞数轻度升高，脑脊液以淋巴细胞反应为主，蛋白不高，脑脊液寡克隆区带阴性，AQP4 抗体阳性；④诱发电位提示视觉诱发电位异常，结合病人球后视神经炎病史，考虑诊断明确。

2015 年，国际 NMO 诊断小组（International Panel for NMO Diagnosis，IPND）制定 NMO 谱系疾病（NMO spectrum disorder，NMOSD）诊断标准，将 NMO 纳入 NMOSD。NMOSD 诊断标准见表 18-2。

表 18-2　成人 NMOSD 诊断标准（IPND，2015）

AQP4-IgG 阳性的 NMOSD 诊断标准	AQP4-IgG 阴性或 AQP4-IgG 未知状态的 NMOSD 诊断标准
①至少 1 项核心临床特征 ②用可靠的方法检测 AQP4-IgG 阳性（推荐 CBA 法） ③排除其他诊断	①在 1 次或多次临床发作中，至少 2 项核心临床特征并满足下列全部条件：至少 1 项临床核心特征为 ON，急性 LETM 或延髓最后区综合征；空间多发 2 个或以上不同的临床核心特征；满足 MRI 附加条件 ②用可靠的方法检测 AQP4-1gG 阴性或未检测 ③排除其他诊断

注 1：水通道蛋白 4（aquaporin-4，AQP4）；ON：视神经炎（optic neuritis，ON）；LETM：长节段横贯性脊髓炎（longitudinally extensive transverse myelitis，LETM）。

注 2：核心临床特征：① ON；②急性脊髓炎；③最后区综合征，无其他原因能解释的发作性呃逆、恶心、呕吐；④其他脑干综合征；⑤症状性发作性睡病、间脑综合征，脑 MRI 有 NMOSD 特征性间脑病变；⑥大脑综合征伴有 NMOSD 特征性大脑病变。

注 3：AQP4-IgG 阴性或未知状态下的 NMOSD MRI 附加条件：①急性 ON：脑 MRI 有下列之一表现：脑 MRI 正常或仅有非特异性白质病变；视神经长 T2 信号或 T1 增强信号 >1/2 视神经长度，或病变累及视交叉；②急性脊髓炎：长脊髓病变 >3 个连续椎体节段，或有脊髓炎病史的病人相应脊髓萎缩 >3 个连续椎体节段；③最后区综合征：延髓背侧 / 最后区病变；④急性脑干综合征：脑干室管膜周围病变。

思路 2：NMO 是视神经与脊髓同时或相继受累的急性或亚急性脱髓鞘病变。临床特征为急性或亚急性起病的单眼或双眼失明，在其前或其后数日或数周伴发横贯性或上升性脊髓炎。由于 Devic 首次描述，后称 Devic 病或 Devic 综合征。

NMO-IgG 是 NMO 的免疫标志物，NMO-IgG 阳性是 NMO 的重要诊断指标。NMO-IgG 的本质是 AQP4 抗体，AQP4 是中枢神经系统星形胶质细胞的足突上的水通道蛋白。AQP4 抗体通过血脑屏障进入中枢神经系统，与星形胶质细胞的 AQP4 结合，激活补体系统，引起星形胶质细胞足突损伤，继而活化的巨噬细胞、嗜酸性粒细胞及中性粒细胞一起产生细胞因子、氧自由基等造成血管和实质损伤，最终导致包括轴索和少突胶质细胞在内的白质和灰质的损伤。NMO-IgG 强阳性其复发可能性较大。

NMO 急性期脑脊液中性粒细胞和嗜酸性粒细胞常增多，脑脊液蛋白常升高。NMO 病人可伴有其他自身免疫疾病抗体阳性，如抗核抗体、抗 SSA/SSB 抗体、抗心磷脂抗体、甲状腺相关抗体和乙酰胆碱受体抗体等。

【问题 4】该病还需要与哪些疾病进行鉴别诊断？

思路 1：NMO 与多发性硬化（multiple sclerosis，MS）。

NMO 与 MS 都有视神经与脊髓损伤。但 NMO 脊髓炎表现为急性完全性横贯性脊髓炎（acute complete transverse Myelitis，ACTM），视神经炎一般较严重；MS 表现为急性部分性横贯性脊髓炎（acute partial transverse Myelitis，APTM），视神经炎一般较轻。NMO 脊髓 MRI 常累及 3 个以上或更多脊髓节段，而 MS 常累及 2 个以下。NMO-IgG 是鉴别 NMO 与 MS 的重要参考依据之一，前者通常阳性，后者阴性。

思路 2：NMO 与急性脊髓炎，急性脊髓炎病人病前多有感染病史，常表现为脊髓横惯性损伤，出现截瘫、病变平面以下深浅感觉均减退，脊髓 MRI 可见脊髓病变，病程中无缓解复发，无神经受损表现。NMO-IgG 也是重要鉴别指标，急性脊髓炎阴性。

（梁文杰　江　华）

第十九章　临床形态与病原检验多学科诊断思维案例分析

案例 19-1　贫　　血

【病史摘要】男，31岁。

主诉：头痛4天，发热3天。

现病史：病人4天前无明显诱因出现头痛，无头晕，无恶心、呕吐，无视物模糊。3天前出现发热，体温最高37.9℃，无畏寒、寒战，无皮疹、肌肉关节疼痛，就诊于当地医院，检查血象：WBC 13.88×10^9/L，Neu# 9.51×10^9/L，RBC 2.53×10^{12}/L，Hb 75g/L，PLT 204×10^9/L。为进一步明确诊断，转上级医院。自发病以来，食欲、睡眠正常，大、小便正常，体重无减轻。

既往史：平素体健，无高血压、心脏疾病病史，无糖尿病、脑血管疾病病史，无肝炎、结核、疟疾病史。29年前行唇裂手术时曾输血，无外伤史，无食物、药物过敏史。

个人史：久居本地，无疫区接触，无化学性物质、放射性物质、有毒物质接触史。

家族史：无家族性遗传病史。

体格检查：T 36.8℃，PR 84次/min，BR 21次/min，BP 116/72mmHg。贫血貌，全身皮肤黏膜无黄染，全身浅表淋巴结未触及，双肺呼吸音清，无干、湿啰音，无胸膜摩擦音，语音共振正常。心率76次/min，律齐，心脉率一致，各瓣膜听诊区未闻及杂音，无心包摩擦音。腹部无压痛、反跳痛，肝、脾肋缘下未触及，双下肢无水肿。

实验室检查：检测结果见表19-1。

表 19-1　实验室检测结果

检测项目（单位）	英文缩写	检测结果	参考区间
白细胞计数（$\times 10^9$/L）	WBC	18.74	3.50～10.0
中性粒细胞百分比（%）	Neu%	71.9	50～70
中性粒细胞计数（$\times 10^9$/L）	Neu#	13.47	1.90～8.0
淋巴细胞计数（$\times 10^9$/L）	Lym#	4.03	0.8～4.0
淋巴细胞百分比（%）	Lym%	21.5	18～40
红细胞计数（$\times 10^{12}$/L）	RBC	1.53	3.50～5.5
血红蛋白（g/L）	HGB	64.0	110～165
红细胞平均体积（fl）	MCV	119.50	80～101
红细胞分布宽度（%）	RDW	37.50	11～15
血小板（$\times 10^9$/L）	PLT	314	100～300
网织红细胞计数（$\times 10^9$/L）	RETIC#	108.4	24.0～80.0
网织红细胞百分比（%）	RETIC%	2.5	0.8～2.0

初步诊断：①贫血查因；②头痛查因；③发热查因。

红细胞体积直方图见图19-1。外周血涂片：发现大量球形红细胞、少量大红细胞、个别红细胞凝集团（图19-2），偶见幼红细胞和幼稚粒细胞。

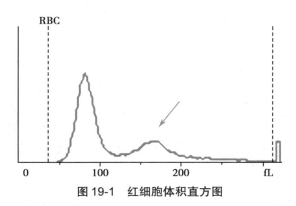

图19-1 红细胞体积直方图

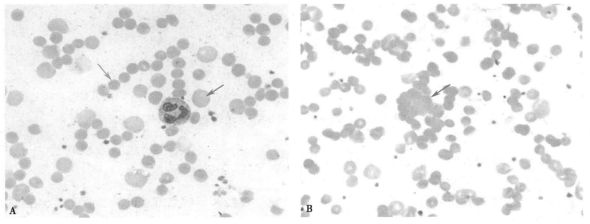

图19-2 外周血涂片中异常红细胞形态（瑞氏染色，×400）
蓝色箭头：球形红细胞；红色箭头：大红细胞；绿色箭头：红细胞凝集团

【问题1】通过上述的血象（CBC）和外周血涂片检查结果，发现的主要问题是什么？

CBC提示白细胞增高，中、重度贫血，网织红细胞增高，红细胞大小不一，RDW提示红细胞明显大小不等。红细胞直方图主峰右侧出现120～220fl的次峰，显示双峰，其异常结果触发形态学复检规则。结合外周血涂片所见，考虑如下：

思路1：外周血出现大量球形红细胞，是遗传性还是获得性球形红细胞增多？

遗传性球形红细胞增多症（hereditary spherocytosis，HS）在幼儿和儿童期发病，考虑到病人是年龄31岁的青年男性，可基本排除遗传性球形红细胞增多可能。那么该病人球形红细胞增多是否为获得性，需进一步追踪病历资料和其他检验、检查结果。

思路2：血涂片有大红细胞且大小不均，是否存在巨幼细胞贫血（megaloblastic anemia，MA）、骨髓增生异常综合征（MDS）可能？

（1）MA：是由于维生素B_{12}、叶酸缺乏导致的细胞DNA合成障碍、细胞核发育停滞，长期处于2～4倍体状态，细胞体积增大，单位时间内细胞分裂次数减少，中、晚幼红细胞内血红蛋白仍能继续合成，导致红系核、浆发育不平衡和无效造血，其网织红细胞会增高但并不显著。粒系、巨核系细胞有类似形态学表现（图19-3）。

病历资料显示该病人网织红细胞增高，血涂片未见分叶核中性粒细胞，叶酸和维生素B_{12}测定值正常（叶酸7.98ng/mL，维生素B_{12} 437.60pg/mL），故基本排除巨幼细胞贫血可能。

（2）MDS：是一组以无效造血合并髓系细胞一系或多系细胞发育异常（病态造血）为主要特征的恶性克隆性血液疾病。该病人骨髓象增生度活跃，粒系形态大致正常。红系增生明显活跃，各期幼红细胞比值增高，部分幼红细胞仅见体积增大；成熟红细胞大小不等，易见球形红细胞和少量大红细胞，血红蛋白充盈可。综合评判未发现明显的病态造血及原始细胞（Blast）增高（图19-3），因此基本不考虑MDS的可能。

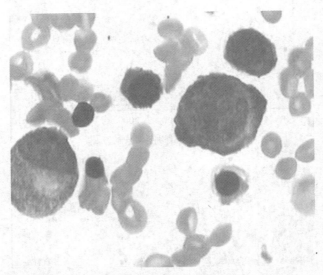

图19-3　骨髓涂片中的原始细胞（blast）（瑞氏染色，×1 000）

【问题2】该病人的贫血是由什么原因引起的？

思路1：是否为溶血性贫血？

该病人存在贫血和网织红细胞的显著增高，代偿性造血和释放红细胞的迹象存在，与溶血相关的检查结果如下：

生化检查：TBIL 57μmol/L，DBIL 12.7μmol/L，IBIL 44.3μmol/L，LDH 834U/L，其余肝、肾功能指标未见异常。

尿液检查：URO 1+，BIL−，余未见异常。

影像学检查：脾脏增大。

该病人生化指标提示病人存在溶血现象，影像学显示脾大，CBC网织红细胞百分比、绝对值均增高，可见有核红细胞，存在代偿性红系造血，说明并非红细胞生成不足或减少引起的贫血，应该是红细胞破坏或丢失过多引起。结合上述检验指标、体征，判断溶血性贫血存在。

思路2：为明确该病人溶血性贫血的类型和病因，还需进行哪些检查？

（1）高铁血红蛋白还原实验：正常红细胞的G6PD可以把NADP+还原为NADPH，后者可将高铁血红蛋白（Hi）还原成亚铁血红蛋白。G6PD缺乏时，还原速率降低。

该病人结果：阴性。

（2）红细胞渗透脆性试验：测定红细胞对低渗溶液的耐受能力。耐受力高者，红细胞不易破裂，即脆性低。反之，耐受力低者，红细胞易于破碎，即脆性增高。

该病人结果，开始溶血：0.50% NaCl（参考区间：0.36%～0.46% NaCl），完全溶血：0.40% NaCl（参考范围：0.28%～0.32% NaCl）。

（3）血红蛋白电泳：血红蛋白是由血红素和珠蛋白组成，电泳检测的是珠蛋白。异常结构的血红蛋白可部分或完全替代正常血红蛋白，在血红蛋白电泳图上可以直观看出异常条带。

该病人结果，如图19-4所示，图形无异常。

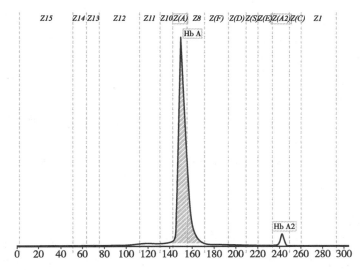

条带名称	相对含量%	成人参考值
Hb A	97.2	96.5~97.5
Hb A2	2.8	2.5~3.5

注释：正常血红蛋白电泳图谱。

图 19-4　血红蛋白电泳图

【问题 3】排除了最常见的酶缺陷、膜缺陷、珠蛋白异常所致溶血，结合血涂片存在红细胞凝集（图 19-2-B 中箭头所示），该病人是否为抗体介导的免疫原因相关的溶血？

思路 1：是否为抗体介导的溶血性贫血？

（1）冷凝集素试验：冷凝集素可以使自身红细胞、O 型红细胞或与受检者血型相同的红细胞在低温时发生凝集，凝集的高峰温度在 0～4℃。当温度回升到 37℃，凝集消失。健康人体内有低效价的冷凝集素，一般不引起临床症状。

该病人结果：4℃：1:1 凝集（参考区间：<1:32）；25℃：未见凝集（参考区间：1:1 不凝集）；37℃：未见凝集（参考区间：1:1 不凝集）。

（2）自身免疫病相关抗体检测：该病人全套抗体筛查阴性。

（3）抗球蛋白试验（Coombs 试验）：检测血液内存在不完全抗体的一种常用方法，是诊断自身免疫性溶血性贫血（autoimmune hemolytic anemia，AIHA）的重要指标，分为直接抗球蛋白试验（DAGT）和间接抗球蛋白试验（IAGT）。

该病人结果：DAGT：阴性。IAGT：IgA、IgG、IgM 和 C3 均阳性。

至此证实，该病人存在自身免疫相关的溶血。

思路 2：为什么 DAGT 结果为阴性？

该病人为男性，排除反复输血史，无相关用药史，检验结果不符合药物诱发的免疫性溶血性贫血。该病人 DAGT 试验阴性，IAGT 阳性。资料记载：90% 的 AIHA 都是 DAGT 阳性，该病人 DAGT 阴性，不排除红细胞上吸附的抗体太少，DAGT 实验呈假阴性。国外资料此类病人占 AIHA 的 2%～4%，国内占 11.5%。若用更敏感的试验可检测出此类病人红细胞膜上存在亚凝集量的抗球蛋白抗体。

【问题 4】血涂片显示红细胞有凝集且红细胞直方图上出现主、次（超大体积）双峰，如何解释？

思路 1：血涂片显示红细胞凝集原因是什么？

结合上述实验结果和血涂片显示凝集状态，不是抗凝不当的状态，红细胞凝集应为抗体介导的凝集。虽然体外实验仅有 IAGT 阳性，由于机体内环境和血液成分的复杂性，不排除全血在静置状态下仍有少量肉眼可见的凝集。

思路 2：为什么红细胞直方图会出现主、次（超大体积）双峰？

全血中 RBC 通过血细胞分析仪（CBC）时，经大比例稀释、混匀、鞘流、扫流冲击，若有物理距离很近的重叠的二连体、三连体 RBC 将被冲散,成为单个细胞流。该病人 RBC 为抗体介导的凝集,存在生物力学凝集作用,不容易被液流打散,会有二连体、三连体等的 RBC 被测定到而成为大体积的个体。因此,RBC 直方图的超大体积次峰显示的不仅是大体积红细胞,还有连体 RBC(图 19-1),其 160~180fl、延伸到 200fl 以上,约为主峰体积的 2~3 倍。

诊断:①自身免疫性溶血性贫血;②肺部感染。

(岳保红 谭黎明 孙美艳)

案例 19-2 急性白血病

【病史摘要】男,53 岁。

主诉:间断发热 1 个月余,外生殖器肿痛 1 周。

现病史:病人 1 个月前出现发热,伴腹胀、食欲不佳,最高体温 39.0℃,经当地医院抗生素和抗病毒治疗后未见明显好转,1 周前出现外生殖器肿痛。自发病以来,食欲差,睡眠欠佳,大便正常,小便频繁,体重无减轻。

既往史:有肝硬化和巴德 - 基亚里综合征,无外伤史。

个人史:久居本地,无疫区接触,无化学性物质、放射性物质、有毒物质接触史。

家族史:无家族性遗传病史及与病人类似疾病。

体格检查:T 36.5℃,PR 88 次 /min,BR 20 次 /min,BP 118/79mmHg。全身皮肤黏膜无黄染、皮疹及出血点,双肺呼吸音清,无干、湿啰音。腹部无压痛、反跳痛,肝、脾肋缘下未触及,双下肢无水肿。超声检查:双侧颌下、双侧锁骨上窝淋巴结肿大。左锁骨上淋巴结穿刺病理:淋巴结造血系统恶性肿瘤。

初步诊断:①发热待查;②髓系肉瘤;③淋巴母细胞瘤。

实验室检查:WBC 4.30×10^9/L, RBC 1.52×10^{12}/L, Hb 60.0g/L, PLT 84×10^9/L, Neu% 37.8%, Neu# 1.63×10^9/L;Lym% 58.1%, Lym# 2.50×10^9/L;Mono% 2.6%, Mono# 0.11×10^9/L。基因检测:*SF3B1* 突变、*IDH2* 突变、*FLT3-ITD* 突变,未发现 *RUNX1* 突变。融合基因检测均为阴性;染色体核型正常。

【问题 1】通过以下的进一步检查结果,可考虑哪些疾病?

思路 1:从超声、PET-CT 等影像学检查结果,可以得出什么结论?

超声结果:双侧腹股沟淋巴结肿大化。PET-CT 结果:右侧腮腺区、双颈Ⅱ-Ⅲ区、左侧锁骨上、纵隔、双侧腋窝、腹腔肠系膜区、腹膜后、双侧髂血管旁稍大淋巴结代谢活跃,所见中央骨髓弥漫性代谢活跃。以上影像学结果提示,病人骨髓、多发淋巴结代谢活跃。结合病人发热、贫血及血象变化符合造血系统肿瘤。

思路 2:骨髓的 FCM 检查结果,可以得出什么结论?

(1)发现 44.0% 的异常早期细胞,FSC 提示细胞体积偏大,表型如下:

阳性:CD34、CD117、HLA-DR、CD38、CD13、CD123、CD4^{dim}。

阴性:CD33、MPO、CD9、CD11b、CD11c、CD14、CD15、CD16、CD36、CD64、cCD3、CD7、CD56、cCD79a、CD19、CD71。

该群细胞存在分化、发育停滞及表型异常,为异常的发育早期血细胞,虽有髓系标志表达,但不成系统,不能完全确认为髓系来源。建议加做 IgH、TCR 基因重排以了解该群细胞与淋巴细胞的相关性。

(2)另外发现 9.99% 的树突状细胞,FSC 提示细胞体积偏大,表型如下:

阳性:HLA-DR、CD123、CD36、CD4。

阴性:CD11c、CD14、CD16、CD64、CD9、CD19、CD20、CD3、CD56。

（3）IgH、TCR 基因重排检测均未发现单克隆增生细胞群，故该异常细胞可除外为淋巴系统来源，结果已有表型考虑异常细胞为髓系。

思路3：通过下面的淋巴结组织病理检查结果，可以得出什么结论？

左锁骨上淋巴结病理结果：幼稚淋巴造血系统恶性肿瘤，表达浆样树突状细胞标记，表型如下：

阳性：CD4（部分）、CD123（图 19-5）、CD68、CD43、CD99、TdT。

阴性：CD33、CD117、CyclinD1、CD56、CD10、CD38、CD163、TIA、MPO、CD30、CD34、ALK、MUM-1、CD2、CD3、CD5、CD7、CD19、CD20、PAX5、EBER。

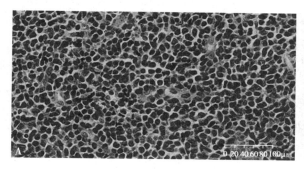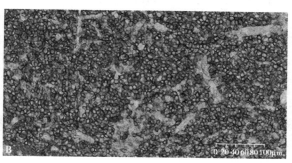

图 19-5　淋巴结组织

A. HE 染色，×200；B. CD123 阳性，免疫组化染色，×200

【问题2】比较骨髓FCM、左锁骨上淋巴结病理结果，发现的主要问题是什么？

思路1：骨髓FCM和组织病理结果的异同点？

相同点：骨髓FCM和组织病理结果均提示恶性肿瘤。

不同点：二者发现的主体异常细胞性质不完全一致。

淋巴结组织病理（图 19-5）提示主体细胞为浆样树突细胞，倾向于母细胞性浆细胞样树突细胞肿瘤（blastic plasmacytoid dendritic cell neoplasm，BPDCN）。

FCM 发现骨髓中较多异常髓系原始细胞（blast），另有少量树突细胞，目前状态倾向急性髓系白血病伴浆样树突细胞增生（AML-pDC）。

思路2：骨髓象及骨髓病理学检查结果提示的异常细胞性质是什么？

（1）骨髓象：发现 31.2% 的原始细胞，胞体偏大，核染色质细致疏松，核仁可见，胞质量少，染蓝色，MPO 阴性，NAE 阴性；可见少量手镜样、拖尾状细胞（图 19-6）。

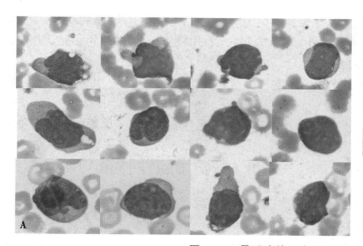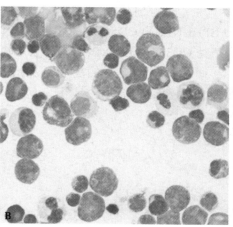

图 19-6　骨髓涂片形态（瑞氏染色，×1 000）

A. 骨髓涂片显示细胞有手镜样和拖尾状；B. 溶解红细胞后离心的涂片

（2）骨髓病理学：造血系统肿瘤浸润骨髓，免疫组化的结果如下：

阳性：TdT（部分）。

阴性：MPO、CD3、CD20、CD235a、CD61。细胞系别的标志阴性，异常细胞来源不能明确。

思路3：上述检查均发现肿瘤细胞浸润造血组织，但细胞性质未明，FCM加做浆样树突细胞标志（采用外周血标本检测）。

（1）FCM发现15.84%异常的髓系早期细胞，表型如下：

阳性：CD34、CD117、HLA-DR、CD38、CD13、CD123、CD4^{dim}。

阴性：CD33、CD303、CD304、CD41a、CD9、CD11b、CD11c、CD14、CD15、CD16、CD36、CD64、cCD3、CD7、CD56、cCD79a、CD19、CD71。

（2）另发现占0.97%的不同发育阶段的浆样树突细胞（pDC），表型如下

阳性：CD303、CD304、CD123^{high}、CD34^{part}、HLA-DR、CD4、CD36。

阴性：CD117、CD64、CD11c、CD14、CD16、CD56、CD19、CD3。

部分浆样树突细胞表达CD34（图19-7），属于发育过程中的浆样树突状细胞，不符合母细胞性浆细胞样树突状细胞肿瘤（Blastic Plasmacytoid Dendritic Cell Neoplasm，BPDCN）免疫表型特点，因此该病例不除外为AML伴pDC增多。

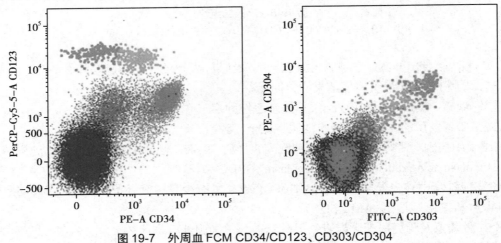

图19-7　外周血FCM CD34/CD123、CD303/CD304

pDC：橙色、绿色；AML异常细胞：红色

【问题3】流式细胞术结果不考虑BPDCN的依据是什么？

主体异常细胞的CD123表达强度不高，低于浆样树突细胞的强度；CD56阴性，一般95%～97%的BPDCN细胞CD56为阳性；BPDCN的特异性标记CD303、CD304均阴性；目前的pDC细胞部分表达CD34，而BPDCN一般不表达CD34。

诊断：鉴于该病例的复杂和诊断困难，进行了多学科会诊（MDT），经会商达成共识：髓系血液肿瘤（并发髓系肉瘤）。

（岳保红　谭黎明　孙美艳）

案例19-3　骨髓增生异常综合征/骨髓增殖性肿瘤

【病史摘要】男，56岁

主诉：发热半个月，发现血小板减少3天。

现病史：半个月前无明显诱因自觉发热，体温最高达38.8℃，伴下腹部胀痛、寒战，无头晕、头痛、咳嗽、咳痰、胸闷等不适，至当地医院就诊，WBC 5.76×10⁹/L，RBC 2.92×10¹²/L，Hb 89g/L，

PLT 77×10⁹/L。胸部 CT 示右肺叶间裂胸膜下及右肺中叶内侧段结节影，为进一步明确诊断入院。自发病以来，食欲欠佳，睡眠欠佳，大小便正常，精神正常，体重减轻约 2.5kg。

既往史：平素体健，无其他特殊病史。

个人史：久居本地，无疫区接触，无化学性物质、放射性物质、有毒物质接触史。

家族史：无家族性遗传病史及与病人类似疾病。

初步诊断：①贫血、血小板减少查因；②发热查因；③腹痛待查。

实验室检查：WBC 8.45×10⁹/L，RBC 2.57×10¹²/L，Hb 78.7g/L，PLT 84×10⁹/L，Neu% 16.6%，Neu# 1.40×10⁹/L；Lym% 20.4%，Lym# 1.72×10⁹/L；Mono% 62.0%，Mono# 5.24×10⁹/L。外周血细胞分类：发现原始、幼稚细胞 5%（图 19-8）。

其他检查：① TBIL 35.30μmol/L，DBIL 26.70μmol/L，URO 3+；② FDP 6.19g/L，D-D 0.58mg/L；③ CRP 153.70mg/L，PCT 0.158ng/mL；④ LDH 248U/L，铁蛋白 415ng/mL。

【问题1】通过问诊、查体及实验室检查，发现的主要问题是什么？

思路：外周血单核细胞数量明显增高，绝对值达 5.24×10⁹/L，涂片发现原始、幼稚细胞，性质待定。外周血单核细胞增多、出现原始、幼稚细胞的原因有哪些？

一些细菌、病毒病原体感染时单核细胞可出现反应性增多，但不会伴有量多的原始、幼稚单核细胞出现在外周血。该病人未使用过"粒 - 单细胞集落刺激因子"（GM-CSF），排除用药导致的粒 - 单原始、幼稚细胞增多。结合病人发热、存在贫血、乳酸脱氢酶增高、铁蛋白增高、单核细胞绝对值显著增高，外周血可见原始、幼稚细胞的原因不排除造血细胞肿瘤性疾病。

【问题2】哪些检查有利于明确单核细胞、原始幼稚细胞增多的原因？

思路1：通过骨髓细胞形态学检查，可以得出什么结论？

（1）骨髓细胞增生活跃：发现 9.8% 的原始、幼稚细胞，胞体圆形、类圆形；核染色质细致，可见核仁；胞质量中等，染蓝色，无 Auer 小体。MPO：多数阴性，个别弱阳性、阳性；NAE：阴性。以上细胞综合考虑为髓系来源的发育早期细胞（blast），见图 19-9。

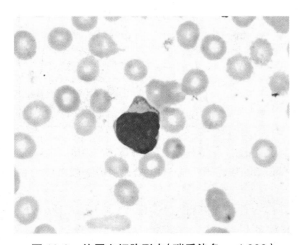

图 19-8　外周血细胞形态（瑞氏染色，×1 000 ）

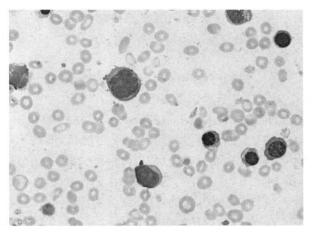

图 19-9　骨髓细胞形态（瑞氏染色，×1 000 ）

（2）粒系增生活跃：占比 30%，早幼粒细胞比值偏高，部分中性粒细胞胞质颗粒减少，染色质聚集，可见假性 Pelger-Huët 异常，发育异常细胞（病态造血）占 25.0%。

（3）红系增生活跃：占比 40%，中、晚幼红细胞比值偏高，部分幼红细胞可见核出芽、花瓣核、母子核、H-J 小体，发育异常细胞（病态造血）占 12.0%。

（4）单核细胞比值增高：占比 8.4%，疑似有发育早期的单核细胞。

一张骨髓涂片内见巨核细胞 52 个，其中幼稚型、颗粒型巨核细胞增多，呈左移现象。

（5）细胞化学染色：外铁（++）；细胞内铁：Ⅰ型11%、Ⅱ型13%、Ⅲ型16%、环形铁粒幼细胞6%。

结论：骨髓增生活跃，粒系、红系存在发育异常（病态造血），髓系原始、幼稚细胞增多，单核细胞比值增高。

思路2：通过骨髓病理学检查结果，可以得出什么结论？

骨髓病理学检查结果：骨髓组织增生较活跃，髓系原始、幼稚细胞及单核细胞增多，伴巨核细胞发育异常，可见小巨核细胞、分叶少巨核细胞。

结论：提示在髓系造血活跃的基础上，巨核细胞也存在病态造血。综合骨髓细胞形态学和骨髓病理学检查及血象检查结果，不排除该病人存在MDS/MPN可能。

思路3：结合影像学检查结果，可以得出什么提示？

超声检查显示脾脏增大，支持MDS/MPN类肿瘤可能。

【问题3】需要进一步增加哪些检查有利于明确诊断MDS/MPN中的具体亚型？

思路1：通过流式细胞术分析可疑细胞的免疫表型。

（1）采用外周血标本进行流式细胞术检测：发现2.66%的髓系早期细胞（blast），表型如下：

阳性：$CD117^{high}$、$CD33^{high}$、$CD13^{dim}$、$CD71^{dim}$、CD38、$CD123^{dim}$。

阴性：HLA-DR、cMPO、CD19、CD7、CD14、CD36、CD34、CD11c、CD11b、CD16、CD9、CD3、CD56。

该群细胞存在分化、发育停滞及表型异常（CD117、CD33表达增强，CD13表达减弱，HLA-DR丢失），为异常的髓系发育早期细胞（blast）。

（2）异常表现：另发现54.90%分化发育异常的单核细胞（CD14+/CD64+/CD300e+），异常表现为：CD36表达增强，CD9、HLA-DR表达减弱，部分异常表达CD15、CD56。MO1经典型单核细胞（CD14+/CD16−）比值增高，占94.81%；MO3非经典型单核细胞（CD14−/CD16+）比值明显减少（图19-10）。

细胞免疫学表型检测和细胞分子遗传学相关检查，明确外周血单核细胞数量增加，同时存在表型异常。

思路2：通过分子细胞遗传学技术检测是否存在血细胞肿瘤相关的基因、细胞遗传学异常，可能的提示是什么？

（1）血液肿瘤相关融合基因检测结果：均为阴性。

（2）突变基因检测结果：*TP53*、*TET2*突变阳性；*JAK2V617F*、*JAK2*（*exon12*）、*MPL*、*CALR*阴性。

（3）基因定量检测结果：*WT1*拷贝数增高。

（4）荧光原位杂交（FISH）检测结果：存在5q−、20q−（图19-11）。

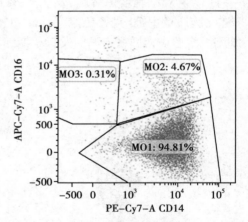

图19-10 骨髓FCM单核细胞CD14/CD16

血细胞肿瘤相关的基因、细胞遗传学异常，提示病人体内存在克隆性造血，同时因为*JAK2V617F*、*JAK2*（*exon12*）、*MPL*、*CALR*阴性，基本排除单纯MPN疾病可能。

流式细胞术分析的单核细胞和血细胞肿瘤相关的基因、细胞遗传学异常的异常结果，基本确定该病人的实验诊断结论要重点考虑MDS/MPN类型疾病中的慢性粒-单核细胞白血病（CMML）可能。

诊断：MDS/MPN—CMML伴5q−、20q−、*TP53*、*TET2*突变。

知识拓展：

（1）单核细胞亚群分型与CMML的关系是什么？

利用CD14/CD16散点图，将单核细胞分为三个亚群：MO1（经典单核细胞，CD14+/CD16−）、MO2（中间型单核细胞，CD14+/CD16+）、MO3（非经典型单核细胞，$CD14^{dim}$/CD16+）。这些亚群

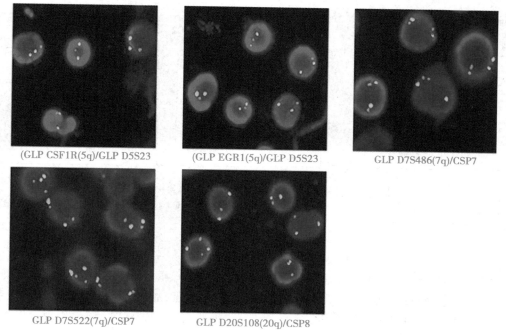

(GLP CSF1R(5q)/GLP D5S23	(GLP EGR1(5q)/GLP D5S23	GLP D7S486(7q)/CSP7
GLP D7S522(7q)/CSP7	GLP D20S108(20q)/CSP8	

图 19-11　荧光原位杂交结果

的趋化因子受体表达、吞噬活性、基因启动子/增强子谱不同，并且具有独特的代谢途径依赖性。CMML 的单核细胞谱系特异性启动子的甲基化使 hsa-miR-150 下调，会导致 MO1-MO3 单核细胞的分化受损，从而使 MO1 比例增加。

　　1）利用单核细胞分型可简单鉴别反应性单核细胞增多与 CMML。CMML 病人 MO1 型比值增高，而反应性单核细胞增多病人的 MO1 型比值减低，根据 MO1 cut-off 值 94%，鉴别诊断 CMML 和"反应性单核细胞增多"的特异度和敏感度均大于 90%，见图 19-12。

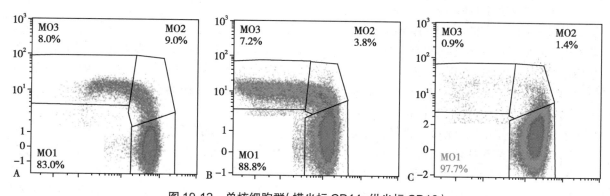

图 19-12　单核细胞群（横坐标 CD14，纵坐标 CD16）

A. 正常人的单核细胞分群：MO1 占 83%；B. 反应性单核细胞增多病人：MO1 占 88.8%；C. CMML：MO1 占 97.7%

　　2）单核细胞亚群分型可用作 CMML 的治疗缓解及预后复发指标，见图 19-13。

　　（2）CMML 有哪些亚型？

　　WHO 在 2016 年颁布的造血与淋巴组织肿瘤的分型标准中，依据外周血和骨髓原始细胞（blast）比例将 CMML 进一步分为 3 型：①原始细胞外周血中 <2% 和（或）骨髓中 <5% 者，诊断为 CMML-0；②原始细胞外周血中 2%~4% 和（或）骨髓中 5%~9% 者，诊断为 CMML-1；③原始细胞外周血中 5%~19%，骨髓中 10%~19%，和（或）有 Auer 小体，诊断为 CMML-2。

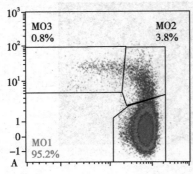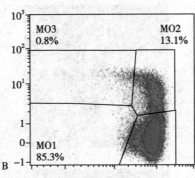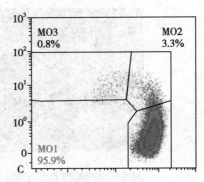

图 19-13 单核细胞群（横坐标 CD14，纵坐标 CD16）

A. CMML 初发时：MO1 型占 95.2%，大于 94%；B. CMML 缓解时：MO1 型占 85.3%，小于 94%；C. CMML 复发时：MO1 型占 95.9%，大于 94%

（3）CMML 确诊需要与哪些疾病做鉴别诊断？

1）反应性单核细胞增多症：亚急性细菌性心内膜炎、结核病、疟疾感染、EB 病毒感染、梅毒、伤寒、锥虫病、药物毒性反应、皮质类固醇治疗、GM-CSF 治疗、副肿瘤（T 细胞淋巴瘤、霍奇金病、实体瘤）、慢性和急性自身免疫性疾病、结节病和慢性肝炎合并肝硬化时，可以出现反应性单核细胞增多症。

2）伴单核细胞增多的克隆性血液系统疾病：伴有单核细胞增多的克隆性血液系统疾病包括 MDS 伴单核细胞增多、单核细胞 AML、MPN 伴单核细胞增多、GATA2 缺陷伴单核细胞增多、幼年型粒单细胞白血病（JMML）和组织细胞增多症等。

（岳保红　谭黎明　孙美艳）

案例 19-4　淋巴瘤侵犯骨髓检验

【病史摘要】女，13 岁。

主诉：右侧胸部疼痛 1 个月，加重 10 天。

现病史：1 个月前无明显诱因出现右侧胸部疼痛，呈钝痛，表面皮肤未见异常，无跳跃性疼痛，未予重视。1 天前上述症状加重，同时伴有食欲缺乏、恶心、腹部压痛，无反跳痛，无呕吐、腹泻，无发热、头疼，无咳嗽、咳痰，就诊于当地医院心胸外科就诊。胸部和上腹 CT 结果示腹膜后实性占位，包绕血管生长。胸椎 MRI 示胸 8 椎体至胸 10 椎体旁及胸 8/9、9/10 椎间孔、椎管内占位。

既往史：平素体健，无其他特殊病史。

个人史：居住本地，无疫区接触，无化学性物质、放射性物质、有毒物质接触史。

家族史：无家族性遗传病史及与病人类似疾病。

初步诊断：①腹膜后肿物查因；②胸壁、椎管内肿物查因。

实验室检查：WBC 4.10×10^9/L，RBC 3.84×10^{12}/L，Hb 104.0g/L，PLT 59×10^9/L，Neu% 53.0%，Neu# 2.17×10^9/L；Lym% 31.2%，Lym# 1.28×10^9/L，MCV 80.10fl，RDW 12.80%，Ret 0.02%，Ret# 0.46×10^9/L。外周血涂片分类可见 7% 的不典型淋巴细胞；体积小到中等，胞质量少，呈蓝色，无颗粒，可见空泡，胞核较大，染色质较细致，核仁隐显可见（图 19-14）。

【问题 1】通过上述的血象（CBC）及外周血涂片检查结果，发现的主要问题是什么？

从现有检查结果及外周血血象中可见到不典型的淋巴细胞，这种淋巴细胞胞核大而细致，胞质较蓝，形态和幼稚样的淋巴细胞相似（图 19-14）。思维上首先怀疑其为反应性增多的异型淋巴细胞，其次是淋巴细胞类肿瘤，但是仅从现有结果还不能判断其性质，还需要结合其他检查结果定性。

思路 1：机体在哪些情况会出现反应性的异型淋巴细胞？

肿瘤性还是反应性的不典型淋巴细胞无法单从形态上来区分,如果怀疑是反应性的,需检查当前是否存在有关病原体的感染。反应性不典型淋巴细胞(异型淋巴细胞)增多常与病毒感染相关,最常见的是 EB 病毒和巨细胞病毒等。

该病人做了 EB 病毒 DNA 定量及 EB 病毒抗体检测。EB 病毒 IgM 阴性,EB 病毒 DNA 定量在参考区间内(<5.00E+02 copies/mL),均表明该病人无现症 EB 病毒感染。病历资料显示病人未做其他病原体检查。

思路 2:病人是否有必要进行骨髓象检查来帮助判断这类不典型淋巴细胞性质?其骨髓象结果如何?

由于病人外周血出现了不典型的淋巴细胞,形态似幼稚样淋巴细胞,同时存在其他血象异常结果,符合骨髓象检查的适应证,因此需要进行骨髓象检查。

骨髓象:有核细胞增生明显活跃,不典型淋巴细胞大量存在:该类细胞形态均一,胞体偏大,核染色质细致,核仁 1~2 个或隐约可见;胞质量中等,无颗粒,胞质染蓝色,浆内可见空泡(图 19-15)。细胞化学染色 MPO 阴性。这些细胞与外周血中的不典型淋巴细胞形态上一致。

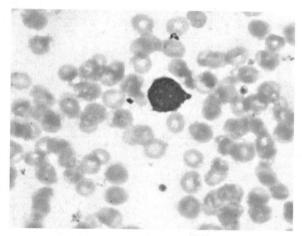

图 19-14 外周血涂片中不典型淋巴细胞形态(瑞氏染色,×1 000)

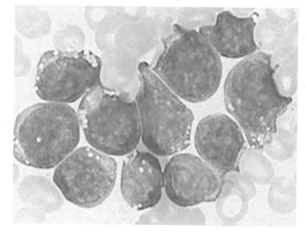

图 19-15 骨髓涂片出现大量均一性不典型淋巴细胞(瑞氏染色,×1 000)

该骨髓象结果同时反证该病人病毒感染引起的反应性不典型淋巴细胞(异型淋巴细胞)增多可能性不大,而倾向肿瘤性增殖的淋巴细胞疾病,因为前者的骨髓中不典型淋巴细胞不多见。

【问题 2】病人外周血和骨髓中这些不典型淋巴细胞是什么性质和来源?用什么技术和方法进一步检测确证?

思路 1:骨髓中可见大量幼稚样淋巴细胞,是否为前驱型淋巴细胞白血病?

采用外周血标本进行流式细胞术免疫分型(图 19-16),其中异常淋巴细胞占有核细胞 8.21%,这类细胞不表达原始、幼稚淋巴细胞标志 CD34、CD38 及 TdT,表达 CD19、CD20、CD22、CD79b、FMC7,细胞膜表面 Kappa 轻链呈单克隆表达,为成熟 B 淋巴细胞。该细胞表达 CD10,提示其为生发中心来源;表达 Ki-67 提示其增殖非常活跃;FSC 值提示符合大体积成熟 B 淋巴细胞(图 19-16 中的绿色),排除了前驱型淋巴细胞肿瘤,即 B-ALL/LBL,而是成熟大体积、增殖活跃的 B 细胞淋巴瘤。

骨髓标本流式细胞术检查发现 89.73% 的成熟大体积 B 淋巴细胞,表型特征与外周血一致。

思路 2:为明确该淋巴瘤的诊断和类型,还需进行哪些检查?

需要进行腹膜后肿块的组织病理学检查,可提供更多淋巴瘤起源和组织结构信息,另外分子病理学检测为大体积 B 细胞淋巴瘤的亚型判定提供有价值信息。为判断骨髓内异常细胞与腹膜后肿块的关联性及进一步验证骨髓内异常细胞性质,骨髓病理学检查也是必要的。

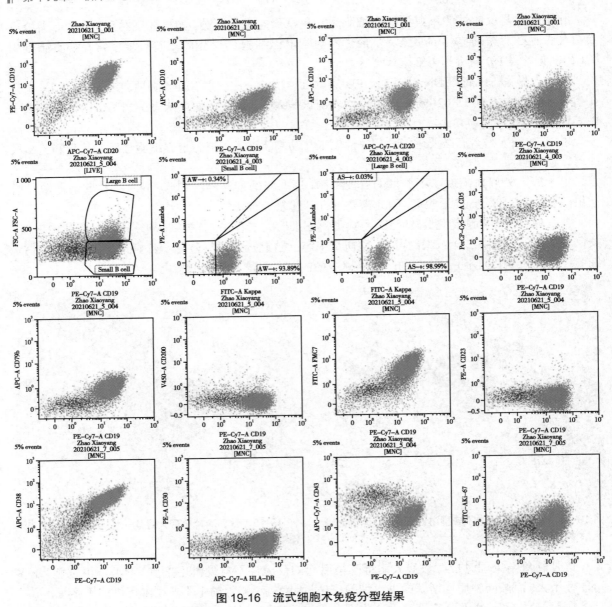

图 19-16　流式细胞术免疫分型结果

（1）腹膜后组织病理学结果：诊断高侵袭性 B 细胞淋巴瘤，考虑为 Burkitt 淋巴瘤（表 19-2），但仍需做分子病理的基因检测来佐证这一诊断。

表 19-2　腹膜后肿块组织病理结果

组织病理学检查与诊断报告单
标本名称：　腹膜后肿物
肉眼所见：　（腹膜后肿物）灰黄条状组织数条，长约 0.2~1.0cm，直径约 0.1cm
病理诊断：　第一次报告：（腹膜后穿刺）淋巴瘤可能性大，需免疫组化协诊 　　　　　　第二次报告：（腹膜后穿刺）高侵袭性 B 细胞淋巴瘤，考虑为 Burkitt 淋巴瘤，建议行 *C-myc*、*bcl-2*、*bcl-6* 和 *11q* 基因检测协诊 　　　　　　免疫组化：AE1/AE3（−）、CD3（−）、CD20（+）、PAX-5（+）、TdT（−）、CD34（−）、MPO（−）、Bal-2（−）、Bal-6（约 80%+）、CD10（+）、MUM-1（±）、c-myc（约 80%+）、Ki-67（大于 90%+）、CD21（−）、CD5（−）、CD30（−） 　　　　　　原位杂交：EBER（−）

（2）分子病理学 FISH 检测结果：送检组织标本中，① 11q23.3 获得阴性，11q24.3 缺失阴性；②未见 *Bcl-2* 基因断裂，存在 *Bcl-2* 基因多拷贝或 18 号染色体多体；③未见 *Bcl-6* 基因断裂；④可见 *C-myc* 基因断裂。

C-myc 是一种碱性螺旋 - 环 - 螺旋（basic helix-loop-helix，bHLH）亮氨酸拉链转录因子，影响细胞周期调节、细胞凋亡、细胞生长、细胞黏附和分化的各种蛋白质的转录。作为 BL 特征性标志之一，C-myc 易位在三种 Burkitt 淋巴瘤亚型中均可检测到。

（3）骨髓病理结果：骨髓病理结果（表 19-3）诊断为成熟 B 细胞淋巴瘤，Ki-67 增殖指数较高，由原发来源的肿瘤累及至骨髓中。

表 19-3　骨髓病理结果

组织病理学检查与诊断报告	
标本名称：	骨髓
肉眼所见：	（骨髓）灰白灰黄骨样组织一条，长约 0.5cm，直径约 0.2cm
病理诊断：	第一次报告：（骨髓穿刺活检）小圆细胞肿瘤，需免疫组化协诊 第二次报告：（骨髓穿刺活检）B 细胞淋巴瘤累及骨髓 免疫组化：CD3（-），CD5（-），CD79a（+），CD20（+），TdT（-），Ki-67（>90%+）

诊断：① Burkitt 淋巴瘤；②肺部感染。

知识拓展：

（1）Burkitt 淋巴瘤是成熟 B 细胞肿瘤，但为什么从形态上来看是幼稚样的淋巴细胞？

B 细胞在骨髓中分化成熟至 Naïve 阶段后，开始迁徙到外周淋巴组织中，如淋巴结、扁桃体等。以淋巴结为例，未受过抗原刺激的细胞，迁徙到淋巴结皮质聚集成一堆，称初级滤泡。如果细胞受到抗原刺激，B 细胞活化、增殖，同时体积增大，重新出现细致的染色质及核仁，称为滤泡母细胞。滤泡母细胞再进一步发育成为（生发）中心母细胞和中心细胞，即产生了与抗原信息相吻合的中心细胞，形态上与骨髓中的原始、幼稚淋巴细胞形态相似。原来的初级滤泡就有了生发中心，有生发中心的滤泡叫次级滤泡。遗传学上，经过了生发中心的细胞都有基因重排，并且经过了自身突变。Burkitt 淋巴瘤是由于滤泡母细胞病变、肿瘤化而形成的淋巴瘤，因此从形态上来相似于原始、幼稚的 B 淋巴细胞，实为活化后病变的成熟 B 淋巴细胞。

（2）Burkitt 淋巴瘤中发生的 c-myc 易位分别是什么？

易位形式有三种：① 80% 为 t（8;14），即 8 号染色体的 *c-myc* 基因与 14 号染色体上免疫球蛋白重链增强子并置。② 2 号和 8 号染色体之间易位 t（2;8）（p12; q24），即 c-myc 与 κ 轻链增强子元件并置。③ 8 号和 22 号染色体易位 t（8;22）（q24;q11），与 λ 轻链增强子元件并置，后两者约占 20%。

（3）组织学的免疫组化结果显示 Bcl-6 约有 80% 的阳性表达，为什么原位杂交（FISH）的结果却未见 *Bcl-6* 基因断裂？

免疫组化方法检测的是 Bcl-6 蛋白，FISH 方法检测的是基因断裂后的易位结果。出现这类结果的原因有：①病人 *Bcl-6* 基因正常，不存在基因异常，如断裂、易位。②基因异常的拷贝数较低，不足以被现有 FISH 方法捕获。

（岳保红　谭黎明　孙美艳）

案例 19-5　血液肿瘤侵犯脑脊液检验

【病史摘要】男，65 岁。

主诉：发热、咳嗽 5 个月余，头晕、行走不稳伴恶心、呕吐半个月。

现病史：病人 5 个月前无明显诱因出现发热，体温最高达 38.5℃，伴咳嗽、盗汗，于当地医院就诊，行血常规检查提示 WBC 3.52×10^9/L、RBC 2.56×10^{12}/L、Hb 76g/L、PLT 82×10^9/L、CRP 37.2mg/L。给予对症抗感染治疗效果欠佳，病人仍有反复发热。半个月前病人出现头晕、行走不稳，伴有恶心、呕吐，呕吐物均为胃内容物。行头颅 MRI 检查提示右侧丘脑区、半卵圆中心异常信号，T1W1 低信号，T2W1、T2FLAIR 高信号、中间片状低信号，DW1 呈高信号、中间片状低信号，边界不清。头颅波谱：右侧丘脑及半卵圆中心异常信号，单体素及多体素波谱示 Lip 峰明显升高，Cho 峰升高，NAA 峰略降低，Cho/Cr 比值略降低，Cho/NAA 比值增高，考虑颅内转移瘤。为进一步明确诊断及治疗入院。自发病以来，食欲、睡眠欠佳，大、小便正常。体重下降约5kg。

既往史：平素体健。否认结核病史，否认高血压、心脏病史，否认糖尿病史，无手术及输血史，无药物过敏史，无毒物及放射物质接触史。

家族史：家庭成员健康，无家族遗传病史。

体格检查：T 38.0℃，PR 84 次/min，BR 26 次/min，BP 132/85mmHg。贫血貌，双眼水平眼震，全身皮肤黏膜无黄染，右腹股沟可触及一个肿大淋巴结，约 2cm×2cm，双肺呼吸音清，无干、湿啰音。心率 84 次/min，律齐。腹部无压痛、反跳痛，肝、脾肋缘下未触及，双下肢无水肿。

实验室检查：脑脊液初压高于210mmH₂O。脑脊液常规：Pandy 试验阳性，单个核细胞 2.00%，WBC 500.00 个/μL，细胞总数 560.00 个/μL，脑脊液外观无色透明。脑脊液生化分析：氯 115.58mmol/L，葡萄糖 8.90mmol/L，蛋白 695.00mg/L。

脑脊液形态：可见较多的原幼淋巴细胞（图 19-17），呈圆形、椭圆形，核染色质细软，核仁可见 1～3 个，胞质量少，非霍奇金淋巴瘤细胞浸润可能。

【问题1】通过上述脑脊液结果，可初步得出什么印象？发现的主要问题是什么？

初步诊断：颅内转移肿瘤？

诊断依据：脑脊液压力升高，脑脊液常规提示 Pandy 试验阳性，白细胞计数及细胞总数升高，脑脊液生化提示脑脊液蛋白升高，脑脊液细胞学检查可见较多的原幼淋巴细胞。

思路1：是否为恶性血液病？

除上述检验指标外，病人的其他检查结果如下：

乳酸脱氢酶 1 390U/L（↑），β₂ 微球蛋白 4.81mg/L（↑），肝、肾、血和尿免疫球蛋白固定电泳等未见异常。

骨髓涂片（图 19-18）：增生活跃，淋巴瘤样细胞占 51%，胞体大、圆形，胞核大，浆少、蓝色。骨髓免疫分型：异常 B 淋巴细胞占有核细胞 2.1%，表达 FMC7，CD22，Lambda，CD20，CD38，弱表达 CD19，CD5，sIgM，CD200，不表达 CD10，CD23，符合 CD5+CD10- B 细胞淋巴瘤，SSC 偏大。

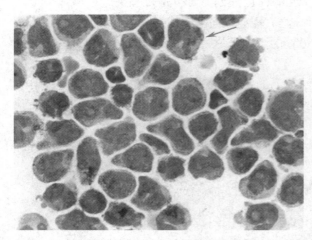

图 19-17 脑脊液涂片中较多的原幼淋巴细胞（红色箭头）（瑞氏染色，×1 000）

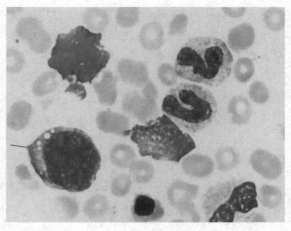

图 19-18 骨髓涂片中的淋巴瘤样细胞（红色箭头）（瑞氏染色，×1 000）

骨髓病理结果：增生极度活跃，小淋巴细胞广泛增生；免疫组化：PAX5+，CD20+，CD3−，CD5少弱+，CD30−，CD4−，CD8−，CD2−，CD7−，CD56−。结论：B 细胞淋巴瘤侵犯骨髓。

FISH 结果：5′ IgH 可见信号倍增，未见 IgH 重排；未见 IgH/CCND1 重排；未见 p53 缺失。

该病人为老年男性，病程中有发热、盗汗，体重减轻，查体示眼震，右腹股沟可触及一个肿大淋巴结，乳酸脱氢酶升高，骨髓涂片、病理及免疫分型可见淋巴瘤样细胞并侵犯骨髓，头颅 MRI 提示右侧丘脑及半卵圆中心异常信号，脑脊液可见淋巴瘤样细胞，综合辅助检查、体征，判断该病人为成熟 B 细胞来源淋巴瘤。

思路 2：为明确该病人淋巴瘤分型还需进行哪些检查？

PET 可右侧丘脑可见放射性摄取浓聚，SUV 9.7；脾大，PET 可见明显放射性浓聚，SUV 7.9；右髂总动脉周围、双髂脉区及右腹股沟多发结节，大者约 2.3cm×1.5cm，SUV 32.8；双肱骨、股骨、胫骨及腓骨骨髓腔密度增高，PET 可见放射性浓聚，SUV 10.2。

该结果提示侵袭性大 B 细胞淋巴瘤可能性大。

【问题 2】 PET 提示该病人为伴有中枢神经系统浸润的侵袭性大 B 细胞淋巴瘤，为什么骨髓病理提示小淋巴细胞广泛增生？

思路 1：是否为弥漫大 B 细胞淋巴瘤？

淋巴结印片和组织病理及 FISH 检测：

（右腹股沟）淋巴结印片（图 19-19）：可见异型细胞，胞体较大，细胞边缘可见瘤状突起，胞质中有少量空泡，核型不规则，核仁不明显。淋巴结病理：淋巴结结构破坏，异型细胞弥漫增生，胞体大，胞质丰富，胞核多不规则，部分可见明显核仁；免疫组化 CD20+，PAX5+，CD5+，CD10−，BCL-6+，MUM1+，CD30−，c-MYC+（70%），BCL-2+（80%），CYCLIND1−，Ki-67 80%～90%，EBER−。淋巴结 FISH：MYC 可见信号倍增，未见重排；BCL-2 可见信号倍增，未见重排；BCL-6 可见信号倍增及重排（重排阳性率 60%）。

该结果提示弥漫大 B 细胞淋巴瘤（non-GCB 来源，CD5+）。

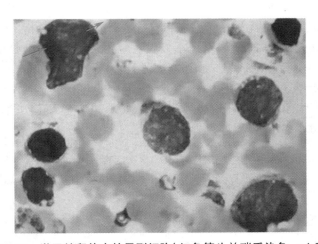

图 19-19　淋巴结印片中的异型细胞（红色箭头）（瑞氏染色，×1 000）

思路 2：为什么骨髓侵犯细胞类型与淋巴结不相同？

可能原因：

①小 B 细胞淋巴瘤转化，此前惰性淋巴瘤病史隐匿；②同时合并惰性小 B 细胞淋巴瘤和弥漫大 B 细胞淋巴瘤，二者不同克隆起源。

最终诊断：弥漫大 B 细胞淋巴瘤 non-GCB 来源Ⅳ期 B 双表达（MYC，BCL-2）。

（孙美艳　岳保红　谭黎明）

案例 19-6　术前出凝血筛查项目异常

【病史摘要】女,5岁。

主诉:睡眠中打鼾、张口呼吸伴咽痛 4 年。

现病史:电子鼻咽镜提示腺样体遮挡后鼻孔>2/3,拟行手术治疗。病人病程中无睡眠中憋醒,无白日嗜睡,无听力下降。自发病以来,食欲、睡眠正常,大、小便正常,体重无减轻。

既往史:平素体健,无外伤史,无输血史。

家族史:否认家族性遗传病史。

体格检查:T 36.50℃,PR 62 次/min,BR 17 次/min,BP 98/62mmHg。正常面容,双侧扁桃体肥大,皮肤、巩膜无黄染,未见瘀点、瘀斑,未见蜘蛛痣或肝掌,全身浅表淋巴结未触及,颈软,气管居中,甲状腺不大,双肺呼吸音清,无干、湿啰音。纵隔和心浊音界正常,PR 62 次/min,律齐,各瓣膜区未闻及杂音。腹软,腹部无压痛、反跳痛,肝脾肋缘下未触及,未触及腹部包块。腹部无移动性浊音。双下肢无水肿。

实验室检查:PT 30.6s(↑),PA 22%(↓),INR 3.38(↑),APTT 32s,FIB 2.40g/L,TT 16s,D-D 133.0ng/mL。

【问题1】通过上述问诊、查体及实验室检查可以初步得出什么印象?发现的主要问题是什么?

初步诊断:①阻塞性睡眠呼吸暂停低通气综合征;②凝血功能异常原因待查。

诊断依据:病人睡眠中打鼾、张口呼吸伴咽痛 4 年,电子鼻咽镜提示腺样体遮挡后鼻孔>2/3。凝血常规示单独 PT 延长,提示外源性凝血途径有问题。

思路 1:病人无出血倾向,PT 是否为假性延长?

PT 假性延长的原因主要包括:①血细胞比容高的病人会导致红细胞比例增大,血浆体积成比例减少,抗凝剂相对过量,导致抗凝时去除的钙多于凝血试验时所加的钙,导致 PT 延长;②血液标本溶血;③标本放置时间过长,凝血因子 V 和 Ⅶ 在体外随着时间延长、温度升高,活性丧失加速,导致 PT 延长;肝素等抗凝药物的使用;④采血错误导致标本采集不合格,如采血管选择错误、采血针选择错误、采血时间过长等。观察病人标本外观及量正常,检验科与临床沟通后排除上述因素导致 PT 假性延长可能,PT 真正延长的原因还需要进一步检查。

思路 2:PT 延长是什么原因引起的?

该病人 PT 纠正实验结果(表 19-4)显示即刻纠正实验和孵育纠正实验均可纠正。凝血因子 Ⅶ 抑制物定量:0.0 Bethesda,提示外源性凝血因子缺乏。

表 19-4　PT 纠正实验

	正常混合血浆	病人血浆	1:1混合	结论
即刻纠正试验	11.9	30.6	12.3	纠正
37℃孵育 1 小时	12.9	35.7	12.9	纠正

【问题2】外源性凝血因子缺乏由什么原因引起?

思路 1:哪种凝血因子缺乏致 PT 延长?

其他检验指标如下:

血象检查结果:WBC 4.52×10⁹/L,Hb 110g/L,PLT 200×10⁹/L。

血栓弹力图(表 19-5)示 R 值增大,Angle 略减低。

凝血因子活性测定(表 19-6)示 Ⅶ 因子活性减低。

生化检查、尿常规、C 反应蛋白、免疫球蛋白、自身抗体谱检查、肝脏彩超均未见异常。

表 19-5　血栓弹力图

项目名称	结果	单位	参考区间
R	11.1 ↑	min	5.00～10.00
K	2.20	min	1.00～3.00
Angle	52.50 ↓	deg	53.00～72.00
MA	67.60	mm	50.00～70.00
EPL	0.00	%	0.00～15.00
LY30	0.00	%	0.00～8.00

↑：升高，↓：降低，R：凝血因子，K：纤维蛋白原功能，Angle：纤维蛋白原功能，MA：血小板功能，EPL：纤溶指标，LY30：纤溶指标

表 19-6　凝血因子活性测定

项目	结果	单位	参考值
F Ⅱ:C（%）	85.31	%	79～131
F Ⅴ:C（%）	100.63	%	62～139
F Ⅶ:C（%）	30.20 ↓	%	50～129
F Ⅹ:C（%）	77.00	%	77～131
F Ⅷ:C（%）	138.01	%	50～150
F Ⅸ:C（%）	67.00	%	50～150
F Ⅺ:C（%）	109.50	%	50～150
F Ⅻ:C（%）	105.32	%	50～150

该病人血栓弹力图 R 值升高，提示凝血因子缺陷性疾病，凝血因子活性测定提示凝血因子Ⅶ缺乏，根据目前化验指标及症状、体征提示符合 F Ⅶ缺乏。

思路 2：凝血因子Ⅶ缺乏是否可能是维生素 K 缺乏或者肝脏合成凝血因子障碍所致？

（1）凝血因子 K 缺乏：维生素 K 是一种脂溶性维生素，主要来源于饮食，在胆道吸收。在营养不良、吸收障碍、胆道疾病以及药物影响时，可导致获得性维生素 K 缺乏，其会影响凝血因子Ⅱ、Ⅶ、Ⅸ、Ⅹ的合成，减弱或损害血液凝固过程，导致出血。该病人饮食正常，无偏食，营养状况可，无胆道疾病，且该病人凝血因子Ⅱ、Ⅸ活性正常，考虑此病可能性不大。

（2）肝脏合成凝血因子障碍：除钙离子和组织因子外，其他凝血因子几乎均在肝脏形成，在严重肝病时，肝脏合成凝血因子能力下降，凝血因子消耗增加，降解增加，异常凝血因子生成，可致 PT、APTT、TT 延长，纤维蛋白原减低，通常合并血小板减少。该病人既往无肝脏疾病史，且肝功能无异常，凝血常规示 APTT、TT、FIB 均正常，故不考虑此病。

【问题3】F Ⅶ缺乏是由什么原因引起的？

思路 1：凝血因子Ⅶ缺乏是否为遗传性？

（1）病人的父母的凝血指标和凝血因子活性测定结果（表 19-7）所示，病人父母的 F Ⅶ活性均有明显降低，提示病人有遗传性 F Ⅶ缺乏可能。

（2）病人及其父母的基因检测结果

病人的 F Ⅶ基因测序结果示 c.5556T>G 突变，p.L12R，其突变与其父母相同。

思路 2：为什么该病人无出血症状？

遗传性 F Ⅶ缺乏症的临床出血严重程度主要与基因突变的数量、突变的位点、对 F Ⅶ功能的影

响程度有关。有文献报道,单一杂合性突变 F Ⅶ:C 一般不低于 30%,几乎无临床出血症状,纯合性和双杂合性的基因突变,F Ⅶ:C 一般在 1%～5%,临床出血症状较重。

诊断:阻塞性睡眠呼吸暂停低通气综合征、遗传性 F Ⅶ 缺陷症。

表 19-7 病人的父母的凝血指标和凝血因子活性测定

	病人的母亲	病人的父亲	参考值
PT(s)	13.70	13.70	11～14.5
INR	1.04	1.04	0.80～1.2
PTA(%)	94	94	70～130
APTT(s)	35.20	32.82	28～44
TT(s)	16.51	17.20	14～21
Fib(g/L)	2.20	3.22	2～4
F Ⅱ:C(%)	111.30	96.20	79～131
F Ⅴ:C(%)	111.12	100.20	62～139
F Ⅶ:C(%)	45.70 ↓	48.20 ↓	50～129
F Ⅹ:C(%)	100.00	91.20	77～131
F Ⅷ:C(%)	131.10	122.10	50～150
F Ⅸ:C(%)	98.62	100.00	50～150
F Ⅺ:C(%)	102.10	132.20	50～150
F Ⅻ:C(%)	107.32	100.21	50～150

(孙美艳 岳保红 谭黎明)

案例 19-7 术后出血检验

【病史摘要】女,19 岁。

主诉:拔牙后伤口出血 1 天。

现病史:病人于 1 天前因牙痛在当地医院行拔牙手术,术后牙根伤口处出血不止,于当地医院行全血细胞分析:WBC 5.2×10^9/L,RBC 5.56×10^{12}/L,Hb 110g/L,PLT 115×10^9/L。凝血常规:PT 11s,PA 113%,R 0.95,INR 0.93APTT 33s,FIB 2.2g/L,TT 16s。为进一步诊断及治疗于我院住院治疗。病程中无发热,无皮肤、黏膜瘀点或瘀斑。自发病以来,食欲、睡眠正常,大、小便正常,体重无减轻。病人出生后有脐带出血不止,自幼反复外伤后出血不止,经输血浆治疗后好转。

既往史:无过敏史,否认家族性遗传病史。

体格检查:T 36.50℃,PR 76 次/min,BR 18 次/min,BP 116/75mmHg。正常面容,皮肤、巩膜无黄染,未见瘀点、瘀斑,未见蜘蛛痣或肝掌,全身浅表淋巴结未触及,拔牙伤口处可见出血。颈软,气管居中,甲状腺不大,双肺呼吸音清,无干、湿啰音。纵隔和心浊音界正常,PR 76 次/min,律齐,各瓣膜区未闻及杂音。腹软,腹部无压痛、反跳痛,肝、脾肋缘下未触及,未触及腹部包块。腹部无移动性浊音。双下肢无水肿。

初步诊断:拔牙术后出血原因待查。

【问题 1】病人凝血常规和血小板计数均正常,其临床有出血倾向的原因是什么?

思路 1:是否考虑血管性血友病或原发性纤溶亢进?

(1)血管性血友病(von Willebrand disease,vWD):vWD 是常见的常染色体遗传性出血性疾病,多为显性遗传。其主要发病机制为 *vWF* 基因缺陷，导致 vWF 生成减少或功能异常，伴随Ⅷ因子活性减低，血小板黏附、聚集功能障碍。以自幼发生出血倾向、出血时间延长、血小板黏附性降低、瑞斯托霉素诱导的血小板聚集缺陷、血浆 vWF 抗原缺乏或结构异常为特点。以皮肤黏膜出血为主，如鼻出血、牙龈出血等；男、女均可发病；出血可随年龄增长而减轻；自发性关节、肌肉出血少见。血管性血友病病人 vWF 抗原测定明显减低，查阅病历，该病人 vWF 活性为 120.9%，在正常范围内，所以不考虑该病。

（2）原发性纤溶症（primary fibrinolysis）：是指在某些原发病的病理生理过程中，纤溶酶原激活物（t-PA、u-PA）、激肽释放酶、活化因子Ⅻ增多或纤溶系统抑制物（PAI、a2-AP、TAFI）减少，引起纤维蛋白溶解活性亢进的一种出血综合征。出血是其主要临床表现。原发性纤溶症病人血小板计数、血小板功能以及凝血因子、抗凝因子正常；3P 试验阴性，纤维蛋白原含量明显降低，纤维蛋白（原）降解产物水平增高。该病人纤维蛋白原正常，因此基本不考虑该病。

思路 2：是血小板聚集功能下降或抗体存在？

（1）血栓弹力图结果（表 19-8）所示 MA 值减低，LY30 增高，EPL 增高，提示机体有出血倾向。

表 19-8 血栓弹力图

项目名称	结果	单位	参考区间
R	9.10	min	5.00～10.00
K	2.70	min	1.00～3.00
Angle	55.20	deg	53.00～72.00
MA	37.60 ↓	mm	50.00～70.00
EPL	17.00 ↑	%	0.00～15.00
LY30	9.50 ↑	%	0.00～8.00

↑：升高，↓：降低，R：凝血因子，K：纤维蛋白原功能，Angle：纤维蛋白原功能，MA：血小板功能，EPL：纤溶指标，LY30：纤溶指标

（2）血小板聚集功能测定（表 19-9）结果未见异常，排除血小板功能障碍性疾病，如血小板无力症等。

表 19-9 血小板聚集功能测定

项目名称	结果	单位	参考区间
血小板最大聚集率 - 花生四烯酸（PAg-AA）	65.52	%	52～84
血小板最大聚集率 - 二磷酸腺苷（PAg-ADP）	64.58	%	52～84
血小板最大聚集率 - 胶原（PAg-COL）	81.16	%	52～84

（3）血小板特异性和 HLA 抗体检测（表 19-10）结果未见异常，排除自身免疫性疾病，如血小板减少性紫癜等。

表 19-10 血小板特异性和（HLA）抗体检测

项目名称	结果
HLA-Ⅰ类抗体	阴性
血小板Ⅱb/Ⅲa 抗体	阴性
血小板Ⅰb/Ⅰx 抗体	阴性
血小板Ⅰa/Ⅱa 抗体	阴性

综上,病人虽有出血倾向,但血小板计数正常,血小板聚集功能及血小板抗体检测均正常,排除血小板原因所导致的出血。

思路3:是凝血因子缺乏导致的出血?

(1)病人内源性和外源性凝血因子活性的测定结果(表19-11)均未见异常,排除内源性、外源性凝血因子所致的出血性疾病,如血友病甲、血友病乙等。

表19-11 病人内源性及外源性凝血因子活性测定

项目	结果	单位	参考值
FⅡ:C(%)	95.52	%	79~131
FⅤ:C(%)	120.68	%	62~139
FⅦ:C(%)	70.22	%	50~129
FⅩ:C(%)	103.00	%	77~131
FⅧ:C(%)	132.01	%	50~150
FⅨ:C(%)	95.00	%	50~150
FⅪ:C(%)	105.30	%	50~150
FⅫ:C(%)	107.38	%	50~150

(2)凝血因子Ⅷ定性测定:阳性,提示机体缺乏FⅧ。FⅧ:C 3.5%(参考区间:50%~150%)。FⅧ又称为纤维蛋白稳定因子,是构成稳定的纤维蛋白凝块所必需的凝血因子。在血浆中FⅧ$_α$使纤维蛋白凝块更致密和坚固,起到正常的止血作用。所以FⅧ缺乏会导致临床上出现出血表现。

【问题2】凝血因子Ⅷ缺乏的原因是什么?

思路:是获得性凝血因子Ⅷ缺乏?

(1)FⅧ抗体检测:阴性。提示体内无FⅧ抗体产生。

(2)抗核抗体谱:ANA(−),其余各项均为阴性。风湿三项结果阴性。可排除风湿免疫相关疾病继发FⅧ缺乏。

(3)生化检查、乙肝五项和肝脏彩超均未见异常。不考虑肝脏疾病继发的FⅧ缺乏。

(4)骨髓穿刺结果:未提示恶性血液病骨髓象。排除恶性血液病继发FⅧ缺乏。

思路2:是遗传性凝血因子Ⅷ缺乏?

病人及其父母的FⅧ活性测定(表19-12)结果均有FⅧ活性下降,但其父母临床上无出血倾向。

表19-12 病人及其父母的FⅧ活性测定

	病人	病人的母亲	病人的父亲	参考值
FⅧ:C(%)	3.5	45	45	50~150

病人基因检测:FⅧ基因第3外显子存在Arg77Cys错义突变,FⅧ基因第4外显子存在Arg174stop无义突变。家系分析得知,前者遗传自父亲,后者遗传自母亲。

最终诊断:遗传性凝血因子Ⅷ缺陷症。

(孙美艳 岳保红 谭黎明)

案例19-8 体内出现抗凝物检验

【病史摘要】女,30岁。

主诉:右下肢肿胀疼痛1年,加重10天。

现病史：病人 1 年前出现右下肢肿胀疼痛，伴有间歇性跛行，跛行距离约 300 米，无静息痛，未治疗。近 10 天，上述症状较前加重，影响工作及生活，就诊于我院门诊，行下肢动静脉超声提示：右下肢腘静脉血栓形成，右股动脉严重狭窄。为进一步治疗入住我院。病程中食欲、睡眠正常，大、小便正常，体重无减轻。

既往史：既往有 3 次流产史，无外伤史，无吸烟、饮酒史。

家族史：无家族性遗传病史。

体格检查：T 36.9℃，PR 71 次 /min，BR 19 次 /min，BP 116/76mmHg。神志清楚，双颊部可见蝶形分布红斑，全身浅表淋巴结未触及肿大，双肺呼吸音清，未闻及干、湿啰音。PR 71 次 /min，律齐。腹部无压痛、反跳痛，肝、脾肋缘下未触及，双下肢对称等长，右下肢较对侧稍肿胀，右小腿皮色略苍白，右足皮肤青紫，右股动脉、腘动脉、胫后及足背动脉未触及。

初步诊断：①右下肢深静脉血栓形成；②右下肢动脉栓塞；③凝血功能异常原因待查。

实验室检查：PT 13.8s，PA 113%，R 0.9，INR 0.9INR，APTT 85s，FIB 2.2g/L，TT 16s，D-D 133.0ng/mL。

【问题 1】通过上述凝血常规发现的主要问题是什么？

凝血常规示 APTT 延长，但该病人无出血倾向，却有血栓形成，完善血栓弹力图（表 19-13）各项指标均正常。其延长具体原因需要进一步检查。

表 19-13　血栓弹力图

项目名称	结果	单位	参考区间
R	5.80	min	5.00～10.00
K	1.30	min	1.00～3.00
Angle	72.00	deg	53.00～72.00
MA	67.90	mm	50.00～70.00
EPL	0.00	%	0.00～15.00
LY30	0.00	%	0.00～8.00

↑：升高，↓：降低，R：凝血因子，K：纤维蛋白原功能，Angle：纤维蛋白原功能，MA：血小板功能，EPL：纤溶指标，LY30：纤溶指标

思路 1：APTT 延长是否存在假性升高？

APTT 假性升高的原因主要包括：①血细胞比容高的病人会导致红细胞比例增大，血浆体积成比例减少，抗凝剂相对过量，导致抗凝时去除的钙多于凝血试验时所加的钙，导致 APTT 延长；②标本放置时间过长，凝血因子 V 和Ⅷ在体外随着时间延长、温度升高，活性丧失加速，导致 APTT 延长；③采血错误导致标本采集不合格，如采血管选择错误、采血针选择错误和采血时间过长等。观察病人标本外观及量正常，检验科与临床沟通后排除 APTT 假性延长可能，APTT 真正延长的原因还需要进一步检查。

思路 2：APTT 延长是否存在内源性凝血因子缺乏或存在凝血因子抑制物的可能？

（1）内源性凝血因子包括 FⅧ、FⅨ、FⅪ、FⅫ，其中的一种或几种缺乏或活性降低将会影响内源性凝血途径。血浆中凝血因子Ⅷ缺乏：常见于血友病 A，其次见于 vWD；凝血因子Ⅸ缺乏：常见于血友病 B，其次见于肝脏疾病、维生素 K 缺乏症、口服抗凝剂等。凝血因子Ⅺ缺乏见于因子Ⅺ缺乏症、肝脏疾病等。凝血因子Ⅻ缺乏见于先天性因子Ⅻ缺乏症、肝脏疾病等。APTT 纠正实验 RI＜12.0：纠正；凝血因子活性检测提示凝血因子活性下降。

该病人系青年女性，进食情况佳，既往否认肝脏疾病史及口服抗凝药物史，临床上有反复血栓形成，无出血倾向。查阅病历，该病人 APTT 纠正实验结果（表 19-14），RI＞15.0：未纠正，提示存在可立即起作用的凝血抑制物；凝血因子活性测定（表 19-15）FⅨ、FⅪ、FⅫ均有下降。综上，不

考虑该患者是单纯的凝血因子缺乏所致的 APTT 延长。

（2）凝血因子抑制物是指能中和血液中各种凝血因子促凝血活性的循环自身抗体，病人的凝血因子与其抑制物结合后被快速灭活，而肝脏又不能及时产生足够的凝血因子补充，导致血浆凝血因子水平降低。临床较常见的是 FⅧ抑制物，常见于反复输血、FⅧ浓缩制剂应用的血友病病人，APTT 纠正实验 1∶1 混合血浆孵育差值 >10 秒；其次是 FⅨ抑制物，其他凝血因子抑制物较少见，见于应用血液制品替代治疗后，可见相应的因子抗体。该病人既往无血友病病史，否认输血史及使用血液制品病史，结合凝血因子活性检测结果及 APTT 纠正实验结果不考虑该病。

表 19-14　APTT 纠正实验结果

检验项目	检验结果	单位	参考区间
Rosner 指数（RI）	56.5		
1∶1 混合血浆孵育差值	6.4	s	
APTT（正常血浆）	32.6	s	
APTT（正常血浆 -2h）	33.5	s	26～43
APTT（病人血浆）	85.0	s	26～43
APTT（病人血浆 -2h）	83.6	s	
APTT 1∶1 纠正（即刻）	80.6	s	
APTT 1∶1 纠正（2h）	87.0	s	

表 19-15　凝血因子活性测定

项目	结果	单位	参考值
FⅧ:C（%）	132.01	%	50～150
FⅨ:C（%）	37.08 ↓	%	50～150
FⅪ:C（%）	38.20 ↓	%	50～150
FⅫ:C（%）	47.68 ↓	%	50～150

【问题 2】该病人 APTT 延长是什么原因引起的？

思路 1：是否存在凝血抑制物？

病人抗心磷脂抗体测定结果见表 19-16。

表 19-16　抗心磷脂抗体测定

项目名称	结果	参考区间
抗心磷脂 IgG 抗体（酶免法）	阴性	阴性
抗心磷脂 IgM 抗体（酶免法）	阳性	阴性
抗 β2 糖蛋白 I 抗体（酶免法）	阳性	阴性
狼疮抗凝物	2.15	<1.2 阴性；1.2～1.5 弱阳性；1.5～2 中阳性；>2 强阳性

该病人抗心磷脂抗体 IgM、抗 β2 糖蛋白 I 抗体、狼疮抗凝物均为阳性，提示病人体内有抗心磷脂抗体，它是一种非特异性抑制物，不针对某个特定的凝血因子，而是结合实验中的磷脂，抑制检测反应导致 APTT 延长。结合病人有下肢动脉、静脉血栓形成，有 3 次未明原因的流产（排除了母亲解剖学或激素的异常及父母染色体异常的原因），考虑病人为抗磷脂抗体综合征。

思路2：为明确该病人为原发性或继发性抗磷脂抗体综合征，还需进行哪些检查？

（1）抗核抗体谱：ANA 1:320（+），抗 dsDNA 阳性（+++），抗 Sm 阳性（+）；补体 C3 0.52g/L（↓），补体 C4 0.10g/L（↓）；结合病人双颧颊部凸起红斑提示该病人患有系统性红斑狼疮可能。

（2）全血细胞分析结果：WBC 5.66×50^9/L，RBC 4.53×10^{12}/L，Hb 125g/L，PLT 80×10^9/L（↓）；骨髓穿刺结果排除原发性恶性血液病。

（3）多肿瘤标志物未见异常。病人系青年女性，无肿瘤相关临床表现，暂不考虑肿瘤疾病。

（4）其他：D-D 2.06μg/mL（↑）；红细胞沉降率测定 24.0mm/h（↑）。其余生化检查、尿液检查、Coombs 试验、超敏 C 反应蛋白、免疫球蛋白、甲状腺功能、风湿三项、抗中性粒细胞胞质抗体等未见异常。

最终诊断：系统性红斑狼疮继发性抗磷脂抗体综合征。

（孙美艳　岳保红　谭黎明）

案例 19-9　感染性腹泻

【病史摘要】男，2 岁。

主诉：腹泻 3 天，发热 2 天。

现病史：3 天前无明显诱因后出现腹泻，约 4~6 次 /d。2 天前出现发热，最高 39.9℃，发热时四肢热，无寒战，无抽搐，无咳嗽等其他不适。患儿在过去 6 个月内，3 次因"腹泻"入院治疗，诊断均为感染性腹泻，大便培养沙门氏菌阳性。予以抗生素抗感染及相应对症支持治疗后，腹泻症状消失，连续粪便培养阴性，3 次均治愈出院。此次上述症状再次发作，遂至当地三甲医院进一步诊治。自起病以来，患儿精神食纳一般，小便量可，体重无明显减轻。

既往史：平素体健，无传染病史，无慢性病史，无手术、外伤史，无输血史、无食物、药物过敏史。

家族史：无家族性遗传病史。

体格检查：T 37.5℃，PR 118 次 /min，BR 25 次 /min，WT 12.6kg，SPO$_2$ 95%。双肺呼吸音清晰，未闻及干、湿性啰音。心律齐。腹部平软，无明显压痛及反跳痛。

实验室检查：粪便常规：黄色，稀糊状，白细胞 2+（图 19-20），红细胞微量，未找到寄生虫虫卵，无阿米巴包囊，无滋养体，隐血试验阳性。

初步诊断：腹泻、发热查因。

【问题 1】通过上述粪便常规检查结果，发现的主要问题是什么？

粪便性状呈稀糊状改变，隐血阳性，镜下白细胞明显增多，偶见红细胞，寄生虫虫卵、阿米巴包囊、滋养体等未见。

思路：初步判断腹泻是由什么原因引起的？

腹泻常见的原因包括感染性与非感染性。感染性腹泻可由病毒、细菌、真菌、寄生虫等引起，以前两者，尤其是病毒多见。根据感染性腹泻诊断标准，该病人系 2 岁儿童，急性起病，病程＜2 周，有发热症状，每日

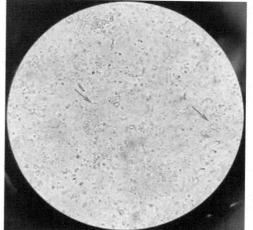

图 19-20　粪便常规镜下观（未染色，×400）
白细胞（红色箭头）

大便次数≥3 次，粪便性状异常，综合判断，初步的临床诊断可考虑为感染性腹泻。但同时应排除霍乱、伤寒、副伤寒、细菌性痢疾、阿米巴痢疾以及非感染性腹泻等可能。非感染性腹泻常由喂养不当、过敏及导致小肠消化吸收功能障碍的各种原因引起。根据粪便常规有无白细胞可初步判断

腹泻类型（如表19-17），此患儿粪便呈稀糊状，镜下可见较多白细胞，偶见红细胞，初步考虑侵袭性细菌感染可能性大。

表 19-17 根据粪便常规初步区分感染性腹泻类型

病原体	粪便性状	白细胞/HP
病毒或产毒素性细菌	多为水泻	无或偶见少量白细胞
侵袭性细菌	黏液脓性、脓血便	较多白细胞

【问题2】感染性腹泻的病人在诊疗过程中需要完善哪些检查？

在急性感染性腹泻的诊疗中，保持足够的血容量和纠正水电解质、酸碱平衡紊乱优先于病因诊断。对于迁延性和慢性腹泻，不仅要预防和治疗脱水，纠正电解质及酸碱平衡紊乱，还要积极寻找病因，针对病因进行治疗，避免因滥用抗生素导致的肠道菌群失调。

思路1：首先应该开展哪些检查？

（1）血常规：WBC 8.62×10^9/L，Neu% 80.6%（↑），Lym% 15.3%（↓），RBC 4.63×10^{12}/L，Hb 135g/L，PLT 147×10^9/L。

（2）C反应蛋白：52.17mg/L（↑）（参考区间：0~10mg/L）。

（3）降钙素原：1.21ng/mL（↑）（参考区间：0~0.5ng/mL）。

（4）电解质：未见明显异常。

（5）血气分析：未见明显异常。

（6）心电图：未见异常。

（7）腹部B超：腹腔内多个低回声结节（其中一个结节大小约14mm×7mm），考虑淋巴结。肝、脾、胆囊、胰、双肾未见明显异常。

腹泻连续病程在2周以内为急性，患儿病程<2周，仅出现大便次数稍增、大便性状改变、发热等临床表现，心电图、电解质、血气分析等检查结果均未见明显异常，无明显脱水、电解质紊乱和全身感染中毒等重型表现，属于急性早期轻型病人。但是患儿急性感染反复出现，在完善检查评估患儿脱水情况、水电解质平衡状态的同时，也应明确病因，进一步进行大便培养、血培养、肠道病毒检测等。

思路2：该患儿的感染性腹泻是由什么类型的病原体引起的？

该患儿春夏季节发病，大便性状改变、隐血阳性、白细胞较多，中性粒细胞百分比、C反应蛋白、降钙素原增高，完善人轮状病毒抗原、肠道病毒RNA、柯萨奇病毒A16 RNA等病毒测定均提示为阴性，符合侵袭性细菌感染引起的腹泻特点，可进一步完善大便涂片镜检、培养和血培养明确病因。

需要进行细菌涂片和培养的粪便标本应在急性期、用药前采集，尽快（2小时内）送检。患儿粪便样本涂片革兰氏染色可见大量革兰氏阳性杆菌，较多革兰氏阴性杆菌，少量革兰氏阳性球菌，偶见革兰氏阴性球菌（如图19-21A），有些病人粪便涂片可见白细胞吞噬革兰氏阴性杆菌（如图19-21B）。粪便培养在血平板上可见圆形、光滑、湿润、边缘整齐的菌落（如图19-22A），在SS平板上可见中央黑色的菌落（如图19-22B），符合沙门氏菌的菌落形态特征。

经过初步生化和质谱鉴定后，证实本患儿粪便中分离的可疑菌为沙门氏菌。完善凝集试验，提示可疑菌落为鼠伤寒沙门氏菌血清型。进一步完善药敏试验。患儿体温>38℃，中性粒细胞百分比、C反应蛋白及降钙素原升高，根据指南推荐，应予以完善血培养。此患儿血培养阴性，原因可能在于：①未在发热或寒战发生初期、抗生素使用前采血，错过了采血最佳时机；②病人自身免疫功能正常，细菌入血后很快被免疫系统清除，不能在血液中繁殖，仅造成一过性菌血症；③细菌仅侵犯肠道，并未入血。

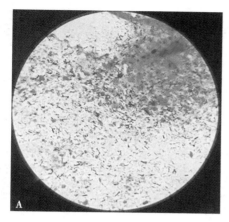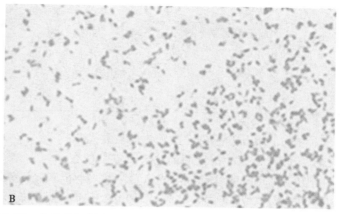

图 19-21　患儿粪便样本涂片

A. 粪便涂片（革兰氏染色，×1 000）；B. 粪便样本培养菌落涂片镜检可见革兰氏阴性杆菌（革兰氏染色，×1 000）

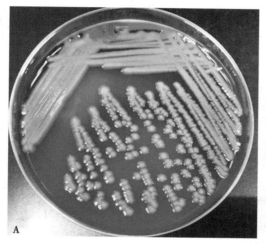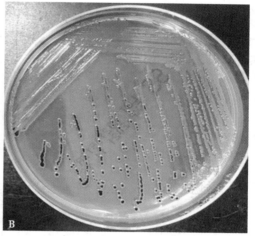

图 19-22　粪便培养

A. 血平板上的圆形菌落；B. SS 平板上生长出中央黑色的菌落

对于沙门氏菌的抗生素选择见表 19-18。指南推荐首选第三代头孢，阿奇霉素可作为备选，儿童病人一般不推荐使用喹诺酮类抗生素，多重耐药可选用碳青霉烯类抗生素，具体选择还是应以当地的耐药状况及病人的药敏结果为依据。根据最新指南、CLSI 关于药敏试验的最新推荐以及药敏结果选择头孢曲松抗感染及其他对症支持治疗后患儿临床症状消失，复查粪便培养阴性，予以出院。

表 19-18　药敏试验结果

抗菌药物	MIC	药敏结果
头孢他啶	0.25	敏感
头孢曲松	<=0.25	敏感
头孢吡肟	<=0.12	敏感
阿莫西林/克拉维酸	<=2.0	敏感
哌拉西林/他唑巴坦	<=4.0	敏感
厄他培南	<=0.12	敏感
亚胺培南	<=0.25	敏感

续表

抗菌药物	MIC	药敏结果
左氧氟沙星	<= 0.12	敏感
替加环素	<= 0.5	敏感
复方新诺明	<= 20.0	敏感

【问题3】患儿的感染性腹泻为何反复发作？

思路1：鼠伤寒沙门氏菌的感染特点是什么？

鼠伤寒沙门氏菌具有广泛的宿主，是一种重要的人畜共患病原菌，临床常见，其感染发病率居沙门菌感染的首位，可导致医院感染和暴发性食物中毒。儿童感染的途径主要在于环境接触。最近常被关注的感染传播途径是接触爬行动物。本例病人为2岁儿童，医院外间断反复感染鼠伤寒沙门菌，不排除反复接触传染源感染病原菌的可能。

思路2：为明确该病人反复感染的原因，还应该开展哪些调查和检测？

在分离到人畜共患病原菌时，除了治疗病人体内病原菌外，也要加强对病人的流行病学调查，留意传染源的追踪和干预。可通过脉冲场凝胶电泳（pulsed-field gel electrophoresis，PFGE）等方法对病原菌进行分型确认，分析可疑菌是否来自同一菌株。组织主管医生、检验人员、疾控中心流调人员联合家庭随访，对患儿经常接触的玩具、宠物、洗手间地面、厨房台面等处进行采样，对可疑菌进行鉴定和溯源。如图19-23，患儿家养宠物体表与患儿大便中检出同一株鼠伤寒沙门菌，提示患儿反复感染的原因是重复接触了携带鼠伤寒沙门氏菌的宠物。因此，要避免下一次感染的发生，应控制传染源、阻断传播途径，对带菌宠物进行诊疗和合理安置，做好与宠物的接触隔离，对患儿生活环境也应进行系统的消毒杀菌。

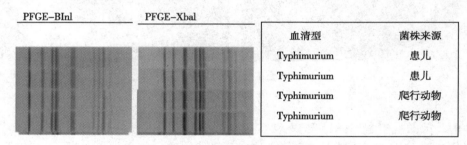

PFGE-BInl	PFGE-Xbal	血清型	菌株来源
		Typhimurium	患儿
		Typhimurium	患儿
		Typhimurium	爬行动物
		Typhimurium	爬行动物

图 19-23　脉冲场凝胶电泳（PFGE）分析

1、2号泳道为患儿粪便菌株，3、4号泳道为宠物携带菌株

诊断：①细菌性肠炎：急性、轻型；②鼠伤寒沙门氏菌感染。

（谭黎明　孙美艳　岳保红）

案例 19-10　骨髓感染病原体检验

【病史摘要】女，3岁。

主诉：咳嗽、发热半个月。

现病史：该患儿于半个月前受凉后出现阵发性咳嗽，程度较轻，伴少量咳痰，以晨起、夜间明显，同时还伴有低热，无寒战、呕吐、抽搐、腹泻等不适。7天前因症状逐渐加重于当地医院就诊，查血常规：WBC 23.58×10^9/L，Hb 67g/L，胸部X线检查提示"支气管肺炎"，予以"头孢哌酮/舒巴坦"抗感染治疗后症状无明显缓解，为进一步诊治转入上级医院。自发病以来，患儿食欲、睡眠、精神欠佳，大、小便正常，体重无明显减轻。

既往史：平素体质较差。无喘息、湿疹病史，无异物吸入史，无密切结核病接触史，无外伤、过敏史，已按要求接种疫苗。

个人史：生于原籍，久居当地，饮食规律，生长发育良好。

家族史：无家族性遗传病史。

体格检查：T 36.9℃，PR 112 次/min，BR 40 次/min，BP 86/58mmHg，体重 11kg。急性面容，贫血貌，精神欠佳。全身皮肤黏膜无黄染，颈部可触及肿大的淋巴结。双肺呼吸音粗，无干、湿啰音。心率 112 次/min，律齐。腹部无压痛、反跳痛，肝脏肋下 1.5cm，质软，脾肋下未触及，双下肢无水肿。

实验室检查：WBC 24.81×10⁹/L，Neu 16.37×10⁹/L，Neu% 66.0%，Lym% 19.4%，EOS% 5.4%（参考区间：0～5%），RBC 4.43×10¹²/L，Hb 66g/L，HCT 21.0%（参考区间：32%～51%），MCV 49.5fl，MCH 14.9pg（参考区间：27～32pg），MCHC 301g/L（参考区间：320～360g/L），RDW 16.2%，PLT 875×10⁹/L，RETIC 108.4×10⁹/L，RETIC% 2.45%，hsCRP 121.0mg/L，ESR＞140mm/h（参考区间：0～20mm/h），PCT＜0.25ng/mL。

初步诊断：①咳嗽、发热查因；②贫血查因。

【问题1】通过上述问诊与检查及实验室检查，发现的主要问题是什么？

患儿反复咳嗽、发热半月，并且症状逐渐加重。血常规检查有白细胞计数和中性粒细胞计数明显增高，嗜酸性粒细胞轻度增高，并且 hsCRP 和 ESR 也明显增高。

思路1：白细胞、中性粒细胞计数和 hsCRP 等指标增高的可能原因是什么？

白细胞和中性粒细胞增多可分为反应性增多和异常增生性增多。反应性增多最常见的原因是感染，绝大多数感染导致的白细胞增加在（10～30）×10⁹/L。病人还有 hsCRP 和 ESR 明显增高，并且出现咳嗽、发热等症状，因此推断白细胞增多最可能是感染导致的。PCT 未见升高，并且抗生素治疗效果不佳，可初步排除细菌性感染。出现嗜酸性粒细胞轻度升高，应考虑真菌和寄生虫感染的可能。同时，需进一步完善骨髓穿刺细胞学检查排除白血病和骨髓增殖性疾病等白细胞异常增生的情况。

思路2：如果病人存在感染，需要考虑的感染部位有哪些？

病人有咳嗽、发热的表现，并且胸部 X 线检查提示"支气管肺炎"，首先应考虑肺部感染和血流感染。为明确肺部感染，可进一步完善痰的病原学检查，必要时可行支气管镜检查提高病原体检出率，还可行肺部 CT 了解肺部病变情况。为明确血流感染，可完善血培养和骨髓培养。

【问题2】通过以下进一步检查结果，可暂时确定或排除哪些疾病？

思路1：通过支原体、衣原体、呼吸道病毒和肺部 CT 等检查结果，可以得出什么结论？

肺炎支原体抗体、肺炎衣原体抗体均为阴性，呼吸道七项抗原检测阴性，EB-VCA-IgM 抗体阴性，可基本排除支原体、衣原体和病毒感染。结核抗体阳性，但结核菌素试验为阴性，多次痰涂片抗酸染色阴性。肺部 CT 检查：双肺纹理增多、模糊，沿双肺纹理见斑片状密度增高灶，其边缘模糊，各段叶支气管开口通畅，纵隔未见明显增大淋巴结，胸腔未见积液，提示支气管肺炎。基本排除肺结核，考虑肺部感染。但肺部湿啰音不明显，中毒症状不严重，且抗生素治疗效果差，考虑真菌感染可能性大。G 试验、GM 试验均为阴性，需要进一步明确病原菌。真菌感染常发生在免疫功能缺陷的病人中，追查免疫全套检查结果：IgG、IgA、IgM、C3 和 C4 未见异常，输血前四项均为阴性，需明确是否有其他导致机体免疫力低下的情况。

思路2：通过骨髓检查，可得出什么结论？

骨髓穿刺细胞学检查：骨髓增生明显活跃，中性晚幼粒细胞、分叶核细胞比例增多，部分粒细胞可见中毒颗粒（图 19-24），巨核细胞可见，血小板成堆分布，铁染色示细胞外铁 2+，细胞内铁 2%，NAP 86%。因此不支持血液系统恶性肿瘤，但粒细胞可见中毒颗粒，铁染色提示铁利用障碍，且 NAP 积分增高，高度提示感染性疾病。

骨髓培养初步报告可见真菌生长（图 19-25），并进一步鉴定为新型隐球菌，药敏试验提示 5-氟胞嘧啶、两性霉素 B、氟康唑敏感（表 19-19）。多次送检血培养均发现新型隐球菌生长，侵袭性真菌病诊断成立。

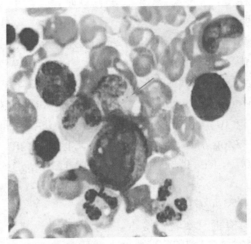

图 19-24　骨髓穿刺细胞学检查（瑞氏染色，×1 000）
红色箭头示中性粒细胞内出现的中毒颗粒

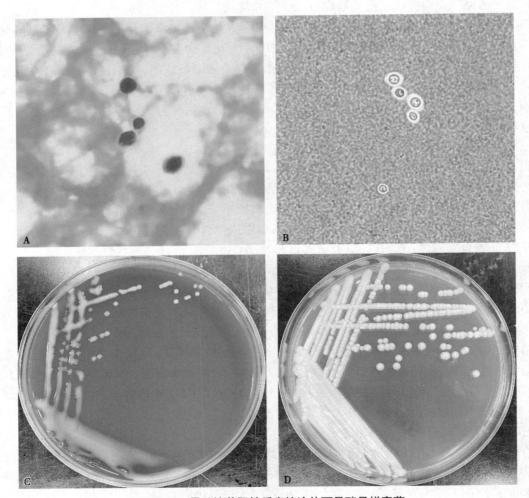

图 19-25　骨髓培养阳性后直接涂片可见酵母样真菌
A. 镜检，菌体周围可见一层厚荚膜（革兰氏染色，×1 000）；B. 转种并孵育后，培养基上可见奶油色、黏稠、不透明的菌落（墨汁染色，×400）；C. 血琼脂培养基，35℃培养 5 天；D. SDA 培养基，28℃培养 5 天

表 19-19　骨髓分离新型隐球菌的耐药性

抗菌药物	MIC	耐药性
5- 氟胞嘧啶	≤4	*
两性霉素 B	≤0.5	S
氟康唑	2	S
伏立康唑	0.25	*
伊曲康唑	0.5	*

①MIC：最低抑菌浓度；S：敏感，*：无法判断耐药性；②CLSI 目前尚没有制定抗真菌药对新型隐球菌的相关折点标准，现主要参照念珠菌的相关折点：氟康唑≥8～64mg/L，伊曲康唑及伏立康唑≥1mg/L，两性霉素 B≥2mg/L 判定为耐药。

思路 3：通过病理检查结果，可得出什么结论？

腹股沟淋巴结病理检查可见淋巴结反应性增生，PAS 染色阴性，排除淋巴系统恶性疾病。支气管黏膜病理检查见慢性炎症伴坏死，泡沫样细胞及多核巨细胞增生，其中可见球形真菌，PAS 染色阳性（图 19-26），考虑隐球菌病。隐球菌肺炎诊断成立。

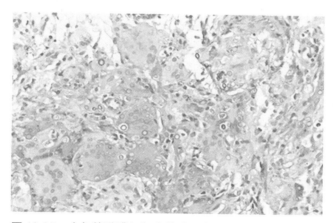

图 19-26　支气管黏膜组织中的球形真菌（PAS 染色，×400）

思路 4：患儿有咳嗽、发热的临床表现，可能是肺含铁血黄素沉积症、癌性发热或川崎病吗？

痰含铁血黄素试验为阴性，可排除肺含铁血黄素沉积症。骨髓细胞学检查和组织活检未发现恶性改变，可排除癌性发热。病人虽有 ESR 增快，但无杨梅舌、手足红肿等表现，心脏彩超检查为阴性，可排除川崎病。

【问题 3】骨髓、血液和肺部均发现了新型隐球菌，还应明确哪个部位的感染及鉴别诊断？

思路 1：隐球菌的感染部位有什么特点？

隐球菌的播散性病变可见于任何器官，但最易侵袭中枢神经系统引起脑膜脑炎，隐球菌性脑膜炎预后不良，如不治疗，常导致病人死亡，因此还应确定颅内感染的情况。

思路 2：如何确定是否存在颅内感染？

患儿表现出精神不佳，但无脑膜刺激征表现。脑脊液常规检查发现：Pandy 试验：微量，WBC 30×10^6/L。脑脊液生化检查未见异常，并且多次脑脊液涂片墨汁染色、革兰氏染色和脑脊液培养均为阴性。由于隐球菌性脑膜炎的临床表现、脑脊液常规及生化检查均缺乏特异性，且本例中出现了脑脊液常规检查 WBC>20×10^6/L，因此应高度怀疑存在颅内感染。

思路 3：隐球菌性脑膜炎、化脓性脑膜炎、结核性脑膜炎和病毒性脑膜炎的区别要点是什么？

新型隐球菌性脑膜炎和其他类型脑膜炎在外观、生化检查和常规检查方面存在差异（表 19-20）。

表 19-20　新型隐球菌性脑膜炎与其他类型脑膜炎的鉴别要点

类型	外观	蛋白质	葡萄糖	氯化物	细胞	细胞分类	细菌
新型隐球菌性脑膜炎	清晰或微浊	↑	↓	↓	↑	L 为主	新型隐球菌
化脓性脑膜炎	浑浊、脓性、有凝块	↑↑	↓↓	↓	↑↑	N 为主	可见细菌
结核性脑膜炎	雾状浑浊,可形成薄膜	↑	↓	↓↓	↑	中期 N 为主 后期 L 为主	结核分枝杆菌
病毒性脑膜炎	清晰或微浊	↑	正常	正常	↑	L 为主	无

L:淋巴细胞;N:中性粒细胞

【问题 4】贫血的原因可能是什么?

为了了解贫血的原因,我们可以从病史、红细胞形态学特征和贫血的发病机制几个方面进行分析。

思路 1:是否为感染性贫血?

病人已明确存在累及骨髓的侵袭性真菌病,因此首先推断感染性贫血的可能性大。病人为小细胞低色素性贫血,骨髓穿刺细胞学检查见中性晚幼粒细胞、分叶核细胞比例增多,部分粒细胞可见中毒颗粒,骨髓铁染色发现铁利用障碍,并且 NAP 积分增高。相关检查结果符合感染性贫血的表现,所以推断最可能是隐球菌感染导致的继发性贫血。

思路 2:是否可能为其他类型的贫血?

通过详细询问病史,病人无挑食习惯,无外伤史和毒物接触史,无家族遗传性疾病,体格检查未见肝、脾肿大或巩膜黄染等表现。骨髓穿刺细胞学检查未见干细胞增殖分化障碍或被异常组织侵害,外周血细胞涂片检查未发现三系减少或镰刀型红细胞,可基本排除溶血性贫血、再生障碍性贫血、白血病、铁粒幼细胞贫血和骨髓增生异常综合征导致的贫血等。但病人出院时,血红蛋白回升至 85g/L,可能还存在感染之外的原因导致的贫血,应完善血清铁检查、血清铁蛋白、转铁蛋白饱和度、血红蛋白电泳及血色病基因检测等进一步与缺铁性贫血、地中海贫血和血色病贫血等鉴别诊断。

诊断:①侵袭性真菌病(新型隐球菌);②中度贫血。

(谭黎明　孙美艳　岳保红)

案例 19-11　院内获得性肺炎

【病史摘要】女,56 岁。

主诉:腹泻、呕吐 3 天。

现病史:患者 5 月前因胸闷气促,伴呼吸困难来我院 ICU 诊治,完善相关检查后,诊断为"慢性肾功能衰竭 尿毒症期",予以血液透析治疗,血液透析已 5 个月余。3 天前病人受凉后出现畏寒、进食后呕吐,遂于当地医院就诊,予"头孢菌素"抗感染治疗后症状稍有好转,现为求进一步诊治入我院。起病以来病人精神、食欲差,睡眠一般。治疗后第 8 天突发胸闷、气促、胸痛,成功抢救后出现咳嗽、咳痰、寒战、发热,痰中带有少量血丝。

既往史:曾有"脑梗死"病史;否认糖尿病、脑血管疾病、精神疾病史,否认肝炎、结核、疟疾病史。10 余年前曾在外院行"阑尾切除术"和"子宫切除术"。一个月前以右侧颈静脉长期置管术,有输血史,具体成分及剂量不详。否认食物、药物过敏史,否认外伤史,预防接种史不详。

家族史:否认家族遗传史。

体格检查:T 38.5℃,PR 135 次/min,BR 30 次/min,BP 188/105mmHg。神志清楚,急性病容,

端坐呼吸,双肺可闻及大量湿性啰音及哮鸣音。

实验室检查:WBC 17.38×10⁹/L,Neu% 87.4%,PCT 29.34ng/mL,hs-CRP 87mg/L(参考区间:0～3mg/L)。免疫全套:免疫球蛋白 M 0.37g/L↓(参考区间 0.8～2.3g/L),补体 C_3 0.51g/L(参考区间0.8～1.2g/L),抗中性粒细胞胞浆抗体:甲醛抗性 pANCA 阳性,抗髓过氧化物酶抗体 IgG 60.26RU/ml(参考区间:0～20RU/ml)。肾功能:尿素氮 29.57mmol/L(参考区间:1.70～8.30mmol/L),肌酐 837.09mmol/L(参考区间:40～100mmol/L)。

初步诊断:①ANCA 相关性血管炎(慢性肾功能不全,肾性高血压);②发热、咳嗽查因。

【问题1】通过病人病史、体格检查和相关检查结果,发现的主要问题是什么?

(1)病人出现胸闷、气促,查血肌酐升高,血管炎抗体阳性,且右颈静脉长期置管术,规律血液透析治疗,ANCA 相关性血管炎(慢性肾功能不全,肾性高血压)诊断明确。

(2)病人入院 8 天后开始出现咳嗽、咳痰、发热,WBC、PCT、hs-CRP 等炎症指标明显升高。考虑病人在原有疾病的基础上出现了肺部感染。

思路1:肺部感染的类型主要有哪些?

按致病菌的不同,肺部感染可分为细菌性肺炎、真菌性肺炎、病毒性肺炎及非典型性肺炎(表 19-21)。

表 19-21 肺部感染的分类及常见致病菌

肺部感染类型	常见病原菌
细菌性肺炎	肺炎链球菌、金黄色葡萄球菌、肺炎克雷伯菌、流感嗜血杆菌、铜绿假单胞菌和鲍曼不动杆菌等
非典型肺炎	军团菌、支原体和衣原体等
病毒性肺炎	冠状病毒、腺病毒、呼吸道合胞病毒、流感病毒、麻疹病毒、巨细胞病毒、单纯疱疹病毒等
肺真菌病	念珠菌、曲霉、隐球菌、肺孢子菌、毛霉菌等

思路2:该病人是否为医院获得性肺炎(hospital-acquired pneumonia,HAP)?

(1)HAP 是指病人住院期间没有接受有创机械通气,未处于病原感染的潜伏期,且入院≥48 小时后在医院内新发生的肺炎。

(2)社区获得性肺炎是指在医院外罹患的感染性肺实质炎症,包括具有明确潜伏期的病原体感染在入院后于潜伏期内发病的肺炎。

该病人入院前未有病原菌感染的症状,入院期间没有进行有创机械通气治疗,而是在入院 8 天后出现咳嗽、咳痰、发热症状,炎性指标升高,因此考虑为 HAP。

【问题2】HAP 的主要病原体以及病人感染的高危因素有哪些?

思路1:哪些病原体常导致 HAP,如何鉴别?

在 HAP 常见的病原菌种类中,革兰氏阴性菌主要有肺炎克雷伯菌、大肠埃希菌、鲍曼不动杆菌、铜绿假单胞菌,革兰氏阳性菌主要为金黄色葡萄球菌(表 19-22)。

表 19-22 革兰氏阳性菌和革兰氏阴性菌引起的肺炎的区别

	革兰氏阴性菌肺炎	革兰氏阳性菌肺炎
病史、症状和体征	通常出现重复感染或院内感染,查体可发现双肺湿啰音,实变或胸腔积液体征	通常起病多急骤,寒战、高热,胸痛,脓性痰。严重的中毒症状和呼吸道症状不平行
影像学特征	X 线胸片可见浓密片状阴影或伴空洞形成及胸腔积液现象	胸部 X 线显示肺段或肺叶实变,可形成空洞,其中有液气囊腔
痰涂片及痰培养	可找到革兰氏阴性杆菌	可找到革兰氏阳性杆菌

思路2：病人发生HAP的高危因素有哪些？

可以从病人自身因素（年龄、基础疾病、免疫功能等）及医疗环境（侵袭性操作、交叉感染）两方面进行分析。

（1）尿毒症病人，长期服用免疫抑制剂，IgA 0.62g/L（参考区间0.76~3.9g/L），补体C_3 0.37g/L（参考区间0.8~1.2g/L），免疫功能明显降低。且病人有心脏基础疾病。

（2）病人维持透析长达半年，不排除侵袭性操作造成感染的可能性。

（3）病人接受过抗菌药物治疗，曾入住重症监护病房，该病房一般存在高频率抗生素耐药。

【问题3】如何确定HAP病原体？

思路1：不同病原菌引起的肺部感染在影像学的特点？

葡萄球菌肺炎可见肺段或肺叶实变，形成空洞；肺炎克雷伯菌肺炎可有多发性蜂窝状脓肿，可见叶间裂下垂；支原体肺炎可见肺实质病变，常于一侧肺部出现边缘模糊的斑片状阴影等。

本例病人咳嗽、咳痰，CT可见双肺纹理模糊，右上肺、右下肺可见斑片状高密度影，边缘呈磨玻璃改变，双肺内散在多发絮状模糊影，考虑感染性病变（图19-27）。明确感染的病原菌类型，需通过病原学诊断进一步确诊。

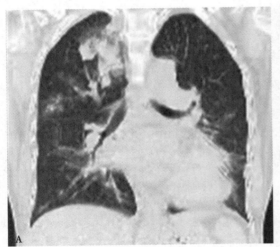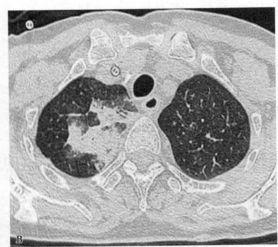

图19-27 胸部高分辨率CT（HRCT）
A. 冠状面；B. 横断面

思路2：结合呼吸道标本涂片、培养及鉴定如何明确病原菌？

痰涂片镜检白细胞 >25/ 低倍视野，上皮细胞 <10/ 低倍视野，白细胞内外可见大量短粗革兰氏阴性杆菌，肺泡灌洗液标本镜检白细胞内外可见大量革兰氏阴性杆菌（图19-28）。将呼吸道标本接种于血琼脂平板上于35℃过夜培养，次日可见较大的灰白色菌落（图19-29）。分离培养后挑取纯菌落进行革兰氏染色镜下可见短粗的革兰氏阴性杆菌，单独、成双或短链状排列（图19-30），根据质谱技术鉴定为肺炎克雷伯菌肺炎亚种。

血培养结果阴性，可能与采血时机有关，也可能只是肺部的局部感染，细菌并没有入血流，即使入血流，也只是一过性的。

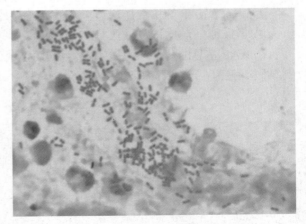

图19-28 肺泡灌洗液标本涂片镜检（革兰氏染色，×1 000）

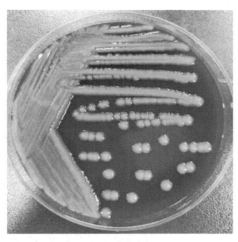

图 19-29　血琼脂平板培养菌落（24h）

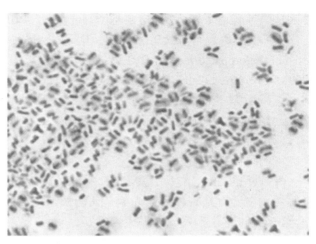

图 19-30　纯培养下菌落的镜下形态（革兰氏染色，×1 000）

【问题 4】如何进行肺炎克雷伯菌的药敏试验？其主要耐药机制和检测碳青霉烯酶的方法有哪些？治疗方案及预后如何？

思路 1：肺炎克雷伯菌的药敏试验怎么做？

挑取单个菌落用 0.45% 的盐水配制成 0.5 麦氏浊度的菌悬液，混匀后通过 VITEK2 Compact 系统及配套的药敏卡片进行药物敏感性试验，测定抗菌药物 MIC 值（表 19-23）。

表 19-23　肺炎克雷伯菌的药物敏感性试验结果

抗菌药物	MIC 值	敏感度
哌拉西林 / 他唑巴坦	≥128	R
头孢他啶	≥64.0	R
头孢哌酮 / 舒巴坦	≥64.0	R
头孢吡肟	≥32.0	R
氨曲南	≥64.0	R
亚胺培南	≥16.0	R
美罗培南	≥16.0	R
环丙沙星	≥4.0	R
左氧氟沙星	≥8.0	R
多西环素	≥16.0	R
米诺环素	≥16.0	R
复方新诺明	≥320	R
阿米卡星	≤2.0	S
妥布霉素	≤1.0	S
替加环素	2	S
黏菌素	≤0.5	S

思路 2：肺炎克雷伯菌对碳青霉烯类抗生素的耐药机制是什么？检测碳青霉烯酶的方法有哪些？

（1）肺炎克雷伯菌对碳青霉烯类抗生素的耐药机制主要包括：①产碳青霉烯酶；②高产 AmPC 酶或超广谱 β 内酰胺酶（extended-spectrum beta-lactamases，ESBLS）合并外膜的丢失；③膜孔蛋白基因缺失或表达下调；④外排泵基因高表达；⑤ PBPS 蛋白缺失或亲和力下降。

（2）检测碳青霉烯酶的方法有：①药敏结果判断碳青霉烯类耐药肠杆菌科细菌（carbapenem-resistant-enterobacteriaceae，CRE）；②改良碳青霉烯灭活试验（mCIM）和 EDTA- 碳青霉烯灭活试验（eCIM）；③ Xpert Carba-R；④ EDTA 和 APB 抑制剂法；⑤常规 PCR 等。

思路 3：肺炎克雷伯菌引起的医院获得性肺炎治疗方案及预后如何？

近年来高毒力肺炎克雷伯菌（hypervirulent Klebsiella pneumoniae，hvKP）已逐渐蔓延到医院获得性感染中，且耐碳青霉烯酶肺炎克雷伯菌在医院的分离率急剧上升，因此，临床需重点关注高耐又高毒的肺炎克雷伯菌。

（1）对 hvKP 感染具多发、转移等高侵袭性的临床表现，如可致肝脓肿、眼内炎、脓毒性肺栓塞等并发多器官损害。目前尚无公认的快速可靠的实验室检测方法，根据病人感染特点的临床表现，经验性抗感染治疗就显得尤为重要。

（2）对耐碳青霉烯类药物的肠杆菌目细菌引起的 HAP，可采用以头孢他啶 / 阿维巴坦、多黏菌素、替加环素为中心的二联或三联治疗方案，在使用头孢他啶 / 阿维巴坦时，需结合酶型检测来考虑是否需要联用氨曲南。该病人抗感染治疗初始使用美罗培南，根据药敏结果，停美罗培南，改用替加环素 + 多黏菌素抗感染治疗。病人治疗 10 天后发热、咳嗽、咳痰症状好转，复查血象及炎性指标较前明显下降。复查痰培养结果阴性。复查 CT：右上肺病变范围较前缩小，边界较前清晰，右下肺病变基本吸收，双肺散在多发片絮状模糊影较前吸收、减少（图 19-31）。

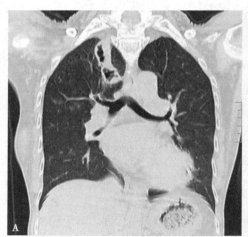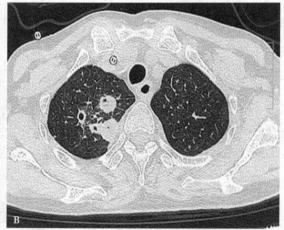

图 19-31　胸部高分辨率 CT（HRCT）
A．冠状面；B．横断面

诊断：① ANCA 相关性血管炎；②医院获得性肺炎（肺炎克雷伯菌）

（谭黎明　孙美艳　岳保红）

案例 19-12　不明微生物感染发热检验

【病史摘要】男，59 岁。

主诉：主动脉瓣生物瓣置换、冠状动脉旁路移植术后 72 天，不明原因发热 2 月余。

现病史：病人 72 天前于我院全麻下行主动脉瓣生物瓣置换、冠状动脉旁路移植术。术后出现发热，临床经验使用万古霉素 1g q12h 静滴联合头孢哌酮 / 舒巴坦 3g q8h 静滴抗感染治疗，于 60 天前病情好转出院。出院后回当地医院于 58 天前继续予以万古霉素（1.0g q12h）抗感染治疗 25 天，于 33 天前出院；10 天前病人自诉无明显诱因再次出现发热，多于下午开始发热，感畏寒、寒战，可自行降至正常，退热时出汗多，伴左足部背侧红肿疼痛，再次入院。

既往史：72 天前全麻下行主动脉瓣生物瓣置换、冠状动脉旁路移植术。否认肝炎、结核、疟疾病史，否认高血压、心脏病史，否认糖尿病、脑血管疾病、精神疾病史，否认食物、药物过敏史，预防接种史不详。

家族史：父母及兄长健在，家族中无类似病人，无遗传性及家族性疾病。

体格检查：T 38.5℃，PR 92 次 /min，BR 23 次 /min，BP 98/55mmHg，神清，食欲好，大小便正常。胸部正中切口瘢痕，胸廓对称，无畸形，未见胸壁静脉曲张。呼吸运动自如，双侧肺叩诊清音，语颤正常，呼吸音正常，未闻及啰音。心前区无异常隆起，心尖冲动位于左第五肋间锁骨中线内 0.5cm，触之无震颤，叩诊心界不大，心率 92 次 /min，节律整齐，心音强，各瓣膜听诊区未闻及心脏杂音，无心包摩擦音。

初步诊断：①发热查因；②冠状动脉粥样硬化性心脏病；③主动脉瓣生物瓣置换 + 冠脉搭桥术后。

实验室检查：WBC $7.23 \times 10^9/L$，Neu% 79.4%，Hb 78g/L，CRP 73.30mg/L，PCT 0.24ng/mL，ESR 35mm/h。

【问题1】通过上述问诊与检查及实验室检查，发现的主要问题是什么？

病人为主动脉瓣生物瓣置换、冠状动脉旁路移植术后，不明原因发热 2 个月余，炎性指标：Neu% 79.4%，CRP 73.30mg/L；PCT 0.24ng/mL，ESR 35mm/h 均增高。

思路 1：不明原因发热的常见病因有哪些？

不明原因发热的常见病因包括感染性疾病（40%）、肿瘤（20%）、风湿免疫相关性疾病、血管性疾病（30%）和最终诊断不明者（10%）。

思路 2：引起发热的常见疾病分类有哪些（见表 19-24）？

表 19-24 引起发热的常见疾病分类

发热性质	病因	疾病
感染性发热	各种病原体（细菌、病毒、支原体、衣原体、螺旋体、立克次体和寄生虫）	急性、慢性感染；全身或局灶感染
非感染性发热	实体肿瘤	肾癌、肾上腺癌、肺癌、肝癌等
	血液病	淋巴瘤、恶性组织细胞病、噬血细胞综合征、白血病等
	自身免疫性疾病	风湿热、药物热、SLE、皮肌炎等
	理化损伤	热射病、大手术、创伤及烧伤等
	神经源性发热	脑出血、脑干损伤、自主神经功能紊乱等
	其他	甲亢、痛风、组织坏死

思路 3：目前考虑是感染性还是非感染性引起的发热？

1,3-β-D- 葡聚糖试验（G 试验）、半乳甘露聚糖试验（GM 试验）、风湿全套、免疫全套、狼疮全套、输血前四项、TORCH、呼吸道病毒七项、肥达 - 外斐试验均正常。肝和肾功能、电解质、凝血功能、心肌酶均无特殊，排除非感染性疾病引起的发热。病人细菌性炎性指标升高，提示有细菌感染，考虑感染性发热。

【问题2】该病人可能的诊断是什么？如何进行鉴别诊断？

病人系老年男性，全麻下行主动脉瓣生物瓣置换、冠状动脉旁路移植术，术后发热，反复发热 10 天余，细菌性感染炎性指标均升高，目前高度怀疑为感染性心内膜炎（infective endocarditis, IE）。

IE 是指因细菌、真菌和其他微生物（如病毒、立克次体、衣原体、螺旋体等）直接感染而产生心瓣膜或心室壁内膜的炎症。IE 典型的临床表现有发热、杂音、贫血、栓塞、皮肤病损和血培养阳性等。IE 的基本病理变化为在心瓣膜表面附着由血小板、纤维蛋白、红细胞、白细胞和感染病原体沉着而组成的赘生物。本病常有微栓或免疫机制引起的小血管炎，如皮肤黏膜瘀点，指甲下出血，Osler 结和 Janeway 损害等。

鉴别诊断：IE 的鉴别诊断比较广泛和复杂。急性起病者应与金黄色葡萄球菌、肺炎链球菌、革兰氏阴性杆菌等引起的败血症相鉴别；亚急性起病者应与风湿热、结核、左心房黏液瘤、淋巴瘤、系统性红斑狼疮等鉴别。

思路 1：感染性心内膜炎的分类有哪些？

根据病程、有无全身中毒症状和其他临床表现，感染性心内膜炎常分为急性和亚急性。急性感染性心内膜炎病原菌通常是高毒力的细菌，如金黄色葡萄球菌。亚急性感染性心内膜炎通常是由低毒力的细菌引起，如草绿色链球菌、棒状杆菌等。

思路 2：为明确诊断还应做哪些检查？

为明确 IE 的诊断及病因，应进行血培养和超声心动图检查等。

该病人多次送检血培养阴性，一次血培养为纹带棒状杆菌（图 19-32、图 19-33、图 19-34）阳性，之后送检血的二代测序（next-generation sequencing, NGS）确定为纹带棒状杆菌。

纹带棒状杆菌（C. striatum）属于棒状杆菌，是一种革兰氏阳性、需氧、非产芽孢杆菌。在培养物中生长缓慢，培养 24h 后，菌落呈圆形凸起，表面湿润、有光泽，奶油状，边缘完整，直径可达 1～1.5mm，是人皮肤中的正常菌群，也是重要的机会致病菌，具有低毒性。当在血液培养中呈阳性时，通常被认为是一种污染菌，但是在高危病人中，如瓣膜置换的所有病人、既往 IE 病人、先天性心脏病病人的血液培养呈阳性时，纹带棒状杆菌不应被认为是一种污染物，应保持对心内膜炎的高度怀疑。国内外研究证实，纹带棒状杆菌可引起菌血症、心内膜炎、导管相关性血流感染、骨髓炎、肺部感染、化脓性关节炎、皮肤感染、骨髓炎、角膜炎、宫内感染、神经系统感染等。

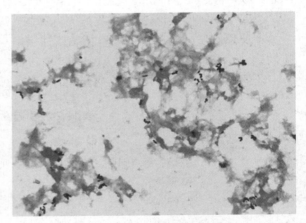

图 19-32　血培养阳性菌液涂片（革兰氏染色，×1 000）

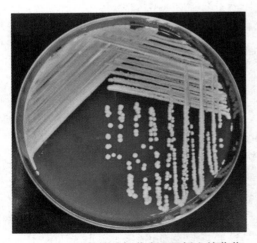

图 19-33　纹带棒状杆菌在血平板上的菌落

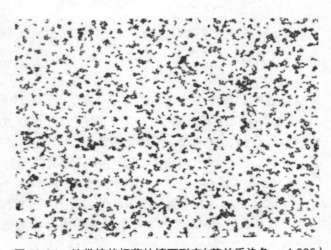

图 19-34　纹带棒状杆菌的镜下形态（革兰氏染色，×1 000）

胸、腹部 CT：心脏主动脉瓣生物瓣置换 + 冠状动脉旁路移植术后改变，升主动脉增宽，主动脉及冠状动脉多发钙化斑块形成（图 19-35）；考虑赘生物（图 19-36）。

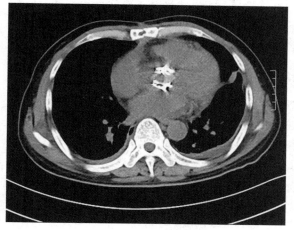

图 19-35　经食道心脏彩超
主动脉瓣为人工生物瓣置换术后，人工生物瓣左室侧
异常回声（4.4mm×1.1mm）

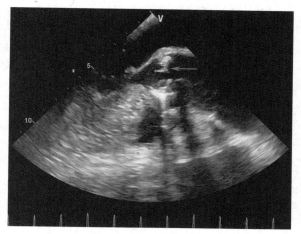

图 19-36　赘生物（经食道心脏彩超）
红色箭头示赘生物

综上，可明确诊断为纹带棒状杆菌引起的亚急性感染性心内膜炎。

【问题3】临床将如何进行药敏试验和抗感染治疗？

思路1：纹带棒状杆菌的药敏试验怎么做？

依据 CLSI M45-A3 的肉汤稀释法。将菌液调至 0.5 麦氏浓度，接种至经阳离子校正的含 2%～5% 体积百分比马血的 M-H 平板，于 35℃空气中培养 48h。棒状杆菌药敏试验解释标准见表 19-25。

表 19-25　棒状杆菌药敏试验解释标准（μg/mL）

抗菌药物	S	I	R
青霉素	≤0.12	0.25～2	≥4
万古霉素	≤2	—	—
庆大霉素	≤4	8	≥16
红霉素	≤0.5	1	≥2
头孢吡肟	≤1	2	≥4
头孢噻肟	≤1	2	≥4
头孢曲松	≤1	2	≥4
美罗培南	≤0.25	0.5	≥1
达托霉素	≤1	—	—
环丙沙星	≤1	2	≥4
多西霉素	≤4	8	≥16
四环素	≤4	8	≥16
克林霉素	≤0.5	1～2	≥4
复方新诺明	≤2/38	—	≥4/76
利福平	≤1	2	≥4
喹奴普丁-达福普汀	≤1	2	≥4
利奈唑胺	≤2	—	—

思路2：纹带棒状杆菌的耐药机制是什么？

国内外文献报道，万古霉素、利福平和利奈唑胺等抗菌药物对纹带棒状杆菌具有良好的抗菌活性，而纹带棒状杆菌对β-内酰胺类、氨基糖苷类、大环内酯类、四环素以及克林霉素表现有较高水平的耐药性。纹带棒状杆菌菌体编码 *ermX* 基因、*txtW* 基因，从而导致对大环内酯类和四环素类抗生素的耐药性；大多数对氟喹诺酮耐药的菌株表现出 *gryA* 基因的双重突变；纹带棒状杆菌含有氨基糖苷类 3-N-乙酰转移酶 AAC（3）XI，因而对氨基糖苷类抗生素产生耐药性。

思路3：IE 抗菌药物的选择及治疗原则是什么？

IE 抗菌药物应选用杀菌剂、联合用药，治疗原则为早期、足量、足疗程。规范、足疗程使用抗菌药物4～6周，停用抗菌药物后第1、2、6周分别进行血培养，若均为阴性，可以认为治愈。

诊断：①亚急性感染性心内膜炎；②冠状动脉粥样硬化性心脏病；③主动脉瓣生物瓣置换＋冠脉搭桥术后。

（谭黎明　孙美艳　岳保红）

案例 19-13　尿液有形成分检验

【病史摘要】男，18岁。

主诉：全身浮肿4天，加重伴尿少2天。

现病史：病人4天前食用水果后出现呕吐1次，呕吐胃内容物，大便稀，无畏寒发热，并出现颜面部、四肢水肿，在诊所输液治疗后，浮肿逐渐蔓延至全身，尿量减少，每天约200mL，并出现胸闷、腹胀、气促、乏力等表现，为求进一步诊治，转入上级医院。自起病来，精神、饮食、睡眠差，体重无明显变化，大便正常，尿量减少。

既往史：平素体健，无传染病史，无慢性病史，无手术、外伤史，无输血史、无食物、药物过敏史，无家族性遗传病史。

体格检查：T 36.9℃，PR 70次/min，BR 20次/min，BP 126/59mmHg。急性面容，全身皮肤黏膜未见黄染，全身浅表淋巴结未触及肿大。双眼睑轻度浮肿，眼部无充血，扁桃体无肿大，无脓性分泌物。胸廓无畸形，双侧呼吸动度对称，语颤无增强，双下肺叩诊浊音，双下肺呼吸音低，可闻及湿性啰音，未闻及胸膜摩擦音。HR 70次/min，律齐。腰背部凹陷性水肿。肝、脾肋缘下无触及，右下腹压痛、反跳痛，腹部移动性浊音阳性。双下肢重度水肿。

初步诊断：①浮肿查因；②少尿查因；③多浆膜腔积液；④肺部感染？

实验室检查：

尿沉渣检测结果见表19-26。

表 19-26　尿沉渣检测结果

检测项目	英文缩写	检测结果（单位）	参考区间（单位）
隐血	BLD	2+	阴性
蛋白	PRO	4+	阴性
红细胞（仪器法）	RBC	32.7/μL	0～6/μL
白细胞（仪器法）	WBC	16/μL	0～8/μL
管型（仪器法）	CAST	9/μL	0～1/μL
白细胞（镜检法）	WBC	4～7/HP	0～5/HP
管型（镜检法）	CAST	1～2透明管型/LP 0～2颗粒管型/LP	0～1/LP

检测项目	英文缩写	检测结果（单位）	参考区间（单位）
红细胞（镜检法）	RBC	50 000/mL	<8 000/mL
红细胞均一形		30%	
红细胞变异形		70%	

镜检可见尿液红细胞大小形态不一，可见小红细胞，环形红细胞，影红细胞，红细胞大小不等（图 19-37）；尿液红细胞直方图见图 19-38。

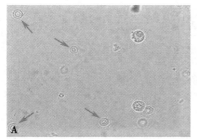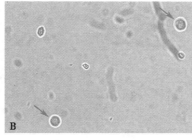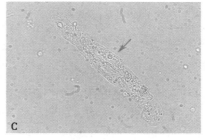

图 19-37　尿液有形成分分析（未染色，×400）
红色箭头示：A. 红细胞；B. 白细胞；C. 管型

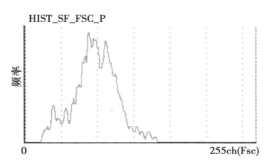

图 19-38　尿液红细胞直方图（FSC：前向散射光强度）

【问题 1】通过上述尿常规检查结果，发现的主要问题是什么？

病人尿液分析提示尿蛋白 4+，潜血阳性，尿液有形成分检测发现大量红细胞、透明管型和颗粒管型。尿液红细胞直方图（图 19-38）显示红细胞体积变小，大小不等，主要为非均一性红细胞。

思路 1：尿液中出现红细胞，是肾小球来源还是其他来源？

肾小球源性红细胞是因为肾小球损伤，导致红细胞从肾小球漏出，红细胞经过肾小球时发生挤压，出现变形，形态不均一。临床上用相差显微镜或普通显微镜观察红细胞的形态特点可以鉴别血尿的来源。异常形态红细胞数量≥70% 或棘细胞≥5% 可作为判断肾小球源性血尿的标准。该病人镜检结果红细胞变异形 70%，判断为肾小球源性血尿，存在肾小球损伤。

思路 2：根据病人血尿特点，主要考虑哪些疾病？

病人血尿为肾小球源性，主要考虑肾脏疾病所致，基本排除非肾性因素导致的血尿。此外，病人尿常规中蛋白质 4+，镜下可见管型，病人出现大量蛋白尿，全身浮肿，因此高度怀疑肾病综合征，需进一步检查明确诊断。

思路 3：病人是否为肾病综合征？

肾病综合征（nephrotic syndrome，NS）是由一组具有类似临床表现，不同病因及病理改变的肾小球疾病构成的临床综合征。肾病综合征诊断依据为：大量蛋白尿（>3.5g/d）、低白蛋白血症

（<30g/L）、水肿和（或）高脂血症。其中前两项为诊断所必需，具备这两条再加水肿或（和）高脂血症，诊断即可成立。

病人的生化检测结果见表19-27。其余肝功能、血脂指标未见异常。

表19-27　生化检测结果

检测项目（单位）	英文缩写	检测结果	参考区间
总蛋白（g/L）	TP	34.0	65～85
白蛋白（g/L）	ALB	13.0	35～55
总胆固醇（mmol/L）	TC	11.64	2.90～5.70
低密度脂蛋白（mmol/L）	LDL	9.06	1.25～4.25
尿蛋白总量（mg/24h）		4 960	0～150

该生化指标提示病人存在低蛋白血症，高脂血症，尿蛋白定量远远超过3.5g/d。综合病人检验指标、全身水肿的体征，判断肾病综合征诊断成立。

【问题2】该病人的肾病综合征为原发性、继发性还是遗传性？

肾病综合征（NS）可分为原发性、继发性和遗传性三大类。原发性NS是原发性肾小球疾病的最常见临床表现。符合NS诊断标准，并能排除继发性和遗传性NS，方可诊断原发性NS；继发性NS很常见，包括糖尿病肾病、狼疮性肾炎、乙肝病毒相关性肾炎、过敏性紫癜性肾炎等；遗传性NS并不多见，在婴幼儿主要见于先天性NS。

思路1：需做哪些检查进行鉴别诊断？

病人的其他检查结果如下：

（1）系统性红斑狼疮相关自身抗体检查呈阴性，提示无狼疮性肾炎。

（2）抗中性粒细胞胞质抗体（anti-neutrophil cytoplasmic antibodies，ANCA）和抗肾小球基底膜抗体（anti-glomerular basement membrane antibody，AGBM）均为阴性，排除血管炎继发性肾病综合征。

（3）泌尿系彩超：双肾实质回声增强。病人系青年男性，既往无肾疾病病史，提示无先天遗传性肾病综合征。

（4）乙肝定量检查：全阴，提示无乙肝相关性肾炎。

（5）血糖（glucose，GLU）：4.18mmol/L（参考区间：3.90～6.10mmol/L），提示无糖尿病肾病。

（6）血免疫球蛋白κ型轻链：0.84g/L（参考区间：1.70～3.70g/L）、免疫球蛋白λ型轻链：0.54g/L（参考区间：0.90～2.10g/L），排除骨髓瘤性肾病。

（7）过敏性紫癜肾炎：该病人无皮肤紫癜，不考虑过敏性紫癜肾炎。

（8）肾淀粉样变性：病人心肌酶、肝酶谱结果正常，综合病人症状和体征，基本排除肾淀粉样变性。

综合病人情况，考虑原发性肾病综合征可能性大。

思路2：该病人需要做什么检查明确该病人肾病综合征的病理类型？

肾脏病理类型是决定肾功能进展快慢和指导正确治疗的重要因素。原发性肾病综合征最好进行肾活检，方能做出病理诊断。

肾活检常规病理检查：肾小球毛细血管腔扩张、充血，系膜细胞和基质轻度节段增生，基底膜空泡变性。肾小管上皮细胞空泡和颗粒状变性，小灶状刷毛缘脱落，管腔内可见少许蛋白管型（未见结晶体）。肾间质水肿，小灶状淋巴和单核细胞浸润伴纤维化。小动脉无明显病变（图19-39）。

肾活检免疫荧光结果：IgG（-）、IgA（-）、IgM（-）、C3（-）、C1q（-）、κ（-）、λ（-）、IgG1（-）、IgG2（-）、IgG3（-）、IgG4（-）、PLA2R（-）、TSHD7A（-）。

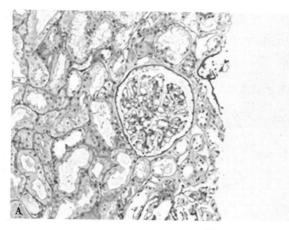
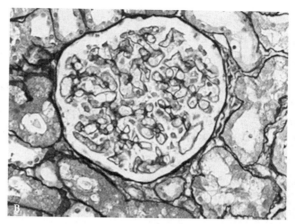

图 19-39 肾活检常规病理组织图
A. 苏木精-伊红染色,×100;B. 六胺银染色,×200

肾活检病理检查电镜报告:肾小球毛细血管内皮细胞明显空泡变性,管腔内可见红细胞聚集,毛细血管祥开放。肾小囊壁层上皮细胞空泡变性,基底膜节段性皱缩,脏层上皮细胞肿胀,空泡变性。脏层上皮细胞足突弥漫性融合,有微绒毛化改变。系膜区可见系膜细胞增生和基质增多。肾小管上皮细胞空泡变性。肾间质血管个别毛细血管管腔内见红细胞聚集(见图 19-40)。(肾穿刺组织)电镜可见上皮细胞足突弥漫性融合,未见电子致密物沉积,考虑为微小病变性肾病。

该病人诊断为微小病变性肾病、急性肾小管损伤。

【问题 3】该病人是否有静脉栓塞、感染、急性肾损伤、甲状腺功能减退等并发症?

(1)怀疑静脉栓塞可做凝血常规,双下肢静脉血管彩超、肾静脉血管彩超评估情况。

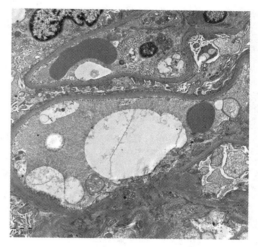

图 19-40 肾活检电镜图片(上皮细胞足突弥漫性融合,6 000×)

凝血功能:D-二聚体 0.85mg/L(参考区间:0~0.55mg/L),纤维蛋白原 7.83g/L(参考区间:2.00~4.00g/L),余指标正常。

肾静脉血管彩超:双肾静脉血流通畅。

双下肢静脉血管彩超:双下肢深静脉及小腿肌间静脉血流瘀滞。

检查结果未见静脉栓塞,但有栓塞风险,需进行抗凝治疗,动态复查凝血常规,警惕出血风险。

(2)肾病综合征病人因大量免疫球蛋白及补体成分丢失,大量使用激素和免疫抑制剂治疗,常导致免疫功能低下,长期大量蛋白尿导致机体营养不良,抵抗力降低,组织水肿导致细菌容易侵入,易出现感染。可进行影像学检查等以排查和明确是否感染。

病人的检查结果如下:

血常规:Neu% 75.5%,Lym% 16.2%,余正常。

降钙素原:0.07ng/mL,C 反应蛋白 3.45mg/L,白细胞介素-6 6.35pg/mL(参考区间:0~7pg/mL)。

结核感染 T 细胞检测:阴性。

CT:双侧胸腔积液,下肺部分萎陷,双下肺炎症。

综合病人肺部阳性体征,考虑有肺部感染,需进行抗感染治疗。

（3）肾病综合征病人可出现急性肾损伤，尤以微小病变性肾病居多，表现为少尿甚或无尿。该病人肾活检病理诊断提示急性肾小管损伤。肾功能检测结果见表19-28。

病人既往肾功能正常，故该病人急性肾损伤诊断成立。

表 19-28 肾功能检测结果

检测项目（单位）	英文缩写	检测结果	参考区间
尿素氮（mmol/L）	BUN	11.54	1.70～8.30
肌酐（μmol/L）	Scr	103.27	40.0～100.0
尿酸（μmol/L）	UA	443.8	208～428

（4）肾病综合征病人由于甲状腺结合球蛋白从尿中大量丢失，导致甲状腺素水平低下，但促甲状腺激素（TSH）基本正常。可做甲状腺功能检查明确是否有甲状腺功能减退。

甲状腺功能检测结果见表19-29。病人 TSH 正常，不考虑甲状腺功能减退。

表 19-29 甲状腺功能检测结果

检测项目（单位）	英文缩写	检测结果	参考区间
总 T3（nmol/L）	T3	0.40	1.2～3.1
总 T4（nmol/L）	TT4	20.3	77.1～178
游离 T3（pmol/L）	FT3	1.09	3.93～7.70
游离 T4（pmol/L）	FT4	6.53	12.6～21.0
促甲状腺激素（μU/mL）	TSH	2.80	0.51～4.30

【问题4】该病人出现胸膜腔积液、腹腔积液等多浆膜腔积液，原因是什么？

肾病综合征病人因白蛋白降低，导致大量液体通过毛细血管漏出，并在组织间隙或浆膜腔内积聚，形成多浆膜腔积液，是一种非炎性积液。可通过浆膜腔积液相关检查明确其性质。

病人的检查结果如下：

胸腹水生化结果正常。

胸腹水常规：外观无色，清亮，李凡他试验阴性，WBC 8×10^6/L（参考区间：$< 100 \times 10^6$/L），RBC 224×10^6/L（参考区间：0×10^6/L）。

综合考虑为血白蛋白降低导致的漏出性积液。

诊断：①肾病综合征（肾小球微小病变、急性肾小管损伤）；②肺部感染；③多浆膜腔积液。

参 考 文 献

[1] 郑铁生，倪培华. 临床检验医学 [M]. 北京：人民卫生出版社，2017.

[2] 郑铁生，李艳. 临床检验医学案例分析 [M]. 北京：人民卫生出版社，2017.

[3] 谢毅. 血液内科疾病临床诊疗思维 [M]. 北京：人民卫生出版社，2010.

[4] 林果为，王吉耀，葛均波. 实用内科学 [M]. 15 版. 北京：人民卫生出版社，2017：583-594.

[5] 李兰娟，任红. 传染病学 [M]. 9 版. 北京：人民卫生出版社，2018：240-243.

[6] 王宇明，李梦东. 实用传染病学 [M]. 4 版. 北京：人民卫生出版社，2016：1131-1144.

[7] 李永哲，胡朝军，周仁芳，等. 自身抗体免疫荧光图谱 [M]. 北京：人民卫生出版社，2014.

[8] 谌贻璞，余学清. 肾内科学 [M]. 2 版. 北京：人民卫生出版社，2015：2-8.

[9] 朴颖实，刘红刚，刘宪军. 黏蛋白 5B 在鉴别真菌性鼻窦炎组织中曲霉菌和毛霉菌的意义 [J]. 中华病理学杂志，2008（04）：255-258.

[10] 中华医学会呼吸病学分会感染学组. 肺真菌病诊断和治疗专家共识 [J]. 中华结核和呼吸杂志，2007，30（11）：821-834.

[11] 李凡，柳骥戎，邓治平，等. 肺毛霉菌病 2 例诊治分析 [J]. 临床肺科杂志，2020，25（01）：155-157+159.

[12] 陈锦龙，饶朗毓，王华民. 住院病人口腔假丝酵母菌分布 [J]. 中国老年学杂志，2015，35（11）：3047-3048.

[13] 中国免疫学会临床免疫分会. 自身抗体检测在自身免疫病中的临床应用专家建议 [J]. 中华风湿病学杂志，2014，18（07）：437-443.

[14] 胡朝军，周仁芳，张蜀澜. 抗核抗体检测的临床应用专家共识 [J]. 中华检验医学杂志，2018，41（04）：275-280.

[15] 中华医学会肝病学分会，中华医学会消化病学分会，中华医学会感染病学分会. 自身免疫性肝炎诊断和治疗共识（2015）[J]. 临床肝胆病杂志，2016，32（01）：9-22.

[16] 杨虎天. 混合性结缔组织病诊治指南（草案）[J]. 中华风湿病学杂志，2004（06）：374-377.

[17] 黄德晖，吴卫平，胡学强. 中国视神经脊髓炎谱系疾病诊断与治疗指南（2021 版）[J]. 中国神经免疫学和神经病学杂志，2021，28（06）：423-436.

[18] 陈洁，万朝敏，孙梅，等. 中国儿童急性感染性腹泻病临床实践指南 [J]. 中华儿科杂志，2016，54（07）：483-488.

[19] Alfredo Guarino，Shai Ashkenazi，Dominique Gendrel，等. 欧洲儿童急性胃肠炎处理循证指南（2014 年版）[J]. 中华儿科杂志，2015，53（07）：499-509.

[20] 中华医学会检验医学分会血液学与体液学学组. 尿液检验有形成分名称与结果报告专家共识 [J]. 中华检验医学杂志，2021，44（07）：574-586.

[21] 王石磊，谭秋月，邢丽华，等. 人鼻病毒致急性呼吸窘迫综合征一例 [J]. 中华结核和呼吸杂志，2019，42（9）：3.

[22] Agrawal R，Yeldandi A，Savas H，et al，Mucormycosis: Risk Factors, Radiologic Findings, and Pathologic Correlation [J]. Radiographics. 2020，40（3）：656-666.

[23] Kitanovski L，Kopriva S，Pokorn M，et al. Treatment of severe human metapneumovirus（hMPV）pneumonia in an immunocompromised child with oral ribavirin and IVIG[J]. Journal of Pediatric Hematology/oncology，2013，35（7）：E311-E313.

[24] Ziemele I，Xu M，Vilmane A，et al. Acute human bocavirus 1 infection in child with life-threatening bilateral bronchiolitis and right-sided pneumonia: a case report[J]. Journal of Medical Case Reports，2019，13（1）：290.

[25] Magdi M，Rahil A. Severe Immune Thrombocytopenia Complicated by Intracerebral Haemorrhage Associated with Coronavirus Infection：A Case Report and Literature Review[J]. European Journal of Case Reports in Internal Medicine，2019，6（7）：001155.

（潘莉莉）

中英文名词对照索引